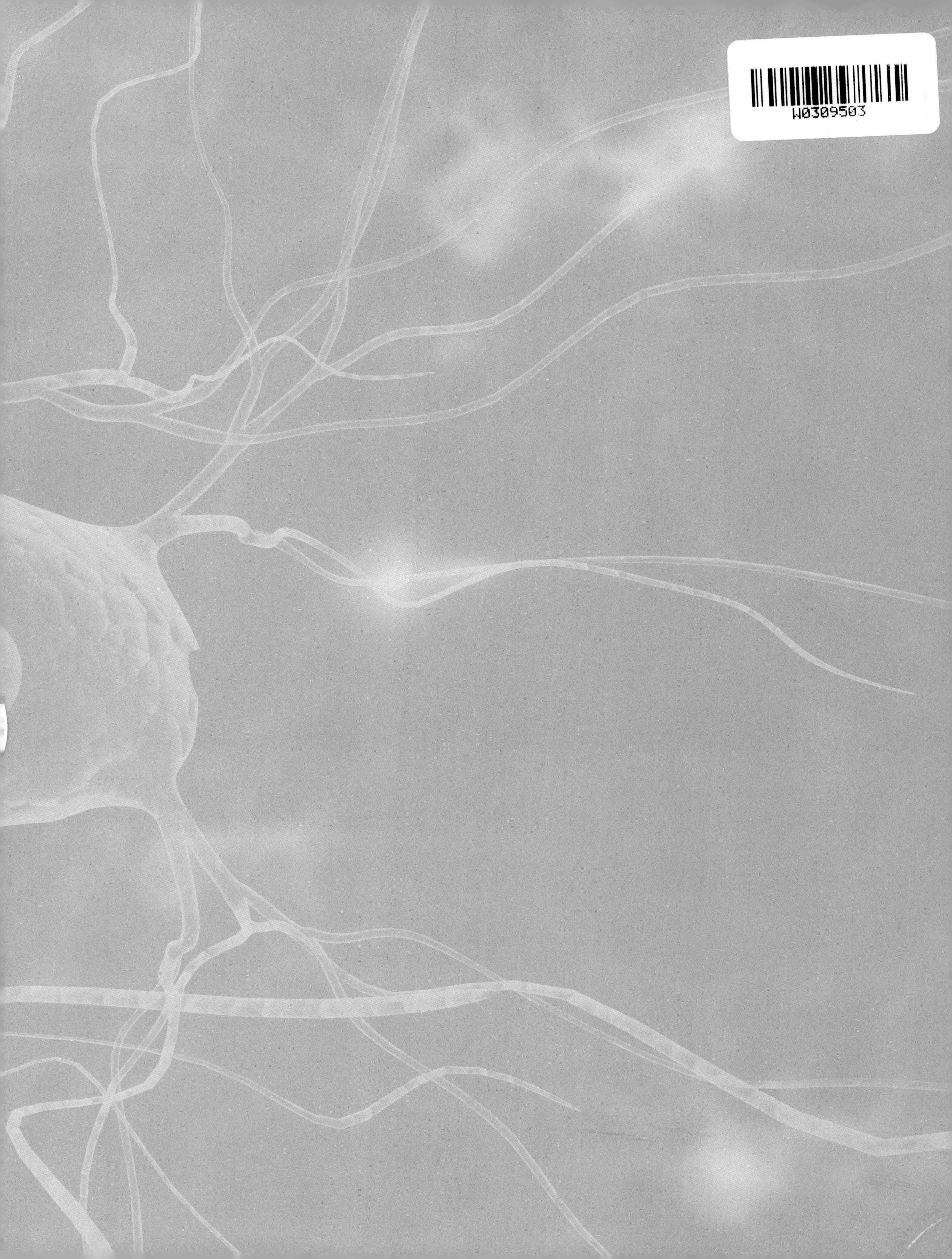

Anatomie

Überarbeitete und erweiterte Neuausgabe

Die deutsche Erstausgabe erschien 2000 unter dem Titel *Der 3D-Anatomie-Atlas* bei
Verlagsgruppe Weltbild GmbH, Steinerne Furt, 86167 Augsburg

Titel der amerikanischen Originalausgabe: Anatographica

www.anatographica.com

Die englischsprachige Originalausgabe erschien bei
BCL Press, ein Imprint von Book Creation, LLC
Verlagsleitung: John Kelly, Hal Robinson

Weitere Bildnachweise: siehe Danksagung auf Seite 272

Lektorat der Originalausgabe:
Thomas O. McCracken, MS, mit Richard Walker, BSc, PhD
Redaktion der Originalausgabe:
Martin Griffiths, BSc, PhD, Sheila Buff
Layout: Tony Meisel

Produktion und Koordination der deutschen Ausgabe:
Dr. Alex Klubertanz, Garmisch-Partenkirchen
Übersetzung aus dem Englischen:
Veronika Maasburg, Dr. Ulrike Kretschmer, München
Medizinische Fachkontrolle: Prof. Dr. Hubert Kretschmer
Umschlaggestaltung: Dr. Alex Klubertanz, Garmisch-Partenkirchen
Gesamtherstellung: Firmengruppe APPL, aprinta druck, Wemding

Printed in the EU
978-3-8289-4303-2

2014 2013 2012
Die letzte Jahreszahl gibt die aktuelle Ausgabe an.

Einkaufen im Internet:
www.weltbild.de

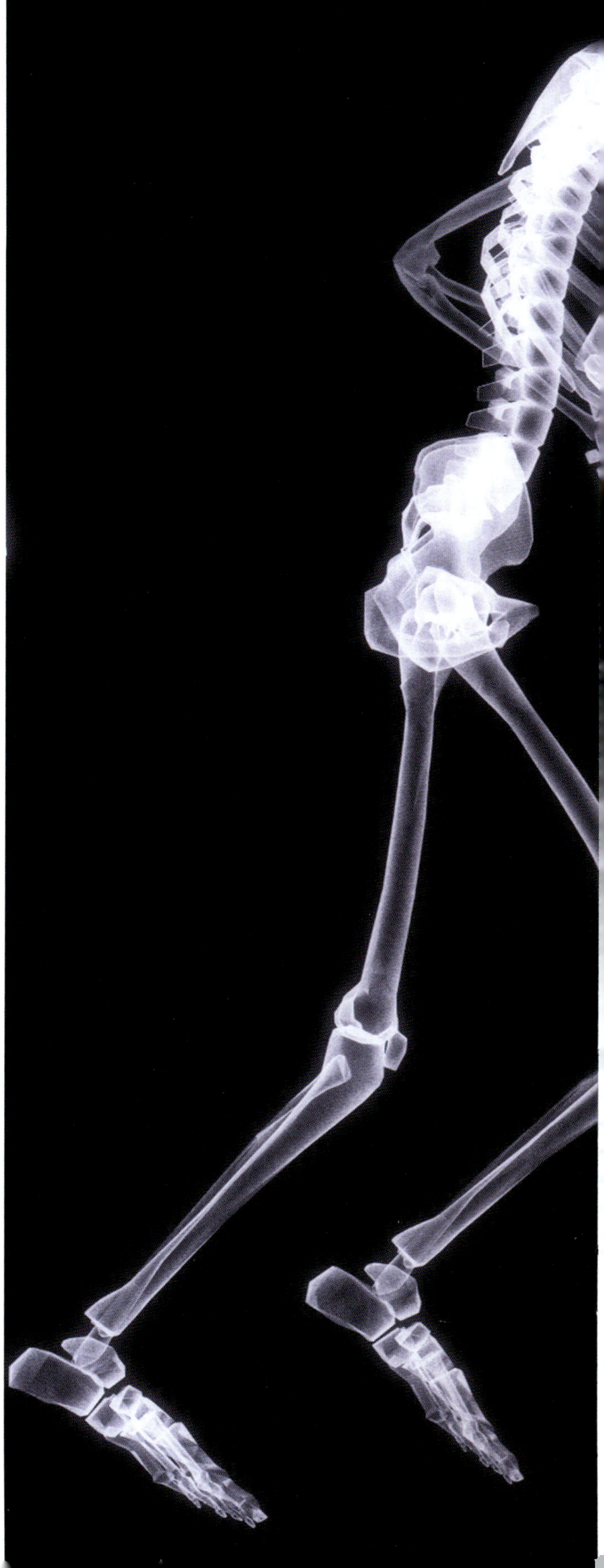

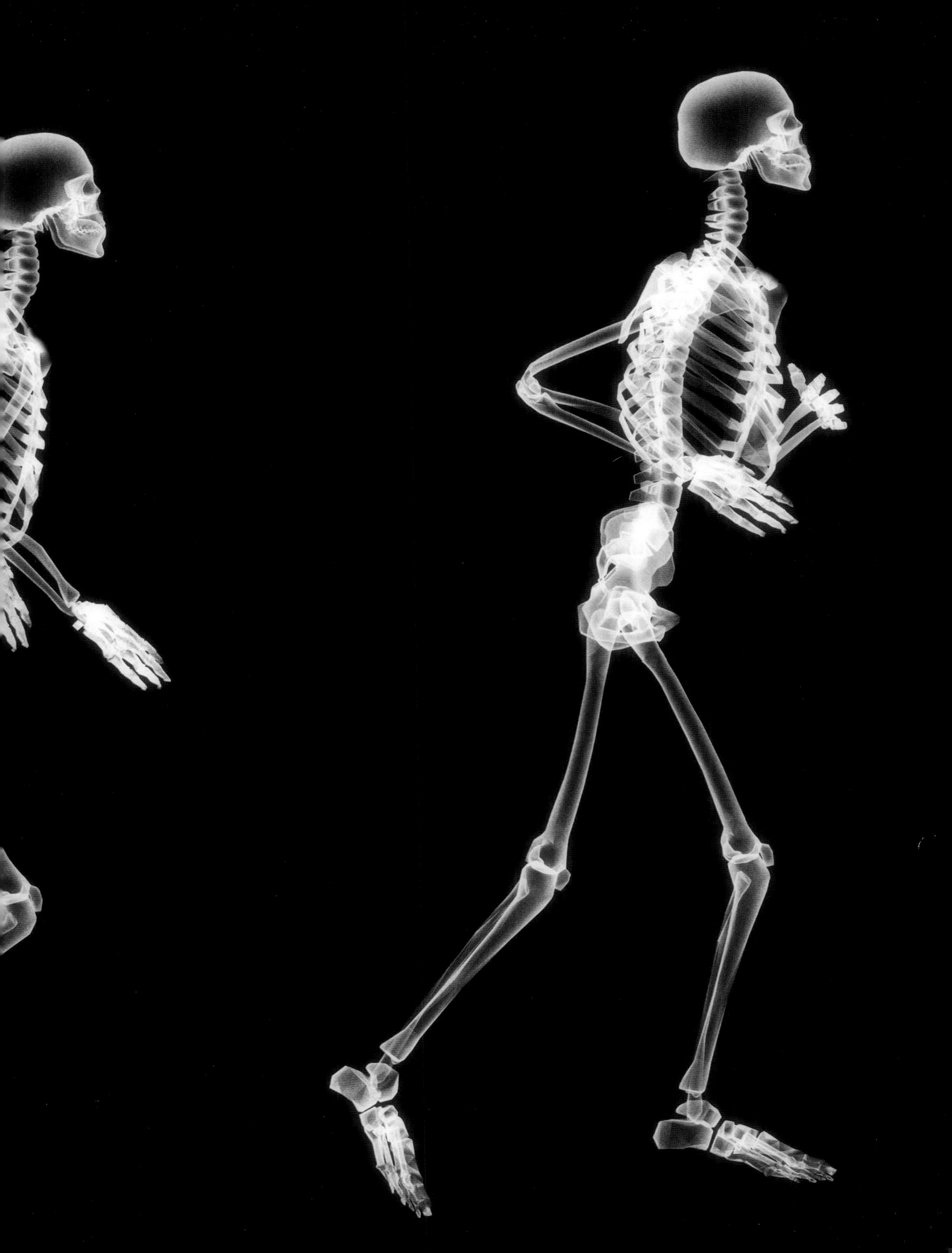

Inhalt

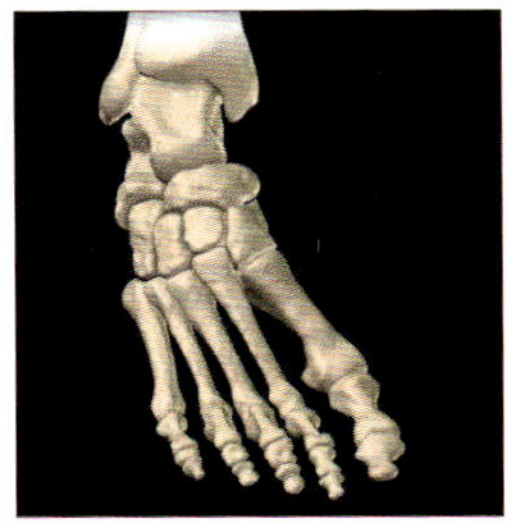

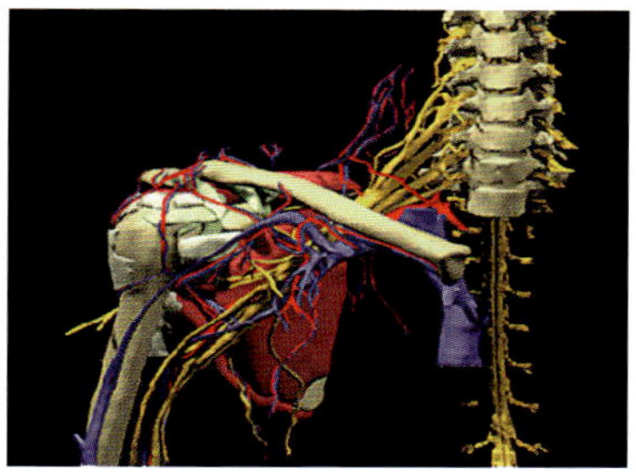

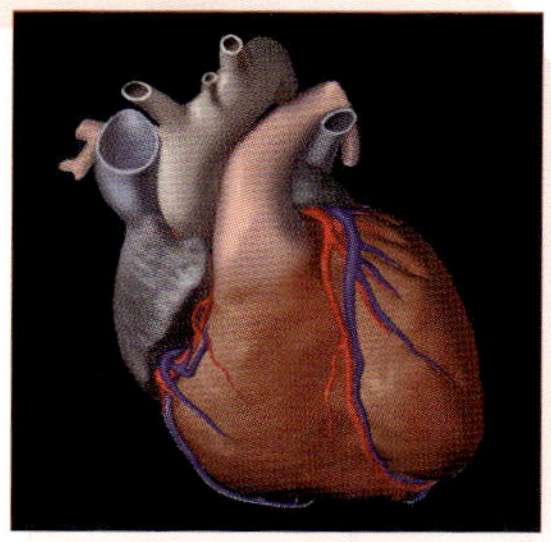

Vorwort

Als das Streben der Menschheit nach Wissen uns nach aussen trieb – zunächst bis ans andere Ende der Welt, dann bis an den Rand des Universums –, wurden wir auch nach innen gelockt, um den menschlichen Körper zu erkunden und zu verstehen. Versuche, den Körper und seine Systeme zu »kartografieren«, gab es lange bevor wir die wahre Funktion der meisten seiner Teile überhaupt durchschauten.

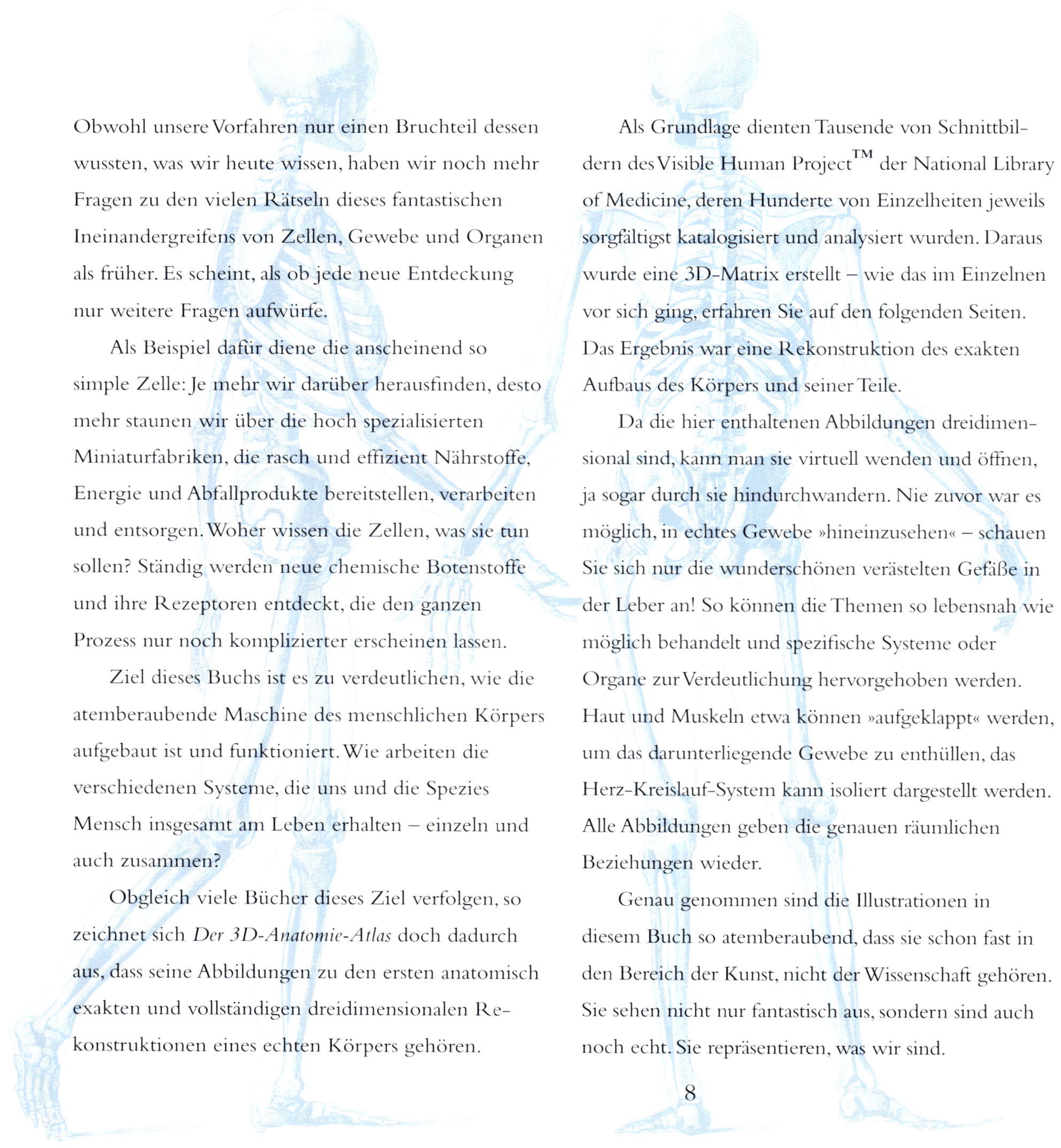

Obwohl unsere Vorfahren nur einen Bruchteil dessen wussten, was wir heute wissen, haben wir noch mehr Fragen zu den vielen Rätseln dieses fantastischen Ineinandergreifens von Zellen, Gewebe und Organen als früher. Es scheint, als ob jede neue Entdeckung nur weitere Fragen aufwürfe.

Als Beispiel dafür diene die anscheinend so simple Zelle: Je mehr wir darüber herausfinden, desto mehr staunen wir über die hoch spezialisierten Miniaturfabriken, die rasch und effizient Nährstoffe, Energie und Abfallprodukte bereitstellen, verarbeiten und entsorgen. Woher wissen die Zellen, was sie tun sollen? Ständig werden neue chemische Botenstoffe und ihre Rezeptoren entdeckt, die den ganzen Prozess nur noch komplizierter erscheinen lassen.

Ziel dieses Buchs ist es zu verdeutlichen, wie die atemberaubende Maschine des menschlichen Körpers aufgebaut ist und funktioniert. Wie arbeiten die verschiedenen Systeme, die uns und die Spezies Mensch insgesamt am Leben erhalten – einzeln und auch zusammen?

Obgleich viele Bücher dieses Ziel verfolgen, so zeichnet sich *Der 3D-Anatomie-Atlas* doch dadurch aus, dass seine Abbildungen zu den ersten anatomisch exakten und vollständigen dreidimensionalen Rekonstruktionen eines echten Körpers gehören.

Als Grundlage dienten Tausende von Schnittbildern des Visible Human Project™ der National Library of Medicine, deren Hunderte von Einzelheiten jeweils sorgfältigst katalogisiert und analysiert wurden. Daraus wurde eine 3D-Matrix erstellt – wie das im Einzelnen vor sich ging, erfahren Sie auf den folgenden Seiten. Das Ergebnis war eine Rekonstruktion des exakten Aufbaus des Körpers und seiner Teile.

Da die hier enthaltenen Abbildungen dreidimensional sind, kann man sie virtuell wenden und öffnen, ja sogar durch sie hindurchwandern. Nie zuvor war es möglich, in echtes Gewebe »hineinzusehen« – schauen Sie sich nur die wunderschönen verästelten Gefäße in der Leber an! So können die Themen so lebensnah wie möglich behandelt und spezifische Systeme oder Organe zur Verdeutlichung hervorgehoben werden. Haut und Muskeln etwa können »aufgeklappt« werden, um das darunterliegende Gewebe zu enthüllen, das Herz-Kreislauf-System kann isoliert dargestellt werden. Alle Abbildungen geben die genauen räumlichen Beziehungen wieder.

Genau genommen sind die Illustrationen in diesem Buch so atemberaubend, dass sie schon fast in den Bereich der Kunst, nicht der Wissenschaft gehören. Sie sehen nicht nur fantastisch aus, sondern sind auch noch echt. Sie repräsentieren, was wir sind.

Die menschlichen Atemwege, von den Nebenhöhlen in Stirn und Wangen über die Luftröhre bis zur Lunge und zum Zwerchfell. Durch neue Entwicklungen in den digitalen Bildtechniken können die Organe und Systeme des menschlichen Körpers so dargestellt werden, wie sie wirklich sind.

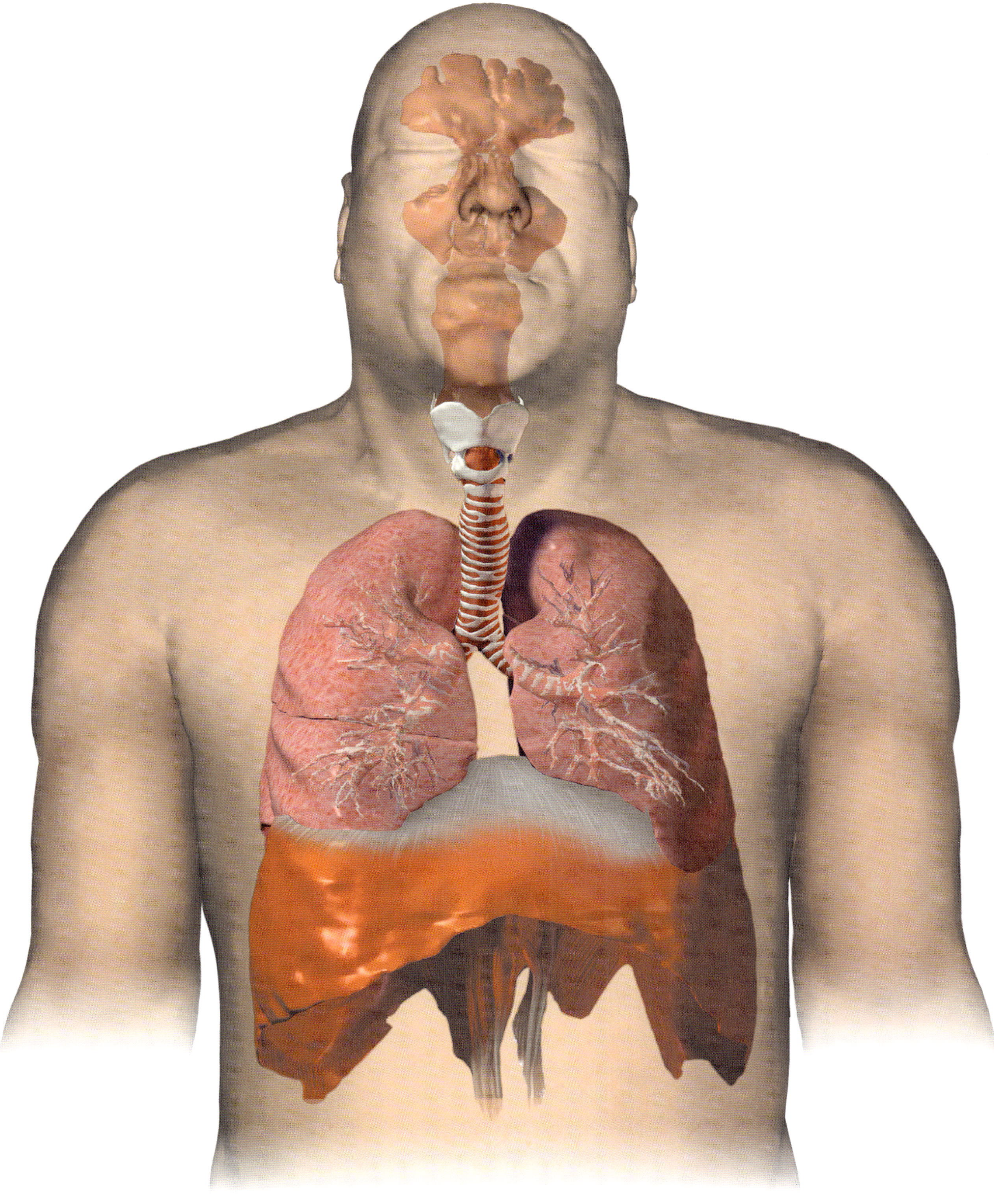

Das Studium der Anatomie

Die westliche Tradition der anatomischen Studien reicht fast bis zu den Anfängen der Geschichtsschreibung zurück. Der griechische Arzt Hippokrates praktizierte sie bereits im 5. Jahrhundert v.Chr. Ein formelles Medizinstudium, zu dem auch die Sektion und die Lehre der Anatomie gehörten, gab es im ägyptischen Alexandria im 3. Jahrhundert v.Chr. Archäologischen Funden zufolge existierten grundlegende anatomische Kenntnisse schon lange vor dieser Zeit – und zwar nicht nur im Mittelmeerraum, wo die Ägypter seit Hunderten von Jahren ihre Toten für die Mumifizierung vorbereiteten, sondern auch in Asien, wo die traditionelle chinesische Medizin den menschlichen Körper genauestens erforscht hatte. Wissen wurde in der Antike meist mündlich vom Meister an den Schüler weitergegeben; schriftliche Überlieferungen sind rar. Die frühesten Zeugnisse dieser Art sind uns erst aus römischer Zeit erhalten, wiederum von einem griechischen Arzt. Der in Pergamon geborene Galen lebte von etwa 130 bis 200 n.Chr., seine beiden berühmtesten Werke zur menschlichen Anatomie sind *Über den Nutzen der Körperteile* und *Die anatomischen Untersuchungen*.

Im Mittelalter hatten sich Medizinschulen in Italien – Bologna und Salerno – sowie in Frankreich – Paris und Montpellier – etabliert. Die einflussreichste anatomische Schrift dieser Zeit war das Sektionslehrbuch *Anatomia Corporis Humani* des Italieners Mondino de' Luzzi.

Die humanistischen Ansichten der Philosophen und Wissenschaftler in der Renaissance führten zu einander potenziell widersprechenden Zielsetzungen. Einerseits suchten sie die klassische Autorität der Griechen wiederherzustellen, andererseits schätzten sie die wissenschaftliche Technik der empirischen Beobachtung. Die generalisierenden Beschreibungen Galens und anderer widersprachen mitunter dem, was man nun tatsächlich selbst in Augenschein nehmen konnte. Die anatomischen Zeichnungen Leonardo da Vincis spiegeln diese Ungereimtheiten wider: In einigen wird der Körper gemäß traditionellen Ansichten idealisiert, andere stellen minutiös das dar, was er mit eigenen Augen sehen konnte.

Der bedeutendste Wandel in der Geschichte der anatomischen Studie geht wohl mit den Arbeiten des Andreas Vesalius einher; er wurde 1514 in Belgien geboren, vier Jahre vor Leonardos Tod. Nachdem er in Paris und in anderen großen europäischen Bildungszentren Medizin studiert hatte, ließ sich Vesalius im norditalienischen Padua nieder, wo er seinen herausragenden Ruf als Anatom begründete. Sein Hauptwerk, *De Humani Corporis Fabrica*

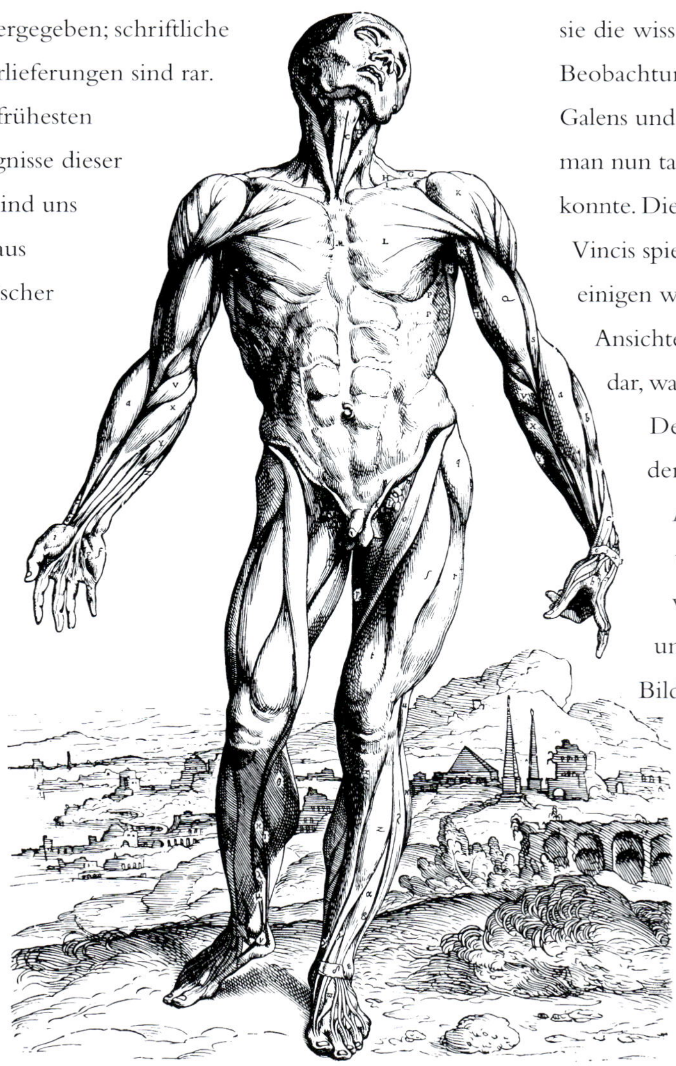

Holzschnitt von Vesalius. Typischerweise wird der sezierte Körper in lebendiger Pose dargestellt.

(Über den Bau des menschlichen Körpers), erschien 1543 und gilt als grundlegend für die neuzeitliche Anatomie. Das Werk markiert den Beginn der modernen Medizin und Biologie.

In den folgenden Jahrhunderten legte man großen Wert darauf, dass die anatomischen Erklärungen und Darstellungen immer realistischer wurden. Sowohl die Techniken als auch die Präsentation wurden immer raffinierter. Die Entwicklung relativ günstiger Druck- und Kolorierungsverfahren in den 1830er-Jahren ermöglichte die Reproduktion großer und ausgesprochen detailreicher Farbtafeln, die einer breiteren Öffentlichkeit zur Verfügung gestellt werden konnten. Ein weiterer Meilenstein war die 1858 erstmals erschienene Ausgabe von Henry Grays *Anatomy Descriptive and Surgical.* Grays Zeitgenossen hielten sein erstes Buch für wenig bemerkenswert – die Illustrationen waren kleiner und ohne den künstlerischen Anspruch vergleichbarer Werke –, doch begründete er damit eine neue Tradition: die des anatomischen Lehrbuchs für Medizinstudenten und praktizierende Ärzte.

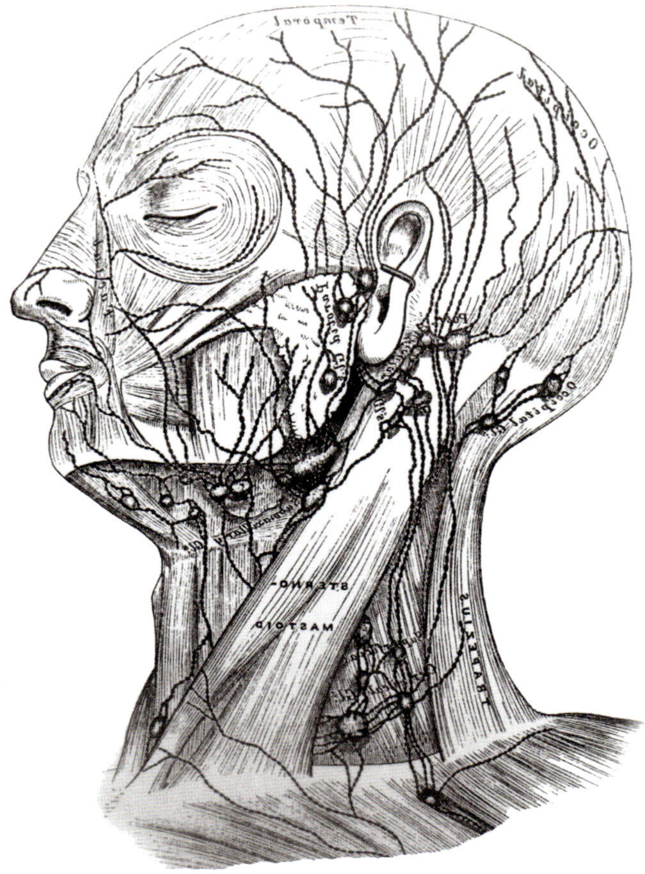

Grays Illustrationen mag es an Ästhetik mangeln, doch in ihrer medizinisch-pädagogischen Zielsetzung sind sie schlicht unübertroffen.

Auch im 20. Jahrhundert erfüllte die anatomische Zeichnung in erster Linie einen Lehrzweck. Sie konzentrierte sich auf die Struktur, Lage und Funktion einzelner Körpersysteme, vermittelte fortgeschrittenen Studenten und praktizierenden Chirurgen einen Überblick über bestimmte Körperbereiche oder diente als Anatomie-Atlas der visuellen Orientierung und versuchte dabei, so »echt« wie möglich zu sein. Gegen Ende des 20. Jahrhunderts tauchte dann ein neuer Typus der visuellen Orientierungshilfe auf: die Schnittbilder, die neue bildgebende Verfahren wie der CAT-Scan oder die Magnetresonanztomografie (MRT) lieferten. Hierbei handelt es sich zwar um echte Bilder, nicht um Zeichnungen, doch ist das lebendige Wesen hinter dem Schnittbild nicht mehr zu erkennen.

Mit Anbruch des 21. Jahrhunderts kam ein wieder neuer Typus der anatomischen Darstellung auf: die digitale Anatomie.

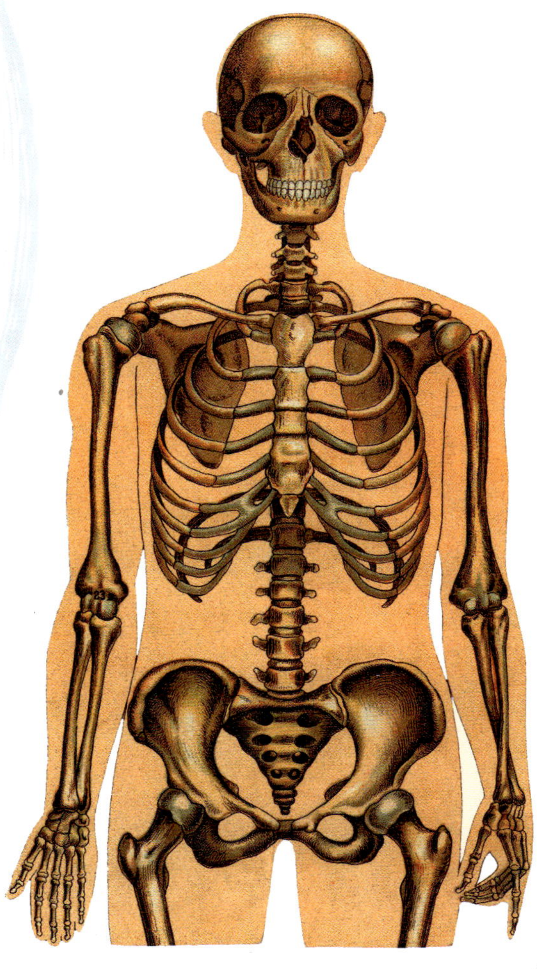

Typisches Beispiel der anatomischen Darstellung, wie sie im 19. Jahrhundert beliebt war: ansehnlich, idealisiert und leicht verständlich.

Das Visible Human Project™ und die virtuelle Anatomie

Die Erschaffung des »virtuellen Menschen«, auf dem die Illustrationen in diesem Buch basieren, wurde durch die Schnittbilder eines echten menschlichen Körpers ermöglicht. Das Visible Human Project™ wurde 1988 ins Leben gerufen, nachdem die National Library of Medicine (NLM) in Bethesda, Maryland, eine der größten medizinischen Bibliotheken der Welt, beschlossen hatte, das medizinische Wissen durch die Einrichtung einer digitalen Datenbank zu mehren. In dieser Datenbank sollte der vollständige Körper eines Erwachsenen als Computermodell gespeichert sein. So machte man sich auf die Suche nach einer passenden Leiche: ein Mann zwischen 21 und 60, nicht größer als 1,80 Meter, mit einer Schulterbreite bis zu 55 Zentimetern, mit einer Brustkorbtiefe von rund 35 Zentimetern und einem für seine Größe normalen Gewicht. Diese Kriterien waren in erster Linie durch die Geräte vorgegeben, mit denen man den Körper vermessen wollte.

1993 wurde ein geeigneter Körper der Wissenschaft vermacht. Zunächst vermaß man ihn und machte Aufnahmen mithilfe verschiedener radiologischer Techniken: Röntgenstrahlen, Computertomografie, MRT, Ultraschall und Positronen-Emissions-Tomografie (PET). Man bettete die Leiche in einen aushärtenden Schaum ein, damit sie während der Anfertigung der Bilder eine stabile Position behielt. Anschließend kühlte man die Leiche auf −94 °C herunter, viertelte sie und legte sie in eine Gelatine-Eis-Mischung ein. Dann wurden mit einem Kryomikrotom – einem äußerst sensiblen Schneidegerät – von jedem Viertel ein Millimeter feine horizontale Schnittpräparate hergestellt, die dann mit einer hoch auflösenden digitalen Kamera einzeln fotografiert wurden. Das Ergebnis: 1878 digital abgespeicherte hoch detaillierte Farbfotografien.

Das Visible Human Project™ stellte zwar eine Leistung für sich dar, war hinsichtlich der virtuellen Anatomie jedoch erst der Anfang. Im nächsten Schritt mussten die Informationen zu einem 3D-Modell verarbeitet werden. Man zog die Umrisse der Fotos mit einem Konturentaster nach, der die reale menschliche Anatomie Gewebeart für Gewebeart in Punkte übersetzte, die eine Struktur bildeten. Die

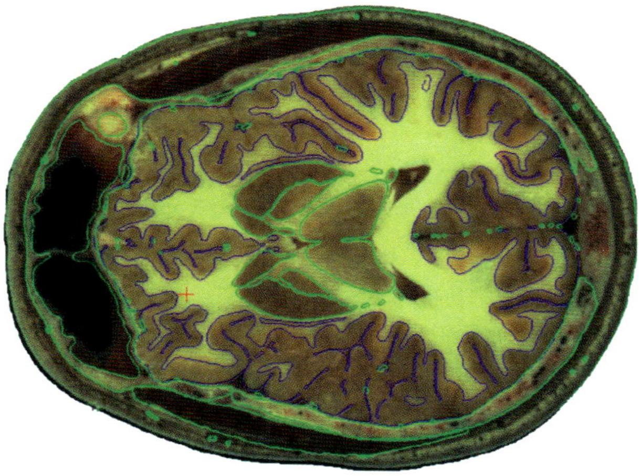

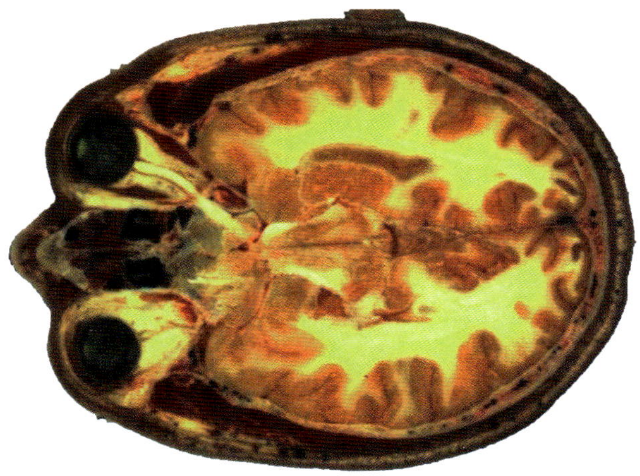

Horizontale (quer verlaufende) Schnitte durch den Kopf des »Visible Human«. In der Abbildung oben sieht man links die Stirnhöhlen als leeren Raum vor dem Gehirn. Die untere Abbildung zeigt die Augen, die Sehnerven und die Nase.

einzelnen Konturen setzte man anschließend zu einem Drahtgittermodell zusammen. Man generierte eine Oberfläche, indem man die Konturlinien miteinander verband – dieser Vorgang wird auch als Triangulation bezeichnet, da die Linien zwischen den Konturen Dreiecke bilden.

Damit die Bilder noch realistischer wirkten, fügte man dem Drahtgittermodell weitere Oberflächen und Schatten hinzu. Man fotografierte identische Gewebeproben und »klebte« sie mittels Texture Mapping auf das digitale Bild auf. Außerdem konnten einzelne Systeme oder Organe eingefärbt, schattiert, gelöscht oder durchsichtig gemacht werden. Durch die Dreidimensionalität der digitalen Bilder kann der abgebildete Körper virtuell gewendet und geöffnet werden, man kann sogar darin »herumspazieren«, ihn auseinandernehmen und wieder zusammensetzen. Man kann sich die einzelnen Körperbereiche nacheinander vornehmen und durch Schichten »hindurchsehen«. Und vom akademischen Standpunkt aus gesehen hat unser virtueller Mensch einen entscheidenden Vorteil gegenüber anderen digital konstruierten Körpern: Er ist echt und kommt ganz ohne Generalisierungen aus.

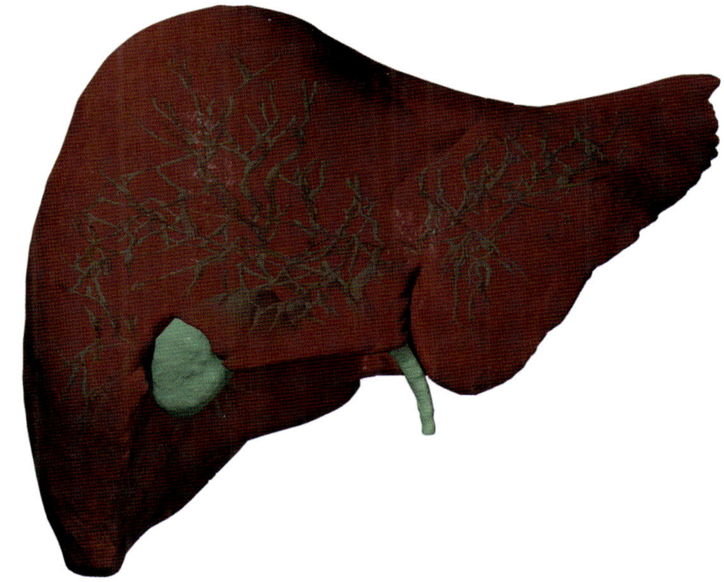

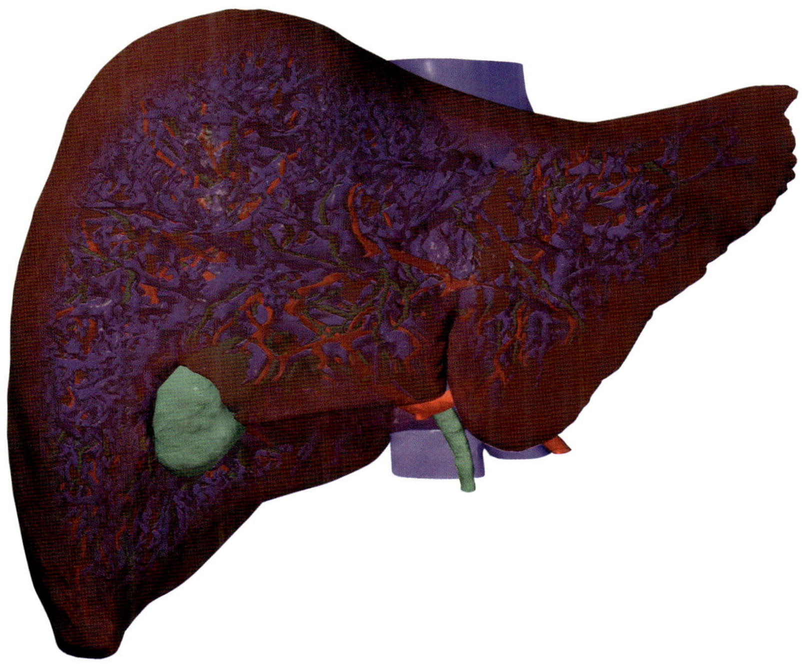

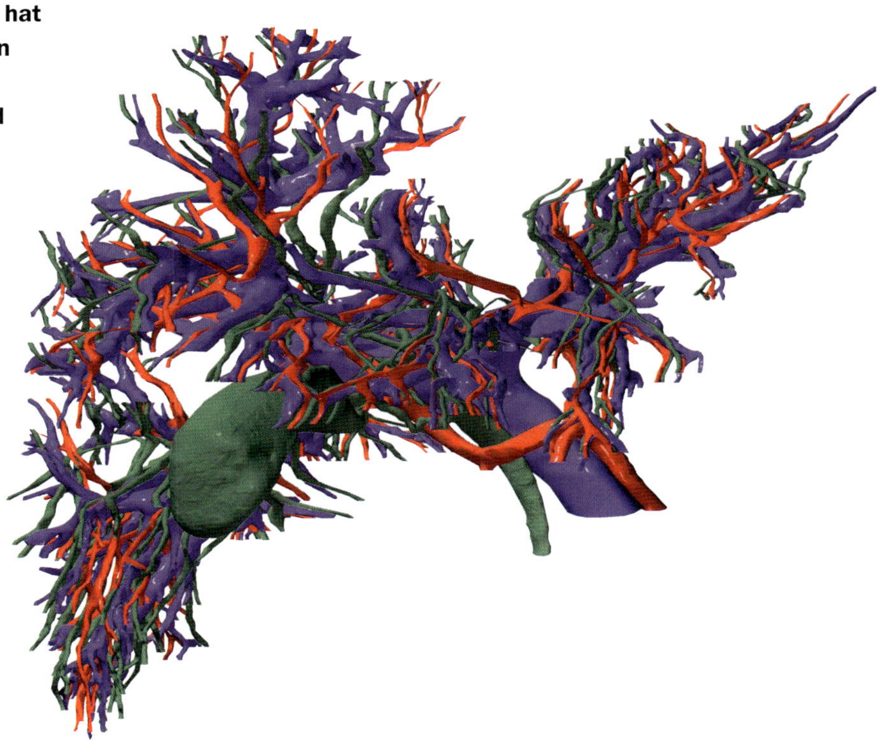

Die virtuelle Anatomie ermöglicht es, uns bestimmte Strukturen aus verschiedenen Blickwinkeln anzusehen. Oben ist der Leberlappen halbtransparent gemacht, damit man die Gallengänge sehen kann. In der Mitte hat man die Daten mit den Venen und Arterien darübergelegt, um die Blutzirkulation zu zeigen. Unten sind nur die Blutgefäße und Gallengänge dargestellt.

Virtuelle Anatomie Schritt für Schritt

Bei der virtuellen Anatomie werden aus einer ungeheuren Rohdatenmenge algorithmenerstellte Matrizes zwischen parallelen Ebenen erschaffen. Stehen die Formen der einzelnen Komponente fest, wird das 3D-Gebilde mit der entsprechenden Gewebeoberfläche »umkleidet«. Dabei ist jeder Teil zwar eigenständig, steht jedoch in der korrekten räumlichen Beziehung zum Rest des Körpers, der ebenfalls in Form digitaler Dateien vorliegt.

Aus den einfachen Bausteinen rechts konnte man detailgetreu einen ganzen menschlichen Körper erschaffen. Wie wertvoll die virtuelle Anatomie sein kann, sieht man an den Abbildungen des Gehirns: Man kann es mühelos aus jedem Blickwinkel betrachten und das Augenmerk auf jede beliebige Struktur richten.

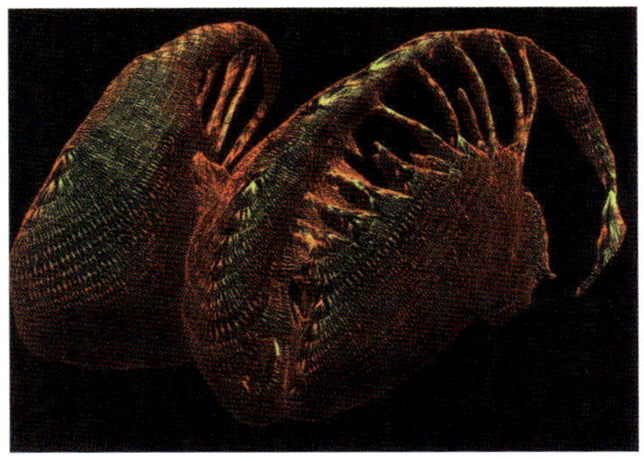

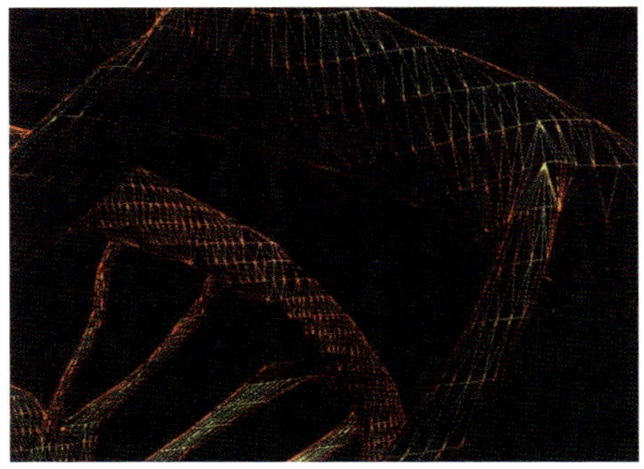

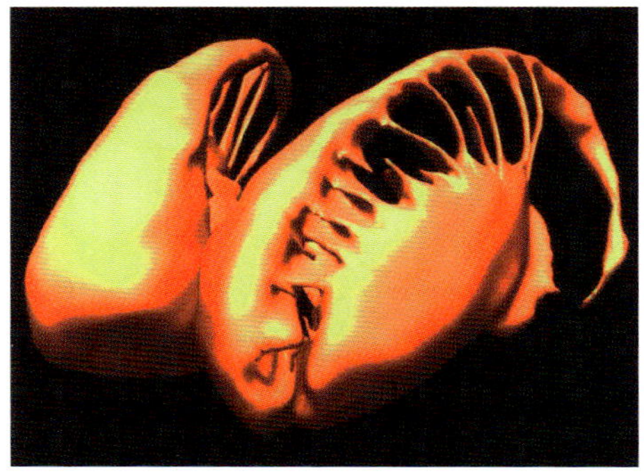

Für jede Struktur wird ein ungeheuer detailliertes Drahtgittermodell erstellt (oben rechts, Detail Mitte). Diesem wird mittels Konturabtastung eine Oberfläche verliehen. Daraus ergibt sich schließlich das finale Bild (unten rechts).

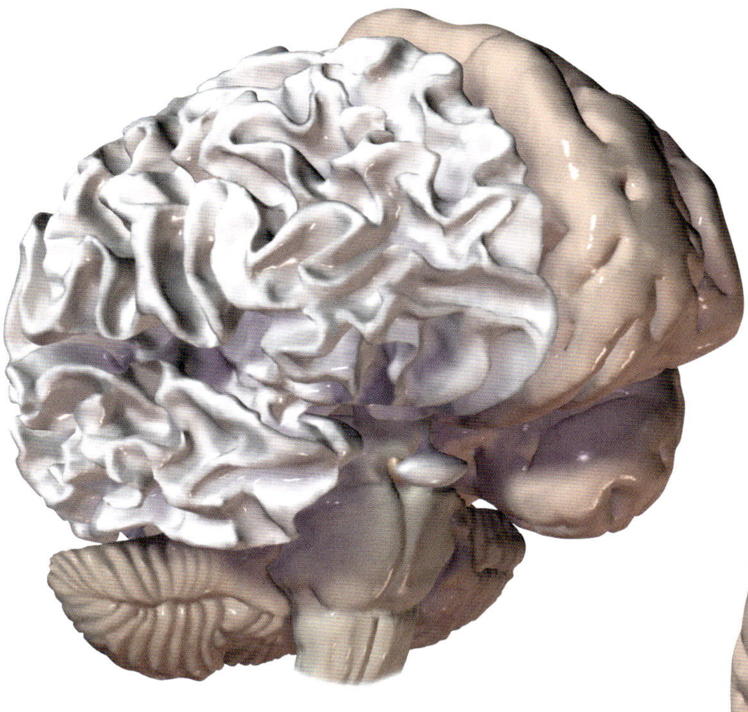

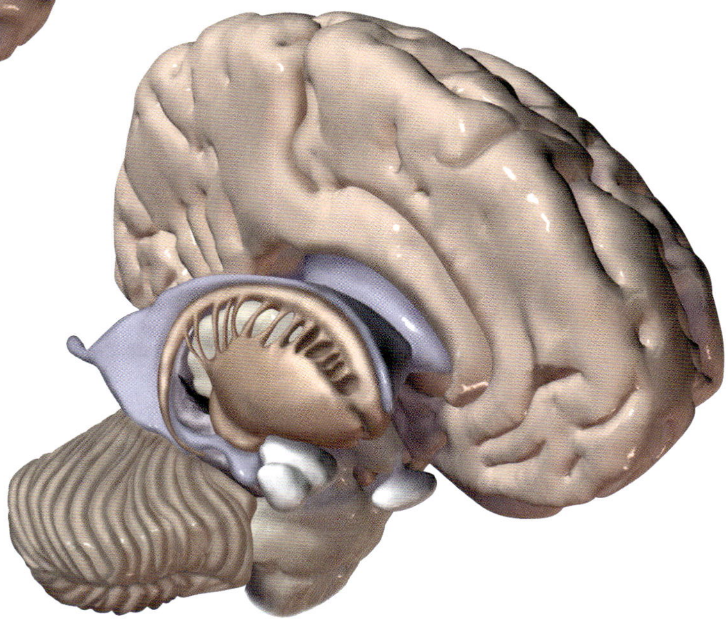

Diese beiden digitalen Bilder eines echten menschlichen Gehirns verdeutlichen die erstaunliche Detailtreue und die Möglichkeiten der virtuellen Anatomie. In Bild oben wurde die graue Substanz des Gehirns entfernt, damit die weiße darunter sichtbar wird. In der unteren Abbildung fehlt die rechte Großhirnhälfte, und die Strukturen darunter treten zum Vorschein. Eine solche Flexibilität in der Darstellung ist bahnbrechend.

Benutzerhinweise

Traditionellerweise betrachtet man den Körper entweder unter dem Gesichtspunkt der Körpersysteme oder der Körperbereiche. Da die Zielsetzung dieses Buchs darin besteht zu zeigen, wie der Körper aufgebaut ist, und zu erklären, wie er funktioniert, beschäftigt es sich größtenteils mit den einzelnen Körpersystemen. Der Überblick über die Körperbereiche am Ende des Buchs soll veranschaulichen, wie die verschiedenen Systeme in den einzelnen Bereichen – etwa Kopf und Nacken – zusammenwirken.

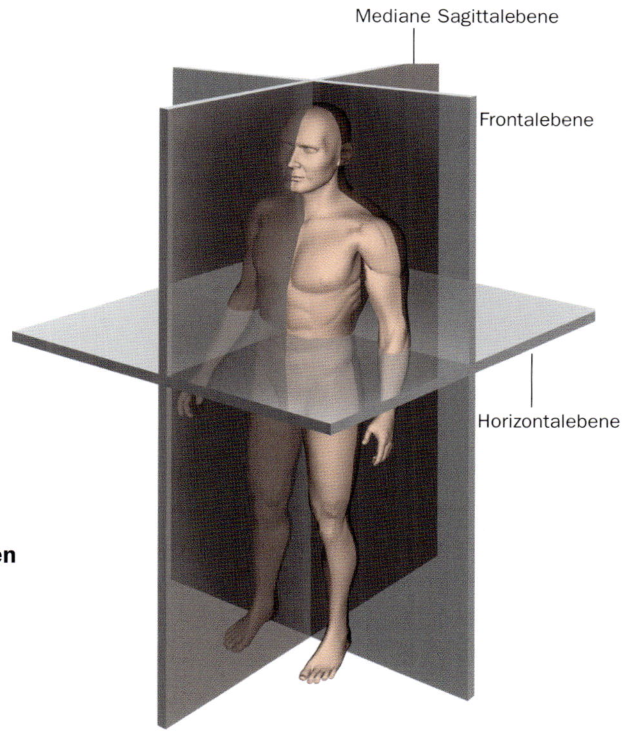

Schnittebenen

Terminologie

Da eine einheitliche Namengebung der einzelnen Körperteile und ihrer Beziehung zueinander hilfreich und wünschenswert ist, wird hier in erster Linie auf die deutschen Bezeichnungen zurückgegriffen. Manchmal ist es aus Gründen der Differenzierung allerdings notwendig, den lateinischen oder vom Griechischen abgeleiteten Begriff zu verwenden. Manche Begriffe werden direkt im Text erklärt, andere ausführlicher im Glossar am Ende des Buchs.

Schnittebenen

Um bestimmte Standards bei der anatomischen Sicht auf den Menschen zu schaffen, wird der Körper immer in aufrechter Position gesehen; die Arme hängen locker an der Seite herab, Augen und Handflächen sind nach vorn gerichtet. In dieser Haltung kann man sich den Körper in drei Dimensionen vorstellen. Man spricht auch von drei verschiedenen Schnittebenen.

- Die mediane Sagittalebene teilt den Körper senkrecht in eine rechte und eine linke Hälfte.
- Die ebenfalls senkrechte Ebene im rechten Winkel zur Sagittalebene wird als Frontalebene bezeichnet.
- Die horizontale Ebene – der Querschnitt – trifft wiederum im rechten Winkel auf sowohl die Sagittal- als auch die Frontalebene. Zudem gibt es Begriffe für die Beziehung der Teile zueinander.
- »Anterior« (vorn) bzw. »ventral« (bauchseitig) und »posterior« (hinten) bzw. »dorsal« (rückenseitig) beziehen sich auf die Vorder- und Rückseite des Kopfs, des Rumpfs und der Gliedmaßen. Somit liegt das Rückenmark dorsal zur Bauchwand und ventral zur Haut des Rückens.
- »Superior« (oben) bzw. »cranial« (kopfwärts) und »inferior« (unten) bzw. »caudal« (steißwärts) beziehen sich auf die jeweilige Position in der senkrechten Ebene.
- Bei den Gliedmaßen bezeichnet »proximal« das, was näher zum Rumpf hin liegt – beim Arm die Schulter, beim Bein die Hüfte –, und »distal« das, was rumpfferner liegt, also näher an der Hand oder am Fuß.
- »Palmar« und »plantar« beziehen sich auf den Teil der Hand bzw. des Fußes, der gebeugt werden kann, also auf die Handfläche und die Fußsohle.
- Beim Unterarm spricht man von »radial« (näher zur Speiche) und »ulnar« (näher zur Elle) bzw. von »lateral« (seitlich) und »medial« (rumpfnah), beim Unterschenkel entsprechend von »fibular« (zum Wadenbein) und »tibial« (zum Schienbein).
- Die Entfernung der Organe von der Körperoberfläche, der Haut, umschreibt man mit »oberflächlich« (äußerlich) und »tief liegend« (innerlich).

Die Zelle ist für das Leben das, was Atome für die Materie sind. Alle Lebewesen – ob einzelliges Bakterium oder Mensch – sind aus Zellen aufgebaut; unser Körper etwa besteht aus rund 60 Billionen Zellen. Sie können die verschiedensten Formen und Grössen haben, können mikroskopisch klein oder so gross wie bestimmte Nervenzellen sein, die sich von der Taille bis zum Fuss erstrecken. Doch unabhängig von der Grösse erfüllen die teils winzigen Strukturen erstaunlich komplexe Aufgaben, und das auf höchst effiziente Weise.

DIE ZELLE

Zu den vier Hauptgewebearten des Körpers gehören das Epithel (die Haut), die Muskeln, das Bindegewebe (u.a. Knorpel und Knochen) und das Nervengewebe; diese Gewebearten unterteilen sich wiederum in über 200 verschiedene Zellarten, von denen jede einen bestimmten Zweck erfüllt. Doch ist der Aufbau der Zellen im Grunde genommen immer der gleiche.

Zellanatomie

Die Zellhülle besteht aus einer porösen Membran, die sich aus Fett- und Eiweißmolekülen zusammensetzt und kontrolliert, was in die Zelle hinein und aus der Zelle hinaus gelangt. Bestimmte Moleküle – z.B. Sauerstoff und Alkohol – können direkt passieren, andere – z.B. Aminosäuren und Glukose – müssen erst zerlegt werden. In der Membran befindet sich das zähflüssige Zytoplasma mit den Organellen, die für die jeweilige Funktion der Zelle zuständig sind.

Das Zytoskelett bewegt Teile der Zelle, stützt die Organellen und hilft bei der Zellteilung. Ribosomen sammeln Proteine, während das Endoplasmatische Retikulum und der Golgi-Apparat gemeinsam Aminosäuren und andere chemische Stoffe zusammenstellen und zu Proteinen sowie zu Fetten verarbeiten. Peroxisomen bilden Enzyme, die giftige Substanzen unschädlich machen. Die Mitochondrien sind die »Kraftwerke« der Zelle – sie wandeln Nährstoffe in den Zellbrennstoff ATP um.

Die meisten Zellen besitzen einen Zellkern, in dem die DNA enthalten ist; diese wiederum bestimmt Aufbau und Funktion der Zelle. Vermehrt sich die Zelle, gibt sie den DNA-Code weiter. Zellen, die sich nicht vermehren – z.B. die roten Blutkörperchen –, haben keinen Zellkern und tragen auch keine DNA.

Die Zellen variieren in ihren Lebens- und Reproduktionszyklen. Manche leben nur einen Tag, andere so lange wie wir. Die Nervenzellen im Gehirn und die Herzmuskelzellen beispielsweise sollen ein Leben lang erhalten bleiben.

Unter Krebs versteht man eine Vielzahl von Erkrankungen, die eines gemeinsam haben: den Verlust des genetischen Codes, der den Lebenszyklus der Zelle, ihr Wachstum und Absterben, reguliert.

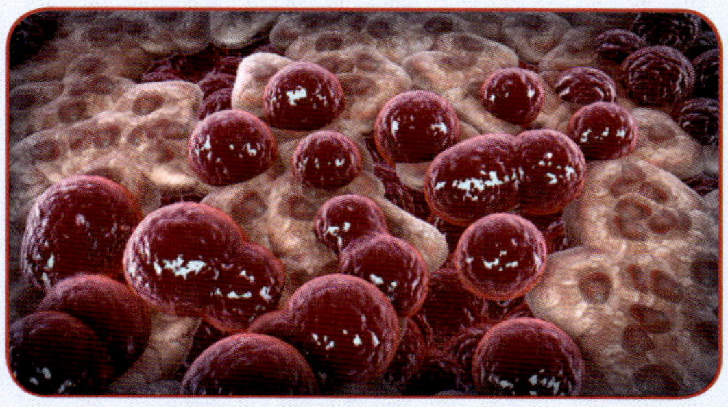

Krebs beginnt mit der Teilung abnormer Zellen und ihrem unkontrollierten Wachstum.

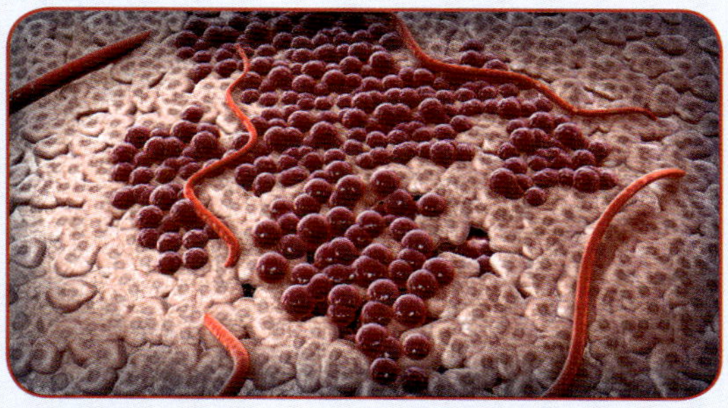

Die einzige Chance des Körpers besteht darin, die Zellen rasch zu erkennen und zu töten.

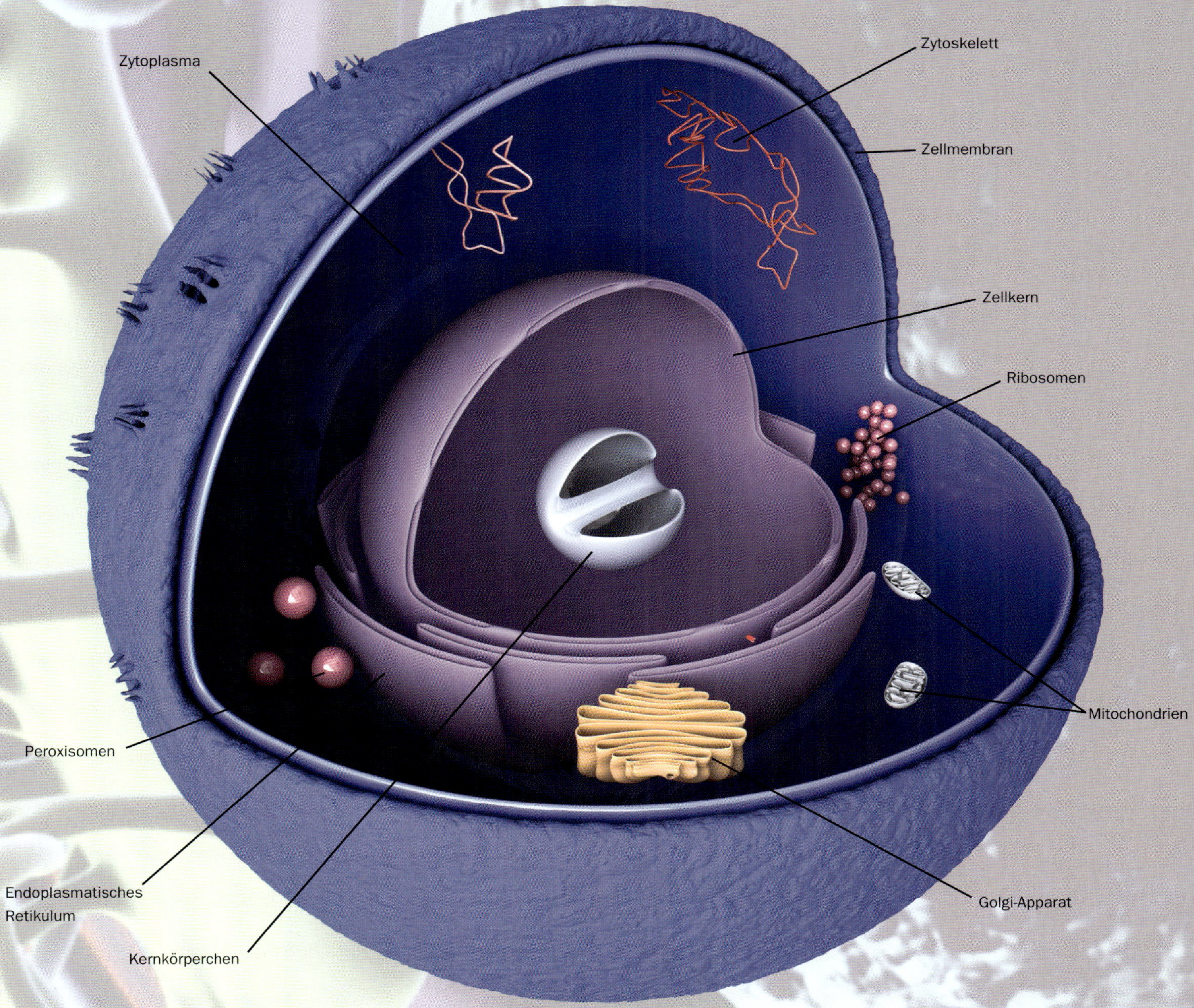

Invasive Krebserkrankungen sind am gefährlichsten; sie bilden sogenannte Metastasen – Tochtergeschwulste – und breiten sich dadurch im ganzen Körper aus.

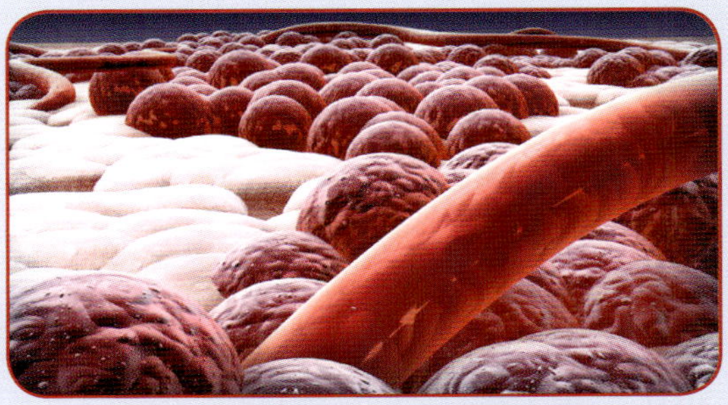

Tumore, Ansammlungen von Krebszellen, können selbst Blutgefäße ausbilden – man spricht von Angiogenese –, um sich zu ernähren.

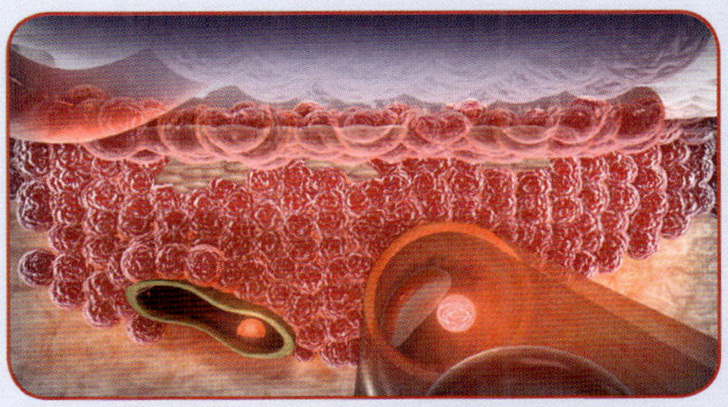

Invasive Krebserkrankungen können auf das umgebende Gewebe übergreifen und sich über Blut und Lymphe im Körper ausbreiten.

Wir sind ständig und überall von Pathogenen – Krankheitserregern – umgeben. Sie befinden sich in der Luft, im Wasser, in der Erde, in unserer Nahrung und sogar in unserem eigenen Körper.

INFEKTIONSKRANKHEITEN

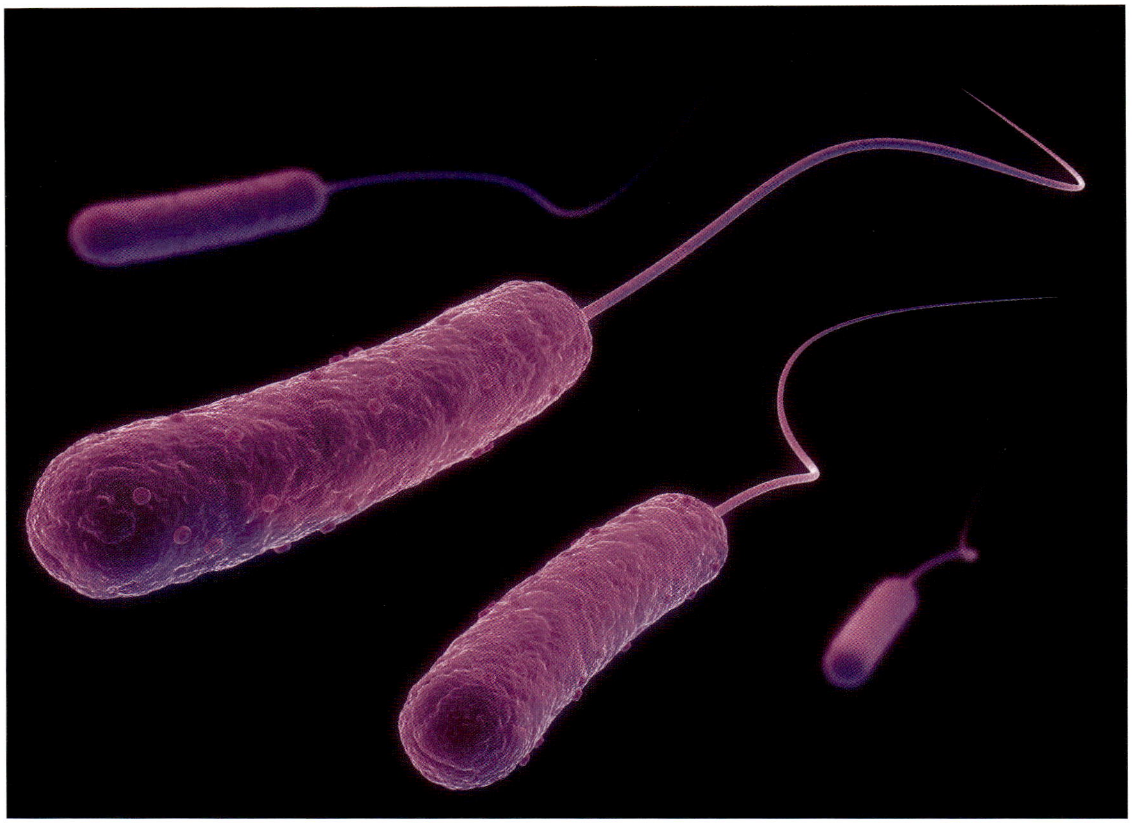

Das Bakterium *Escherichia coli* kommt in unserem Darm häufig vor, manche Stämme produzieren allerdings tödliche Gifte. Die Zelle verfügt über einen haarähnlichen Fortsatz, der schwänzelnde Bewegungen vollführt.

Bakterien

Schätzungsweise 1000 Bakterienarten kommen in oder um unseren Körper vor; die meisten davon schaden uns nicht. Manche Bakterienstämme produzieren allerdings Giftstoffe, die die Zellen schädigen oder gefährliche Abwehrreaktionen auslösen. Zu den weit verbreiteten bakteriellen Infektionen gehören Karies, Halsentzündungen und die Lyme-Krankheit.

Mit der Entdeckung der Antibiotika vor über 65 Jahren erzielte man große Fortschritte in der Behandlung bakteriell bedingter Erkrankungen. Doch haben sich mittlerweile auch antibiotikaresistente Bakterienstämme entwickelt – sie mutierten und veränderten ihr genetisches Make-up. So sind einige früher leichte Erkrankungen heute schwerer zu behandeln. Anlass zur Besorgnis geben z.B. die sogenannten Problemkeime, zu denen auch Staphylokokken gehören. Meist liegt die Ursache für die Resistenz im unsachgemäßen Gebrauch der Antibiotika, insbesondere bei Virusinfektionen wie Erkältungen, bei denen sie gar nicht wirken.

Viren

Viren gelten zwar nicht als lebende Zellen, doch können die potenziell tödlichen Miniaturmaschinen die genetischen Eigenschaften einer Zelle übernehmen und sich innerhalb ihrer Wirtszelle sogar vermehren. Diese wird zerstört, das Virus breitet sich aus.

HIV

AIDS wird von einem Virus namens Humanes Immundefizienz-Virus Typ I (HIV 1) verursacht. Wie alle Viren »kapert« HIV 1 die DNA der infizierten Zelle und programmiert sie so um, dass sie mehr Viren produziert. Dabei wird die Zelle selbst zerstört.

Das Virus besitzt eine äußere Hülle oder Membran, die mit Stacheln aus Eiweiß besetzt ist. Unmittelbar darunter befindet sich eine Schicht namens Matrix oder Kapsid. Diese bedeckt die Bestandteile des Virus, die für die Replikation, die Virusvermehrung, zuständig sind. Dazu gehören die drei Enzyme Reverse Transkriptase, Integrase und Protease sowie zwei Stränge Ribonukleinsäure (RNA), Träger der genetischen Information.

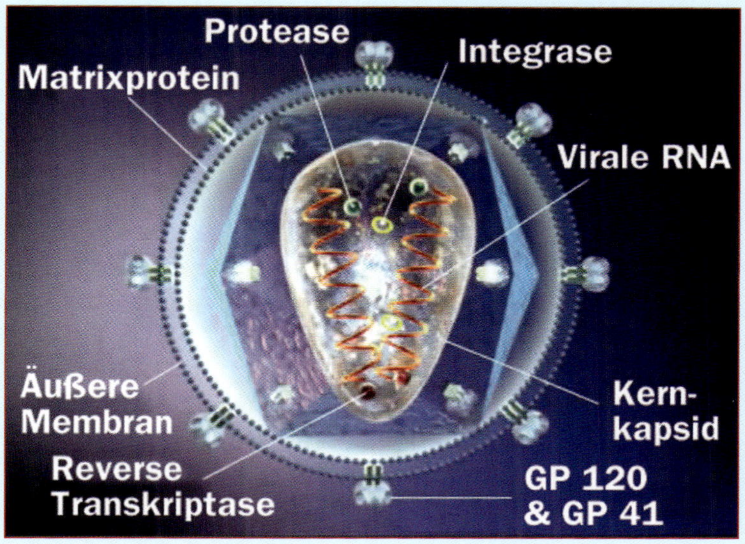

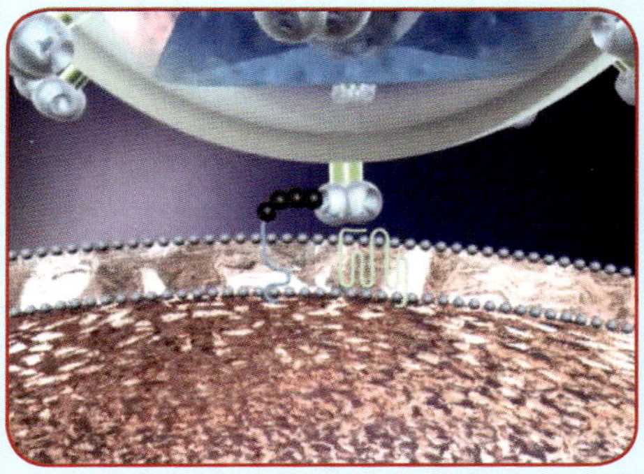

HIV 1 infiziert Zellen des Immunsystems wie T-Helferzellen und Makrophagen. Diese Zellen werden bei der Immunabwehr dringend benötigt. Die Stacheln auf der Virusoberfläche docken an Rezeptoren der Zielzelle an.

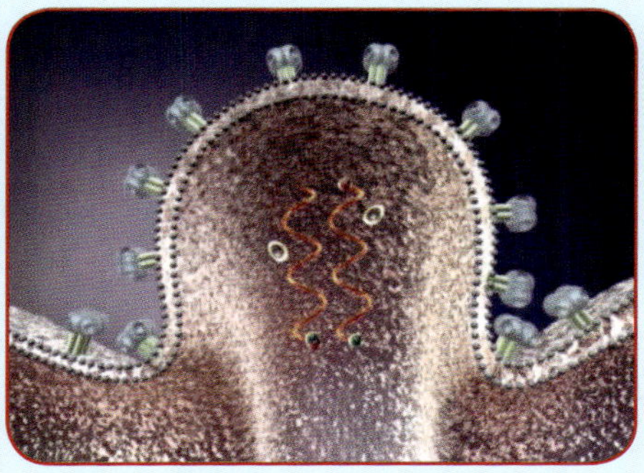

Anschließend dringt das Viruskapsid in die Zielzelle ein. Die Virushülle wird dabei als Teil der Membran der Zielzelle zurückgelassen. Das Viruskapsid löst sich im Inneren der Zielzelle auf.

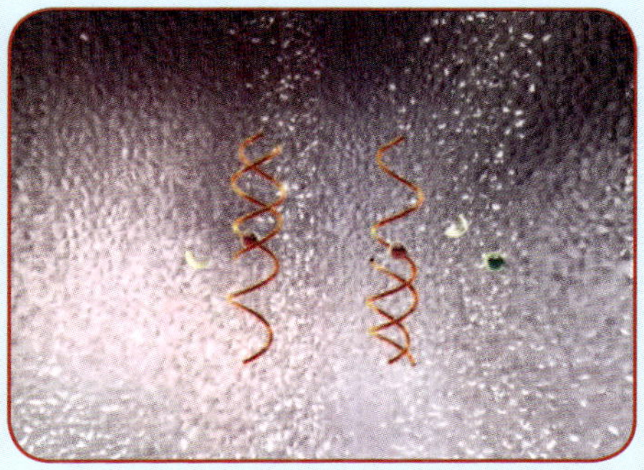

Wenn sich das Viruskapsid auflöst, werden das Enzym Reverse Transkriptase und die virale RNA freigesetzt. Das Enzym baut die virale RNA zu einer spiralförmigen viralen DNA um.

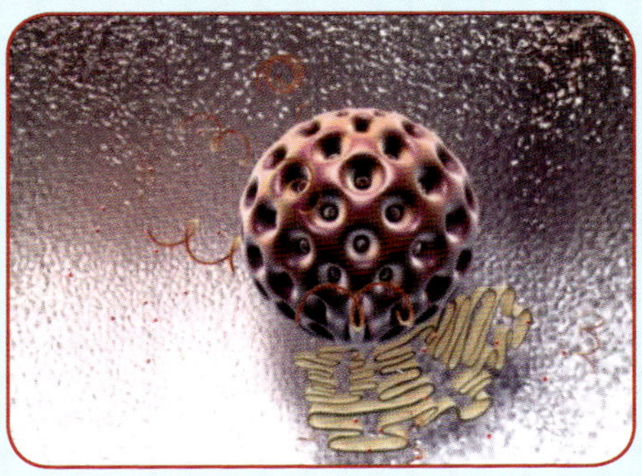

Durch eine Pore gelangt die virale RNA in den Kern der Zielzelle, wo sie sich mit der DNA der Zielzelle verbindet. Daraufhin produziert die Zielzelle Boten-RNA, die den Virusproteinen als Vorlage dient. Hat die Boten-RNA den Zellkern verlassen, produzieren die Ribosomen diese Proteine.

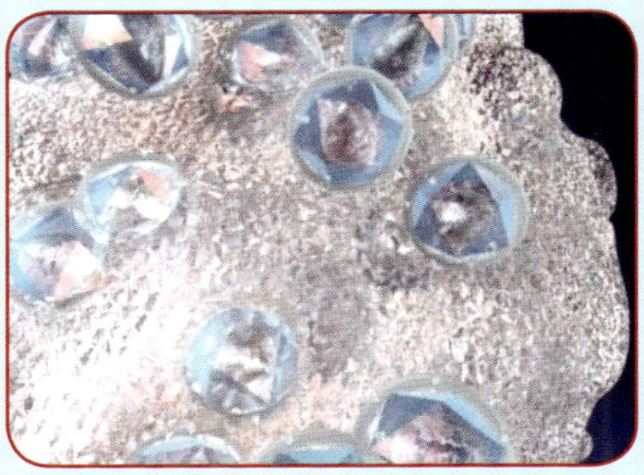

Durch die Zelle treiben nun neue Stränge viraler RNA; sie verbinden sich mit lebenswichtigen Enzymen und kapseln sich dicht unter der Zelloberfläche ein. Von dort brechen sie dann, umgeben von der Wirtszellenmembran, hervor. Bei einer infizierten Person werden täglich 10 Milliarden HIV-Partikel produziert.

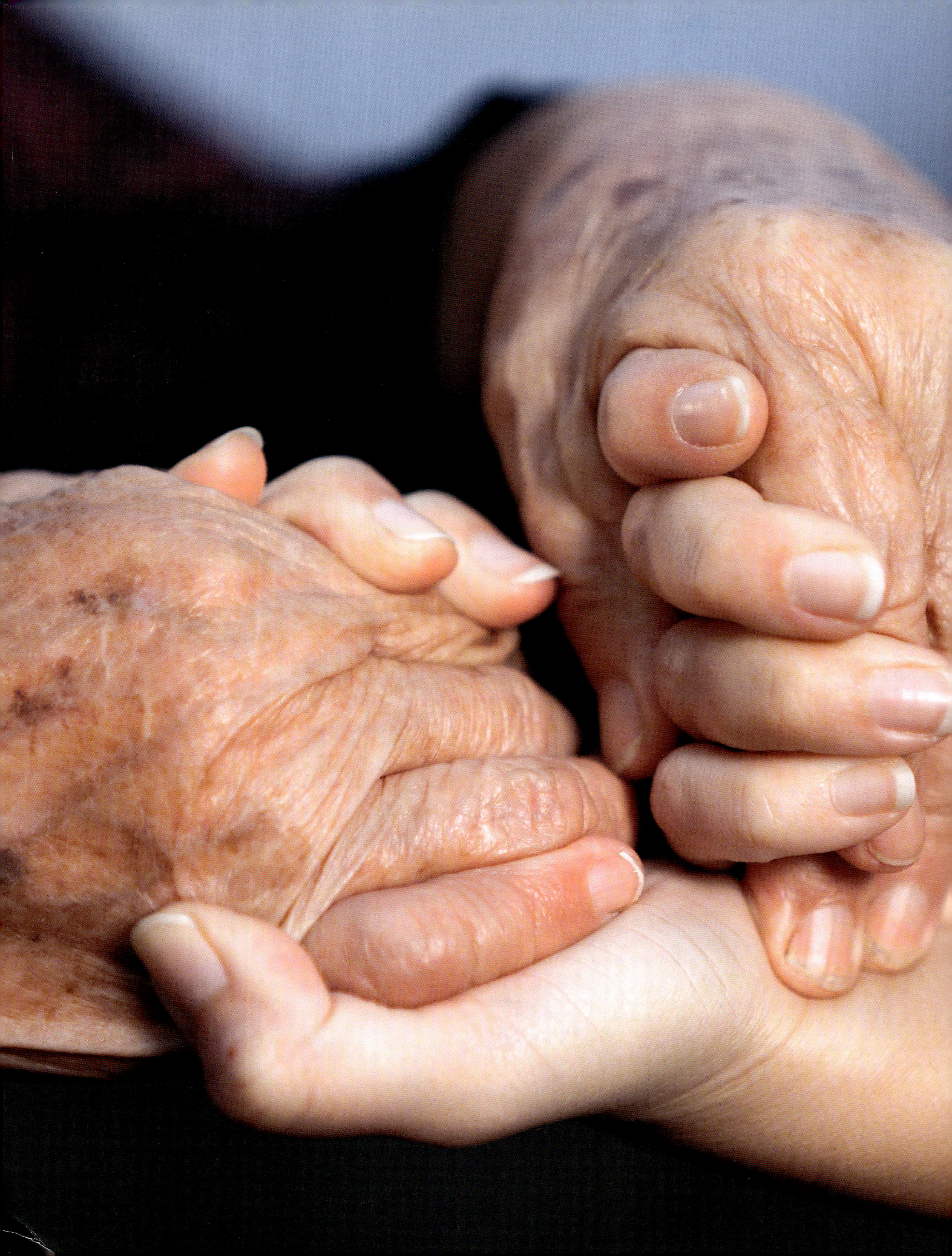

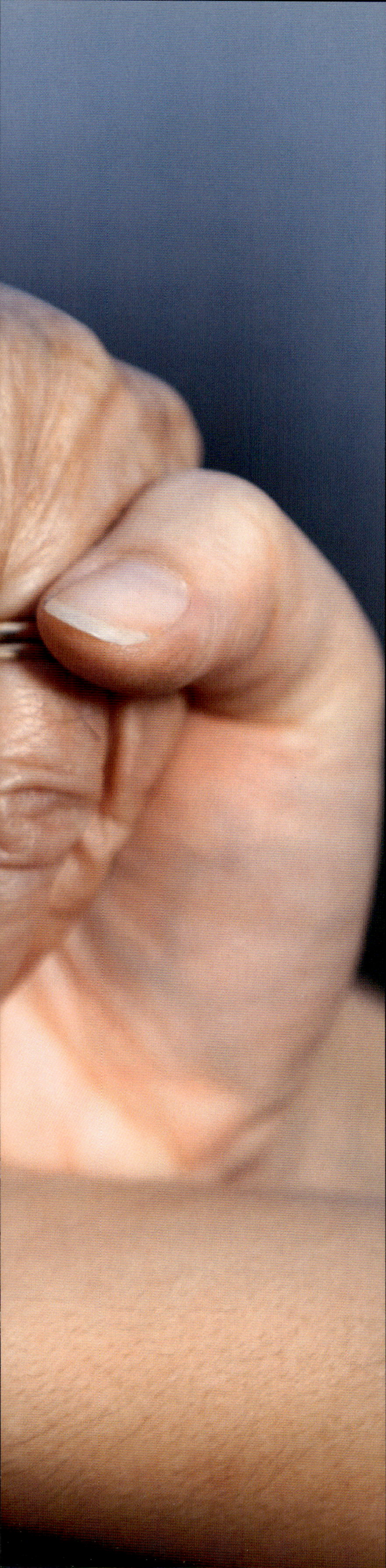

DIE

DIE HAUT – A
ORGAN DES M
SIE EINE FLÄC
RUND 270 GR

DIE HAUT BEDECKT UND SCHÜTZT DEN KÖRPER UND BILDET ZUSAMMEN MIT IHREN ABKÖMMLINGEN – HAARE UND NÄGEL – DAS INTEGUMENTSYSTEM. ALS PHYSISCHE BARRIERE VERHINDERT DIE HAUT, DASS DER KÖRPER WASSER VERLIERT ODER DASS ZU VIEL WASSER INS GEWEBE EINDRINGT. DIESES GLEICHGEWICHT WIRD AUCH ALS »HOMÖOSTASE« BEZEICHNET. ZUDEM SCHÜTZT DIE HAUT VOR SCHÄDLICHEN MIKROORGANISMEN UND FILTERT DIE UV-STRAHLUNG AUS DEM SONNENLICHT HERAUS. SIE HAT EIN ENORMES SELBSTHEILUNGSPOTENZIAL UND DIENT ALS SENSIBLER SENSOR FÜR DRUCK, SCHMERZ, HITZE UND KÄLTE. DARÜBER HINAUS HÄLT SIE DIE KÖRPERTEMPERATUR MÖGLICHST KONSTANT BEI ETWA 37 °C.

ÜBERBLICK

Alle Teile unseres Körpers sind von einem lebenden »Mantel« – der Haut – umhüllt. Sie dient als sensorischer Vermittler zwischen dem Körper und seiner Umgebung, der es uns ermöglicht, in Kontakt mit unserer Umwelt zu treten.

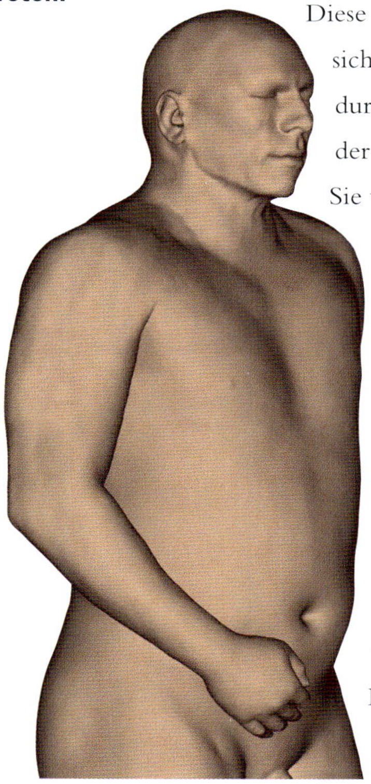

Aufbau der Haut

Die Haut besteht aus zwei Schichten: der Oberhaut (Epidermis) und der Lederhaut (Dermis). Die oberflächlichere Oberhaut hat in erster Linie eine Schutzfunktion und besteht selbst wiederum aus mehreren Schichten. Die oberste Schicht, das Stratum corneum, wird von abgestorbenen Zellen voller Keratin gebildet; das widerstandskräftige und wasserfeste Protein findet sich auch in Haaren und Nägeln. Diese äußere Hülle wird beständig abgetragen, da sich die Haut schuppt; ersetzt werden die Zellen durch lebende und sich vermehrende Zellen aus der tiefsten Oberhautschicht, dem Stratum basale. Sie werden durch die anderen Schichten hindurch nach oben gedrückt, verflachen sich, füllen sich mit Keratin und sterben ab. Andere Zellen in den tieferen Schichten der Oberhaut produzieren das Pigment Melanin, das vor der schädlichen UV-Strahlung schützt.

Die dickere Lederhaut ist dennoch sehr flexibel, da ihr Kollagen- und Elastinfasern Spannkraft und Elastizität verleihen. Zudem enthält sie sensible Nervenenden und Rezeptoren sowie Blutgefäße und Schweißdrüsen; Letztere produzieren den kühlenden Schweiß, der durch Kanäle an die Oberfläche der Haut geleitet wird. Darüber hinaus finden sich in der Lederhaut Haarfollikel, aus denen die Haare wachsen, und Talgdrüsen. Diese sondern eine ölige Flüssigkeit ab, die Haut und Haare weich, elastisch und wasserdicht macht.

Der menschliche Körper verfügt über zwei Hautarten: Die Hornhaut ist bis zu vier Millimeter dick, hat keine Haare und eine dickere Oberhaut. Sie bedeckt Handflächen, Fußsohlen und Fingerspitzen, also Körperbereiche, die stärker mit der Umwelt in Kontakt treten. Der Rest des Körpers wird von einer dünneren, haarbesetzten Schicht bedeckt, der eine der fünf Schichten der Oberhaut fehlt, nämlich das Stratum lucidum.

Haare und Nägel

Außer auf den Lippen, an Teilen der Genitalien sowie an den Handflächen und Fußsohlen ist der Körper von Millionen von Haaren bedeckt. Aus Zellen im unteren Teil des Haarfollikels gehen andere Zellen hervor, die den Haarschaft bilden. Das grobe Kopfhaar, das sogenannte Terminalhaar, hat überwiegend eine Schutzfunktion, während das feinere Vellus- oder Flaumhaar am Rest des Körpers die Sinneswahrnehmung unterstützt. Nägel sind schuppige Auswüchse der Oberhaut, die Finger- und Zehenspitzen schützen und das Zugreifen erleichtern.

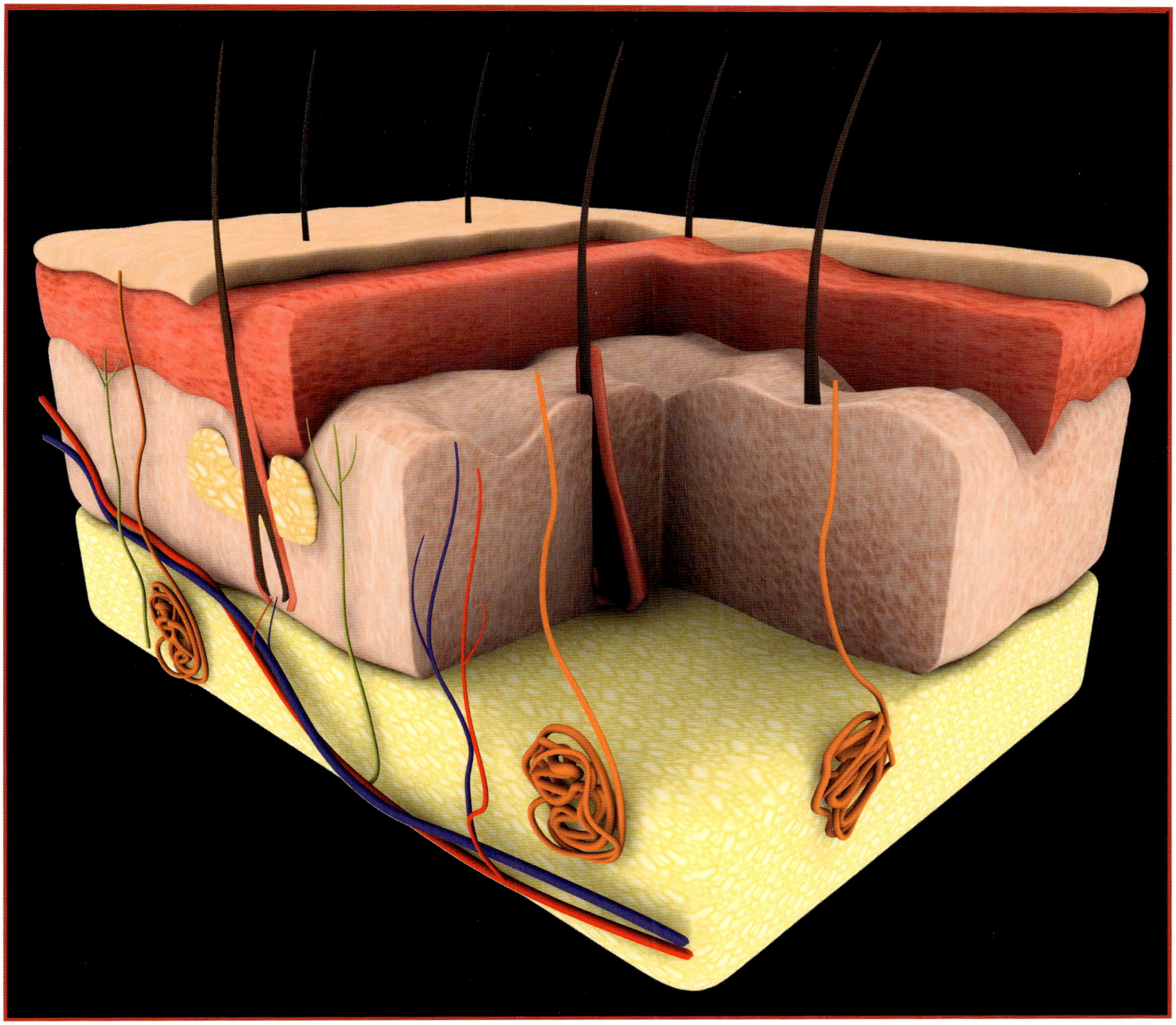

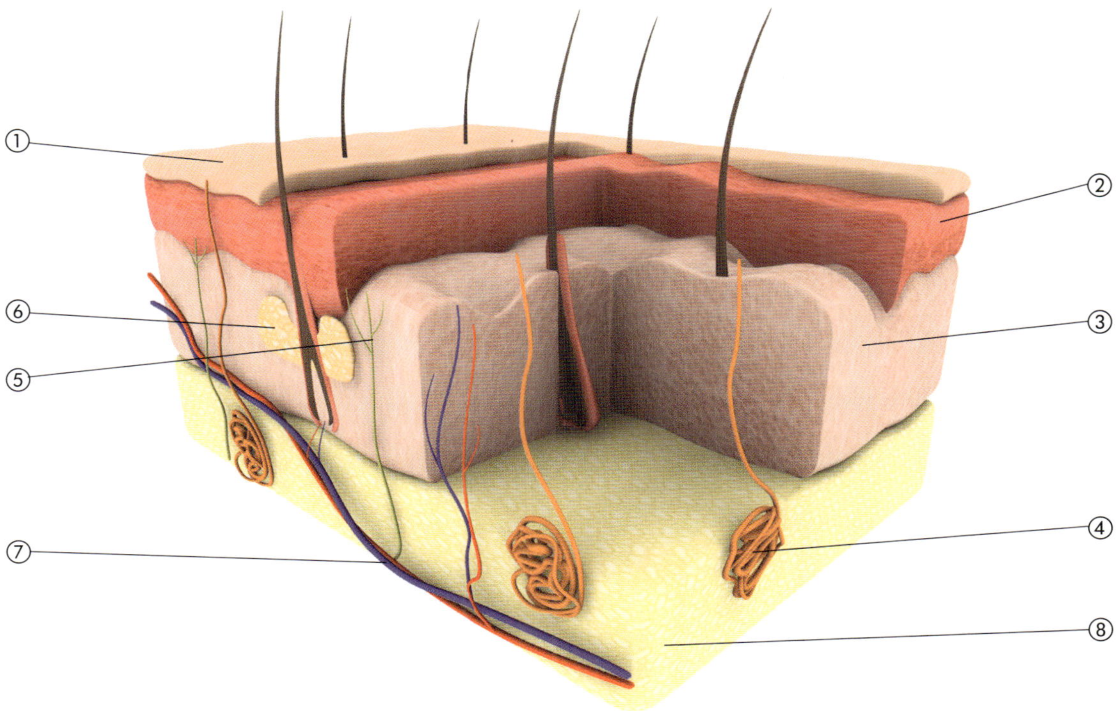

① Oberhaut (Epidermis)
② Stratum basale
③ Lederhaut (Dermis)
④ Schweißdrüse
⑤ Nerv
⑥ Talgdrüse
⑦ Blutgefäße
⑧ Unterhautfettgewebe

HAUTZELLENARTEN

Je nach Lage und Funktion gibt es verschiedene Hautzellenarten. Im Folgenden finden Sie Beispiele aus drei verschiedenen Körperregionen.

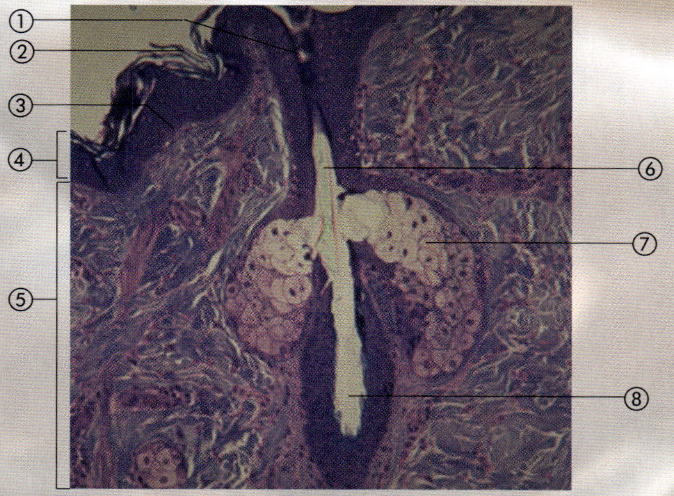

Oben: Querschnitt durch die dünne Kopfhaut. Die Oberhaut ist viel dünner als die der Hornhaut. Gut sichtbar sind die Haarfollikel; aus diesen Einstülpungen in der Lederhaut wachsen die Haare. Die Talgdrüsen entleeren ihr Sekret, den Talg, ebenfalls über den Follikel.

Unten: Schnitt durch die Fingerhaut. Das dicke Stratum corneum in der Oberhaut nutzt nicht so schnell ab, wenn wir wiederholt Gegenstände berühren. Die Lederhaut verfügt über zahlreiche Sinnesrezeptoren und macht die Finger berührungsempfindlich.

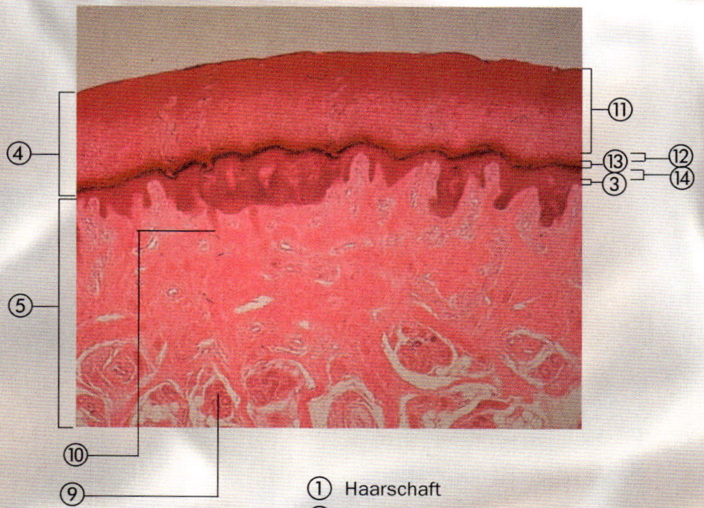

1. Haarschaft
2. Stratum corneum
3. Stratum basale
4. Oberhaut (Epidermis)
5. Lederhaut (Dermis)
6. Haarfollikel
7. Talgdrüse
8. Haarwurzel
9. Schweißdrüse
10. Kanal der Schweißdrüse
11. Stratum corneum
12. Stratum lucidum
13. Stratum granulosum
14. Stratum spinosum
15. Abgestorbene Hautzellen
16. Kollagenfasern

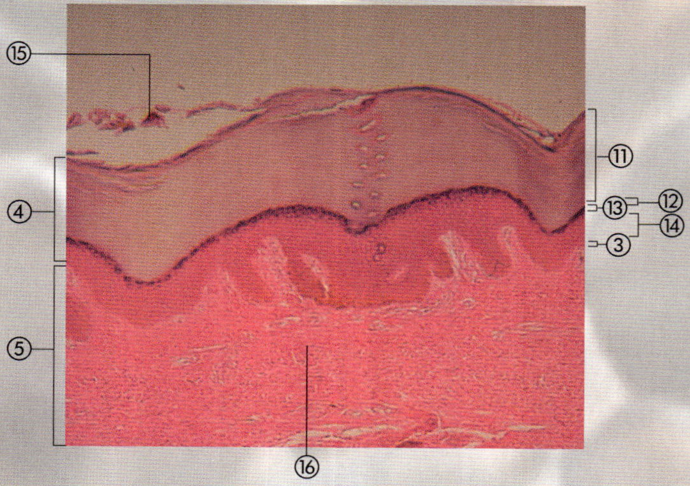

Links: Schnitt durch die Hornhaut, wie wir sie z. B. an der Fußsohle haben. Man sieht die relativ dicke Oberhaut; durch das Stratum corneum sind die anderen Hautschichten geschützt.

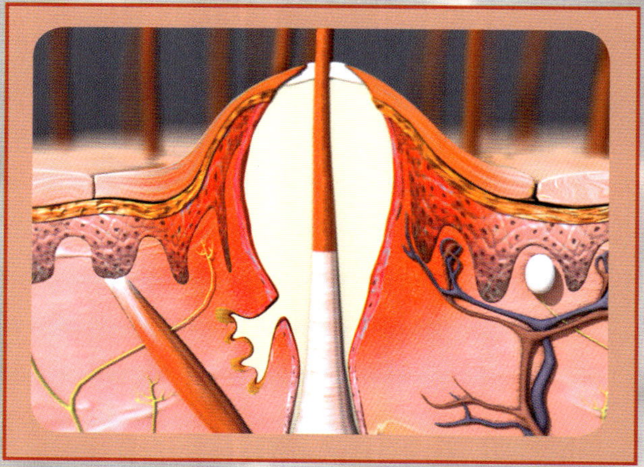

Normalerweise befeuchtet der Talg aus den Talgdrüsen die Haarfollikel und wird über die Haut ausgeschieden. Manchmal verbleibt er jedoch im Hautgewebe; dann sammeln sich Bakterien an, und ein Pickel entsteht.

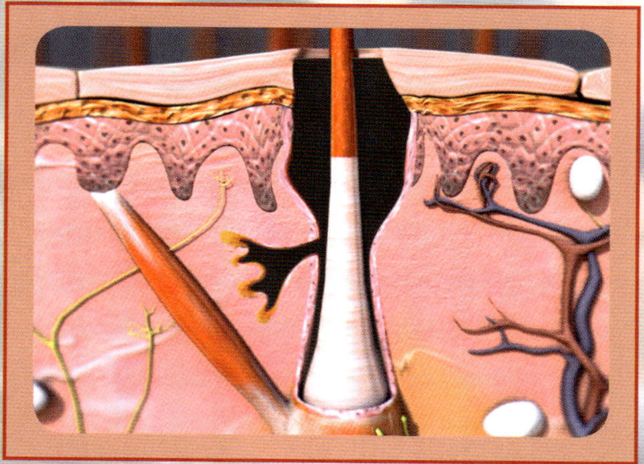

Ein Mitesser entsteht ganz ähnlich wie ein Pickel, nur dass hierbei Luft in die verstopfte Pore dringt und sich das Pigment Melanin bei Sauerstoffkontakt dunkel verfärbt.

HAUTSCHÄDEN

Die Haut ist ein lebendiges Organ, und so können die Zellen unter der relativ dünnen Oberhaut leicht geschädigt werden. Hautzellen erneuern sich beständig; eine Schädigung der Haut beeinträchtigt auch die Fähigkeit, abgestorbene Hautzellen durch gesunde zu ersetzen.

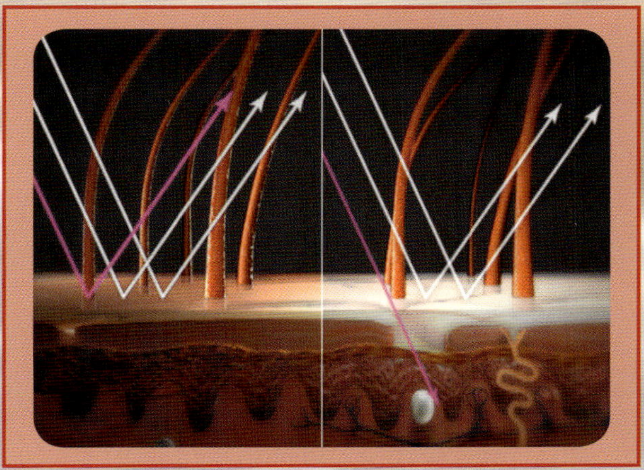

Sonnenbrand: Wird die Haut exzessiv ultravioletter Strahlung ausgesetzt, können Rötungen, brennende Schmerzen und Blasenbildung die Folge sein. Deshalb ist es wichtig, Sonnencreme mit einem hohen Lichtschutzfaktor zu verwenden, der sowohl UVA- als auch UVB-Strahlen abblockt.

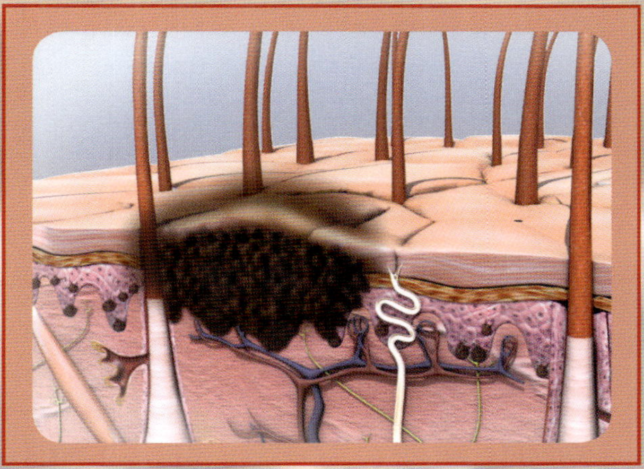

Melanom: Zu viel Sonne kann auch die DNA bestimmter Hautzellen, der Melanozyten, schädigen, die das Pigment Melanin produzieren. Die mutierten Zellen wachsen unkontrolliert und treten als Melanom, als dunkler Fleck, an die Hautoberfläche. Im schlimmsten Fall ist das Melanom bösartig.

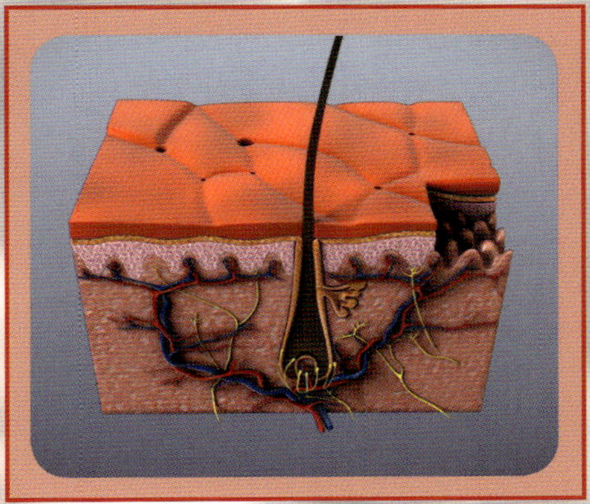

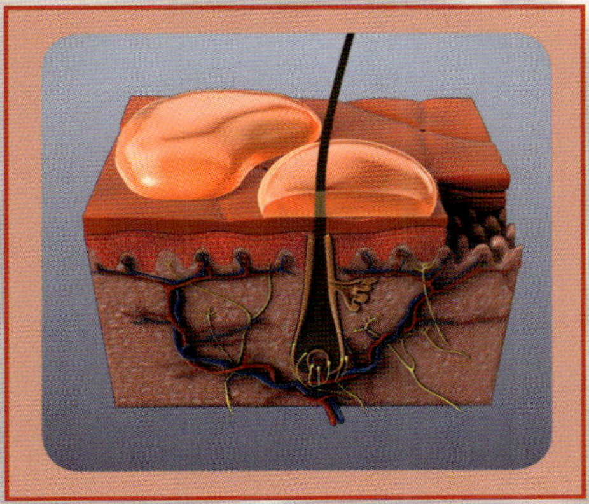

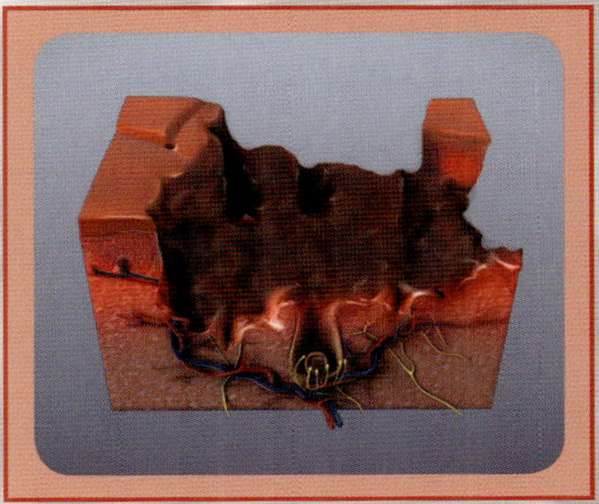

Verbrennungen ersten Grades betreffen nur die Oberhaut, die sich rötet. Verbrennungen zweiten Grades schädigen auch die Lederhaut und bilden Blasen. Verbrennungen dritten Grades durchdringen alle Hautschichten und schädigen die Haut dauerhaft.

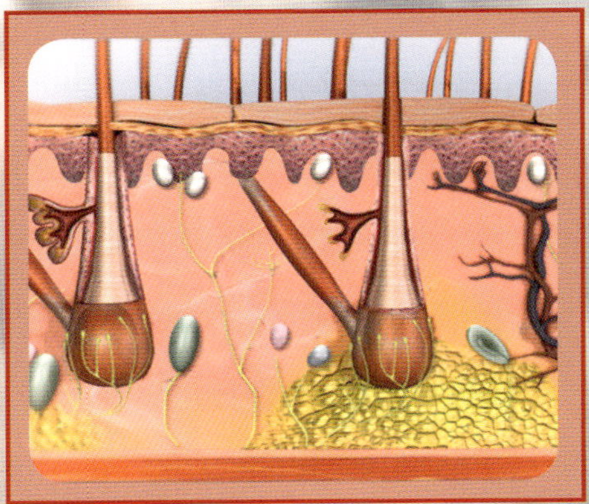

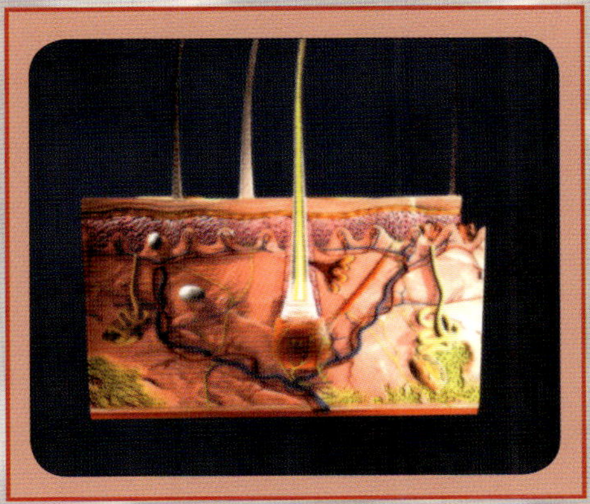

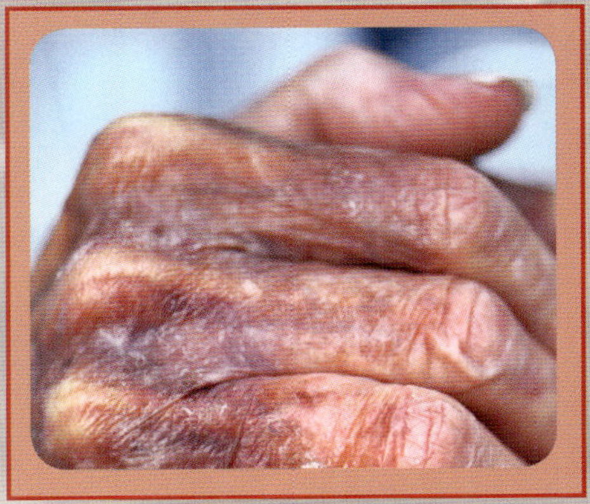

Mit zunehmendem Alter verlangsamt sich der Zellerneuerungsprozess, und die Anzahl der gesunden Zellen nimmt ab. Das sieht man auch an der Haut. Die Lederhaut direkt unter der äußersten Hautschicht wird dünner und verliert Elastin und Kollagen, die Proteine, die die Haut elastisch halten. Muskel- und Fettzellen werden kleiner. Die Haut wird schlaff, trocken und faltig, Blutgefäße, Sehnen und Knochen treten stärker hervor. Altersflecken erscheinen. Das Risiko, an Hautkrebs zu erkranken, steigt, und die Körpertemperatur kann nicht mehr so konstant gehalten werden wie früher.

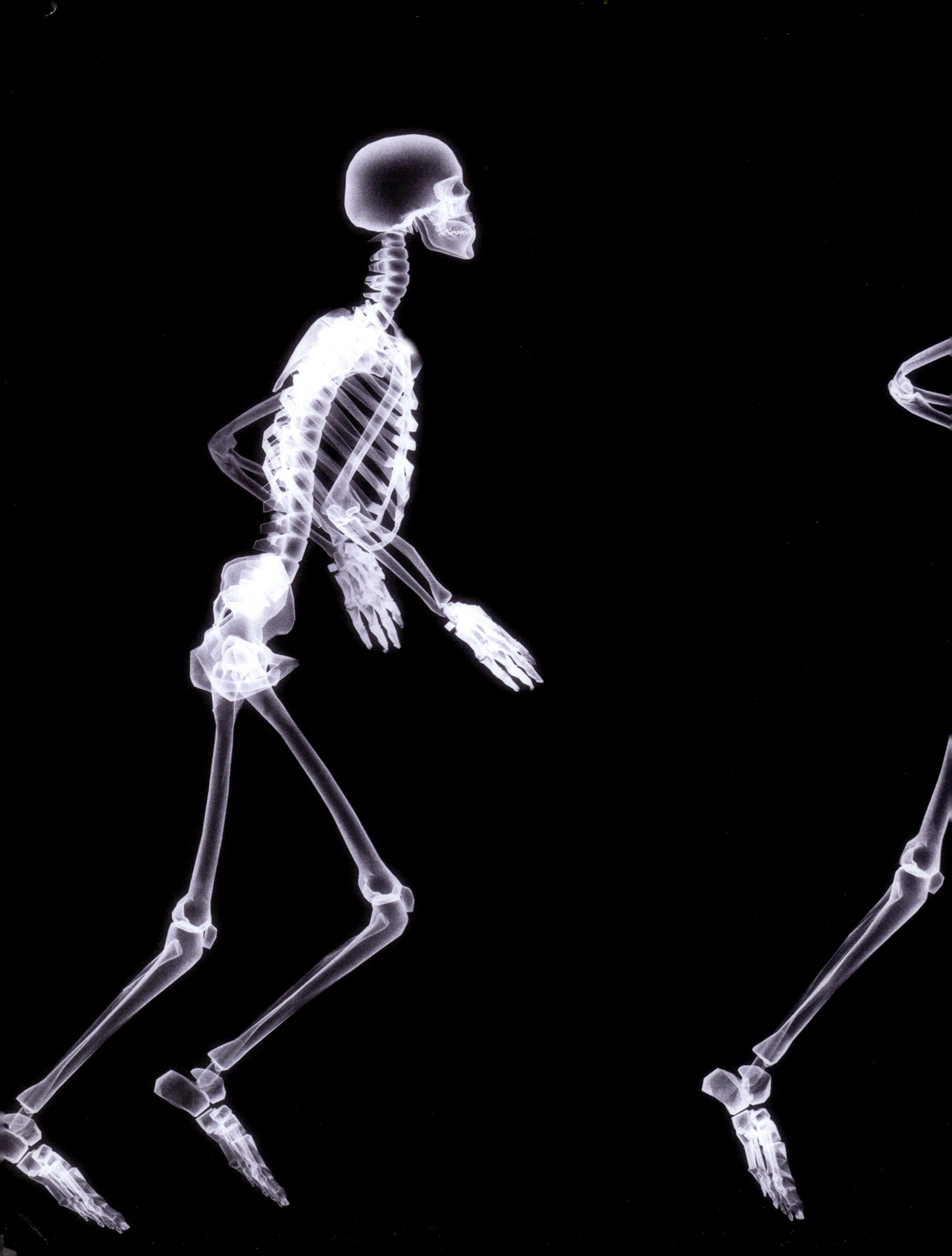

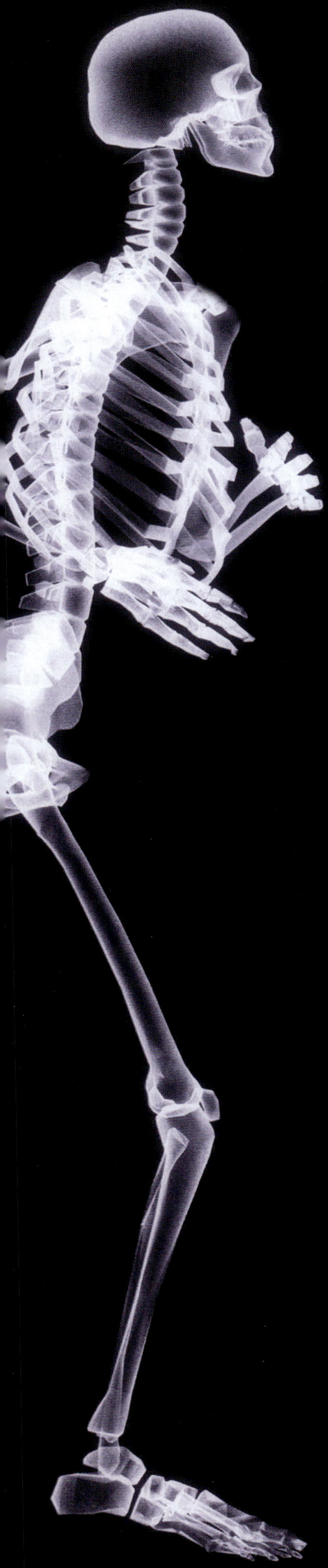

DAS SKELETT

Die 206 Knochen, aus denen unser Knochengerüst besteht, machen rund 20 Prozent unseres Körpergewichts aus. Knochen sind zwar hart und solide, gleichzeitig sind sie aber auch lebendes Gewebe, das für die meisten anderen Körpersysteme lebenswichtig ist.

IM GEGENSATZ ZU DEN VERSTAUBTEN KNOCHENRESTEN, DIE MAN IN ARCHÄOLOGISCHEN MUSEEN SIEHT, IST DAS SKELETT DES LEBENDEN MENSCHEN EIN KRÄFTIGES, LEICHTES STÜTZGERÜST, DAS SOWOHL BEWEGUNGSFREUNDLICH ALS AUCH BIEGSAM IST. ES STÜTZT UND FORMT DEN KÖRPER, FUNGIERT ABER AUCH ALS VERANKERUNG FÜR DIE SKELETTMUSKELN, DIE DURCH KONTRAKTION DIE BEWEGUNGEN BEWIRKEN. ZUDEM DIENT ES ALS SCHÜTZENDE HÜLLE FÜR DIE INNEREN ORGANE, DIE SONST LEICHT VERLETZT WERDEN KÖNNTEN.

ÜBERBLICK

Stark, aber leicht und biegsam: Das Skelett stellt nicht nur ein ideales Stützgerüst und eine Schutzhülle für die inneren Organe dar, es ermöglicht auch eine große Bewegungsvielfalt.

Das Skelett des Menschen besteht im Durchschnitt aus 206 Knochen, von denen viele auf der gegenüberliegenden Abbildung zu sehen sind; flexiblem Knorpel, der am Aufbau der Ohrmuscheln, der Nase sowie eines Teils der Rippen beteiligt ist und in den Gelenken die Knochenenden überzieht; und starken Bändern, die das Skelett dadurch stabilisieren, dass sie an den Gelenken, wo Knochen auf Knochen trifft, die Knochen zusammenhalten. Das Skelett allein macht ungefähr 20 Prozent des Körpergewichts aus.

Knochenarten

Man kann die Knochen nach ihrer Form in vier Hauptarten einteilen: lange, kurze, platte und unregelmäßig geformte Knochen. Die Form ist auch ein Hinweis auf ihre mechanische Funktion.

Lange oder Röhrenknochen: Alle Knochen der Gliedmaßen (mit Ausnahme der Hand- und Fußwurzelknochen sowie der Kniescheibe) sind länger als breit. Jeder Röhrenknochen besteht aus einem Schaft (Diaphyse) und je einer Epiphyse an den beiden Enden, die meist breiter sind als der Schaft. Sie wirken als Hebel, die den Körper bewegen, wenn sie durch die Muskelkontraktionen angezogen werden. Manche von ihnen, vor allem die Knochen der Beine, spielen eine große Rolle beim Tragen des Gewichts.

Kurze Knochen: Die Hand- und Fußwurzelknochen sind etwa würfelförmig. Sie bilden eine Verbindungsbrücke am Hand- und auch am Sprunggelenk, wo nur eingeschränkte Beweglichkeit, dafür aber große Stabilität erforderlich ist.

Platte Knochen – z.B. Brustbein, Rippen, Schulterblätter und Schädelknochen – sind dünn, flach und leicht gebogen. Manche – wie die Rippen und die Schädelknochen – bilden schützende Käfige; die beiden Schulterblätter bieten große Ansatzflächen für die Muskeln.

Unregelmäßig geformte Knochen, zu denen die Gesichtsknochen des Schädels, die Wirbel und die Beckenknochen gehören, sind all jene Knochen, die in keine der drei anderen Kategorien passen.

Knorpel

Knorpel stellen eine besondere Form von Bindegewebe dar. Sie überziehen die Gelenkenden und sind am Aufbau von Ohren, Nase und Rippen beteiligt.
Auch die Bandscheiben bestehen aus Knorpel. Diese biegungsfeste und elastische Substanz ist solide, weist eine hohe Zugbelastbarkeit auf und ist widerstandsfähig gegen Druck- und Scherkräfte. An den Gelenken ist der Knorpel besonders widerstandsfähig gegen Abnutzung, glatt und hat eine polierte Oberfläche, die von der Gelenkflüssigkeit »geschmiert« wird.

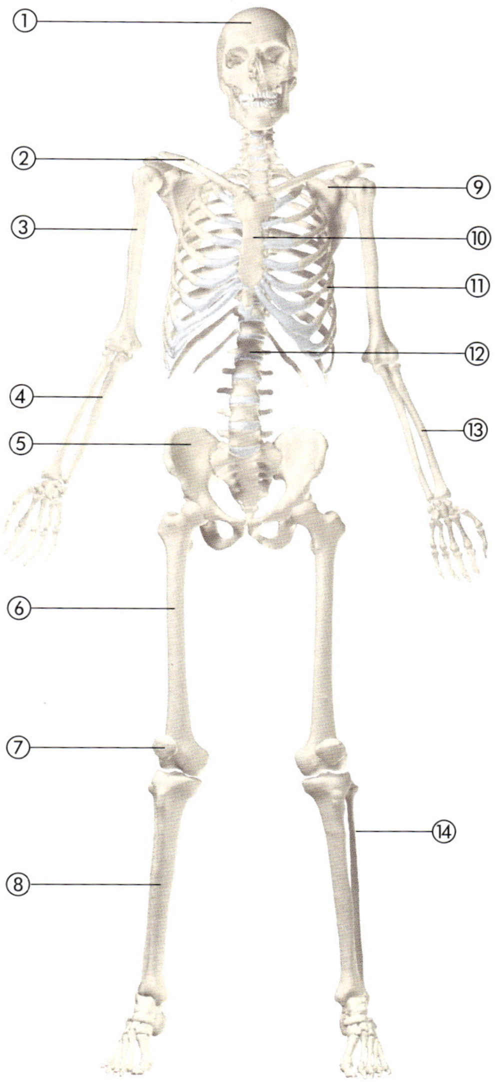

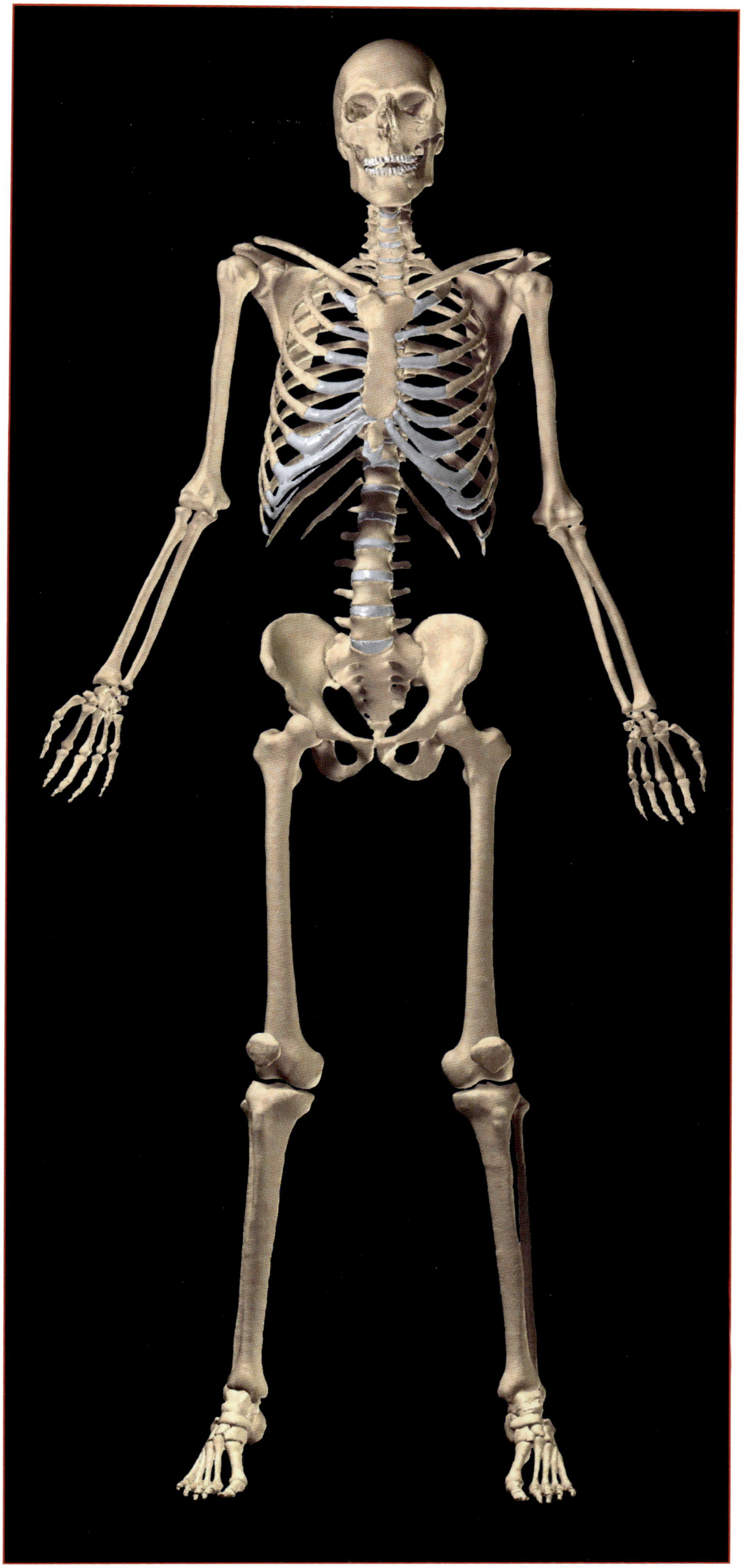

Vorderansicht des Skeletts mit den Armen in anatomischer Grundstellung.

① Schädel (Cranium)
② Schlüsselbein (Clavicula)
③ Oberarmbein (Humerus)
④ Elle (Ulna)
⑤ Beckengürtel (Cingulum pelvicum)
⑥ Oberschenkelbein (Femur)
⑦ Kniescheibe (Patella)
⑧ Schienbein (Tibia)
⑨ Schulterblatt (Scapula)
⑩ Brustbein (Sternum)
⑪ Rippe (Costa)
⑫ Wirbelsäule (Columna vertebralis)
⑬ Speiche (Radius)
⑭ Wadenbein (Fibula)

Das Skelett in seiner jetzigen Form entwickelte sich vor etwa fünf Millionen Jahren, als die Urmenschen auf zwei Beinen zu gehen begannen. Die S-förmige Wirbelsäule hält den Körper aufrecht und trägt den Kopf, lässt sich aber auch biegen. Das nahezu senkrecht stehende Becken balanciert den Oberkörper direkt über die Füsse aus, die starken Beinknochen tragen die Hauptlast des Körpergewichts.

ÜBERBLICK

Die leichte Krümmung des Körpers bewirkt eine mechanische Abstützung und Kraft – von der S-förmig gekrümmten, wie eine Feder wirkenden Wirbelsäule bis zur leicht gebogenen Form der Röhrenknochen von Armen und Beinen.

① Schulterblatt (Scapula)
② Wirbel (Vertebra)
③ Speiche (Radius)
④ Elle (Ulna)
⑤ Wadenbein (Fibula)
⑥ Schädel (Cranium)
⑦ Oberarmbein (Humerus)
⑧ Darmbein (Os ilii)
⑨ Kreuzbein (Os sacrum)
⑩ Sitzbein (Os ischii)
⑪ Schambein (Os pubis)
⑫ Schienbein (Tibia)
⑬ Fersenbein (Calcaneus)

Das Achsenskelett (Skeleton axiale) – bestehend aus Rückgrat, Schädel, Rippen und Brustbein – bildet die Hauptachse des Körpers. Das Arm- und Beinskelett (Skeleton appendiculare) besteht aus den Gliedmaßenknochen sowie den Knochen des Schulter- und Beckengürtels, die die Gliedmaßen mit dem Achsenskelett verbinden.

Knochengewebe

Knochen bestehen aus lebendem Gewebe, das Kalzium und andere Mineralstoffe speichert und Blutzellen bildet. Das Knochengewebe enthält Zellen und diese umgebende Knochenkittsubstanz (Matrix), die sich ihrerseits aus rund 35 Prozent Protein, vor allem Kollagen (sorgt für Biegsamkeit), und etwa 65 Prozent Mineralsalzen, vor allem Kalzium- und Phosphatsalzen, die für die Härte der Knochen wichtig sind, zusammensetzt. Diese Kombination macht Knochen fünfmal so stark wie Stahl. Nach ihrer Funktion unterscheidet man Osteozyten (Zellen, die die Kittsubstanz erhalten), Osteoblasten (Knochenbildnerzellen) und Osteoklasten (Knochenfresszellen). Osteoblasten und Osteoklasten arbeiten ständig an der Umformung der Knochen, und zwar je nach den Kräften, die durch die Muskeln auf sie einwirken, und setzen je nach Bedarf Kalzium frei oder speichern es.

Der Knochen besteht aus zwei Typen von Knochengewebe, die gemeinsam seine Stärke und Leichtigkeit bewirken. Die Knochenrinde (Compacta oder Corticalis) an der am stärksten beanspruchten Außenseite des Knochens setzt sich aus parallelen Knochensäulen (Osteonen) zusammen, die aus konzentrischen Kittsubstanzlamellen bestehen. Ein Zentralkanal in jedem Osteon enthält Blutgefäße. Winzige Zwischenräume zwischen den Osteonen schließen einzelne Osteozyten ein. Die leichtere netz- bzw. schwammartige Knochensubstanz (Spongiosa) im Inneren besteht aus Knochenbälkchen (Trabeculae) und bildet wabenförmige Hohlräume, in denen sich das Knochenmark befindet. Man unterscheidet zwischen dem gelben Fettmark und dem roten Knochenmark, das hauptsächlich in den platten Knochen bei Erwachsenen zu finden ist und die Blutzellen bildet. Die Oberfläche der Knochen ist mit der Knochenhaut (Periost), einer dünnen Bindegewebsmembran, überzogen.

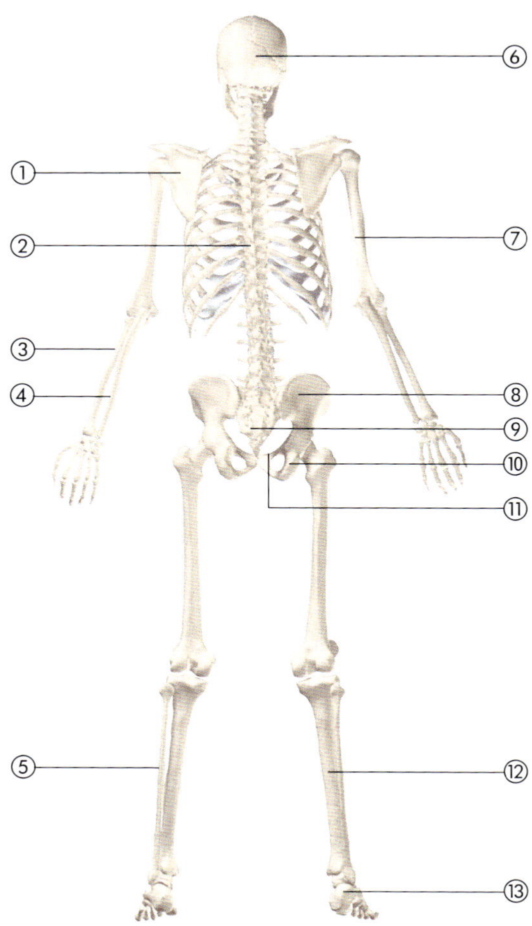

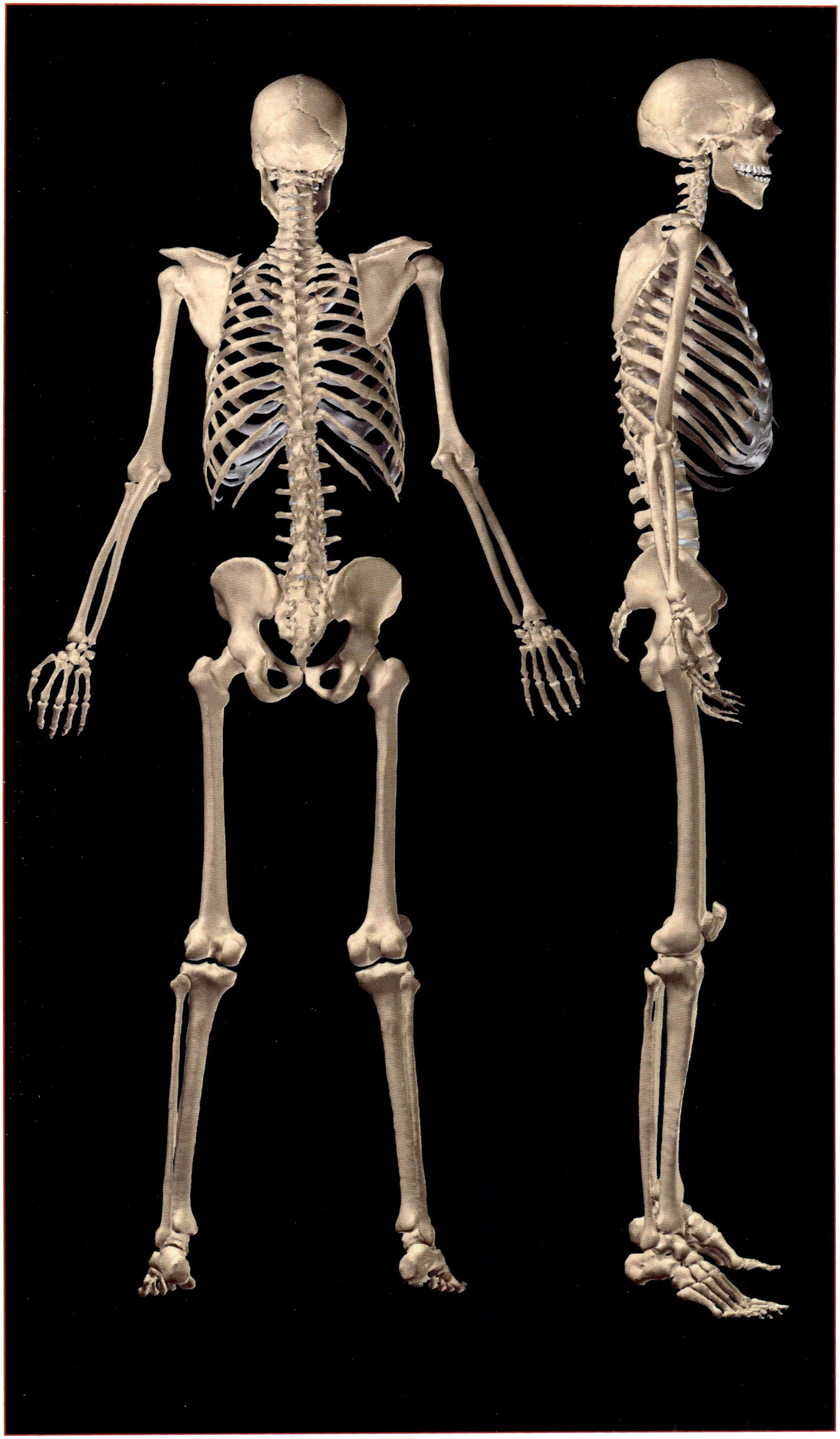

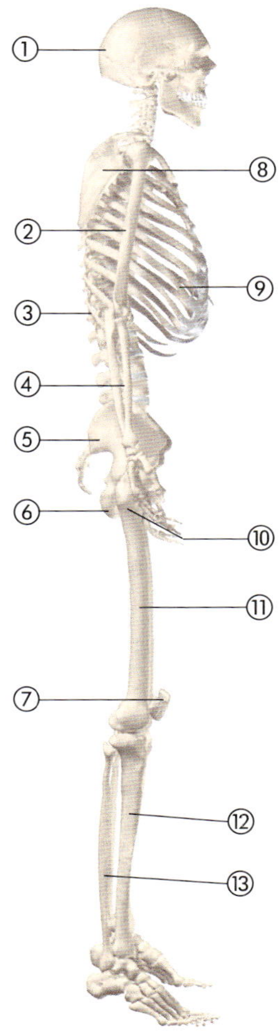

Skelett, Ansicht von dorsal (linke Abbildung) und von lateral (rechte Abbildung). In der Seitenansicht ist die S-förmige Krümmung der Wirbelsäule gut zu sehen. Der Stamm steht dadurch über den Füßen, was zum Gleichgewicht beiträgt.

① Schädel (Cranium)
② Oberarmbein (Humerus)
③ Wirbel (Vertebra)
④ Speiche (Radius)
⑤ Darmbein (Os ilii)
⑥ Sitzbein (Os ischii)
⑦ Kniescheibe (Patella)
⑧ Schulterblatt (Scapula)
⑨ Rippe (Costa)
⑩ Großer Rollhügel (Trochanter major)
⑪ Oberschenkelbein (Femur)
⑫ Schienbein (Tibia)
⑬ Wadenbein (Fibula)

Knochen sind lebendes Gewebe: Im Inneren ihrer harten, mineralisierten Matrix befinden sich lebende Zellen, die die Knochen bilden, zerstören, formen und erneuern. Die Matrix selbst dient als Speicher für Mineralstoffe, vor allem für Kalzium, das für die Nerven- und Muskelfunktion sowie für die Blutgerinnung von entscheidender Bedeutung ist. Zudem entstehen auch Blutzellen in den Knochen.

KNOCHENARTEN & KNOCHENBILDUNG

Aufbau der Knochen

Die Knochenmatrix besteht zu rund 35 Prozent aus Eiweiß (Protein) – vor allem aus Kollagen – und zu etwa 65 Prozent aus Mineralstoffen, insbesondere aus Kalzium und Phosphor.

Das Protein verleiht den Knochen ihre Widerstandskraft und ihre Elastizität. Die Mineralstoffe sorgen für Stabilität; man schätzt, dass Knochen fünfmal stärker sind als Stahl. Es gibt zwei Hauptarten von Knochengewebe: Knochenrinde oder Knochenkompakta und spongiöse – schwammartige – Knochen. Ersteres ist das stärkere der beiden und setzt sich aus röhrenförmigen kleineren Einheiten, den Osteonen, zusammen. Diese besitzen durchschnittlich sechs Matrixschichten von der Oberfläche bis zu einem blutleitenden Kanal im Zentrum.

Die Osteonen verlaufen längs am Knochen entlang und parallel zueinander. Sie umgeben den innersten Kern des Knochens und umfassen sowohl das spongiöse Knochengewebe als auch das Knochenmark. Das spongiöse Knochengewebe ist aus leichteren, wabenartigen Strukturen, den Knochenbälkchen oder Trabekeln, aufgebaut; die Räume zwischen den Trabekeln füllt das Knochenmark.

Für die Knochenbildung sind Zellen namens Osteoblasten zuständig. Wenn diese sich in der Knochenmatrix »einmauern«, werden sie zu weniger aktiven Osteozyten. Diese erhalten die Matrix zwar, sind jedoch nicht an ihrem Aufbau beteiligt. Die Osteoklasten resorbieren die Matrix, sie bauen sie ab.

Demnach formen die Osteoblasten und die Osteoklasten konstant die Knochen um, damit diese am besten auf die Beanspruchung durch Muskeln oder externe Kräfte reagieren können. Dabei setzen sie je nach Bedarf Kalzium frei oder speichern es. Osteoblasten kommen hauptsächlich in der Knochenhaut (Periost) vor, die den Knochen umhüllt.

Bindegewebe

Hinsichtlich der Entwicklung und Funktion nah mit dem Knochen verwandt ist der Knorpel, der zum Bindegewebe gehört. Wie der Knochen wird auch der Knorpel von spezialisierten Zellen aufgebaut, den jungen Chondroblasten und den reifen Chondrozyten, die auf einem Gitter aus Kollagenfasern eine Matrix bilden. Das resultierende Gewebe ist allerdings robust, amorph und biegsam.

Es gibt drei Hauptarten von Knorpelgewebe, die alle elastisch und beständig gegen Druck- und Scherkräfte sind. Im Gelenk ist das Knorpelgewebe meist sehr glatt und wird von der Gelenkflüssigkeit geschmiert. So wirkt es Abnutzungserscheinungen entgegen. Doch verleihen uns Knorpel auch unsere charakteristischen Züge, etwa an Nase und Ohren.

Die meisten Knochen beginnen beim Fötus als flexibles Knorpelgewebe, das durch Osteoblasten allmählich verknöchert wird. Der Prozess – als »enchondrale Ossifikation« bezeichnet – beginnt schon vor der Geburt und hält bis nach der Pubertät an.

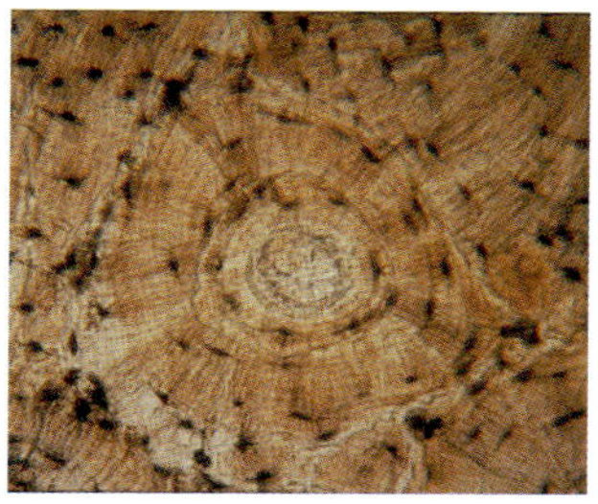

Der Schnitt durch einen menschlichen Knochen zeigt das typische Havers-Kanalsystem. Deutlich zu sehen sind die Lakunen und Canaliculi, die Vertiefungen und Kanälchen, die auch die dichtesten Knochen durchziehen.

Der Schädel und einige andere Knochen, etwa die Schlüsselbeine, entwickeln sich aus fibrösem Bindegewebe; dieser Prozess wird »endesmale Ossifikation« genannt.

Bei Neugeborenen ist der Schädel noch nicht vollständig verknöchert, was die Passage durch den Geburtskanal und das frühe Wachstum des Gehirns erleichtert; die Bereiche, in denen die Schädeldecke noch nicht ganz ausgehärtet ist, nennt man Fontanellen. Diese haben sich im Alter von 18 Monaten normalerweise geschlossen.

Knochenmark

Die weiche, geleeartige Substanz des Knochenmarks füllt die Zwischenräume im Inneren des Knochens aus, sowohl in der Knochenmarkhöhle als auch in den Knochenbälkchen. Es gibt zwei Arten:

- Das rote Knochenmark bildet Blutzellen (etwa zwei Mio. rote Blutkörperchen pro Sekunde). Es findet sich vorwiegend in den platten Knochen, den Wirbeln, im Schlüsselbein, im Becken und im oberen Oberschenkelknochen.
- Das gelbe Knochenmark oder Fettmark in den Röhrenknochen speichert Fett.

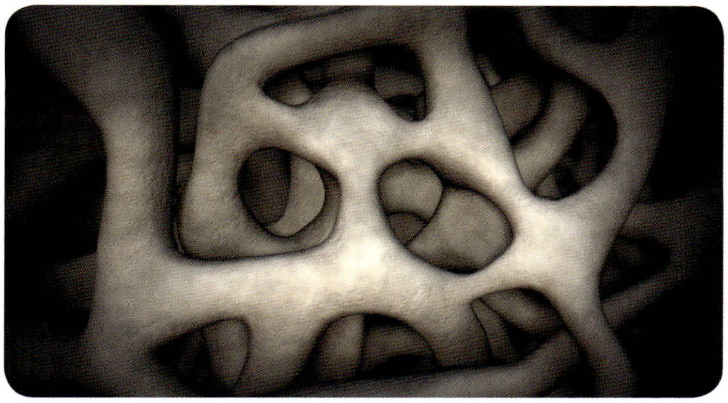

Jung: Spongiöse Knochen verleihen dem Brustbein, den Hüftknochen und den Wirbeln eine leichtgewichtige Stabilität.

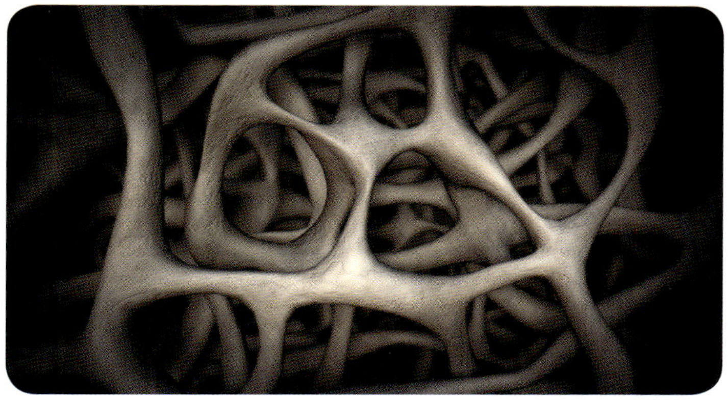

Alt: Mit zunehmendem Alter verlieren diese Knochen Kalzium und werden dünner, leichter und zerbrechlicher.

① Knochenmark
② Osteon
③ Knochenhaut (Periost)
④ Blutgefäße
⑤ Spongiöser Knochen mit Knochenmark
⑥ Vene
⑦ Arterie

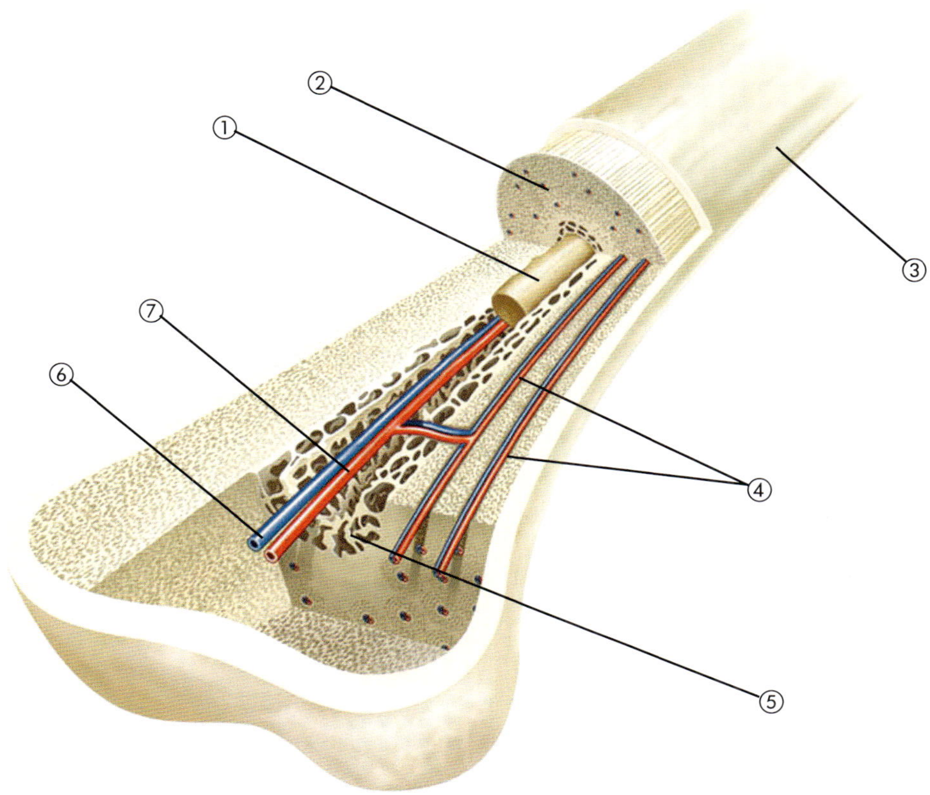

Dieser Schnitt durch einen Röhrenknochen verdeutlicht, dass die Knochen nicht nur stützen, sondern auch an vielen Körperfunktionen beteiligt sind.

Der Schädel ist die Schutzkapsel um das Gehirn und die meisten Sinnesorgane und der kompliziertestete Teil des Skeletts. Er besteht aus insgesamt 22 Knochen: Am Aufbau des Hirnschädels sind 8 Knochen beteiligt, am Gesichtsschädel 14.

DER SCHÄDEL

Der Schädel bildet eine knöcherne Schutzhülle nicht nur um das Gehirn, sondern auch um die Gleichgewichts-, Hör-, Seh-, Geschmacks- und Riechorgane.

Außer dem großen, von den Knochen des Hirnschädels gebildeten Hohlraum gibt es noch weitere kleinere Höhlen im Schädel: die Nasenhöhle, die Augenhöhlen (Orbitae) und die Paukenhöhle in den Schläfenbeinen. Die Paukenhöhle enthält jeweils drei winzige Gehörknöchelchen für die Schallübertragung zum eigentlichen Hörorgan im Innenohr. Kleine Öffnungen und Gänge (Foramina) in den Schädelknochen sind die Ein- bzw. Austrittsstellen für Blutgefäße (wie die Karotis-Arterien) und Nerven. Das Rückenmark steht durch das größte Loch, das Hinterhauptsloch (Foramen magnum) in der Schädelbasis, mit dem Gehirn in Verbindung. Die das Hinterhauptsloch flankierenden Gelenkfortsätze bilden mit dem Atlas, dem ersten Wirbel, das Gelenk, das die Nickbewegungen des Kopfes ermöglicht.

Aufbau der Schädelknochen

In der Frühphase der Entwicklung besteht beim Fötus das Skelett aus faserigen Bindegewebsmembranen oder aus Knorpel. Nach und nach werden diese durch Knochengewebe ersetzt; diesen Vorgang nennt man »Ossifikation«. Man unterscheidet zwischen desmaler (im Bindegewebe) und enchondraler (im Knorpel) stattfindender Knochenbildung.

Die (meisten) Schädelknochen entstehen durch desmale Ossifikation. Osteoblasten (siehe S. 30) bilden direkt im Bindegewebe, in einem Ossifikationszentrum (Knochenkern), Knochenkittsubstanz, aus der zuerst schwammartiger Knochen und später eine Außenschicht aus kompaktem Knochen entsteht. Bei Neugeborenen ist dieser Prozess in den Schädelknochen noch nicht abgeschlossen: Sie sind durch Zwickel aus noch nicht verknöchertem Bindegewebe (Fontanellen) miteinander verbunden. Diese nachgiebigen Verbindungen ermöglichen das leichte Zusammendrücken des Schädels bei der Geburt und geben dem frühkindlichen Gehirnwachstum den nötigen Spielraum. Bis zum 18. Lebensmonat ist die desmale Ossifikation abgeschlossen: Die Fontanellen sind verschwunden.

Schädelbasis, Ansicht von unten (kaudal)

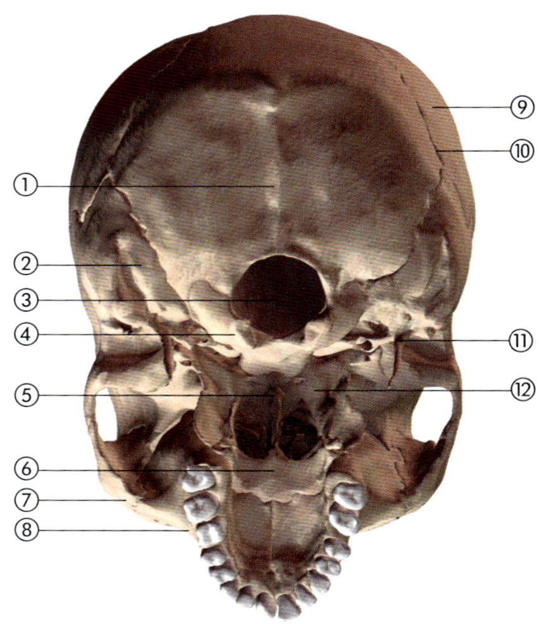

① Hinterhauptsbein (Os occipitale)
② Schläfenbein (Os temporale)
③ Hinterhauptsloch (Foramen magnum)
④ Gelenkkopf des Hinterhauptsbeins (Condylus occipitalis)
⑤ Pflugscharbein (Vomer)
⑥ Gaumenbein (Os palatinum)
⑦ Jochbein (Os zygomaticum)
⑧ Oberkiefer (Maxilla)
⑨ Scheitelbein (Os parietale)
⑩ Lambdanaht (Sutura lambdoidea)
⑪ Äußerer Gehörgang (Meatus acusticus externus)
⑫ Keilbein (Os sphenoidale)

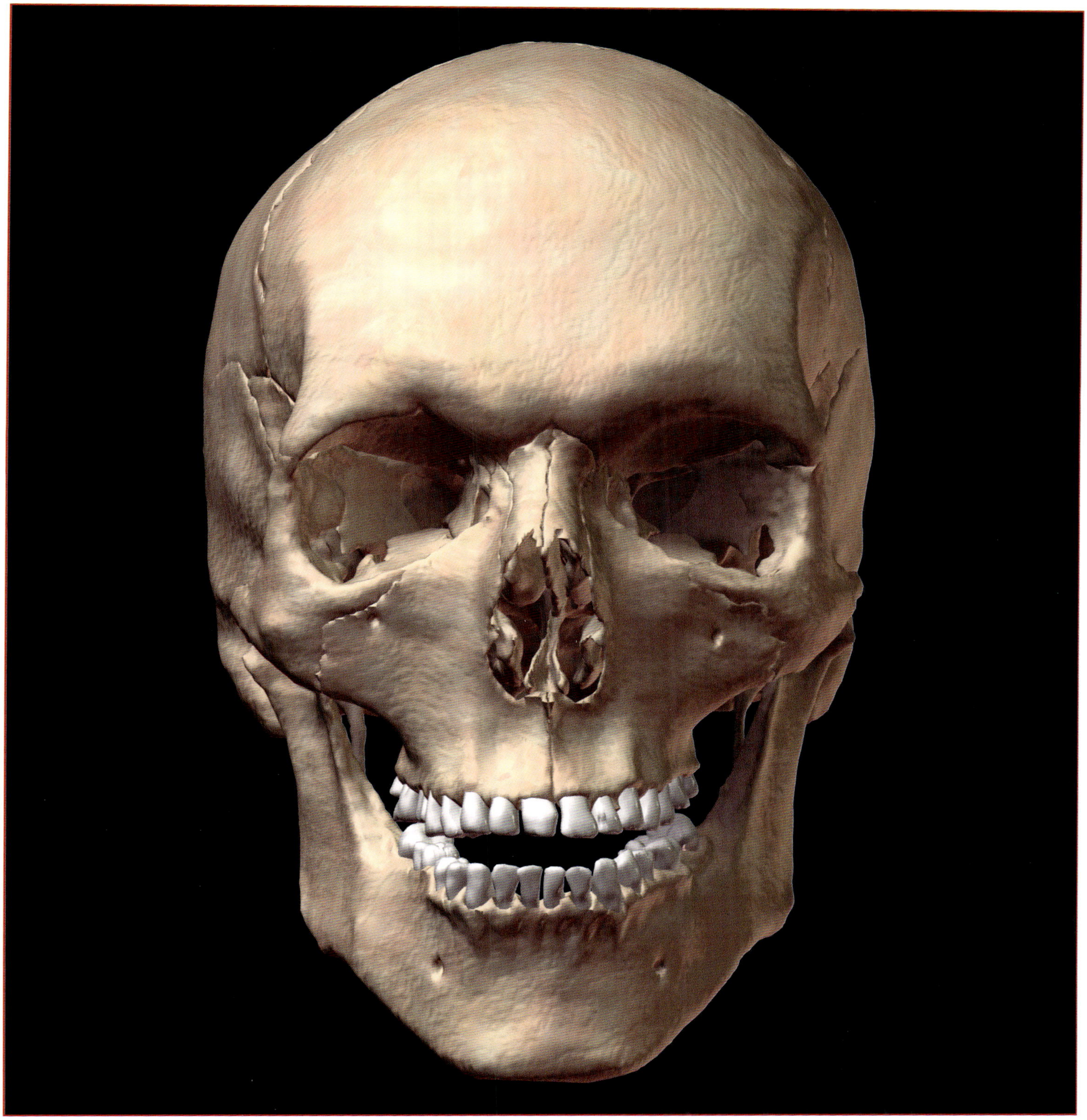

Kleine Löcher (Foramina) in der Schädeloberfläche bilden die Durchtrittsstellen für Blutgefäße und Nerven in das Schädelinnere.

① Stirnbein (Os frontale)
② Scheitelbein (Os parietale)
③ Schläfenbein (Os temporale)
④ Augenhöhle (Orbita)
⑤ Tränenbein (Os lacrimale)
⑥ Jochbein (Os zygomaticum)
⑦ Oberkiefer (Maxilla)
⑧ Unterkiefer (Mandibula)
⑨ Nasenbein (Os nasale)
⑩ Keilbein (Os sphenoidale)
⑪ Unteraugenhöhlenloch (Foramen infraorbitale)
⑫ Kinnloch (Foramen mentale)

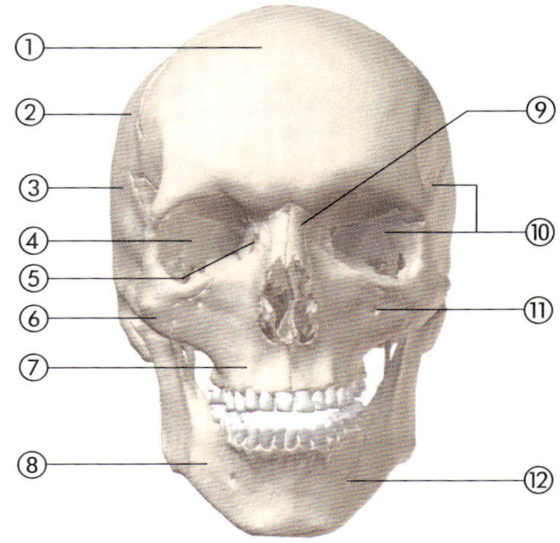

Alle Schädelknochen – mit Ausnahme des Unterkiefers (Mandibula) – sind durch Nähte (Suturae), d.h. unbewegliche Gelenke (Haften), miteinander verbunden. An den Schädelnähten sind die Knochenränder wie Teile eines Puzzles ineinander verzahnt. Dank der dünnen Schädelknochen sowie der luftgefüllten Hohlräume (Sinus) in manchen Knochen des Hirn- und Gesichtsschädels bleibt der Schädel leicht.

DER SCHÄDEL

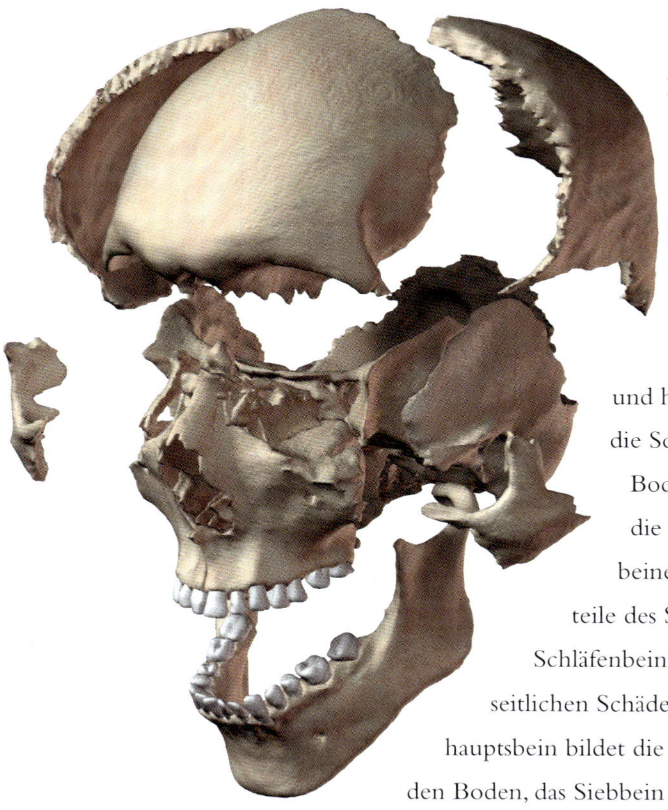

»Explosionsansicht« des Schädels. Sie zeigt die Schädelknochen und ihre gezackten, in den Schädelnähten miteinander verzahnten Ränder.

Die acht Hirnschädelknochen tragen und schützen das Gehirn. Das Schädeldach (Calvaria) bildet die obere, seitliche und hintere Schädelwand, die Schädelbasis den Boden und das Stirnbein die Stirn. Zwei Scheitelbeine bilden die Seitenteile des Schädeldachs, zwei Schläfenbeine die unteren seitlichen Schädelpartien; das Hinterhauptsbein bildet die Schädelrückseite und den Boden, das Siebbein einen Teil der Nasenhöhle und das schmetterlingsförmige Keilbein den Mittelteil der Schädelbasis als Schlussstein, der die anderen Schädelknochen zusammenhält. Die 14 Knochen des Gesichtsschädels bilden auch die Einlassöffnungen für Nahrung und Luft. Die an ihnen angehefteten Muskeln bewegen die Gesichtshaut und erzeugen den Gesichtsausdruck (Mimik).

Zu den paarigen Gesichtsknochen zählen die Oberkiefer, die auch den Vorderteil des harten Gaumens und den Schlussstein bilden, mit dem alle anderen Gesichtsknochen (außer dem Unterkiefer) in gelenkiger Verbindung stehen; die Jochbeine; die Nasenbeine, die den Nasensattel bilden; die einen Teil der Augenhöhle bildenden Tränenbeine; die Gaumenbeine, aus denen der hintere Teil des harten Gaumens besteht; und die unteren Nasenmuscheln in der Nasenhöhle. Unpaare Gesichtsknochen sind das Pflugscharbein der Nasenscheidewand sowie der Unterkiefer. Die Zähne stecken in den Zahnfächern des Ober- und Unterkiefers.

Knochen als chemische Fabriken

Die Knochen haben nicht nur als Stützgerüst, Organschutz und im Bewegungsapparat wichtige Aufgaben, sie spielen auch eine lebenswichtige Rolle als Kalziumspeicher und bei der Blutbildung.

Kalzium ist – wie Eisen und Zink – eines von etwa 20 Mineralstoffen aus der Nahrung, die für das normale Funktionieren des Körpers unerlässlich sind. 99 Prozent des Kalziumvorrats sind in den Knochen gespeichert. Kalzium gibt Knochen und Zähnen die Härte, wird für die Muskelkontraktion sowie die Übertragung von Nervenimpulsen und für die Blutgerinnung gebraucht. Für die Erhaltung eines konstanten Kalziumspiegels im Blut sorgen zwei Hormone (siehe S. 126ff.) mit entgegengesetzter Wirkung: Das eine sorgt für die Freisetzung von Kalzium aus den Knochen in den Blutstrom, das andere für den Abzug von Kalzium aus dem Blut und seine Speicherung in den Knochen.

Die Blutzellen – rote und weiße Blutkörperchen sowie Blutplättchen (siehe S. 156f.) – werden vom roten Knochenmark gebildet, das bei Erwachsenen in den Schädelknochen, Wirbeln, Schlüsselbeinen, im Brustbein, in den Rippen, Schulterblättern, im Becken und in den oberen Enden des Oberschenkel- und Oberarmknochens vorhanden ist. Bei gesunden Erwachsenen werden pro Sekunde etwa zwei Millionen rote Blutkörperchen gebildet.

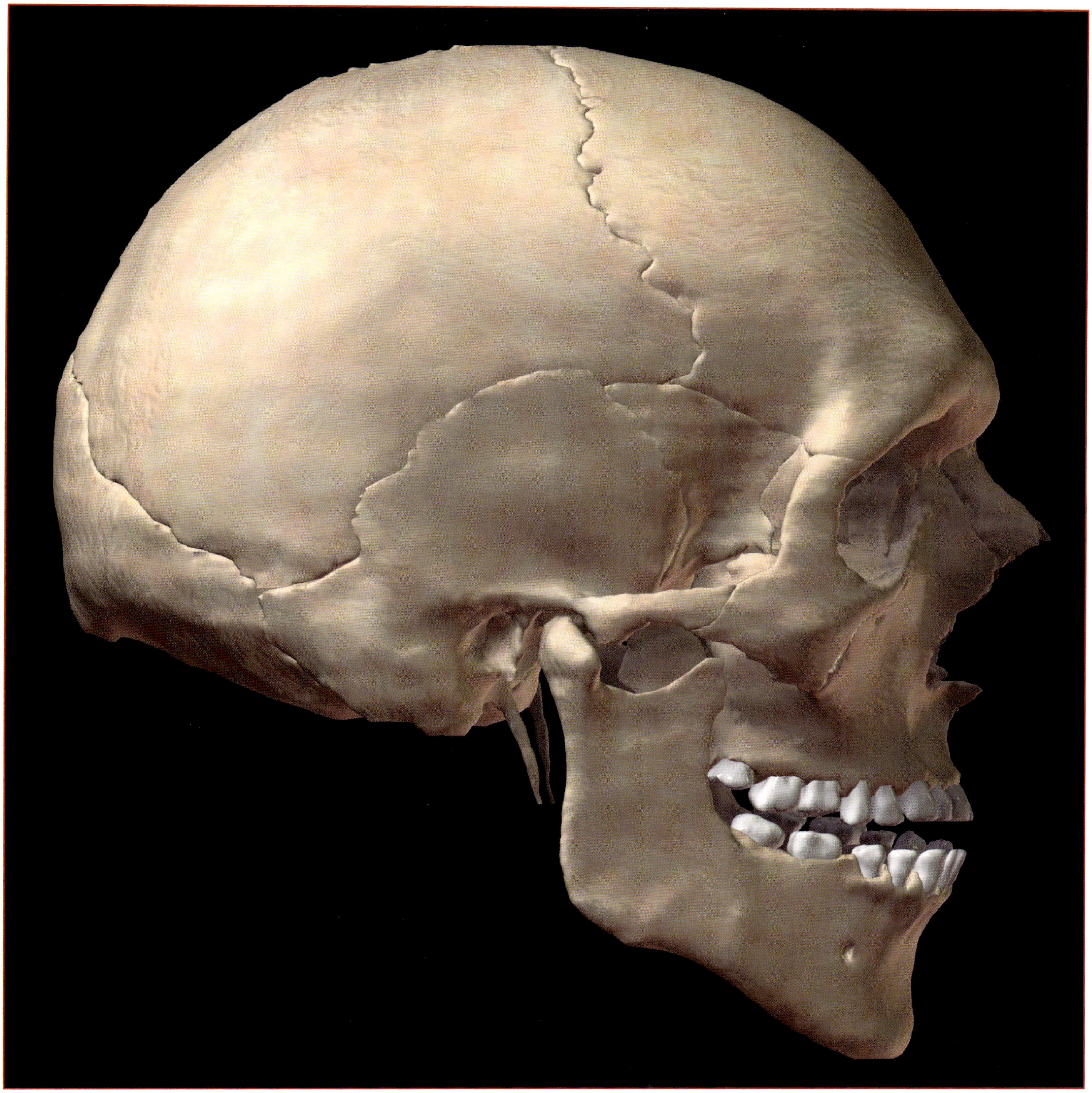

Laterale Ansicht des Schädels. Auf diesem Bild sind die Schädelnähte zwischen den Schädelknochen deutlich zu sehen.

① Scheitelbein (Os parietale)
② Schuppennaht (Sutura squamosa)
③ Schläfenbein (Os temporale)
④ Lambdanaht (Sutura lambdoidea)
⑤ Hinterhauptsbein (Os occipitale)
⑥ Äußerer Gehörgang (Meatus acusticus externus)
⑦ Griffelfortsatz des Schläfenbeins (Processus styloideus)
⑧ Unterkiefer (Mandibula)
⑨ Kranznaht (Sutura coronalis)
⑩ Stirnbein (Os frontale)
⑪ Keilbein (Os sphenoidale)
⑫ Siebbein (Os ethmoidale)
⑬ Nasenbein (Os nasale)
⑭ Tränenbein (Os lacrimale)
⑮ Jochbein (Os zygomaticum)
⑯ Oberkiefer (Maxilla)

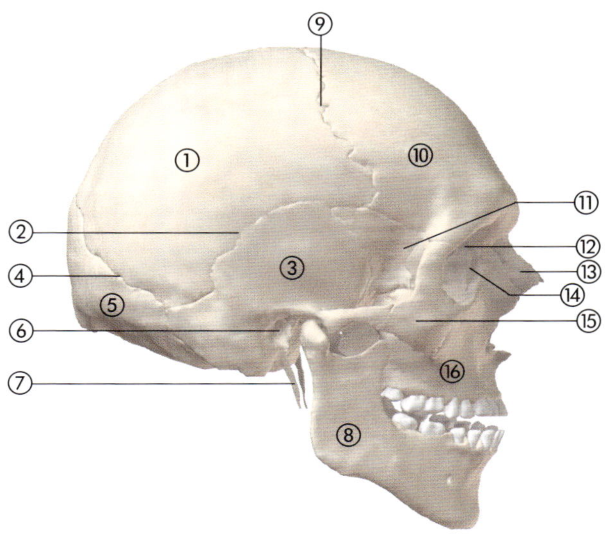

Als starker, aber biegsamer Stab aus vielen Einzelknochen, den Wirbeln, bildet die Wirbelsäule (auch als Rückgrat bezeichnet) die Stütze für Kopf und Rumpf. Die Gelenke zwischen je zwei benachbarten Wirbeln lassen zwar einzeln nur begrenzte Bewegungen zu, insgesamt ergeben sie jedoch eine beachtliche Flexibilität.

DIE WIRBELSÄULE

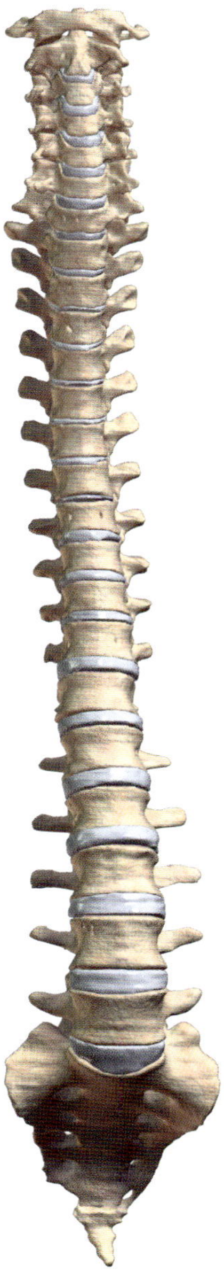

Diese Vorderansicht zeigt einige der Fortsätze, an denen Muskeln und Bänder ansetzen, die die Wirbelsäule halten.

Die Wirbelsäule erstreckt sich vom Schädel bis zu ihrer Verankerung im Becken (siehe S. 48), durch das sie das Gewicht von Kopf und Rumpf auf die Beine überträgt. Sie umschließt und schützt das empfindliche Rückenmark (siehe S. 104 f.), das vom kaudalen Ende des Gehirns abwärts verläuft. Die Seitenansicht zeigt die S-förmige Krümmung, die der Wirbelsäule die Stärke und Biegsamkeit einer Sprungfeder verleiht, den Rumpf genau über den Füßen und damit besser im Gleichgewicht hält und bei der Fortbewegung als Stoßdämpfer wirkt.

Erwachsene haben 26 Wirbel, davon 24 freie; die beiden übrigen – das Kreuzbein und das Steißbein – sind Verschmelzungen von Einzelwirbeln. Der Aufbau ist im Prinzip bei allen Wirbeln gleich. Der kleine pfeilerförmige, gewichtstragende Wirbelkörper (Corpus) setzt sich nach hinten im ringförmigen Wirbelbogen (Arcus) fort; gemeinsam umschließen sie das Wirbelloch (Foramen vertebrale), durch das das Rückenmark zieht. Zwei Querfortsätze und ein Dornfortsatz bilden die Ansatzstellen für die Bänder und Rückenmuskeln, die die Wirbelsäule vor zu starker Beugung schützen und sie aufrecht halten. Jeweils zwischen zwei benachbarten Wirbelkörpern liegen die Zwischenwirbelscheiben (Bandscheiben), Knorpelscheiben mit einem Gallertkern, die Bewegung in geringem Umfang ermöglichen und als elastische Puffer Stöße beim Gehen, Laufen oder Springen abfangen.

Die Wirbel werden nach ihrer Lage, Größe, Form und Rolle in fünf Gruppen eingeteilt. Der biegsame Hals besteht aus sieben Halswirbeln, von denen der oberste, der Atlas, mit dem Schädel ein Gelenk bildet, das Nickbewegungen ermöglicht, und mit dem zweiten Halswirbel (Axis) ein Radgelenk (siehe S. 44 f.), das das Kopfschütteln zulässt. Den mittleren Abschnitt der Wirbelsäule bilden die zwölf Brustwirbel, die gelenkig mit den Rippen verbunden sind. Die Hauptlast des Gewichts von Kopf und Rumpf tragen die anschließenden fünf kräftigen Lendenwirbel. Das dreieckige Kreuzbein, eine Verschmelzung von fünf Sakralwirbeln, bildet kräftige Gelenke mit den Beckenknochen. Das Steißbein besteht aus drei bis fünf verschmolzenen Wirbeln.

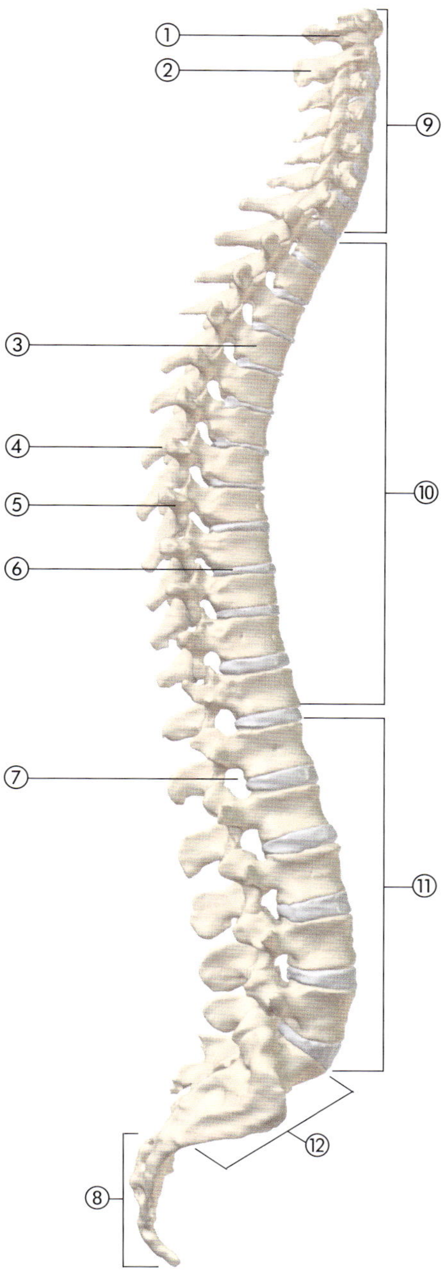

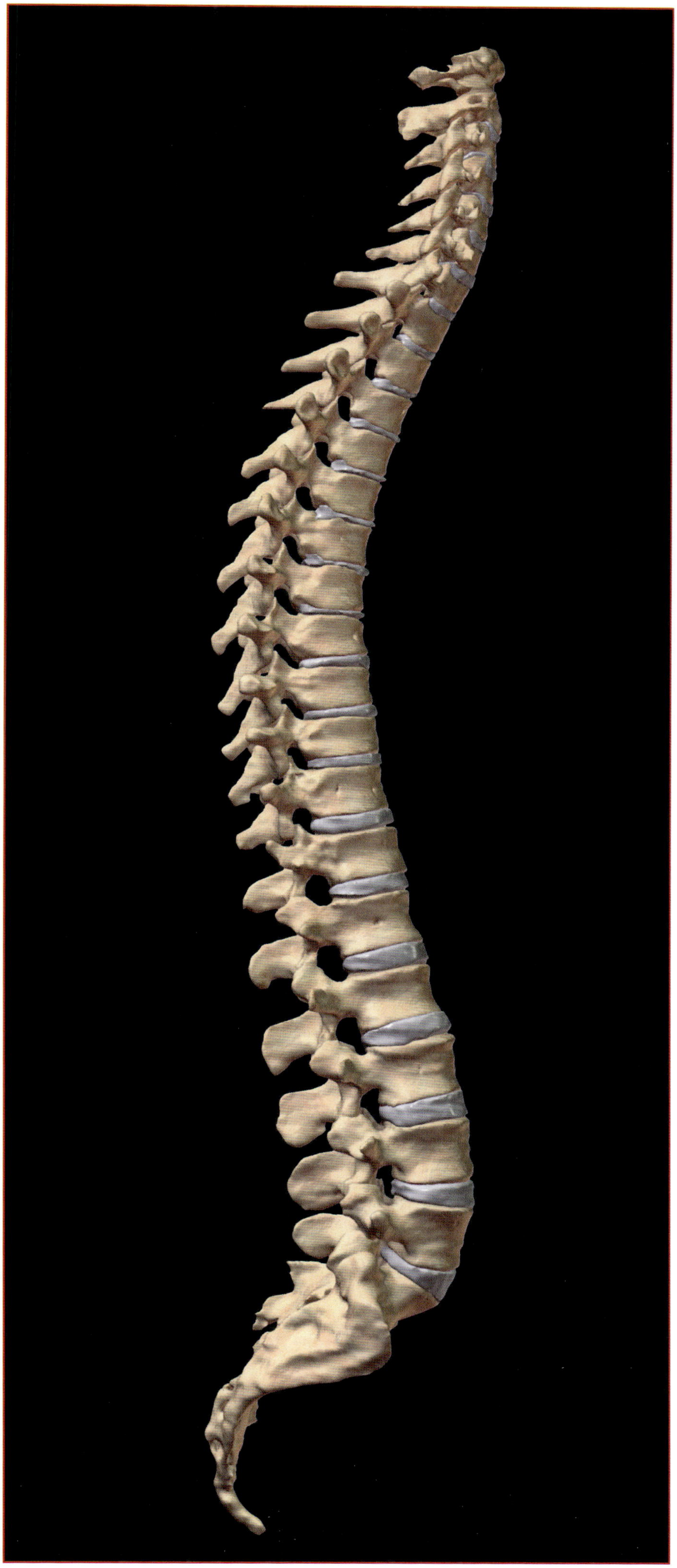

① Träger (Atlas)
② Dreher (Axis)
③ Wirbelkörper eines Brustwirbels (Corpus vertebrae thoracicae)
④ Dornfortsatz (Processus spinosus)
⑤ Querfortsatz (Processus transversus)
⑥ Zwischenwirbel- oder Bandscheibe (Discus intervertebralis)
⑦ Zwischenwirbelloch (Foramen intervertebrale)
⑧ Steißbein (Os coccygis)
⑨ 7 Halswirbel (Vertebrae cervicales)
⑩ 12 Brustwirbel (Vertebrae thoracicae)
⑪ 5 Lendenwirbel (Vertebrae lumbales)
⑫ Kreuzbein (Os sacrum)

Die Seitenansicht (rechts) der Wirbelsäule lässt die vier Krümmungen erkennen, die zusammen die S-Form ergeben.

DIE WIRBELSÄULE: FUNKTION

Die einzelnen Wirbel der Wirbelsäule sind gemäß ihrer Lage benannt. Die Zervixwirbel bilden die Halswirbelsäule, die Thoraxwirbel die Brustwirbelsäule im oberen Rücken und die Lumbalwirbel die Lendenwirbelsäule im unteren Rücken. Die letzten Wirbel verschmelzen zum Kreuzbein (Os sacrum) und zum Steißbein (Os coccygis).

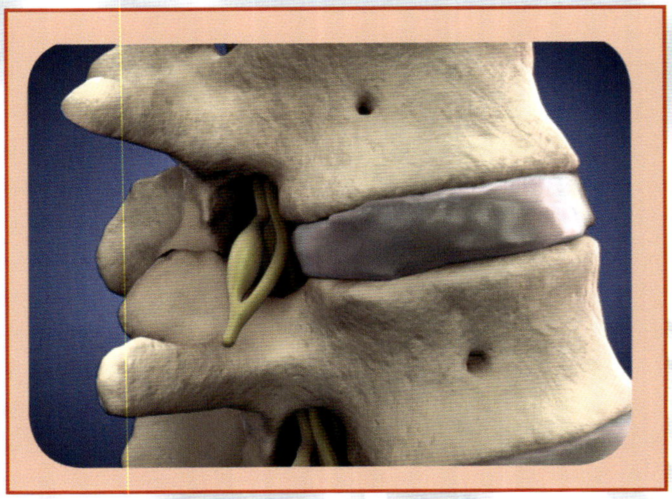

Die Wirbel stoßen nicht direkt aufeinander; der Zwischenraum wird von schwammähnlichen Knorpelscheiben, den Bandscheiben, ausgefüllt.

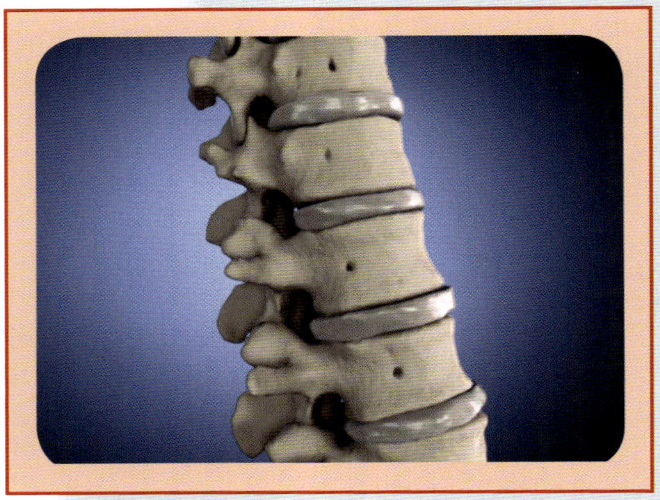

Die Bandscheiben federn Stöße ab, damit die Wirbel geschützt sind, wenn sich der Körper bewegt. Bei abwärts gerichtetem Druck ziehen sie sich zusammen.

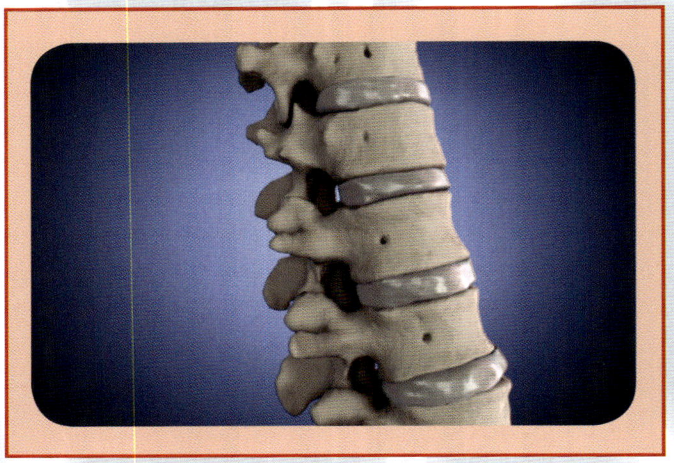

Wird der Rücken gestreckt, dehnen sich die Bandscheiben.

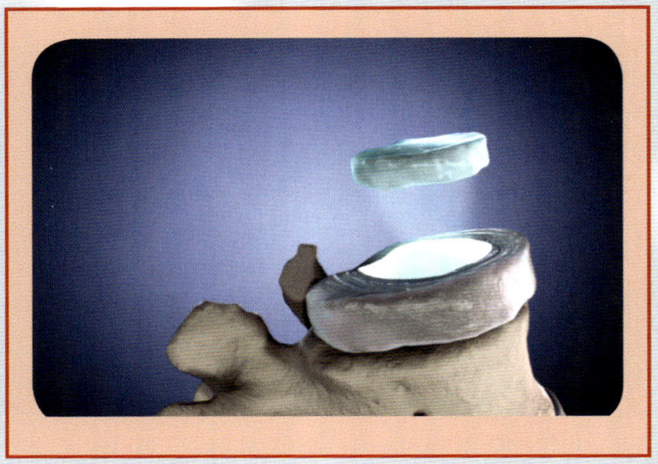

Jede Bandscheibe besteht aus einem äußeren Faserring (Anulus fibrosus) und dem Gallertkern (Nucleus pulposus). Die Bandscheiben und der Raum, den sie ausfüllen, verleihen dem unteren Rücken Biegsamkeit.

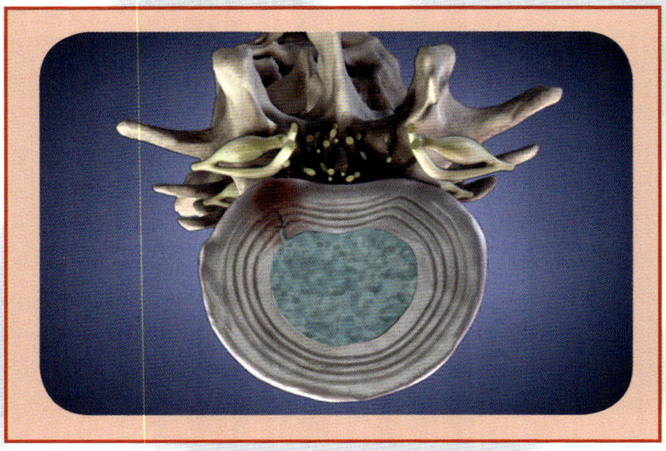

Bei einer Bandscheibenschädigung kann der Gallertkern über den Faserring hinaustreten. Man spricht dann von einem Bandscheibenvorfall.

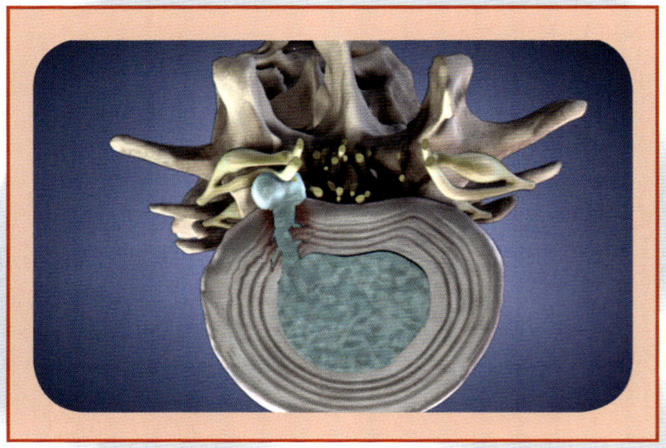

Drückt der herausgetretene Gallertkern auf Nerven in der Umgebung, kann der Bandscheibenvorfall sehr starke Schmerzen verursachen.

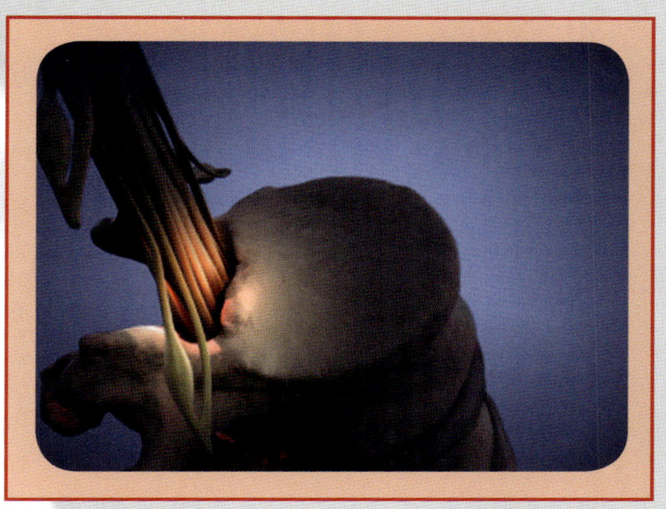

In der Mitte der Wirbel, durch den von den Wirbellöchern gebildeten Wirbelkanal, verläuft das Rückenmark.

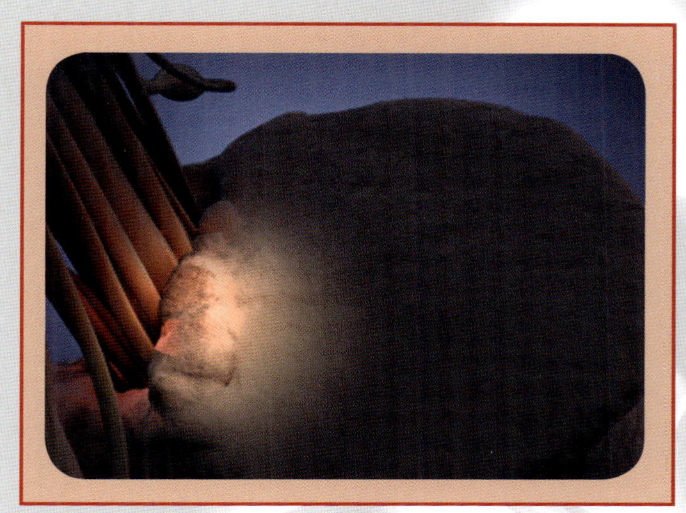

Bei einer Spinalstenose ist der Wirbelkanal verengt. Das erhöht den Druck auf die Rückenmarksnerven und kann Rückenschmerzen, Taubheitsgefühle und eine Schwäche oder Schmerzen in den Beinen zur Folge haben.

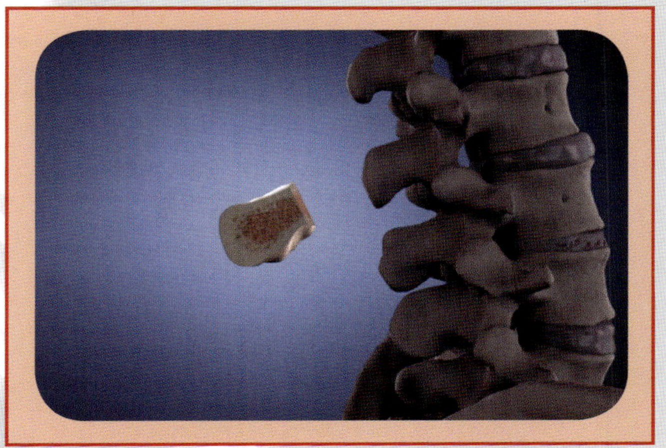

Ist eine Bandscheibe oder ein Wirbel geschädigt, kann eine Spondylodese den Druck auf das Rückenmark mindern. Dann werden zwei Wirbelkörper mit einem Stück Knochen – meist aus dem Becken – verbunden.

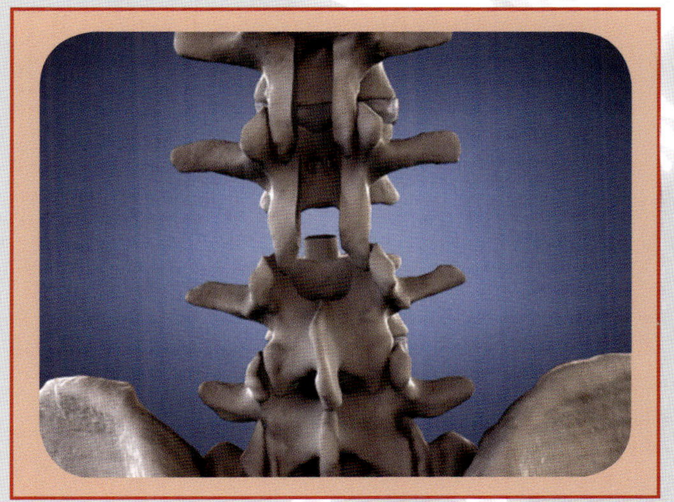

Die Bandscheibe wird entfernt und durch das Stückchen Knochen zwischen den Wirbeln ersetzt.

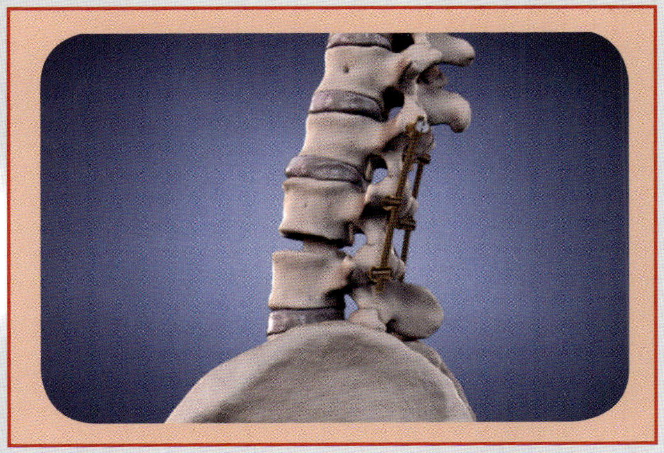

Meist wird die Verbindung noch durch Stangen, Platten oder Schrauben gestärkt, damit sich die betroffenen Wirbel nicht zu sehr bewegen.

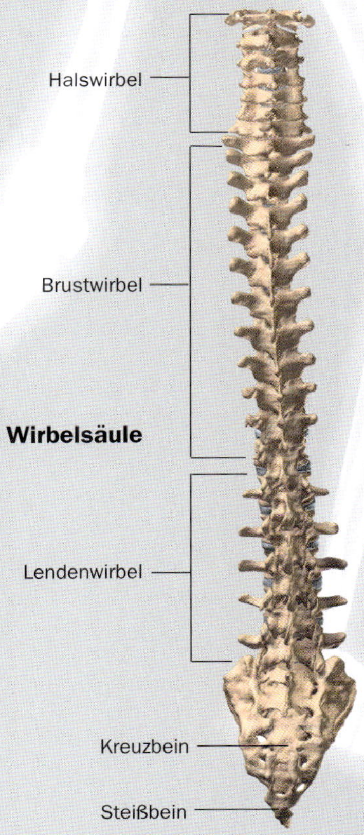

Rückansicht der Wirbelsäule

WARUM DER KNÖCHERNE THORAX AUCH BRUSTKORB ODER RIPPENKÄFIG HEISST, IST HIER KLAR ZU SEHEN: ER BIETET SCHUTZ FÜR HERZ, LUNGE UND EINEN GROSSTEIL VON MAGEN UND LEBER IM OBERBAUCH. DER KNOCHENVERBUND IST ABER AUCH ELASTISCH GENUG, UM DAS HEBEN UND SENKEN DES BRUSTKORBS BEIM ATMEN (SIEHE S. 164 FF.) ZU ERMÖGLICHEN, DAS LUFT IN DIE LUNGE BZW. AUS IHR HERAUSSTRÖMEN LÄSST.

DER BRUSTKORB

Der Brustkorb besteht aus zwölf Rippenpaaren, die mit den zwölf Brustwirbeln (siehe S. 39) gelenkig verbunden sind, und aus dem Brustbein an der Vorderseite. Die Rippen sind flache Knochen, die so gekrümmt und leicht verdreht sind, dass sie abwärts und nach vorn zur Brustvorderwand verlaufen. Das rückwärtige Ende jeder Rippe ist mit den entsprechenden Brustwirbeln durch ein flaches Gelenk, das Rippen-Wirbel-Gelenk, verbunden; dieses ermöglicht eingeschränkte Gleitbewegungen. Am Vorderende sind die oberen zehn Rippenpaare mit dem Brustbein entweder direkt oder indirekt durch hyaline Rippenknorpel verbunden, die gemeinsam mit den Rippen-Wirbel-Gelenken die hohe Beweglichkeit des Brustkorbs bewirken. Die Rippenpaare 1 bis 7 – die »echten« Rippen – sind mit dem Brustbein durch Rippenknorpel verbunden. Die übrigen werden als »falsche« Rippen bezeichnet: Bei den Rippenpaaren 8 bis 10 sind die Rippenknorpel durch den Rippenbogen miteinander und mit dem Rippenknorpel der siebten Rippe verbunden; die Rippenpaare 11 und 12, die »freien« Rippen, sind nur an der Wirbelsäule befestigt; ihr Vorderende läuft in den Bauchmuskeln aus.

Das dolchförmige Brustbein besteht aus drei Teilen. Der oberste (Handgriff; Manubrium sterni) hat eine Einziehung (Incisura jugularis) und ist mit den Schlüsselbeinen, die zum Schultergürtel gehören, und mit den ersten Rippen verbunden. Der Mittelteil (Corpus sterni) ist dort, wo er mit den Knorpeln der Rippen 3 bis 7 gelenkig verbunden ist, eingekerbt. Am Knick zwischen Brustbeinhandgriff und -körper, dem sogenannten Louis-Winkel (Angulus sterni), ermöglicht ein scharnierähnliches Knorpelgelenk, dass der Brustbeinkörper beim Einatmen nach außen schwingt. Das untere Ende des Brustbeins, der Schwertfortsatz, hat mit keiner Rippe Kontakt.

Unten: Brustkorb, Ansicht von dorsal (linke Abbildung) und von lateral (rechte Abbildung). Gegenüberliegende Seite: Ansicht von ventral mit dem Brustbein.

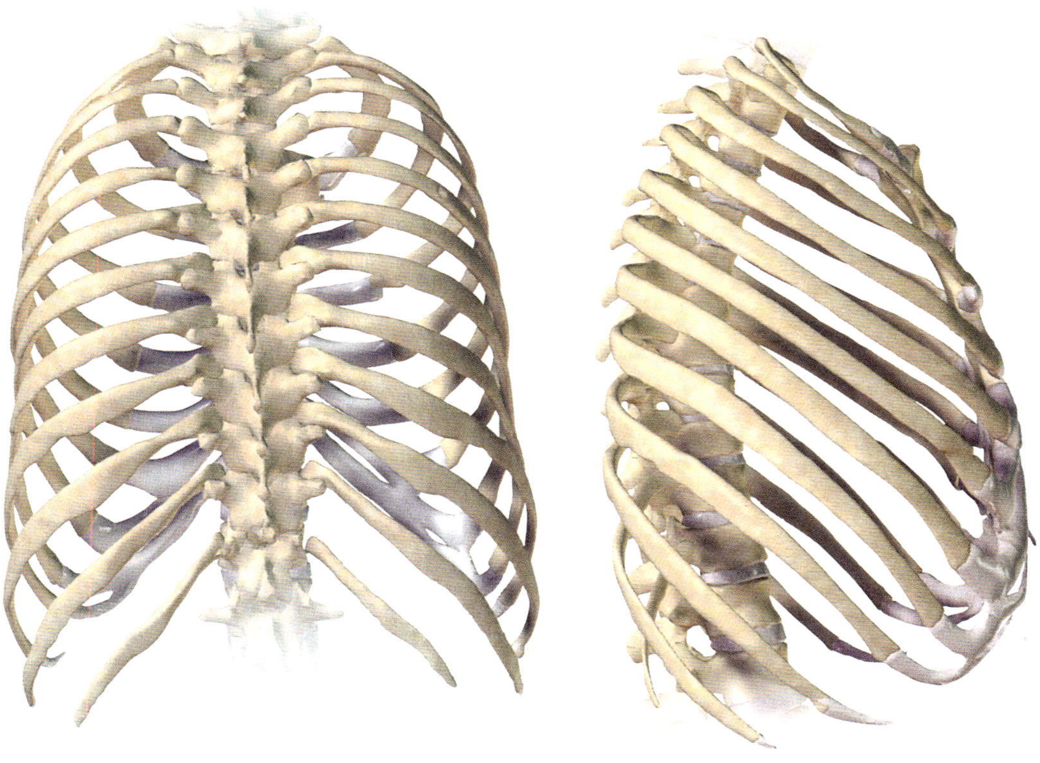

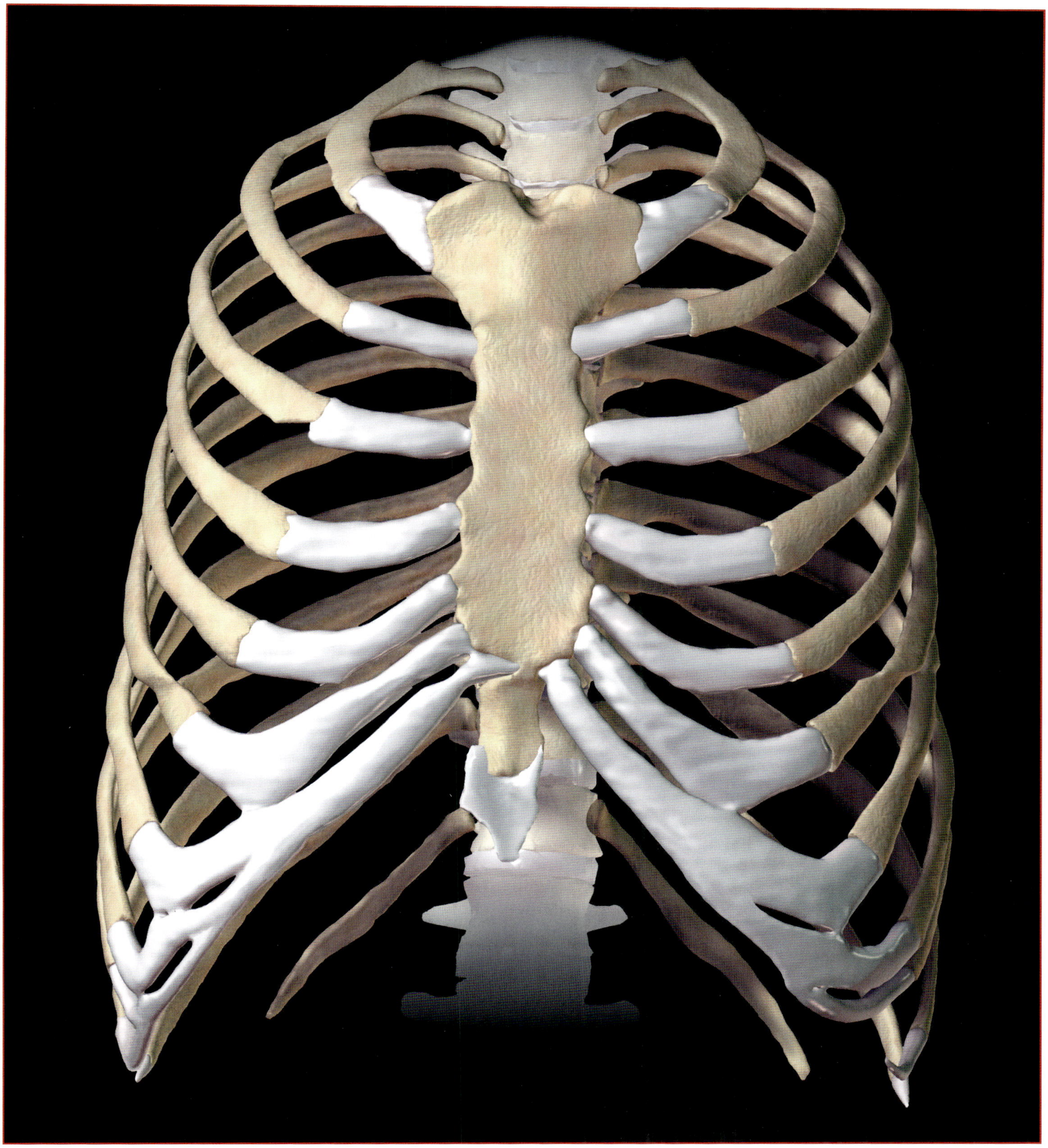

Vorderansicht des Brustkorbs. Das elastische Skelett der Brustwand besteht aus Knochen und Knorpeln. Es umhüllt und schützt die empfindlichen Brustorgane, lässt aber auch genug Bewegungsspielraum für die Atmung.

① Incisura clavicularis
② Louis-Winkel (Angulus sterni)
③ Brustbeinkörper (Corpus sterni)
④ Schwertfortsatz (Processus xiphoideus)
⑤ Rippen-Wirbel-Gelenk (Articulatio sternocostalis)
⑥ »Falsche« Rippen (Costae spuriae)
⑦ 1. Brustwirbel (Vertebra thoracica I)
⑧ Brustbeinhandgriff (Manubrium sterni)
⑨ »Echte« Rippe (Costa vera)
⑩ Rippenknorpel (Cartilago costalis)
⑪ 12. Brustwirbel (Vertebra thoracica XII)
⑫ Freie Rippe (Costa fluitans)

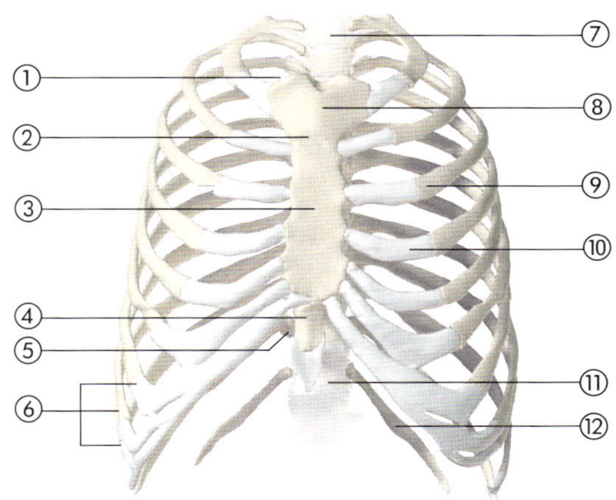

Anders als andere Säugetiere gehen Menschen auf den »Hinterbeinen«. Die »Vorderbeine« des Menschen sind daher frei für das Greifen und wie der damit verbundene Schultergürtel für Greifbewegungen statt für die Fortbewegung ausgebildet.

SCHULTER & ARM

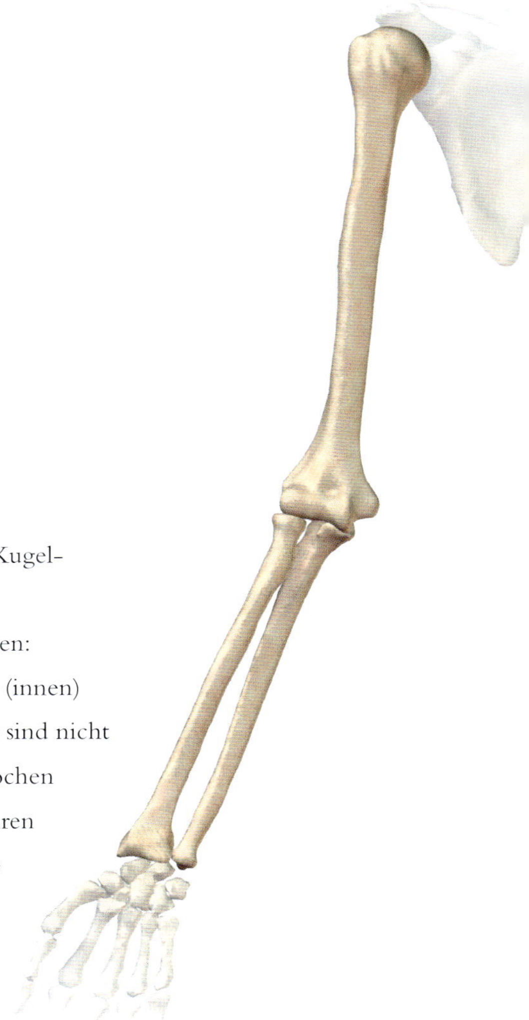

Jeweils zwei Knochen bilden eine Schulter: das Schlüsselbein und das Schulterblatt. Zusammen bilden sie je eine Hälfte des Schultergürtels, der den Arm mit dem Achsenskelett verbindet. Der Schultergürtel ist wesentlich leichter und beweglicher als der Beckengürtel (siehe S. 48 f.) und nicht an der Wirbelsäule befestigt. Das erklärt sich daraus, dass er kein Gewicht zu tragen hat, gibt ihm aber gleichzeitig eine sonst in keiner Körperpartie vorfindbare Beweglichkeit. Das lange, schmale Schlüsselbein bildet an seinem einen Ende mit dem Brustbein (siehe S. 42), am anderen Ende mit dem Schulterblatt ein Gelenk und fungiert als Halterung für die Schulter und den Arm. Das dreieckige Schulterblatt dient als große Ansatzfläche für die Muskeln und weist eine Vertiefung, die sogenannte Schulterpfanne, auf. Der Oberarmkopf passt in die Schulterpfanne und bildet mit ihr das Schultergelenk, ein Kugelgelenk mit hoher Beweglichkeit.

Das Armskelett besteht aus drei Knochen: dem Humerus im Oberarm sowie der Elle (innen) und der Speiche (außen) im Unterarm. Sie sind nicht so kräftig gebaut wie der Oberschenkelknochen (Femur) oder das Schienbein (Tibia). An ihren proximalen Enden bilden Elle und Speiche am Ellbogen ein Scharniergelenk mit dem Oberarmbein. Hier bildet die Speiche auch ein Radgelenk mit der Elle; dadurch kann sich die Speiche über die Elle schieben, sodass die Umwendbewegung der Handfläche um 180 Grad möglich wird. Die distalen Enden der Speiche und der Elle sind gelenkig mit den Handwurzelknochen verbunden und bilden mit diesen das Handgelenk.

Der Oberarmknochen (Humerus) und die beiden Unterarmknochen bilden ein Scharniergelenk, den Ellbogen.

Gelenke

Ein Gelenk ist eine Verbindung von mindestens zwei Knochen. Die Gelenke gestatten Bewegungen der Knochen und festigen die Verbindungsstelle, denn die Knochenpartner jedes Gelenks werden von starken Bindegewebszügen, den Bändern, zusammengehalten, die zwar straff, aber gleichzeitig geschmeidig und elastisch sind. Die Haften (Synarthrosen), z.B. die Schädelnähte (Suturen), lassen keine – oder fast keine – Bewegung zu. Knorpelgelenke, wie die Zwischenwirbelfugen, gestatten nur eingeschränkte Bewegungen. Echte Gelenke (Diarthrosen), zu denen die meisten Gelenke zählen, sind frei beweglich.

In echten Gelenken macht eine ölige Flüssigkeit, die sogenannte Gelenkschmiere (Synovia), den glatten Knorpel, der die Knochenenden überzieht, gleitfähig. Die verschiedenen Arten der echten Gelenke unterscheidet man nach dem Freiheitsgrad.

- Kugelgelenke, wie Schulter- und Hüftgelenk, gestatten Bewegungen in viele Richtungen.
- Scharniergelenke, wie Ellbogen, Knie und Fußgelenk, ermöglichen wie ein Türscharnier Bewegungen in einer einzigen Ebene.
- Sattelgelenke wie das Daumengrundgelenk geben Bewegungsspielraum in zwei Ebenen.
- Flache Gelenke zwischen den Handwurzel- und Fußwurzelknochen ermöglichen nur geringe Bewegungen.
- Bei Zapfen- oder Radgelenken, beispielsweise beim mittleren unteren Kopfgelenk zwischen Atlas und Axis am Hals, dreht sich ein Knochen um einen anderen.
- Eigelenke, wie die zwischen Speiche und Handwurzelknochen an der Handwurzel, ermöglichen seitwärts, vorwärts und rückwärts gerichtete Bewegungen.

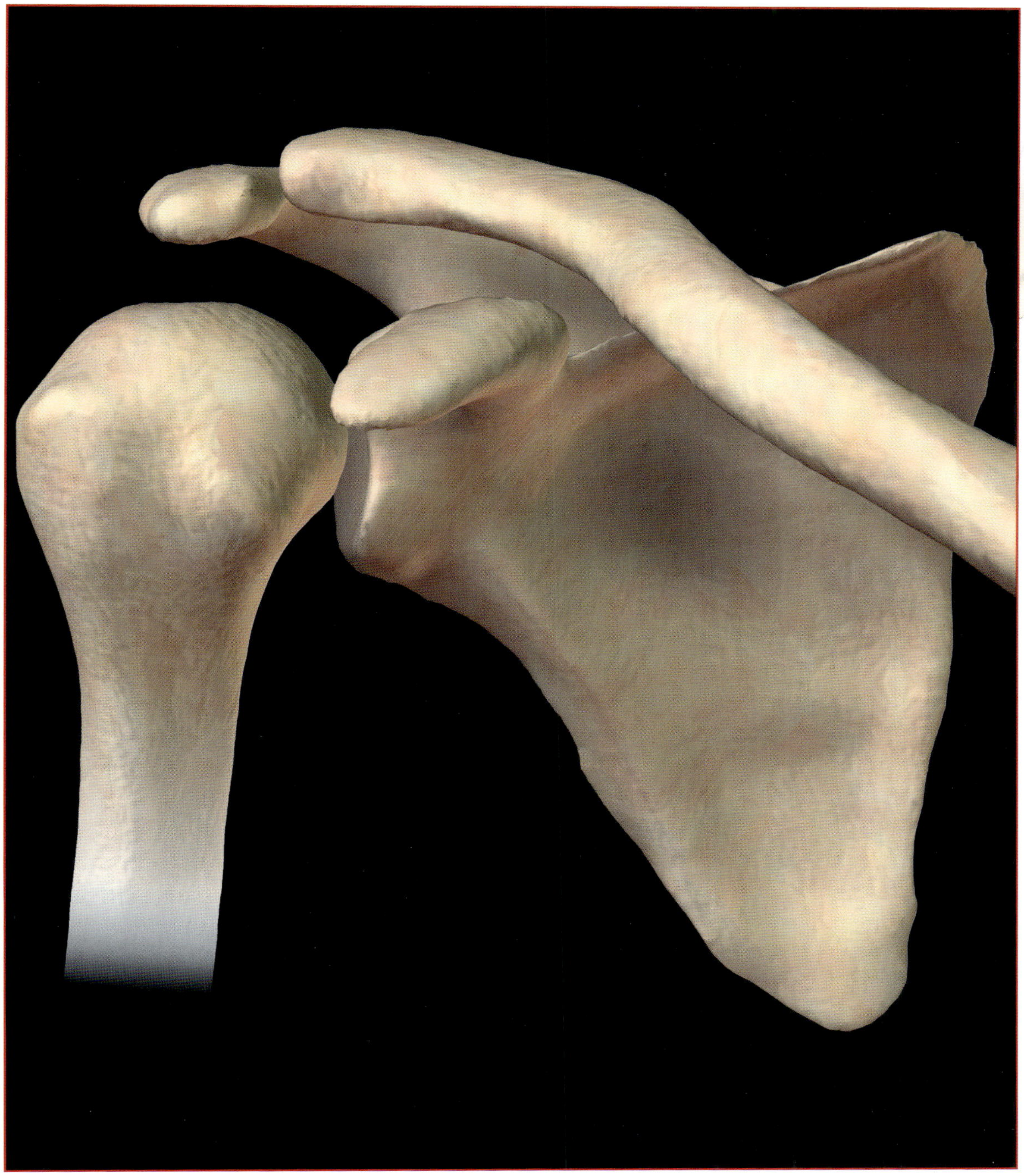

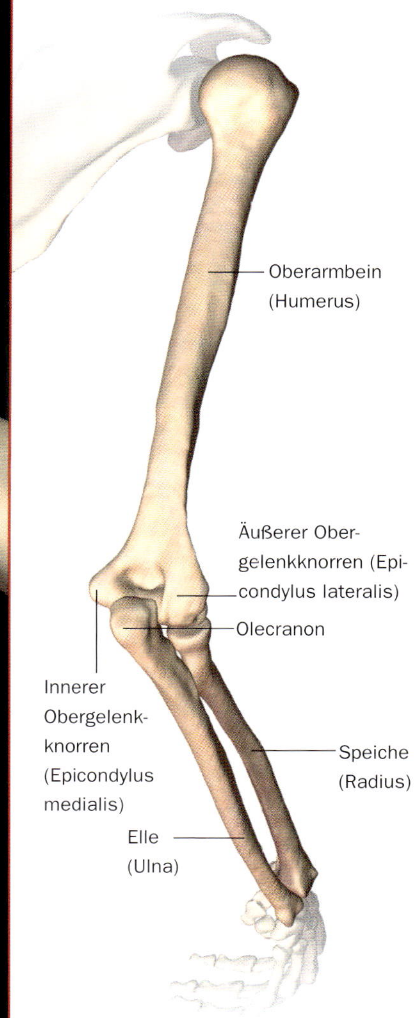

Oben: rechter Arm, Ansicht von dorsal. Im Ellbogengelenk sind vielfältige Unterarmbewegungen möglich.

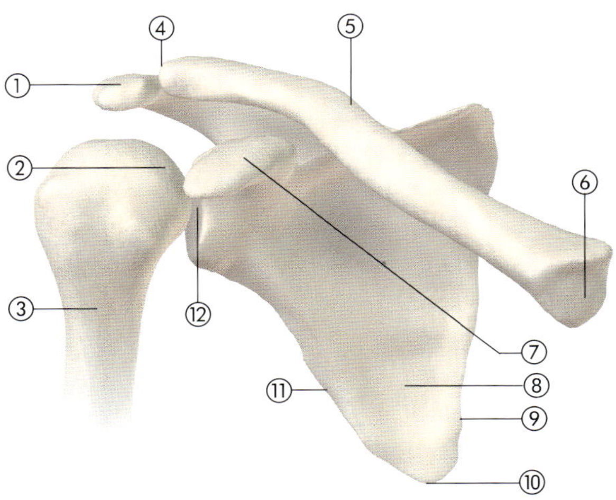

Schulterknochen: Ansicht von ventral (obere Abbildung) und von dorsal (rechte Abbildung).

① Acromion
② Caput humeri
③ Corpus humeri
④ Laterales Schlüsselbeinende (Extremitas acromialis claviculae)
⑤ Schlüsselbein (Clavicula)
⑥ Mediales Schlüsselbeinende (Extremitas sternalis claviculae)
⑦ Rabenschnabelfortsatz (Processus coracoideus)
⑧ Schulterblatt (Scapula)
⑨ Medialer Schulterblattrand (Margo medialis scapulae)
⑩ Unterer Schulterblattwinkel (Angulus inferior scapulae)
⑪ Seitlicher Schulterblattrand (Margo lateralis scapulae)
⑫ Schulterpfanne (Cavitas glenoidalis)
⑬ Oberer Schulterblattwinkel (Angulus superior scapulae)
⑭ Schultergräte (Spina scapulae)

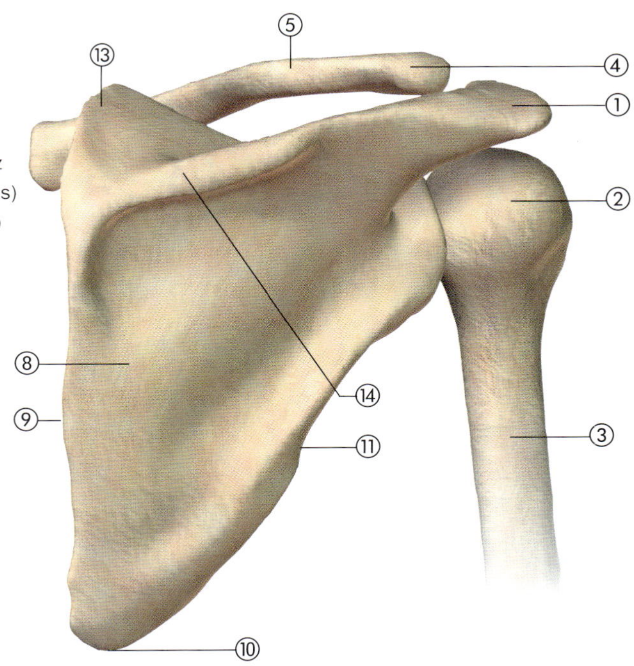

Die Hände sind die beweglichsten und vielseitigsten Körperteile: Sie sind stark genug, um schwere Gewichte zu halten und zu packen; präzise genug, um Gemüse mit einem Messer klein zu schneiden; aber auch fein genug, um Aquarelle zu malen. Diese Vielseitigkeit ergibt sich durch die grosse Zahl, die Formen und die Anordnung der 27 Knochen, aus denen das Handskelett besteht. Die Handknochen gehören drei Gruppen an.

HAND & HANDGELENK

Die große Zahl kleiner Knochen, aus denen sich die Hand zusammensetzt, verleihen ihr eine große Beweglichkeit und Vielseitigkeit.

Acht kurze Handwurzelknochen (Carpalia; Ossa carpi) in zwei Reihen bilden die Handwurzel. Sie sind nach ihrer jeweiligen Form benannt. In der proximalen Reihe sind dies: Erbsenbein, Dreieckbein, Mondbein und Kahnbein; in der distalen Reihe Hakenbein, Kopfbein, kleines und großes Vieleckbein. Das Erbsenbein (ein Sesambein) kann als Vorsprung am Rand der unteren Reihe ertastet und betrachtet werden. Die Handwurzelknochen bilden eine Brücke zwischen den Knochen des Unterarms und denen der Handfläche und Finger. Sie sind durch flache Gelenke miteinander verbunden, doch ist ihre Verschiebbarkeit durch straffe Bänder eingeschränkt.

Die fünf Mittelhandknochen (Metacarpalia; Ossa metacarpi) sind Röhrenknochen. Der Mittelhandknochen des Daumens bildet mit dem großen Vieleckbein ein Sattelgelenk, das dem Daumen erhöhte Beweglichkeit verleiht: Er kann über die Handfläche streichen oder aber die Finger berühren bzw. sich ihnen gegenüberstellen. Dank dieser Befähigung, den Daumen als Gegensteller zu den anderen Fingern einzusetzen (Opposition), kann die Hand präzise Bewegungen ausführen und kräftig zupacken. Die distalen Enden (Köpfe) der Mittelhandknochen sind als Knöchel bei geschlossener Faust zu sehen.

Die Finger (Digiti) einschließlich des Daumens (Pollex) bestehen aus insgesamt 14 Röhrenknochen, den Fingergliedern (Phalangen). Jeder Finger besteht aus drei Gliedern – Grund-, Mittel- und Endglied; nur der Daumen hat lediglich zwei (Grund- und Endglied). Die vielen Gelenke – Kugelgelenke bei den Fingergrundgelenken bzw. Scharniergelenke zwischen den Fingergliedern – ermöglichen vielerlei Bewegungen.

Enchondrale Ossifikation

»Ossifikation« nennt man den Vorgang der Knochenbildung sowohl vor der Geburt als auch im Babyalter, in der Kindheit und Jugend. Der Großteil der Knochen – abgesehen von den Schädelknochen und den Schlüsselbeinen (siehe S. 34 ff. und 45) – entsteht durch die sogenannte enchondrale (im Knorpel stattfindende) Ossifikation. Zunächst wird das Skelett aus Bindegewebsschablonen gebildet. Allmählich werden diese Knorpelmodelle abgebaut und durch kompaktes und schwammartiges, von den Osteoblasten gebildetes Knochengewebe ersetzt. Während der Kindheit werden die Knochen länger und dicker und ermöglichen so das Längenwachstum. Gegen Ende der Pubertät, wenn das Längenwachstum aufhört, ist die Knochenbildung weitgehend abgeschlossen.

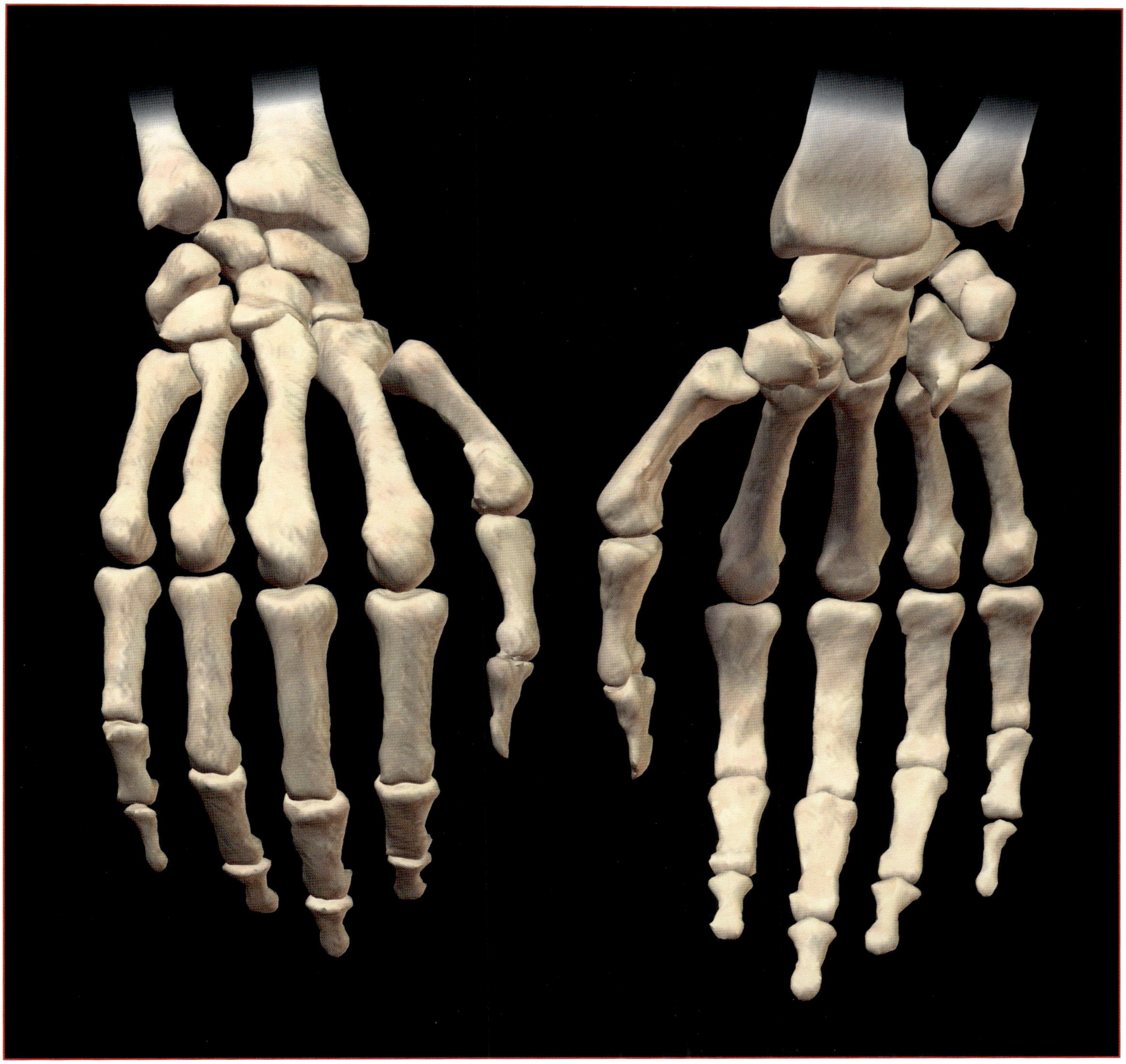

① Elle (Ulna)
② Mondbein (Os lunatum)
③ Dreieckbein (Os triquetrum)
④ Hakenbein (Os hamatum)
⑤ Mittelhandknochen des Kleinfingers (Os metacarpi V)
⑥ Kleinfingergrundglied (Phalanx proximalis digiti minimi)
⑦ Kleinfingermittelglied (Phalanx media digiti minimi)
⑧ Kleinfingerendglied (Phalanx distalis digiti minimi)
⑨ Speiche (Radius)
⑩ Kahnbein (Os scaphoideum)
⑪ Kleines Vieleckbein (Os trapezoideum)

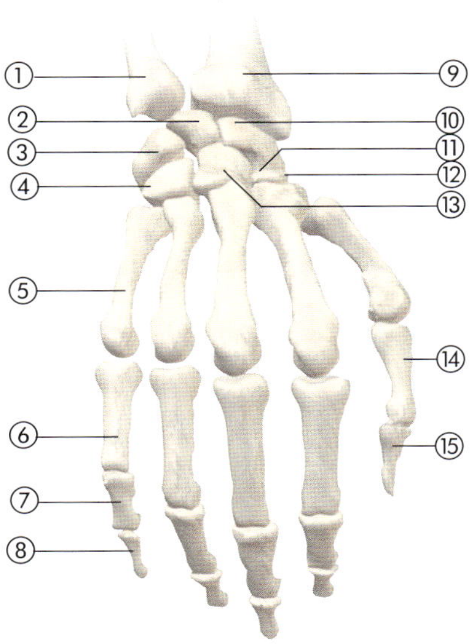

Handskelett, Ansicht von dorsal

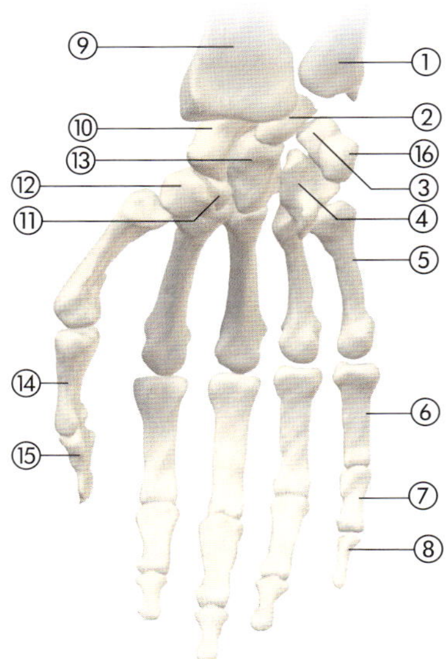

Handskelett, Ansicht von palmar

Skelett der rechten Hand: Links ist die Ansicht von dorsal (Handrücken), rechts die Ansicht von palmar (Handfläche) abgebildet.

⑫ Großes Vieleckbein (Os trapezium)
⑬ Kopfbein (Os capitatum)
⑭ Daumengrundglied (Phalanx proximalis pollicis)
⑮ Daumenendglied (Phalanx distalis pollicis)
⑯ Erbsenbein (Os pisiforme)

Das Becken bildet die Last- und Kraftübertragungsstelle zwischen Rumpf und unterer Extremität. Der knöcherne Beckenring besteht aus den beiden Hüftbeinen sowie dem Kreuzbein und dem Steissbein, den beiden untersten Abschnitten der Wirbelsäule. Das Becken hält den Körper aufrecht, überträgt aber auch das Rumpfgewicht auf die Beine sowie – in umgekehrter Richtung – die bei Bewegung entstehenden Kräfte. Es stützt und schützt die Fortpflanzungsorgane und die Harnblase im Unterbauch. Seine grosse Oberfläche ist die Anheftungsstelle mächtiger Muskeln, etwa des Gluteus maximus (Grosser Gesässmuskel), der von dort in die Beine zieht.

DAS BECKEN

Jedes Hüftbein besteht aus drei während der Pubertät miteinander verschmelzenden Knochen – dem Darmbein, dem Sitzbein und dem Schambein. Das Darmbein, das den größten Teil des Hüftbeins ausmacht, ist durch das Kreuzbein-Darmbein-Gelenk (Iliosakralgelenk) an der Beckenrückwand mit dem Kreuzbein verbunden. Das darunter und rückwärtig liegende Sitzbein trägt das Körpergewicht, wenn man sitzt. An der Beckenvorderseite bildet die Schambeinfuge, eine knorpelige Scheibe, die Verbindung zwischen den beiden Schambeinen. Bänder verstärken das Kreuzbein-Darmbein-Gelenk und die Schambeinfuge. An der Außenseite des Hüftbeins, wo Darmbein, Sitzbein und Schambein aneinanderstoßen, liegt die Hüftpfanne (Acetabulum). Mit dem Femurkopf bildet sie das Hüftgelenk, das von kräftigen Bändern umspannt wird und daher weniger Bewegungsfreiheit bietet als das Schultergelenk (siehe S. 44 f.).

Das Becken ist bei Frau und Mann unterschiedlich ausgebildet. Das weibliche Becken ist flacher, die Öffnung in der Mitte – der Beckeneingang – ist runder und breiter als beim Mann. Das Kreuzbein ist bei der Frau ebenfalls breiter und kürzer, der Schambogen daher weiter. Diese Unterschiede sind wichtig für den Geburtsvorgang. Der Beckeneingang muss groß genug sein, damit der Kopf des Kindes bei der Geburt passieren kann.

Weibliches (links) und männliches (rechts) Becken, Ansicht von oben. Das weibliche Becken ist breiter und runder als das herzförmige männliche und dadurch seiner besonderen Rolle bei der Geburt angepasst.

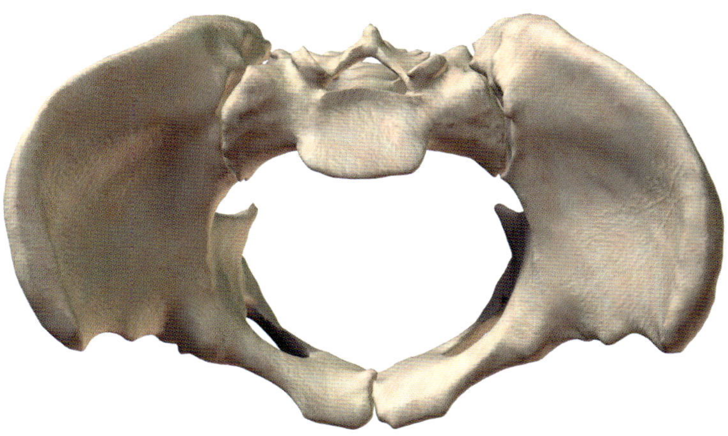

Weibliches Becken

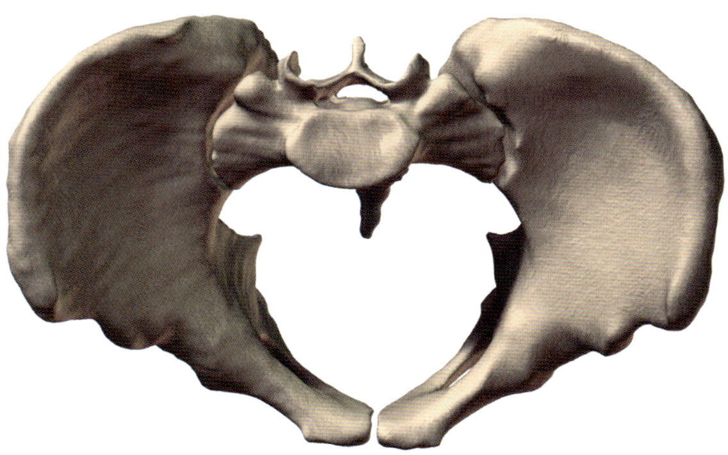

Männliches Becken

Weibliches (oben) und männliches Becken (unten), Ansicht von ventral. Das Becken nimmt innerhalb des Skeletts eine Schlüsselstellung ein. Es ist nicht nur die Verbindungsstelle zwischen Rumpf und unteren Extremitäten, sondern liefert auch große Ansatzflächen für die Muskeln und umhüllt schützend die Harnblase sowie die Geschlechtsorgane.

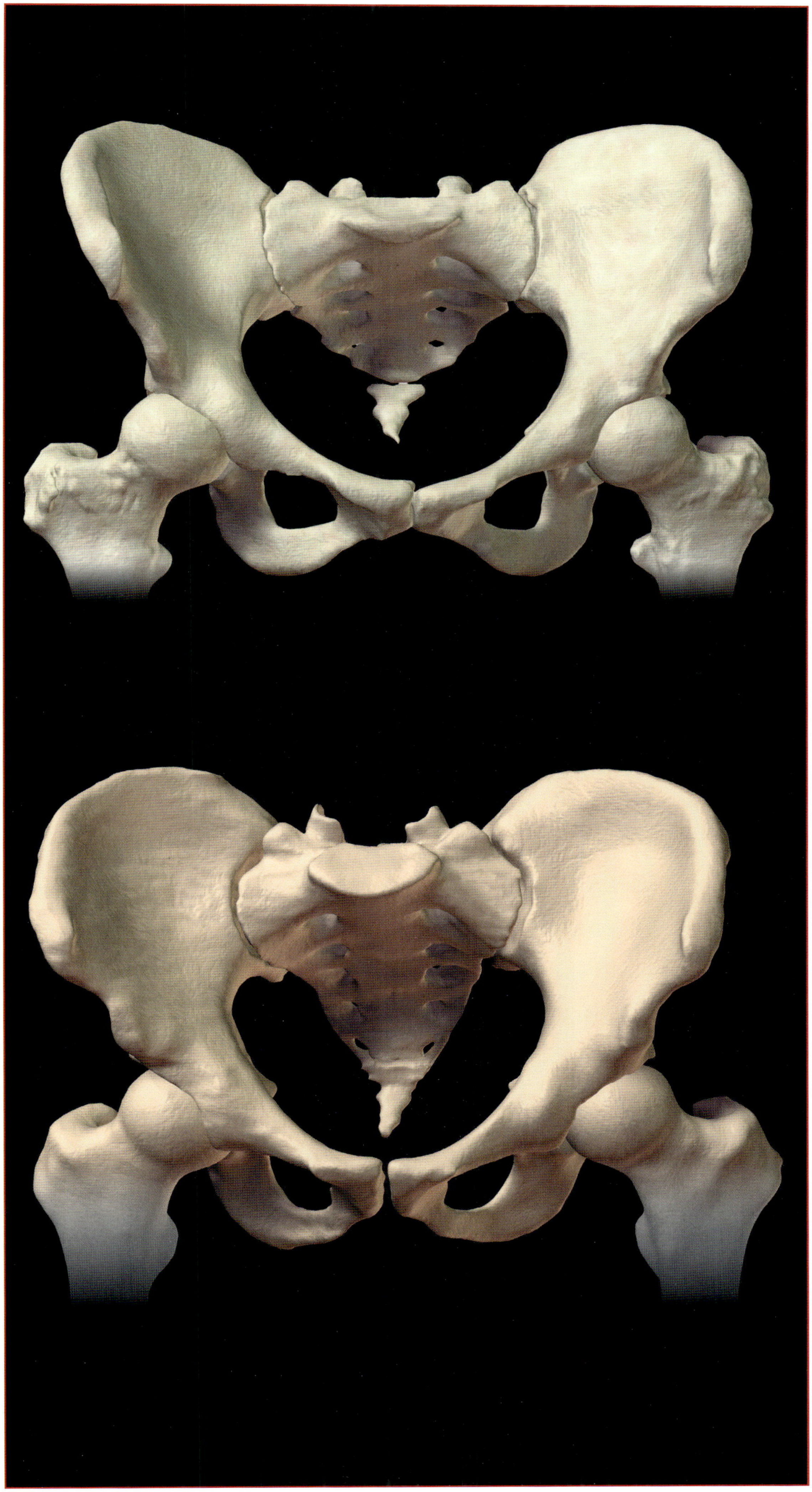

Weibliches Becken

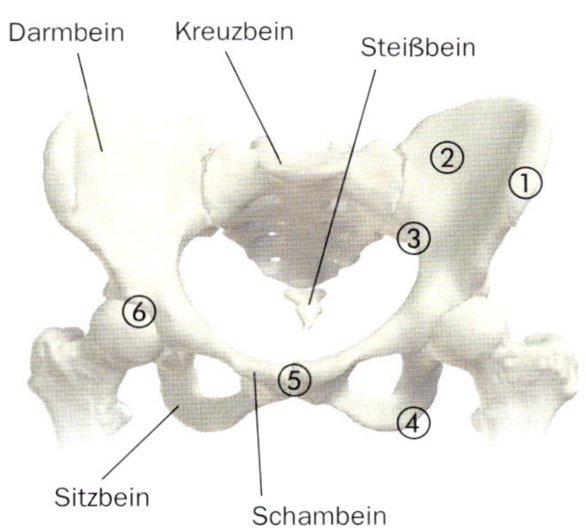

Männliches Becken

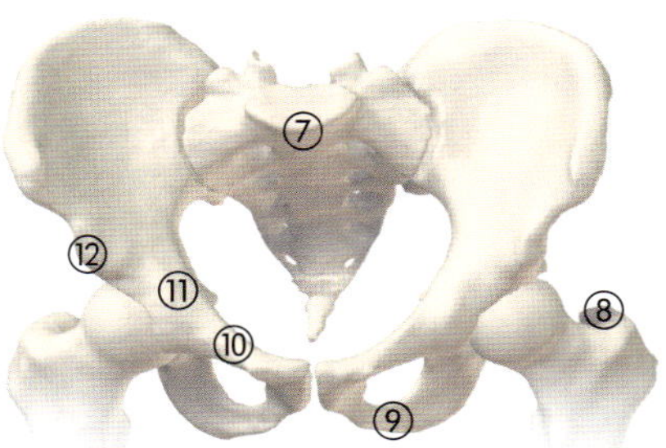

① Darmbeinkamm (Crista iliaca)
② Darmbeingrube (Fossa iliaca)
③ Große Darmbeineinkerbung (Incisura ischiadica major)
④ Rauigkeit des Sitzbeins (Tuberositas)
⑤ Schambeinfuge (Symphysis pubica)
⑥ Hüftpfanne (Acetabulum)
⑦ Promontorium des Kreuzbeins
⑧ Großer Rollhügel (Trochanter major) des Oberschenkelbeins
⑨ Unterer Schambeinast (Ramus inferior ossis pubis)
⑩ Oberer Schambeinast (Ramus superior ossis pubis)
⑪ Eminentia iliopubica
⑫ Vorderer unterer Darmbeinstachel (Spina iliaca anterior inferior)

Obere und untere Gliedmassen haben zwar Gemeinsamkeiten, z.B. die Zahl der Knochen (30) und die Bauweise, jedoch unterschiedliche Aufgaben. Die längeren, stärkeren Knochen und breiten Füsse der unteren Extremitäten sorgen für Standfestigkeit, tragen das Gewicht und nehmen die beim Laufen und Springen freigesetzten Kräfte auf. Das Bein gliedert sich in den Oberschenkel, Unterschenkel und Fuss.

BEIN & FUSSGELENK

Das Oberschenkelbein (Femur) ist der größte Knochen und trägt das Körpergewicht. Der abgerundete Schenkelkopf passt genau in die Hüftpfanne (siehe S. 49) seitlich im Becken und bildet mit diesem ein durch straffe Bänder verstärktes Kugelgelenk. Der Schenkelhals sitzt angewinkelt auf dem langen Schaft, der – wie bei anderen Knochen – zur Erhöhung der Belastbarkeit leicht gebogen ist. Wo der Schenkelhals in den Schaft mündet, befinden sich der große und der kleine Rollhügel, Ansatzstellen für die Schenkel- und Gesäßmuskeln. Am distalen Ende verbreitert sich das Femur zum äußeren und inneren Obergelenkknorren, die mit den Unterschenkelknochen ein Scharniergelenk, das Kniegelenk, bilden. Die Kniescheibe, ein dreieckiges Sesambein, eingelagert in die Sehnen des vierköpfigen Oberschenkelmuskels (siehe S. 86 f.), schützt die Vorderseite des Kniegelenks.

Das Schienbein ist der kräftigere der beiden Unterschenkelknochen, er überträgt das Gewicht des Körpers auf das Fußgelenk. An seinem proximalen Ende bilden äußerer und innerer Gelenkknorren (Condylus) mit dem Femur das Kniegelenk, das distale Ende mit dem Sprungbein ein Scharniergelenk – das obere Sprunggelenk. Der andere Unterschenkelknochen, das Wadenbein, ist an beiden Enden mit dem Schienbein gelenkig verbunden. Anders als bei den Unterarmknochen gewähren diese Gelenke keinen Bewegungsspielraum, sondern sorgen für Standfestigkeit. Der Innenknöchel des Schienbeins und der Außenknöchel des Wadenbeins bilden die charakteristischen Knochenvorsprünge beidseits des Fußgelenks.

Knochenumbau und -reparatur

Form und Größe der Knochen bleiben nicht das ganze Leben lang gleich. Die Knochen bestehen nämlich aus dynamischen und aktiven Geweben, die sich ständig erneuern. Diesen Knochenumbau bewirken zwei entgegengesetzt wirkende Prozesse: die Knochenneubildung durch Osteoblasten und der Knochenabbau durch Osteoklasten (siehe S. 32 f.). Die Knochenform wird zur Anpassung an mechanische Belastung durch Muskelbeanspruchung und durch die Schwerkraft verändert. Die Neubildung von Knochen ermöglicht auch das Ausheilen von Knochenbrüchen (Kallusbildung).

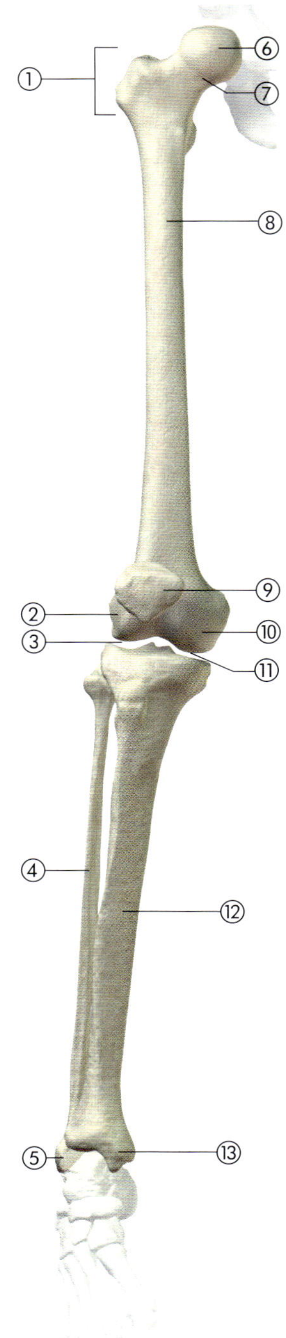

Die beiden größten Knochen des Beins – Oberschenkel- und Schienbein – bilden am Knie ein Scharniergelenk.

① Großer Rollhügel (Trochanter major)
② Äußerer Hüftgelenkknorren (Epicondylus lateralis)
③ Äußerer Kniegelenkknorren (Condylus lateralis)
④ Wadenbein (Fibula)
⑤ Außenknöchel (Malleolus lateralis)
⑥ Schenkelkopf (Caput femoris)
⑦ Schenkelhals (Collum femoris)
⑧ Oberschenkelknochen (Os femoris)
⑨ Kniescheibe (Patella)
⑩ Innerer Hüftgelenkknorren (Epicondylus medialis)
⑪ Innerer Kniegelenkknorren (Condylus medialis)
⑫ Schienbein (Tibia)
⑬ Innenknöchel (Malleolus medialis)

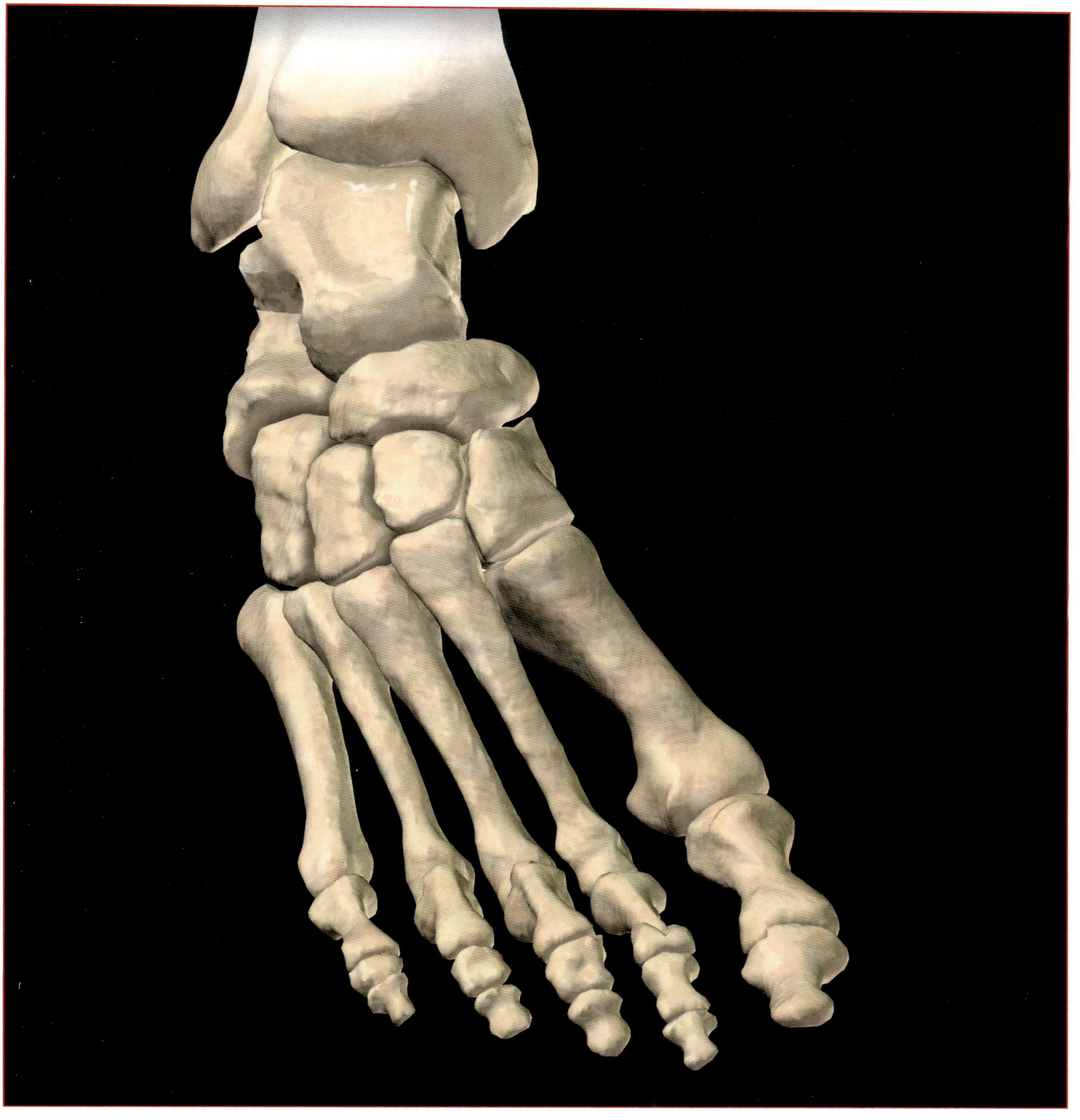

① Wadenbein (Fibula)
② Distales Schienbein-Wadenbein-Gelenk; Tibiofibulargelenk (Articulatio tibiofibularis distalis)
③ Außenknöchel; Wadenbeinknöchel (Malleolus lateralis)
④ Fußwurzelknochen (Ossa tarsi)
⑤ Mittelfußknochen (Ossa metatarsi)
⑥ Zehenglieder (Phalanges)
⑦ Schienbein (Tibia)
⑧ Innenknöchel; Schienbeinknöchel (Malleolus medialis)
⑨ Gelenkfläche des Innenknöchels (Facies articularis malleoli)
⑩ Sprungbein (Talus)
⑪ Fersenbein (Calcaneus)
⑫ Großzehe (Hallux)

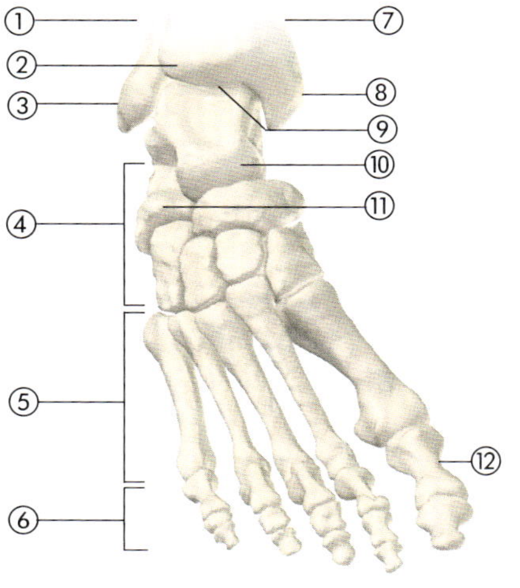

Das obere Sprunggelenk (hier: des rechten Fußes) ist ein Scharniergelenk; es verbindet das Schienbein mit dem Sprungbein, einem der Fußwurzelknochen.

Die Füsse tragen das Gewicht des Körpers, halten ihn im Gleichgewicht und verhindern, dass er im Stehen oder in Bewegung nach vorn überfällt. Sie wirken auch als Hebel, die bei der Fortbewegung den Körper vorwärts drücken. Der Fuss besteht aus 26 Knochen – also nur einem weniger als die Hand –, ist aber weniger beweglich. Seine Knochen sind breiter und flacher als die der Hand. Ihre Anordnung sowie die kräftigen Bänder, die sie halten, geben wenig Spielraum, erleichtern dem Fuss aber seine Aufgabe als Trag- und Bewegungsorgan. Trotz ihrer geringen Beweglichkeit sind die aus vielen Einzelknochen bestehenden Füsse so geschmeidig, dass sie auf ebenem und unebenem Untergrund bequem gehen können.

DER FUSS

Wie die Hände bestehen auch die Füße aus drei Knochengruppen. Das Skelett der Fußwurzel (Tarsus) besteht aus sieben Fußwurzelknochen. Das Sprungbein bildet mit dem Schienbein und dem Wadenbein das obere Sprunggelenk. Das Fersenbein, der größte Knochen des Fußes, bildet die Ferse und ist die Ansatzstelle für die Achillessehne der Wadenmuskeln (siehe S. 88). Beim Stehen tragen zunächst Sprung- und Fersenbein das Körpergewicht, bevor sie es nach vorn verlagern. Weitere Fußwurzelknochen sind das Kahnbein, das Würfelbein sowie das äußere, mittlere und innere Keilbein. Der Mittelfuß (Metatarsus) besteht aus fünf Mittelfußknochen. Dort, wo deren distale Enden mit den Zehengrundgliedern gelenkig verbunden sind, bilden sie den Fußballen. Der erste Mittelfußknochen ist der kräftigste und trägt die größte Last. Die Fußwurzel- und Mittelfußknochen formen – dank ihrer Anordnung und der Verstärkung durch Bänder und Sehnen – das Fußgewölbe, das die Sohle vom Untergrund abhebt. Das Fußgewölbe federt den Aufprall beim Gehen und Laufen dadurch ab, dass es sich erst durchdrückt, dann aber wieder in seine ursprüngliche Form zurückspringt. Dadurch verteilt es die Körperlast. Fußwurzel- und Mittelfußknochen wirken auch als Hebelarme; sie heben beim Gehen und Laufen den Körper an und drücken ihn vorwärts.

Die 14 Zehenglieder sind viel kürzer und weniger beweglich als die Fingerglieder. Alle Zehen sind dreigliedrig, bis auf die Großzehe (Hallux), die nur zwei Glieder aufweist. Funktionell spielen die Zehen eine geringere Rolle als Rückfuß und Mittelfuß, tragen jedoch zum Ausbalancieren des Körpergewichts bei.

① Fersenbein (Calcaneus)
② Würfelbein (Os cuboideum)
③ 5. Mittelfußknochen (Os metatarsi V)
④ Zehengrundglied (Phalanx proximalis)
⑤ Zehenmittelglied (Phalanx media)
⑥ Zehenendglied (Phalanx distalis)
⑦ Sprungbein (Talus)
⑧ Kahnbein (Os naviculare)
⑨ Äußeres (3.) Keilbein (Os cuneiforme laterale)
⑩ Mittleres (2.) Keilbein (Os cuneiforme intermedium)
⑪ inneres (1.) Keilbein (Os cuneiforme mediale)
⑫ Großzehenendglied (Phalanx distalis hallucis)

Die Knochen des rechten Fußes: links die Ansicht von dorsal (Fußrücken), rechts die Ansicht von plantar (Fußsohle).

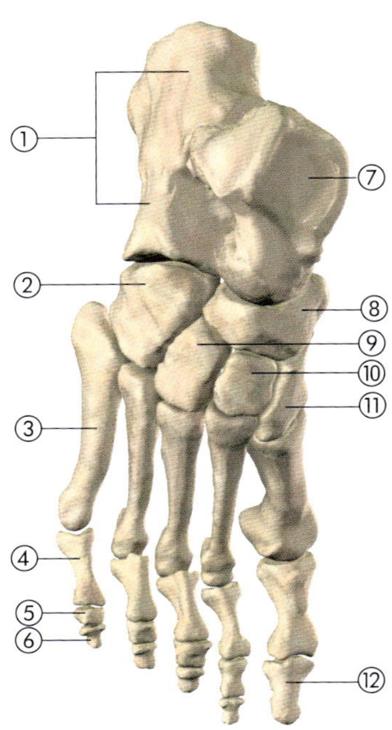

Ansicht von dorsal (Fußrücken)

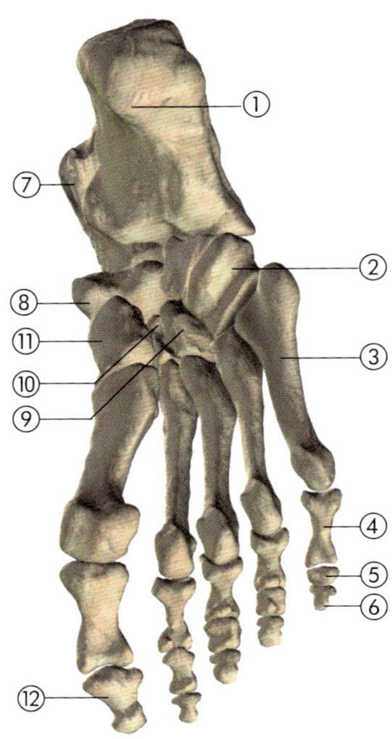

Ansicht von plantar (Fußsohle)

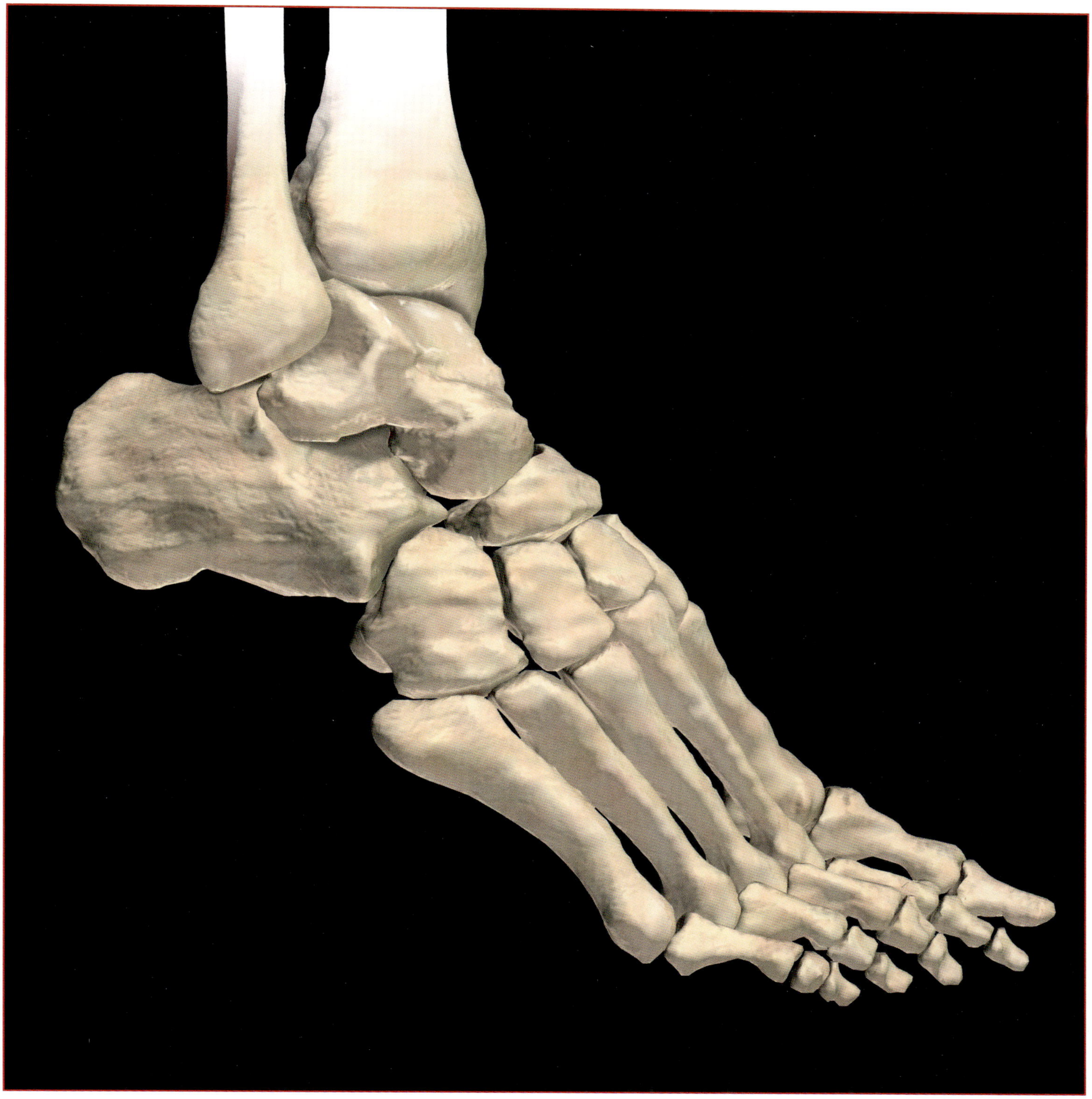

Skelett des rechten Fußes. Diese Ansicht von lateral zeigt die wie Sprungfedern wirkenden Bogen des Fußgewölbes, die sich beim Aufprall durchdrücken und dann wieder in ihre Bogenform zurückkehren.

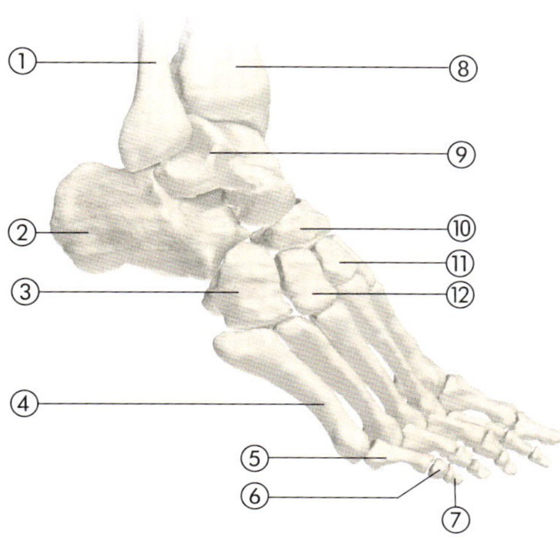

① Wadenbein (Fibula)
② Fersenbein (Calcaneus)
③ Würfelbein (Os cuboideum)
④ Mittelfußknochen der kleinen Zehe (Os metatarsale V)
⑤ Zehengrundglied (Phalanx proximalis)
⑥ Zehenmittelglied (Phalanx media)
⑦ Zehenendglied (Phalanx distalis)
⑧ Schienbein (Tibia)
⑨ Sprungbein (Talus)
⑩ Kahnbein (Os naviculare)
⑪ Mittleres (2.) Keilbein (Os cuneiforme intermedium)
⑫ Äußeres (3.) Keilbein (Os cuneiforme laterale)

Das ganze Leben lang trägt uns der Fuß, wohin auch immer wir wollen. Die Füße stützen den Körper und dienen als Hebel, um uns vom Boden abzudrücken, wenn wir laufen oder gehen. Durch die flexible und federnde Basis des Fußes kommen wir sowohl auf ebenem als auch auf unebenem Untergrund gut zurecht. Dadurch ist der Fuß aber auch einer großen Belastung ausgesetzt.

MECHANIK DES FUSSES

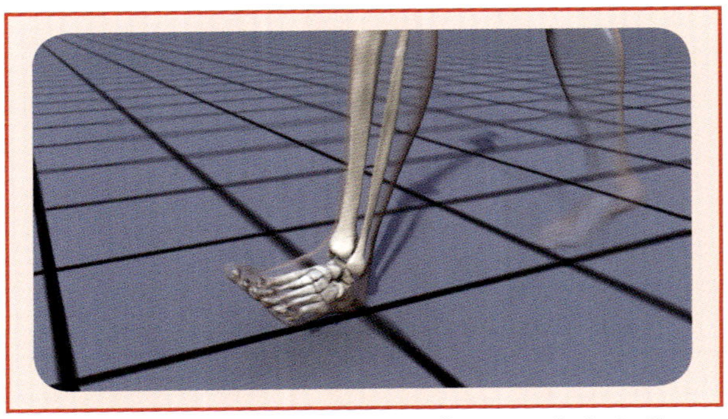

Bei einem normalen Schritt berührt zunächst die Ferse den Boden. Anschließend wird das Gewicht auf die langen Knochen des Fußes, die Mittelfußknochen, verlagert.

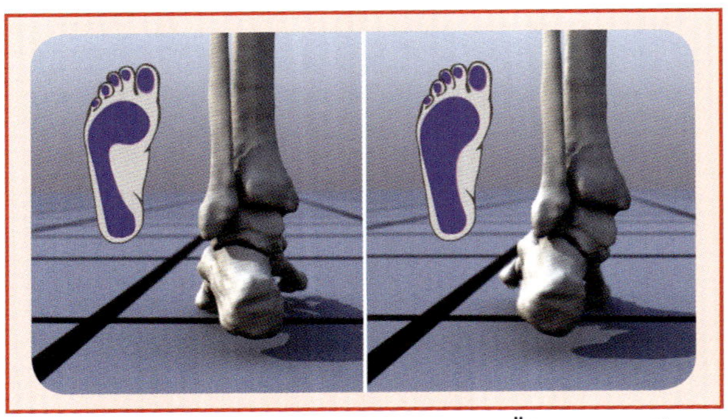

Manchmal kommt es aber auch zur Überpronation. Dann rollt der Fuß bei der Gewichtsverlagerung von der Ferse über den Mittelfuß zur großen Zehe zu weit nach innen ab, das Gewicht wird ungleichmäßig verteilt und lastet zu stark auf der großen Zehe. Manchmal knickt auch der Knöchel nach innen.

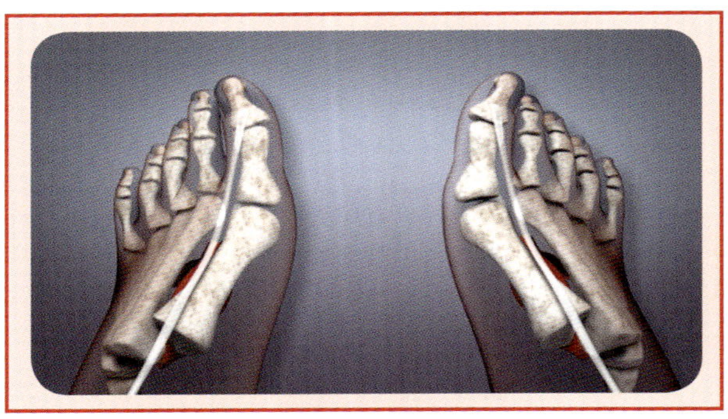

Beim Ballenzeh (Hallux valgus) liegt ein pathologischer Schiefstand der großen Zehe vor, der entsteht, wenn das Großzehen-Grundgelenk über einen längeren Zeitraum zu stark belastet wird. Die Belastung führt zur Vergrößerung des ersten Mittelfußknochens, der in die Großzehe mündet.

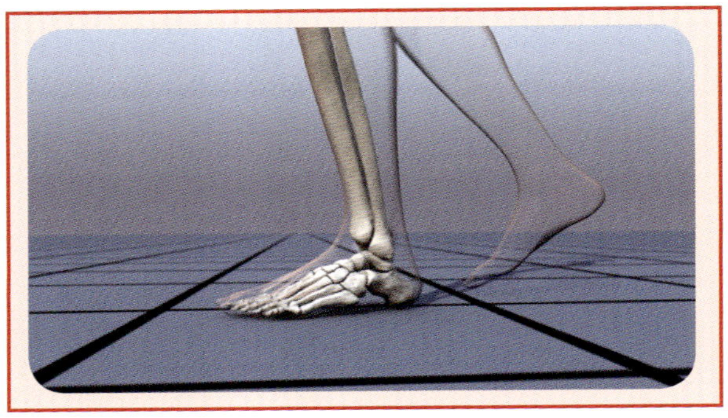

Der Fuß rollt von außen nach innen ab, d.h., er proniert, um das Gewicht auf alle Knochen zu verteilen. Die Bewegung verläuft vom Ende des äußeren Mittelfußknochens nach vorn zum inneren Mittelfußknochen und endet mit dem Abstoßen vom großen Zeh. Bei einer neutralen Pronation wird das Gewicht gleichmäßig verteilt.

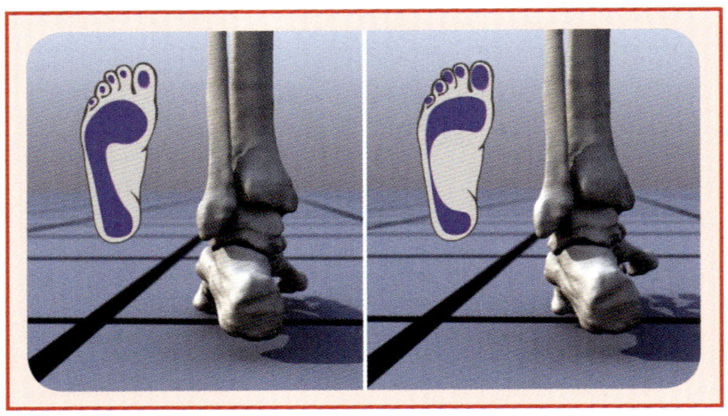

Bei der Unterpronation rollt der Fuß bei der Gewichtsverlagerung von der Ferse auf die langen Knochen nicht weit genug nach innen ab. Dann lastet zu viel Gewicht auf der Fußaußenseite.

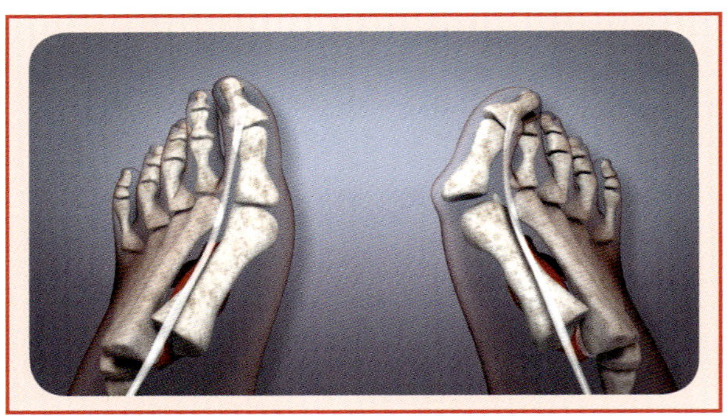

Das Großzehen-Grundgelenk ist sehr komplex, da Knochen, Bänder und Sehnen gemeinsam das Gewicht verteilen müssen, wenn wir uns bewegen. Bei anhaltender Belastung kann das Gewebe um den Hallux valgus anschwellen und sich entzünden. Schmerzen beim Gehen sind die Folge.

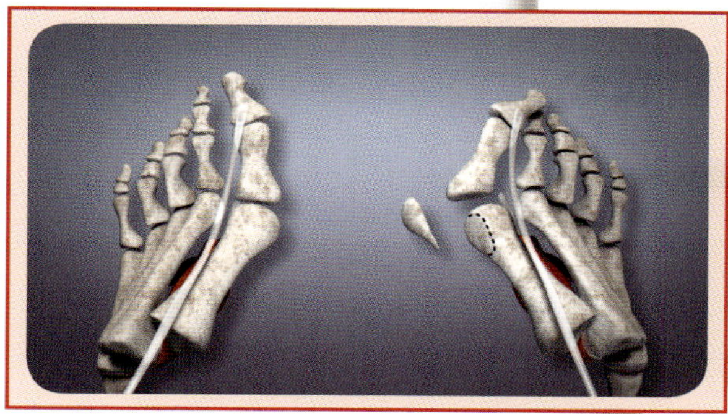

In schweren Fällen muss eine Operation zur Schmerzlinderung erfolgen, bei der die Vergrößerung beseitigt und das Gelenk wieder ausgerichtet wird. Oft reicht es, den hervorstehenden Knochenteil zu entfernen und Muskeln, Bänder und Sehnen des Gelenks wieder in die richtige Lage zu bringen.

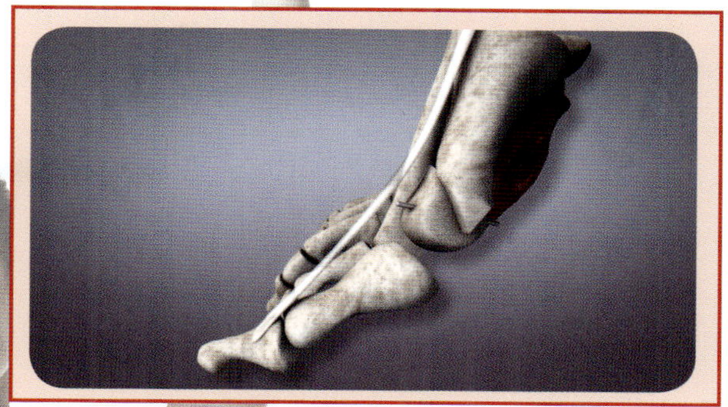

In noch schwereren Fällen muss der Knochen ganz herausgeschnitten und in seine ursprüngliche Lage zurückgebracht werden, wo er mithilfe von Schrauben, Drähten und Platten verankert wird. Eventuell müssen auch Bänder und Sehnen verlegt werden.

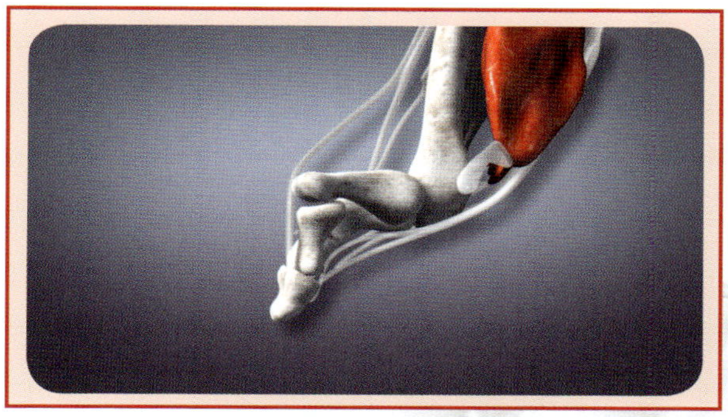

Bei der Hammerzehe ist der Fuß durch eine permanente krallenartige Beugung des Mittelgelenks einer Zehe deformiert.

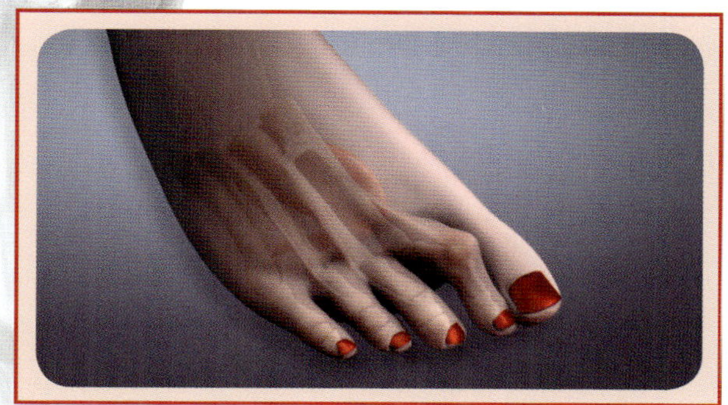

Werden die Sehnen, die die Zehen beugen und strecken, zu lange in einer Position gehalten, verkrampfen sie und können sich nicht mehr strecken.

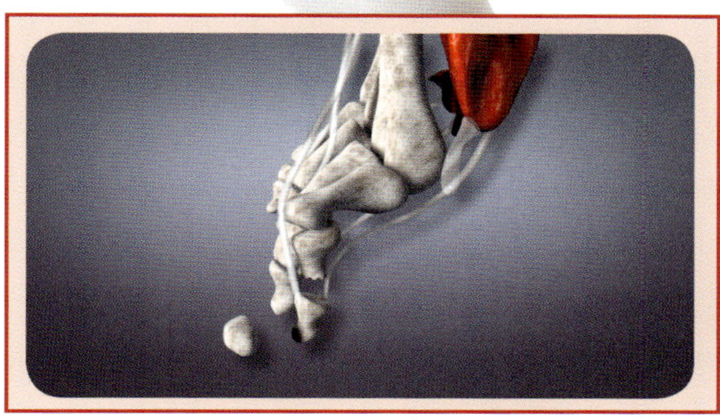

Ist in der Folge die Zehe versteift, muss bei einer Operation die Sehne durchtrennt werden, damit sich das Gelenk wieder entspannen kann.

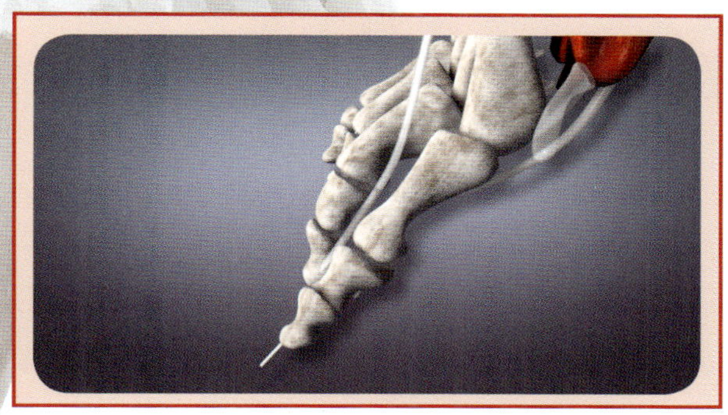

Manchmal muss auch ein Teil des Knochens entfernt und das Gelenk mit einer Stahlnadel fixiert werden.

Wo Knochen auf Knochen trifft, bilden diese in aller Regel ein Gelenk, das Bewegungen in bestimmte Richtungen erlaubt und für Stabilität sorgt. Unbewegliche Gelenke wie die Schädelnähte werden manchmal auch als Fasergelenke bezeichnet: Dort bestehen die Nahtstellen aus Knorpelgewebe, das mit zunehmendem Alter verknöchert. Bewegliche Gelenke können generell in zwei Klassen eingeteilt werden: in Synovialgelenke und in Knorpelgelenke. Die an den Knochen anhaftenden Bänder stärken und stabilisieren die Gelenke; sie bestehen aus fibrösem Bindegewebe. Gelenke, die eine relativ freie Bewegung erlauben – etwa Ellbogen, Schulter und Knie –, sind von schützenden knorpeligen Gelenkkapseln umgeben, die die mit Gelenkflüssigkeit gefüllten Gelenkhöhlen umschliessen. Die weniger beweglichen Gelenke – z.B. die zwischen den Wirbeln – verfügen nicht über Gelenkflüssigkeit; hier wird die Knochenoberfläche durch die Bandscheiben geschützt.

GELENKE & BÄNDER

Die abgerundeten Gelenkknorren (Condyles) am unteren Ende des Oberschenkelknochens (Femur) ruhen auf keilförmigen Knorpeln, dem medialen und lateralen Meniskus. Diese sind Teil der Kapsel, die dieses Synovialgelenk umgibt.

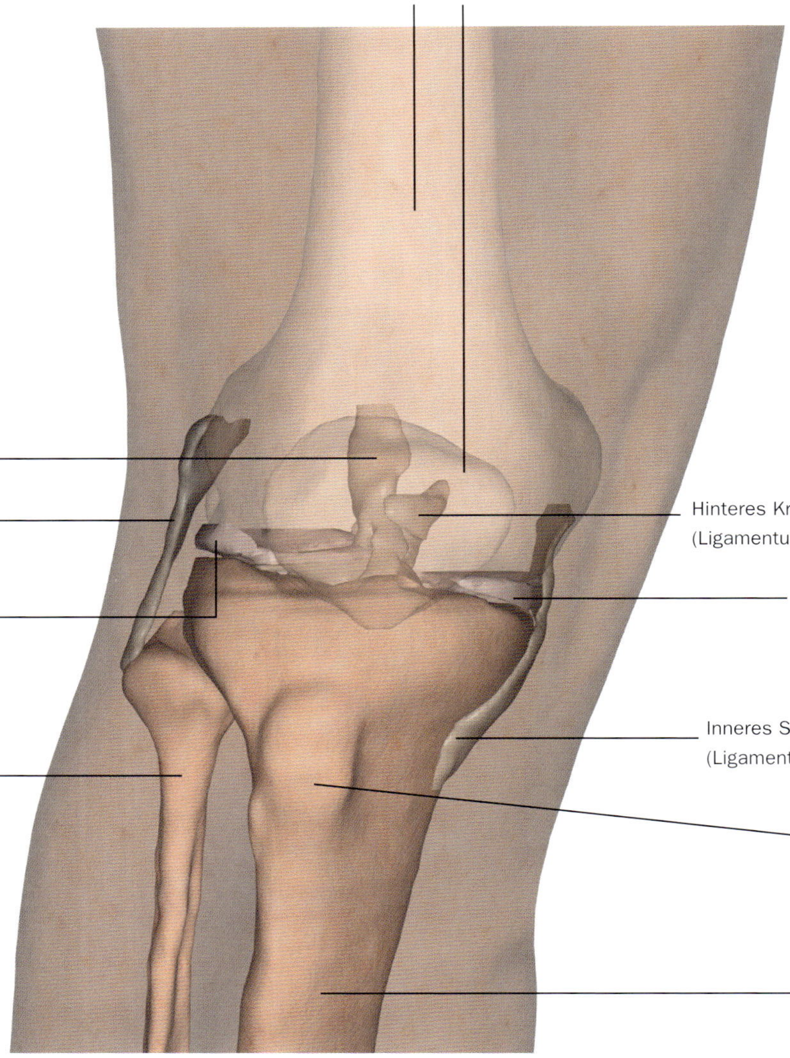

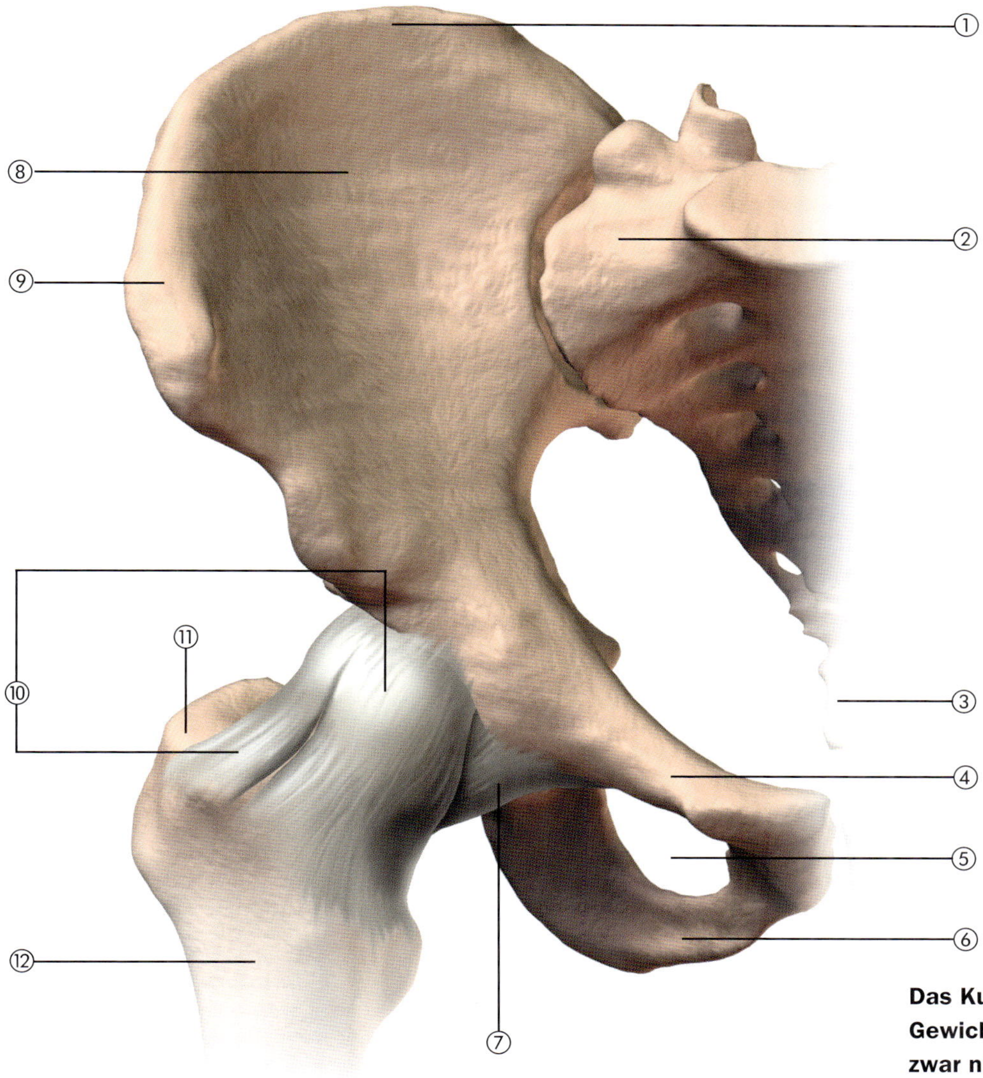

① Darmbeinkamm (Crista iliaca)
② Kreuzbein (Os sacrum)
③ Steißbein (Os coccygis)
④ Schambein (Os pubis)
⑤ Hüftbeinloch (Foramen obturatum)
⑥ Sitzbein (Os ischii)
⑦ Ligamentum pubofemorale
⑧ Darmbein (Os ilium)
⑨ Darmbeinstachel (Spina iliaca anterior superior)
⑩ Darmbeinschenkelband (Ligamentum iliofemorale)
⑪ Großer Rollhügel
⑫ Oberschenkelknochen (Femur)

Das Kugelgelenk der Hüfte trägt das Gewicht des Rumpfs; das Gelenk ist zwar nicht so beweglich wie das Schultergelenk, dafür jedoch stabiler.

Synovialgelenke

Die frei beweglichen Synovialgelenke lassen sich grob in die folgenden Klassen einteilen:

- Kugelgelenk: Das Gelenk erlaubt Bewegungen in viele Richtungen; das abgerundete Ende eines Knochens passt in die ebenfalls abgerundete Vertiefung eines anderen Knochens (z.B. Schulter oder Hüfte).
- Scharniergelenk: Das Gelenk schwingt nur in eine Richtung und besitzt meist sehr starke Bänder (z.B. Ellbogen oder Knie).
- Radgelenk: Das Gelenk funktioniert wie ein Drehlager, z.B. zwischen Atlas und Axis, um eine Vielzahl an Kopfbewegungen zu erlauben. Alle Radgelenke bestehen aus einem mittleren, etwa zylindrischen Knochen, der von einem Bänder- und Knochenring umgeben ist. Jeweils eines dieser Elemente kann sich bewegen: Im Fall von Atlas und Axis bewegt sich der umgebende Ring (des Atlas); im oberen Gelenk zwischen Speiche und Elle dreht sich der mittlere Knochen (die Speiche) innerhalb des Bänder- und Knochenrings.
- Planes Gelenk: Das Gelenk ermöglicht kurze, gleitende Bewegungen, z.B. im Handgelenk oder Knöchel (zwischen den Hand- bzw. den Fußwurzelknochen). Es findet sich zwischen ebenen und nur leicht gekrümmten Oberflächen.
- Ellipsoidalgelenk: Das Gelenk erlaubt Seitwärts- und Vorwärts-Rückwärts-Bewegungen, ist in einer Ebene aber eingeschränkter als in der anderen (z.B. dort, wo Hand- oder Fußgelenk auf den längeren Knochen des Arms bzw. des Beins trifft). Beim Ellipsoidalgelenk weist ein Knochen eine ovale Vertiefung auf und der zugehörige einen ovalen Vorsprung.
- Sattelgelenk: Auch dieses Gelenk erlaubt Bewegungen in zwei Ebenen (z.B. Daumengelenk, an der Basis). Hier besitzen beide Knochen Erhebungen und Vertiefungen.

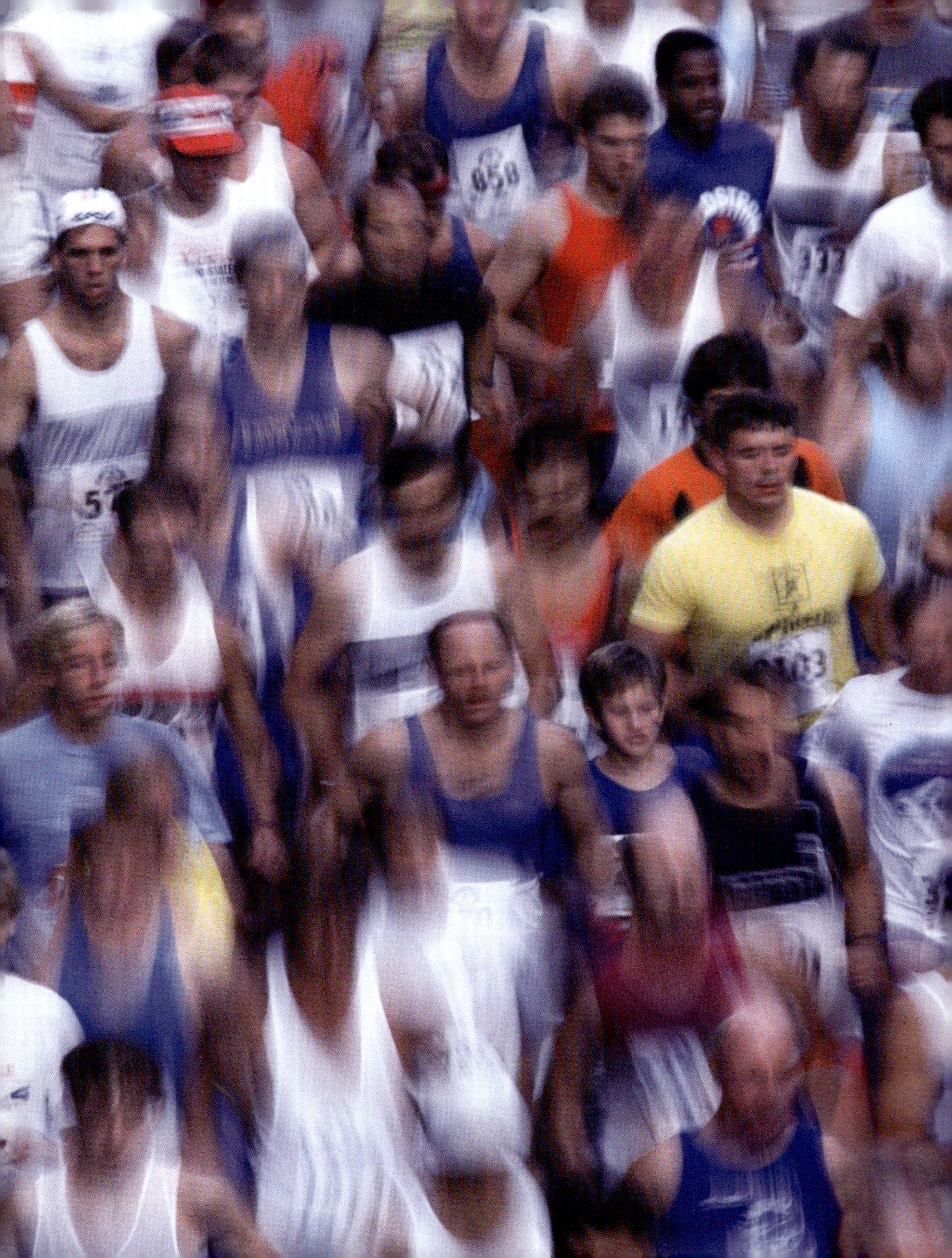

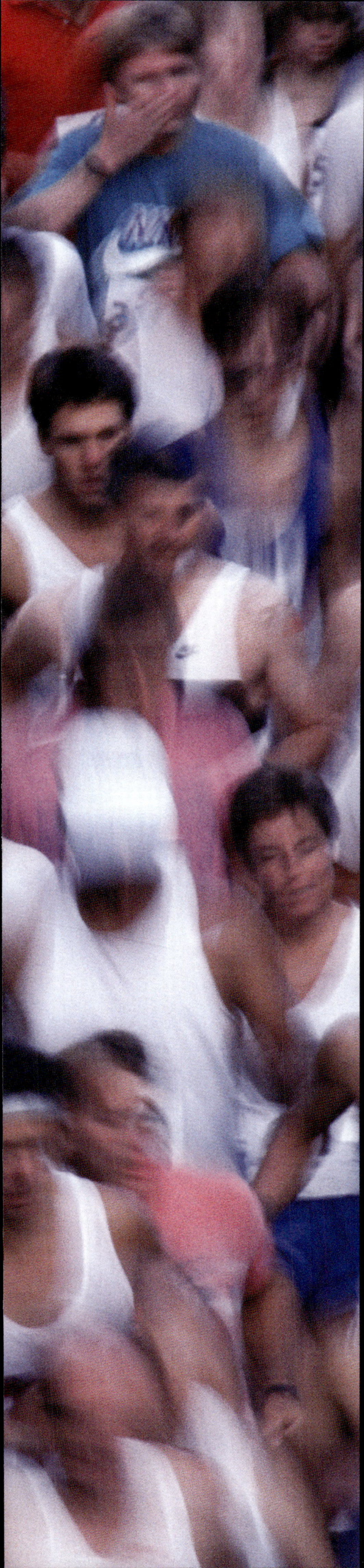

DIE MUSKULATUR

Mehr als die Hälfte des gesamten Körpergewebes besteht aus Muskulatur. Die überwiegende Mehrheit der Muskeln bilden die über 600 Skelettmuskeln, die es ermöglichen, uns in der Welt zu bewegen.

Dank der Muskeln können wir uns bewegen. Dafür sorgen 640 Skelettmuskeln, die mindestens ein Gelenk überqueren und an Knochen befestigt sind. Sie machen etwa 40 Prozent des Gesamtgewichts aus und verleihen dem Körper – zusammen mit den Knochen und der Haut – seine Gestalt.

ÜBERBLICK

Oberflächliche Schicht der Muskulatur, Ansicht von ventral. Die Haut und das Unterhautfettgewebe sind entfernt, sodass die großen oberflächlichen Skelettmuskeln zum Vorschein kommen, darunter auch die mimische Muskulatur, die Armbeuger im Ellbogen und die Beinstrecker im Knie.

Muskelgewebe verbraucht Energie für die Kontraktion, d.h., es wird kürzer und entfaltet dabei die Kraft, die Zug auf Knochen ausübt und eine Vielzahl von Bewegungen hervorruft. Muskeln halten auch den Körper aufrecht und sichern Gelenke. Die bei der Muskelkontraktion freigesetzte Wärme hält den Körper warm.

Ursprung und Ansatz

Kennzeichnend für Skelettmuskeln ist, dass sie an zwei oder mehr Stellen durch Bindegewebsstränge, die Sehnen, an Knochen befestigt sind. Wenn sich ein Muskel zusammenzieht, bleibt der eine Knochen an seinem Platz, der andere bewegt sich. Die Anheftungsstelle am unbewegten Knochen heißt Ursprung (Origo), die am bewegten Knochen Ansatz (Insertio). Der Körper bewegt sich, wenn sich Muskeln über Gelenke hinweg zusammenziehen, und zwar vom Ansatz in Richtung Ursprung.

Bewegungsumfang

Welche Bewegungen ein Muskel ermöglicht, hängt von seiner Lage ab, aber auch von den übrigen Muskeln, mit denen er zusammenwirkt, sowie von der Art, zu der das von ihm überquerte echte Gelenk (siehe S. 56 f.) gehört. Die wichtigsten Bewegungsarten sind nachstehend aufgelistet. Bei vielen Muskeln weist seine Bezeichnung – z.B. Flexor oder Extensor – bereits auf die Hauptbewegungsart hin.

Flexion: Verkleinert den Gelenkwinkel durch Annäherung der Knochen aneinander. Beispiel: Beugung des Arms.

Extension: Gegenbewegung zur Flexion; vergrößert den Gelenkwinkel. Beispiel: Ausstrecken des Arms.

Abduktion: Bewegung eines Knochens von der Mittellinie des Körpers weg. Beispiel: Heben des Arms nach außen.

Adduktion: Gegenbewegung zur Abduktion; Heranführung eines Glieds an die Mittellinie. Beispiel: Abwärtsbewegung des Arms zur Mittelinie des Körpers.

Elevation: Heben, z.B. der Augenbraue oder der Schulterblätter beim Achselzucken.

Depression: Senkung, Abwärtsdrücken; Gegenbewegung zur Hebung.

Supination: Auswärtsdrehung, z.B. der Hand; dabei wird die Speiche um die Elle bewegt, um die Handfläche nach außen zu wenden.

Pronation: Einwärtsdrehung; Gegenbewegung zur Supination. Beispiel: Einwärtsdrehung der Hand.

Rotation: Drehung eines Glieds um seine Längsachse.

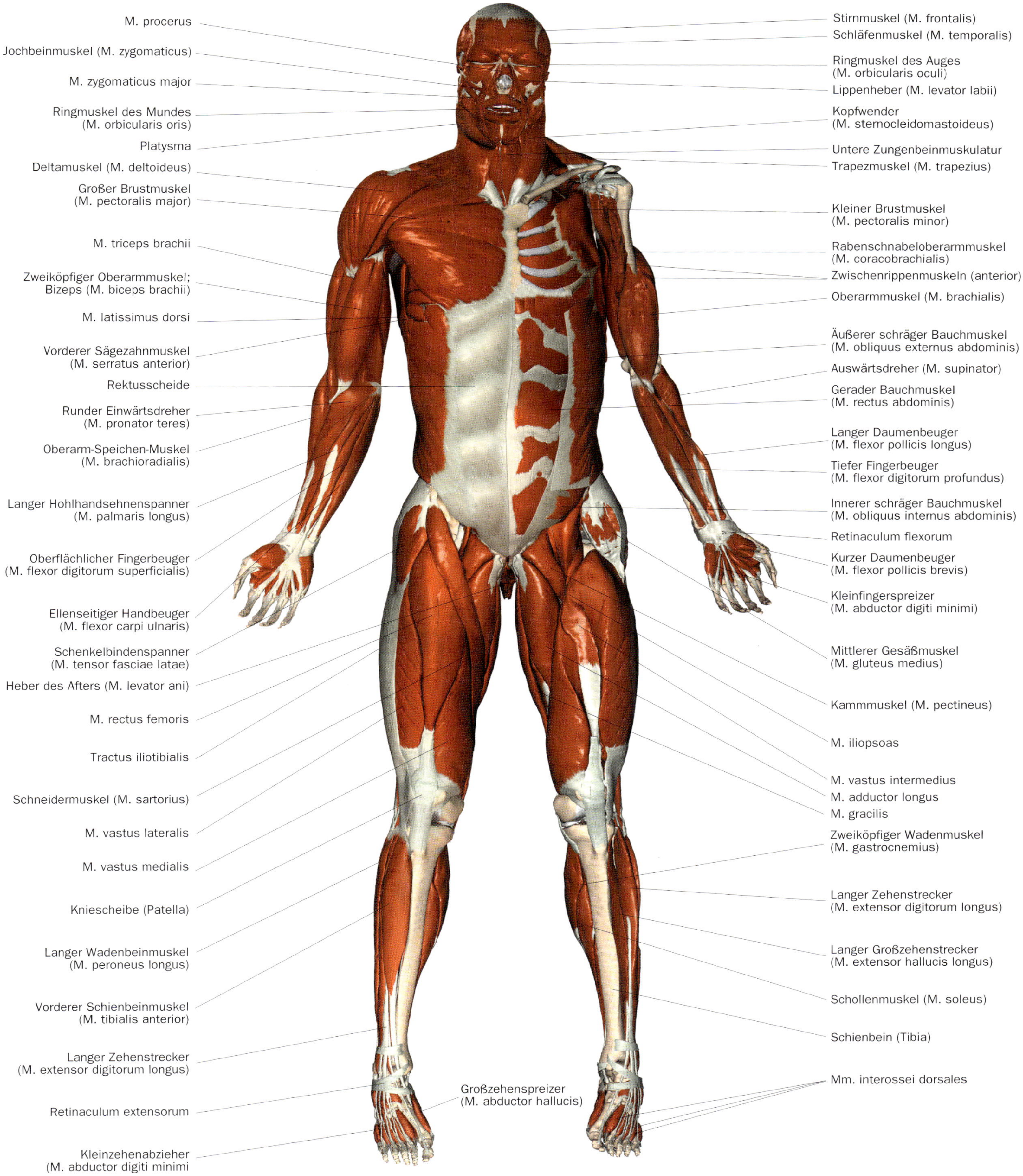
M. procerus
Jochbeinmuskel (M. zygomaticus)
M. zygomaticus major
Ringmuskel des Mundes (M. orbicularis oris)
Platysma
Deltamuskel (M. deltoideus)
Großer Brustmuskel (M. pectoralis major)
M. triceps brachii
Zweiköpfiger Oberarmmuskel; Bizeps (M. biceps brachii)
M. latissimus dorsi
Vorderer Sägezahnmuskel (M. serratus anterior)
Rektusscheide
Runder Einwärtsdreher (M. pronator teres)
Oberarm-Speichen-Muskel (M. brachioradialis)
Langer Hohlhandsehnenspanner (M. palmaris longus)
Oberflächlicher Fingerbeuger (M. flexor digitorum superficialis)
Ellenseitiger Handbeuger (M. flexor carpi ulnaris)
Schenkelbindenspanner (M. tensor fasciae latae)
Heber des Afters (M. levator ani)
M. rectus femoris
Tractus iliotibialis
Schneidermuskel (M. sartorius)
M. vastus lateralis
M. vastus medialis
Kniescheibe (Patella)
Langer Wadenbeinmuskel (M. peroneus longus)
Vorderer Schienbeinmuskel (M. tibialis anterior)
Langer Zehenstrecker (M. extensor digitorum longus)
Retinaculum extensorum
Kleinzehenabzieher (M. abductor digiti minimi
Großzehenspreizer (M. abductor hallucis)
Stirnmuskel (M. frontalis)
Schläfenmuskel (M. temporalis)
Ringmuskel des Auges (M. orbicularis oculi)
Lippenheber (M. levator labii)
Kopfwender (M. sternocleidomastoideus)
Untere Zungenbeinmuskulatur
Trapezmuskel (M. trapezius)
Kleiner Brustmuskel (M. pectoralis minor)
Rabenschnabeloberarmmuskel (M. coracobrachialis)
Zwischenrippenmuskeln (anterior)
Oberarmmuskel (M. brachialis)
Äußerer schräger Bauchmuskel (M. obliquus externus abdominis)
Auswärtsdreher (M. supinator)
Gerader Bauchmuskel (M. rectus abdominis)
Langer Daumenbeuger (M. flexor pollicis longus)
Tiefer Fingerbeuger (M. flexor digitorum profundus)
Innerer schräger Bauchmuskel (M. obliquus internus abdominis)
Retinaculum flexorum
Kurzer Daumenbeuger (M. flexor pollicis brevis)
Kleinfingerspreizer (M. abductor digiti minimi)
Mittlerer Gesäßmuskel (M. gluteus medius)
Kammmuskel (M. pectineus)
M. iliopsoas
M. vastus intermedius
M. adductor longus
M. gracilis
Zweiköpfiger Wadenmuskel (M. gastrocnemius)
Langer Zehenstrecker (M. extensor digitorum longus)
Langer Großzehenstrecker (M. extensor hallucis longus)
Schollenmuskel (M. soleus)
Schienbein (Tibia)
Mm. interossei dorsales

Auf den ersten Blick erscheinen die lateinischen oder griechischen Namen der Skelettmuskeln unverständlich. Doch bei näherem Hinsehen kann man darin eines oder mehrere der nachstehenden Form-, Lage- oder Funktionskriterien entdecken.

Oberflächliche Muskulatur, Ansicht von dorsal. Die Abbildung zeigt die Haltemuskeln von Kopf und Nacken, die Strecker (Extensoren) des Arms im Ellbogen und die Flexoren (Beuger) des Beins im Kniegelenk. Die Sehnen, die diese Muskeln an die Knochen anheften, sind deutlich zu sehen, beispielsweise die Achillessehne, die größte Sehne im menschlichen Körper überhaupt.

ÜBERBLICK

Form: Geometrische Formen, z.B. beim dreieckigen Deltamuskel (M. deltoideus), dem Trapezmuskel (M. trapezius) und dem Rautenmuskel (M. rhomboideus).

Lage: Hinweis auf die Region oder den Knochen, zu der bzw. zu dem der Muskel gehört. Die Zwischenrippenmuskeln (Mm. intercostales; lat. costa = Rippe) verlaufen zwischen den Rippen; der Stirnmuskel (M. frontalis) liegt auf dem Stirnbein (Os frontale) auf.

Zahl der Köpfe: Manche Muskeln haben mehr als einen Ursprung oder Kopf (-ceps kommt von lat. caput = Kopf). Der Bizeps und der Trizeps des Oberarms (M. biceps und triceps brachii) besitzen zwei bzw. drei Köpfe, der M. quadriceps femoris hat sogar vier.

Faserrichtung in Bezug auf die Mittellinie des Körpers: Bei einem als M. rectus (gerade) bezeichneten Muskel verläuft die Faser parallel zur Mittellinie, etwa beim M. rectus femoris (dem geraden Oberschenkelmuskel); mit transversus bezeichnet man Muskeln mit einem Faserverlauf im rechten Winkel zur Mittellinie, z.B. beim M. transversus abdominis (querer Bauchmuskel); obliquus weist auf einen Faserverlauf schräg zur Mittellinie hin, z.B. beim M. obliquus externus abdominis, dem äußeren schrägen Bauchmuskel.

Relative Größe: »Maximus« heißt größter und »minimus« kleinster, wie beim großen und kleinen Gesäßmuskel (M. gluteus maximus und minimus); »longus« heißt langer und »brevis« kurzer Muskel, z.B. M. peroneus longus und brevis, Unterschenkelmuskeln, die den Fuß bewegen.

Ursprung und Ansatz: Der Kopfwender, M. sternocleidomastoideus, entspringt zweiköpfig am Brustbein (lat. sternum; daher sterno-) und dem Schlüsselbein (Clavicula, von lat. clavis bzw. griech. kleis = Schlüssel; daher cleido-) und setzt am Warzenfortsatz (lat. processus mastoideus) des Schläfenbeins an.

Bewegungsart: Als Flexor (Beuger) wird ein Muskel bezeichnet, wenn er im Gelenk eine Beugung bewirkt. Weitere solche Bezeichnungen sind: Extensor (Strecker), Abductor (Abspreizer), Adductor (Anzieher), Levator (Heber), Depressor (Senker), Tensor (Spanner), Supinator (Auswärtsdreher), Pronator (Einwärtsdreher).

Kombinierte Namen: Der M. extensor carpi radialis longus ist ein Strecker (Extensor) des Handgelenks (lat. carpi), der längs der Speiche (lat. radius; daher radialis) des Unterarms verläuft und länger ist als andere Handstrecker.

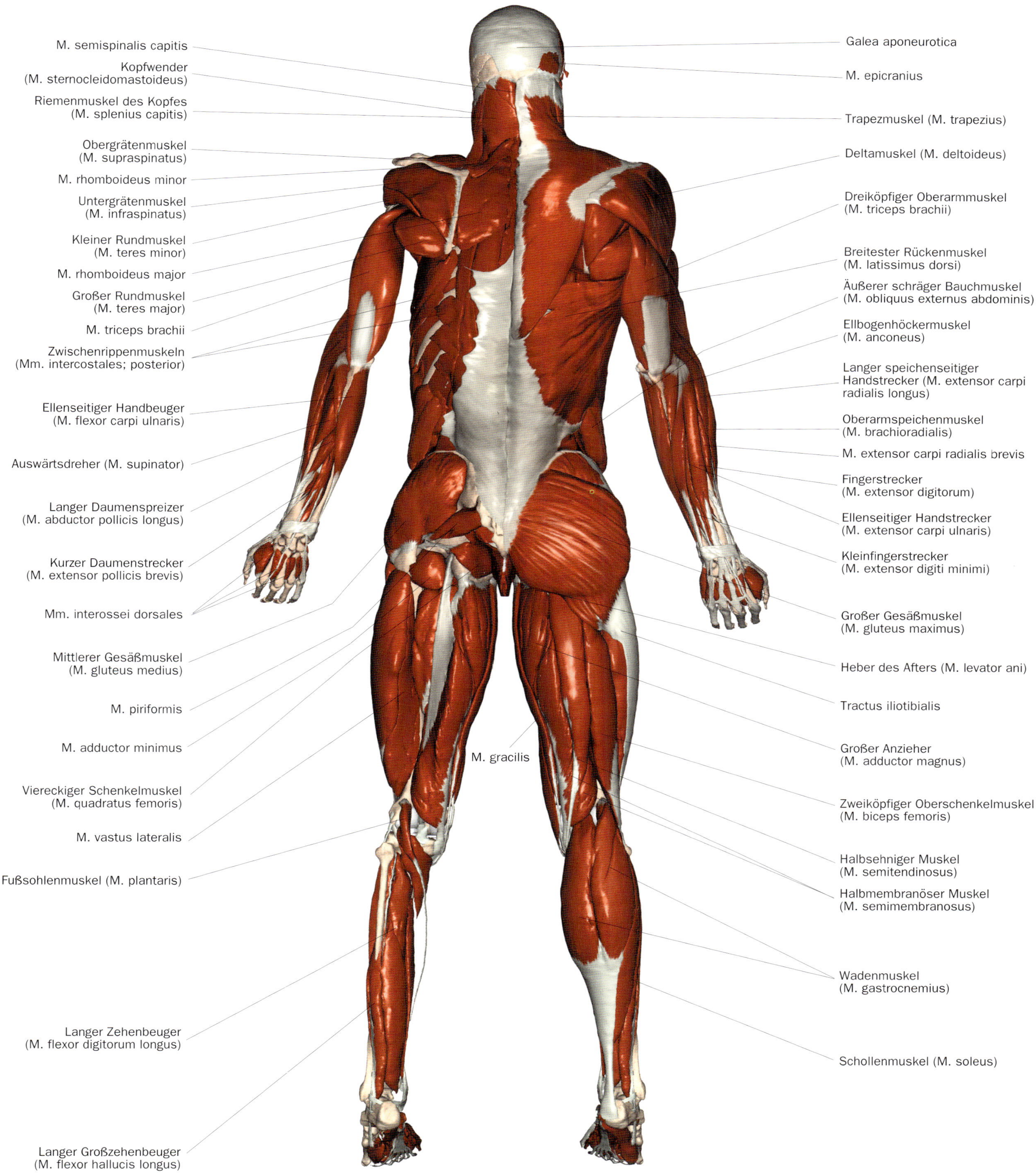
M. semispinalis capitis
Kopfwender (M. sternocleidomastoideus)
Riemenmuskel des Kopfes (M. splenius capitis)
Obergrätenmuskel (M. supraspinatus)
M. rhomboideus minor
Untergrätenmuskel (M. infraspinatus)
Kleiner Rundmuskel (M. teres minor)
M. rhomboideus major
Großer Rundmuskel (M. teres major)
M. triceps brachii
Zwischenrippenmuskeln (Mm. intercostales; posterior)
Ellenseitiger Handbeuger (M. flexor carpi ulnaris)
Auswärtsdreher (M. supinator)
Langer Daumenspreizer (M. abductor pollicis longus)
Kurzer Daumenstrecker (M. extensor pollicis brevis)
Mm. interossei dorsales
Mittlerer Gesäßmuskel (M. gluteus medius)
M. piriformis
M. adductor minimus
Viereckiger Schenkelmuskel (M. quadratus femoris)
M. vastus lateralis
Fußsohlenmuskel (M. plantaris)
Langer Zehenbeuger (M. flexor digitorum longus)
Langer Großzehenbeuger (M. flexor hallucis longus)
M. gracilis
Galea aponeurotica
M. epicranius
Trapezmuskel (M. trapezius)
Deltamuskel (M. deltoideus)
Dreiköpfiger Oberarmmuskel (M. triceps brachii)
Breitester Rückenmuskel (M. latissimus dorsi)
Äußerer schräger Bauchmuskel (M. obliquus externus abdominis)
Ellbogenhöckermuskel (M. anconeus)
Langer speichenseitiger Handstrecker (M. extensor carpi radialis longus)
Oberarmspeichenmuskel (M. brachioradialis)
M. extensor carpi radialis brevis
Fingerstrecker (M. extensor digitorum)
Ellenseitiger Handstrecker (M. extensor carpi ulnaris)
Kleinfingerstrecker (M. extensor digiti minimi)
Großer Gesäßmuskel (M. gluteus maximus)
Heber des Afters (M. levator ani)
Tractus iliotibialis
Großer Anzieher (M. adductor magnus)
Zweiköpfiger Oberschenkelmuskel (M. biceps femoris)
Halbsehniger Muskel (M. semitendinosus)
Halbmembranöser Muskel (M. semimembranosus)
Wadenmuskel (M. gastrocnemius)
Schollenmuskel (M. soleus)

Neben der bislang beschriebenen Skelettmuskulatur gibt es noch zwei weitere Muskelarten im Körper: die glatte Muskulatur und die Herzmuskulatur. Trotz ihrer verschiedenen Lage und Funktion weisen alle drei Muskelarten Gemeinsamkeiten auf. Alle bestehen aus länglichen Zellen, den Muskelfasern, die erregbar sind – auf den Reiz durch einen Nervenimpuls oder ein Hormon reagieren – und sich zusammenziehen können. Muskelfasern enthalten zwei Arten von filamentären Proteinen: Aktin und Myosin. Beide gemeinsam bewirken, dass der Muskel sich bei einem Reiz verkürzt. Muskelfasern können sich aber auch strecken.

MUSKELARTEN

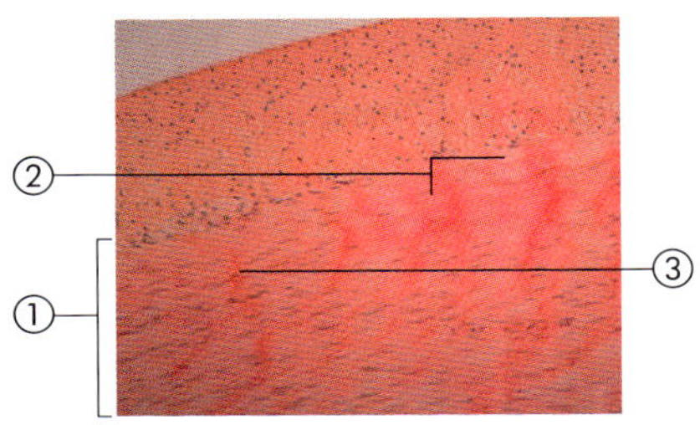

① Lage glatter Muskulatur
② Glatte Muskelfaser
③ Kern (Nucleus) der glatten Muskelfaser

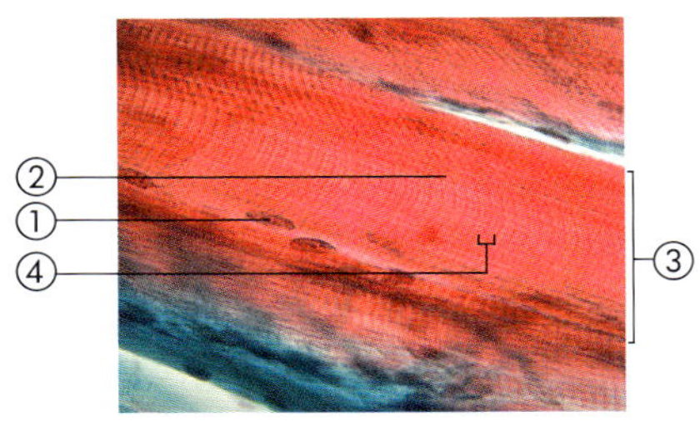

① Nucleus
② Streifenmuster
③ Skelettmuskelfaser
④ Sarkomer

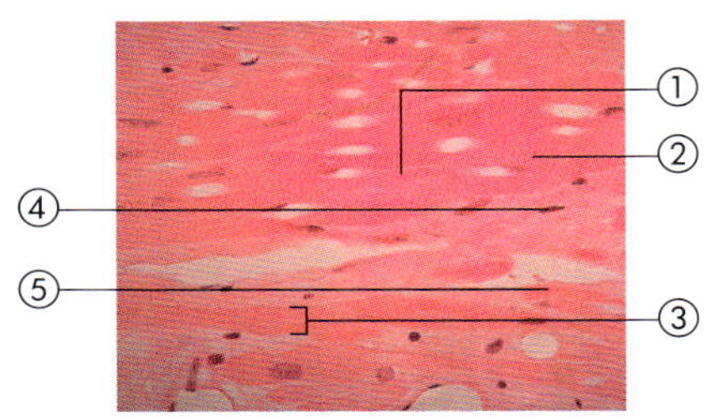

① Streifenmuster
② Schnittstelle
③ Herzmuskelfaser
④ Nucleus
⑤ Verästelung der Herzmuskelfaser

Glatte Muskulatur (oben): Die Muskelfasern bestehen aus kurzen, leicht abgerundeten Filamenten, die Muskelgeflechte bilden.
Skelettmuskulatur (Mitte): Zylindrische Filamente bündeln sich zu langen Fasern; die gleichmäßige Anordnung der kleinsten kontraktilen Einheiten, der Sarkomere, erweckt den Anschein einer Streifenstruktur.
Herzmuskulatur (unten): Herzmuskelfasern überkreuzen einander; diese Schnittstellen helfen bei der Übertragung elektrischer Impulse.

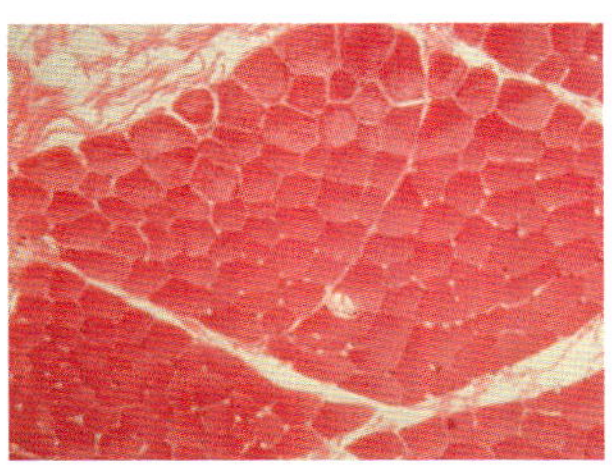

Elektronenmikrografisches Schnittbild eines Skelettmuskels

Skelettmuskulatur

Skelettmuskelfasern sind die längsten Muskelfasern und wirken durch die Anordnung der Filamente gestreift. Zudem unterliegen sie der bewussten – willkürlichen – Kontrolle. Skelettmuskelfasern kontrahieren schnell und heftig, ermüden aber auch rasch. Sie bündeln sich zu Faszikeln, die von einer bindegewebigen Struktur namens Perimysium umgeben sind. Der gesamte Muskel ist in weiteres Bindegewebe, das Epimysium, eingebettet.

Glatte Muskulatur

Glatte Muskulatur findet sich an den Wänden von Hohlorganen wie dem Dünndarm, der Harnblase und Blutgefäßen. Glatte Muskelfasern sind kurz, mit spitz zulaufenden Enden; sie wirken nicht gestreift und sind typischerweise in Lagen angeordnet. Die Kontraktion glatter Muskulatur geschieht unwillkürlich, unterliegt also nicht dem Willen, und wird vom

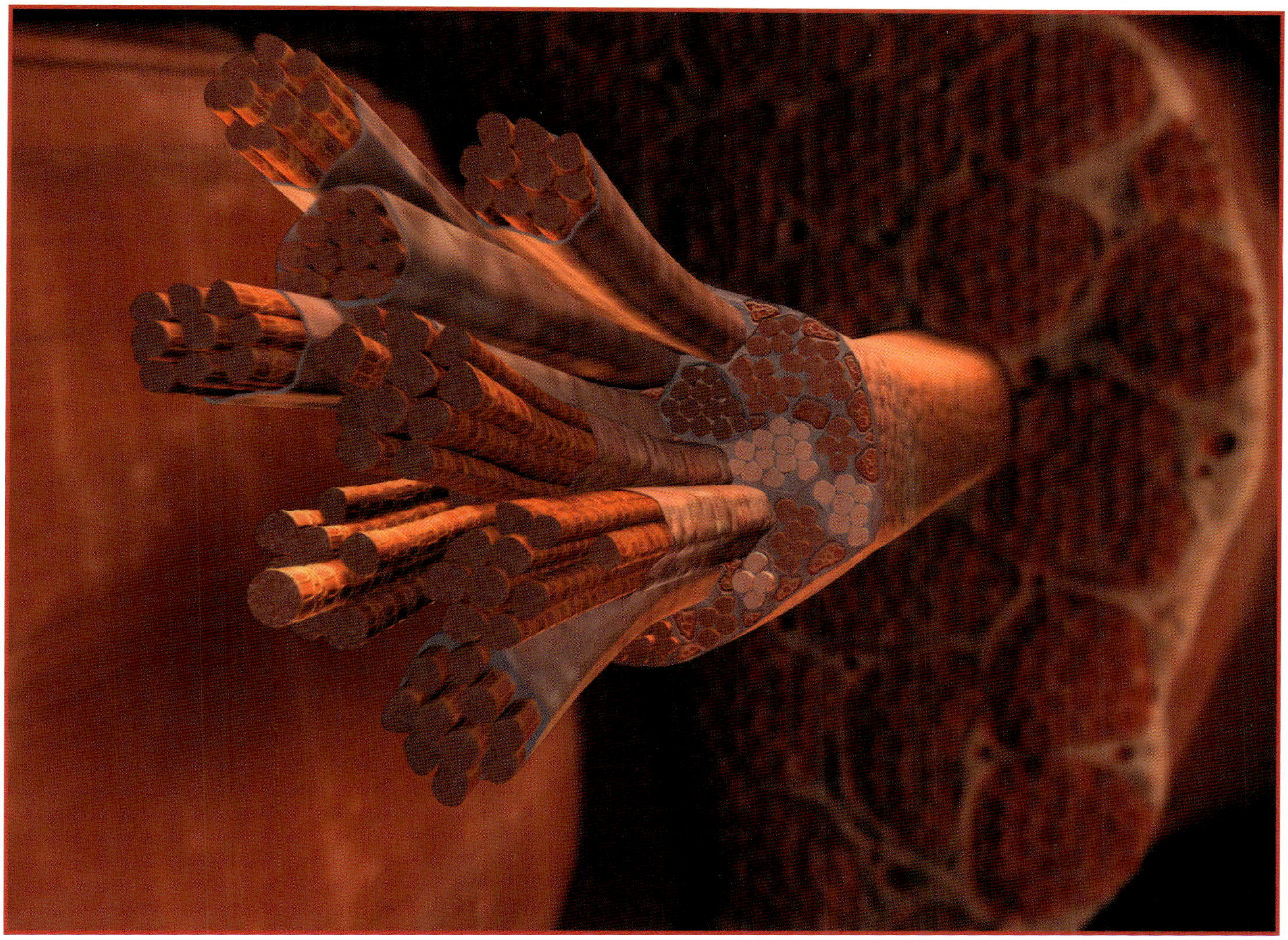

Skelettmuskeln bestehen aus Bündeln von Muskelfasern. Der Muskel ist von einer schützenden Hülle, dem Epimysium, umgeben. Die Muskelfasern selbst bestehen aus Muskel- oder Myofibrillen und diese wiederum aus Sarkomeren; die einzelnen Muskelfaserbündel sind vom bindegewebigen Perimysium umgeben. Die Funktion des Skelettmuskels beruht auf dem Prinzip der Kontraktion: Ist er entspannt, bewirkt ein anderer, kontrahierter Muskel die Bewegung in die Gegenrichtung.

vegetativen Nervensystem (siehe S. 92 f.) gesteuert. Normalerweise sind wir uns der langsamen Kontraktionen der glatten Muskulatur nicht bewusst; zu diesen Vorgängen gehören z.B. die Passage der Nahrung durch den Verdauungstrakt und das Befördern des Harns aus der Blase.

Herzmuskulatur

Die Fasern der Herzmuskulatur wirken durch ihre Anordnung ebenfalls gestreift und verzweigen sich. Sie kontrahieren und entspannen sich automatisch, ohne externen Reiz; sie ermüden nicht, da es ihre lebenslange Aufgabe ist, die Herzwand in Bewegung zu halten, damit das Blut durch den Körper gepumpt wird. Verlangsamt oder beschleunigt wird der Herzmuskelrhythmus je nach körperlichen Erfordernissen durch das vegetative Nervensystem. Die meisten Menschen können die Herzfrequenz nicht willentlich beeinflussen.

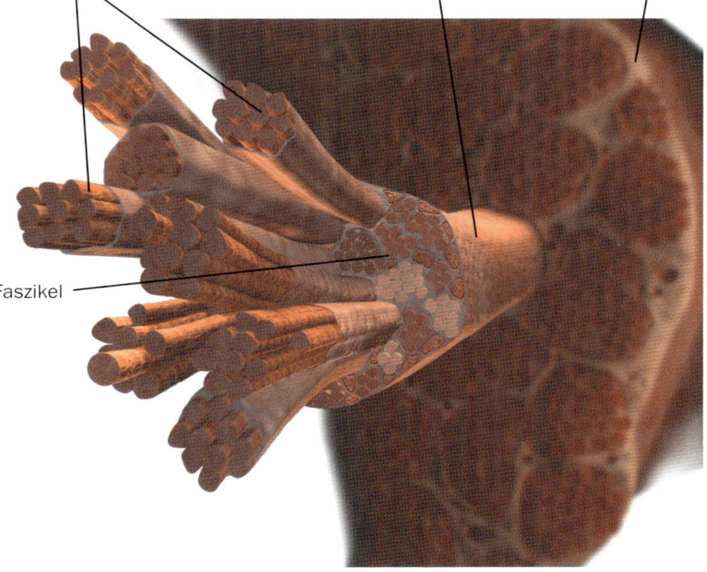

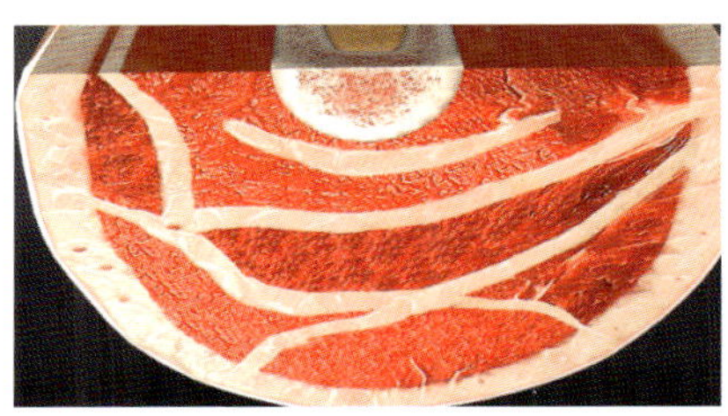

Der Querschnitt durch einen Skelettmuskel zeigt die Fettschichten in den Muskelfasern.

SKELETTMUSKEL-FUNKTION

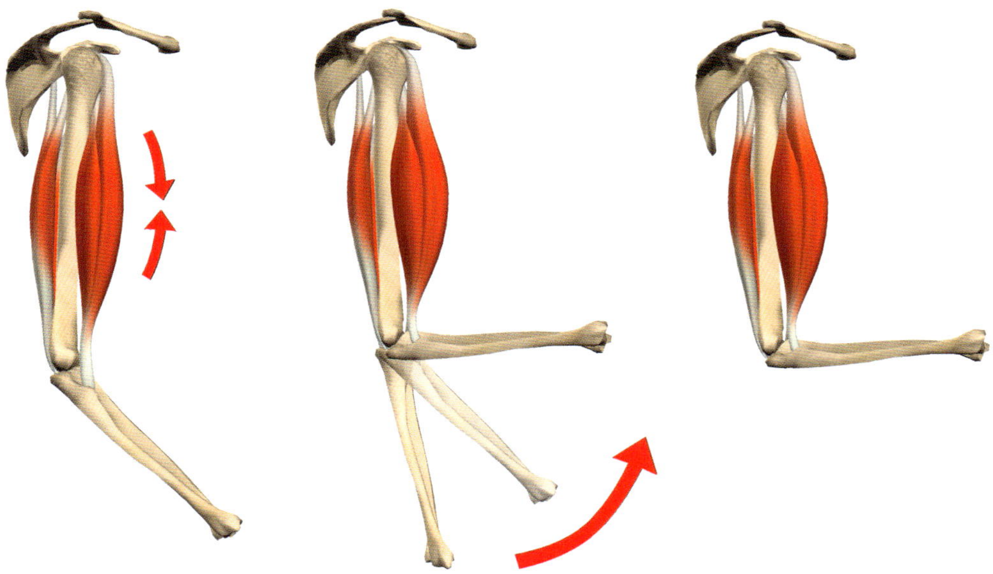

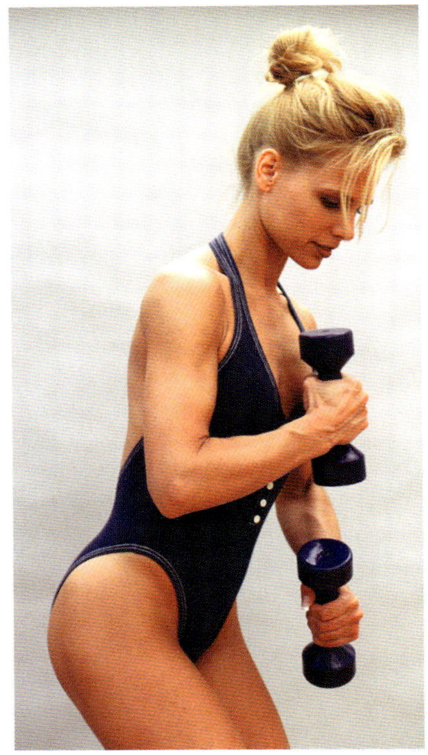

Kontraktion des zweiköpfigen Oberarmmuskels, des Bizeps (M. biceps brachii), zum Anheben des Unterarms und der Faust. Bei dieser Beugung (Flexion) verringert sich der Winkel zwischen Oberarm und Unterarm.

Häufig arbeiten Skelettmuskeln mithilfe der Hebelwirkung, d.h., sie bewirken, dass ein Knochen sich um einen festen Angelpunkt dreht. Die Kraft dafür stellt der Muskel zur Verfügung, der über den Knochen agiert; dabei muss eine andere Kraft überwunden werden, etwa das Gewicht eines Arms oder Beins oder eines externen Gegenstands. In der Physik gibt es drei Arten von Hebeln: Bei der ersten befindet sich der Angelpunkt zwischen Kraft und Last, wie bei einer Wippe; bei der zweiten befindet sich die Last zwischen Angelpunkt und Kraft, wie bei einer Schubkarre; und bei der dritten wirkt die Kraft auf einen Punkt zwischen Angelpunkt und Last, wie bei einer Zugbrücke. In diese letzte Kategorie fällt die Mehrheit der mit Hebelwirkung arbeitenden Muskeln: Sie ziehen an der Längsseite an einem Knochen und schwenken ihn um einen Angelpunkt – in obigem Fall um das Ellbogengelenk –, um eine Last zu bewegen, die Hand und den Unterarm.

In Bezug auf eine spezifische Bewegung wird der Muskel, der sie verursacht, Agonist genannt. Doch da Muskeln nur in eine Richtung arbeiten, bedarf es in der Regel eines weiteren Muskels, um eine Bewegung in die Gegenrichtung auszuführen, etwa einen Arm, einen Finger oder den Hals wieder in die Ausgangsposition zurückzuführen. Dieser Muskel wird Antagonist genannt; beide Muskeln zusammen heißen Synergisten. Die Muskeln, die einen Knochen oder ein Gelenk stabilisieren, damit er bzw. es zu einem mehr oder weniger festen Angelpunkt wird, nennt man Haltemuskeln. Ein besonders komplexes Beispiel dafür, wie Muskeln zusammenarbeiten können, ist das Schulterblatt bei der Schulter-Arm-Bewegung: Einige halten es als Angelpunkt an Ort und Stelle, andere heben oder senken den Arm. Gleichzeitig stabilisieren wieder andere Muskeln als Haltemuskeln das Schultergelenk.

Manchmal bewegt sich aber auch gar nichts, dann arbeitet ein Muskel gegen einen anderen oder gegen eine externe Kraft, und die Kräfte gleichen sich aus. Ein Muskel arbeitet also nicht nur, wenn er sich zusammenzieht. Dies nennt man im Unterschied zur »isotonischen Kontraktion«, bei der sich die Muskelfasern verkürzen, »isometrische Kontraktion«.

Der Vorteil des Sportlers

Man unterscheidet Muskelfasern auch nach ihrer Kontraktionsgeschwindigkeit. Schnell kontrahierende FT-(fast twitching)Fasern stellen rasch viel Energie bereit, langsam kontrahierende ST-(slow twitching)Fasern sorgen für Ausdauer. Mittlerweile weiß man, dass sich die Anzahl der FT-Fasern im Muskel durch ein spezielles Training erhöhen lässt. Bei einem gesunden Erwachsenen machen FT-Fasern rund 50 Prozent der Muskelfasern aus, bei einem Weltklassesprinter mehr als 80 Prozent.

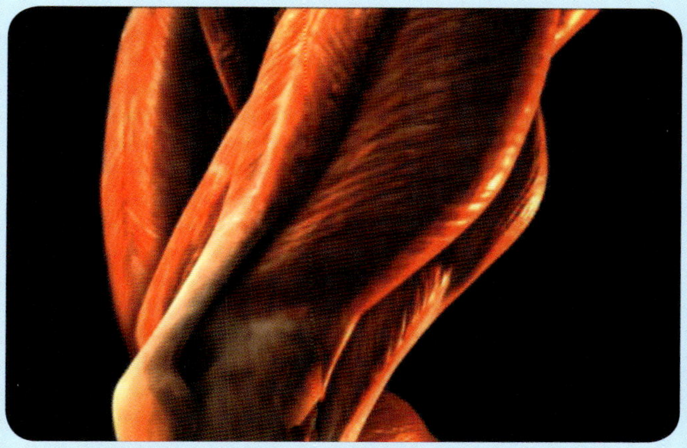

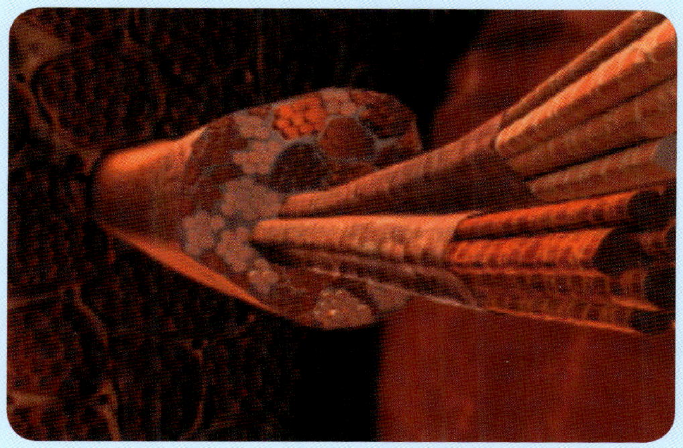

Die helleren Muskelfasern sind FT-Fasern.

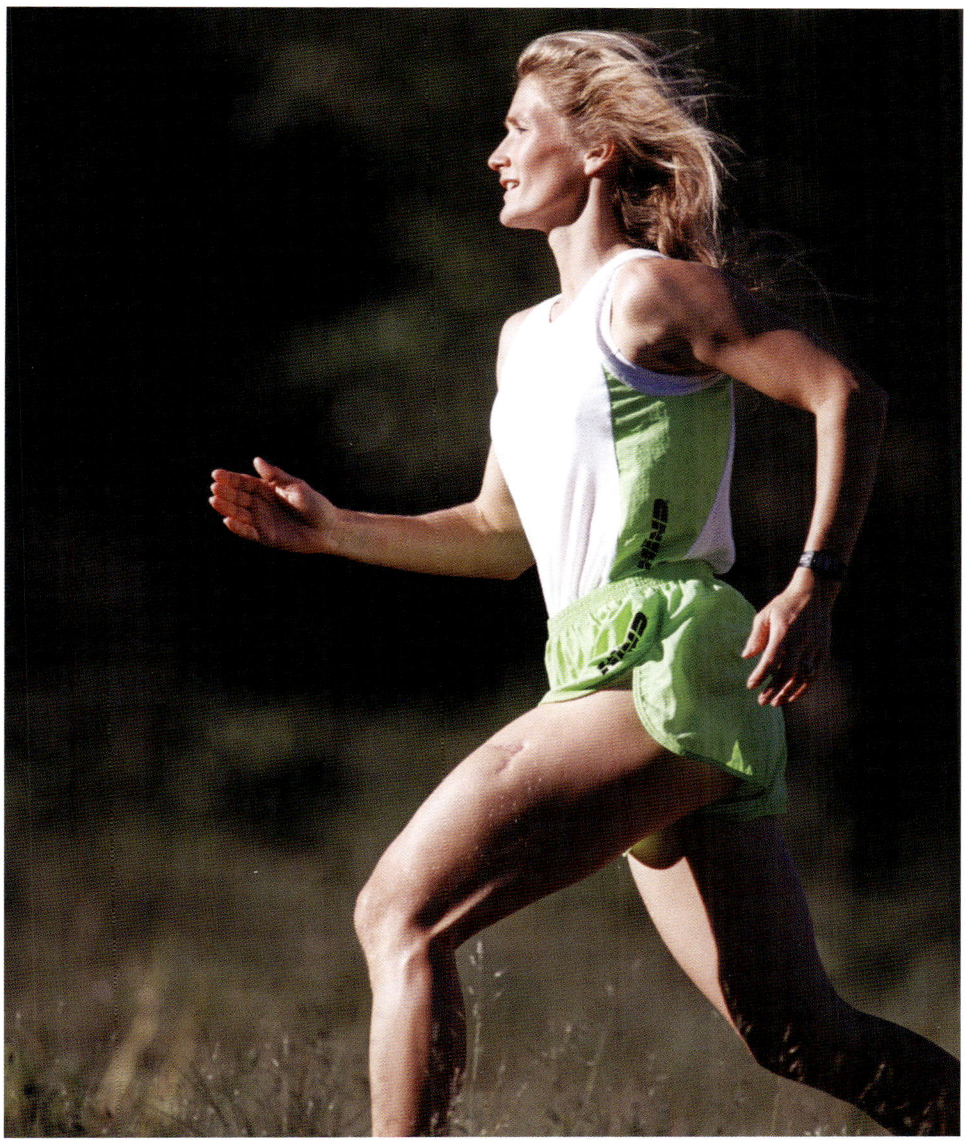

Am Kopf und Hals sorgen über 30 kleine Gesichtsmuskeln für Hautverschiebungen im Gesicht und ermöglichen dadurch nonverbale Kommunikation, durch die vielfältige Gefühle von Freude bis Zorn zum Ausdruck gebracht werden können (mimische Muskulatur). Grössere Muskeln bewegen und halten den Kopf; ausserdem schliessen sie den Unterkiefer beim Sprechen und Essen.

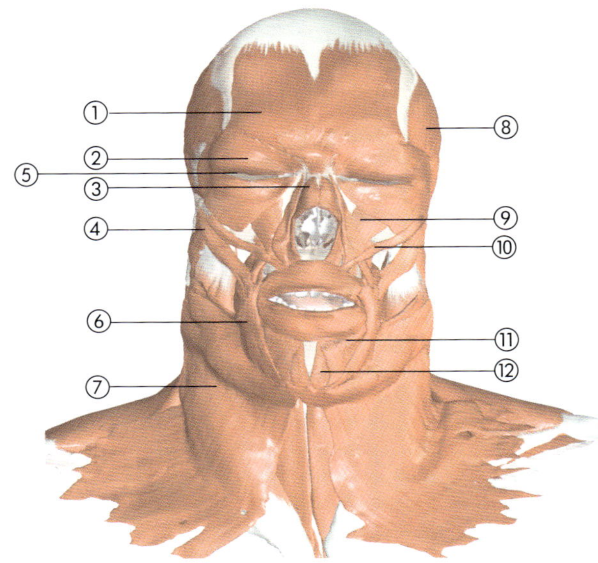

KOPF & HALS

Zu den Gesichtsmuskeln zählen der Stirnmuskel (M. frontalis), der die Kopfhaut nach vorn zieht und das Stirnrunzeln und Heben der Augenbrauen bewirkt; der Augenschließmuskel (M. orbicularis oculi), der die Augenhöhle ringförmig umschließt; der Oberlippenheber (M. levator labii superioris), der auch die Nasenflügel als Ausdruck von Abscheu bläht; der Schließmuskel des Mundes (M. orbicularis oris), der die Lippen schließt; der Mundwinkelsenker (M. depressor anguli oris); der Unterlippensenker (M. depressor labii inferioris), der zudem die Lippe nach außen stülpt; und das Platysma, eine Halsmuskelplatte, die seitlich vom Kinn zum Hals verläuft und die seitlichen Mundpartien nach unten zieht.

Muskelformen

Alle Skelettmuskeln haben einige Grundzüge gemeinsam: Ihr Mittelteil, der Bauch, wird durch die beiden Enden an Knochen oder anderes Gewebe angeheftet. Form, Kraft und Beweglichkeit der einzelnen Muskeln hängen von der Anordnung ihrer Faserbündel ab.

Parallelfaserige Muskeln: Faserbündel verlaufen parallel zur Muskellängsachse. Sie können spindelförmig, dickbäuchig (z.B. M. biceps brachii, der zweibäuchige Oberarmmuskel) oder bandförmig (z.B. M. sartorius, der Schneidermuskel am Oberschenkel) sein.

Gefiederte Muskeln: Faserbündel setzen schräg an einer Sehne an, die mitten durch den Muskel verläuft. Man unterscheidet einfach gefiedert (lat. unipennatus, alle Faserbündel sind an derselben Seite der Sehne befestigt, z.B. M. extensor digitorum longus, der lange Zehenstrecker des Unterschenkels), doppelt gefiedert (bipennatus, die Faserbündel setzen wie bei einer Feder zu beiden Seiten der Mittelsehne an, z.B. M. rectus femoris, der gerade Oberschenkelmuskel) und mehrfach gefiedert (mit vielen zweifach gefiederten Einzelteilen, z.B. M. deltoideus, der Deltamuskel der Schulter).

Ringmuskeln: Konzentrische Reihen von Muskelbündeln bilden einen Schließmuskel (Sphinkter), der die Öffnungen der Körperoberfläche schließt (z.B. M. orbicularis oculi, der Ringmuskel des Auges).

Diese Muskeln üben Zugkräfte auf die Gesichtshaut aus und verschieben sie; die Folge sind Veränderungen des Gesichtsausdrucks (Mimik).

① Stirnmuskel (M. frontalis)
② Ringmuskel des Auges (M. orbicularis oculi)
③ Nasenmuskel (M. nasalis)
④ Großer Jochbeinmuskel (M. zygomaticus major)
⑤ Ringmuskel des Auges (M. orbicularis oculi)
⑥ Mundwinkelsenker (M. depressor anguli oris)
⑦ Platysma
⑧ Schläfenmuskel (M. temporalis)
⑨ Oberlippenheber (M. levator labii superioris)
⑩ Kleiner Jochbeinmuskel (M. zygomaticus minor)
⑪ Unterlippensenker (M. depressor labii inferioris)
⑫ Kinnmuskel (M. mentalis)

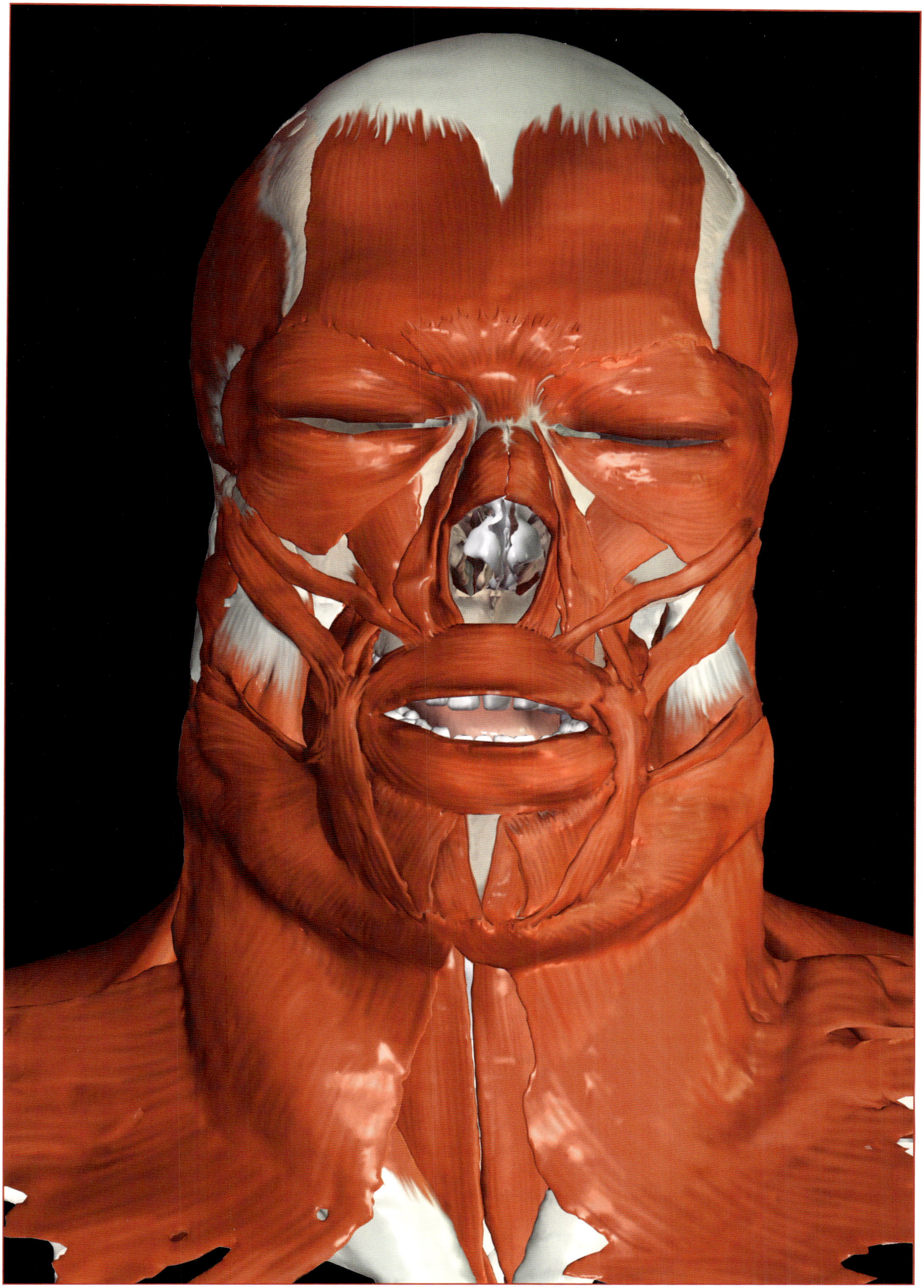

KOPF & HALS

Breite, kräftige Kaumuskeln bewegen den Unterkiefer beim Essen. Die Halsmuskeln stützen und bewegen den Kopf.

① Hinterhauptsmuskel (M. occipitalis)
② Schläfenmuskel (M. temporalis)
③ Kaumuskel (M. masseter)
④ Kopfwender (M. sternocleidomastoideus)
⑤ Trapezmuskel (M. trapezius)
⑥ Sehnenhaube (Galea aponeurotica)
⑦ Stirnmuskel (M. frontalis)
⑧ Knorpelplatten der äußeren Nasenwand
⑨ Großer Jochbeinmuskel (M. zygomaticus major)
⑩ Wangenmuskel/ Trompetermuskel (M. buccinator)
⑪ Mundwinkelsenker (M. depressor anguli oris)

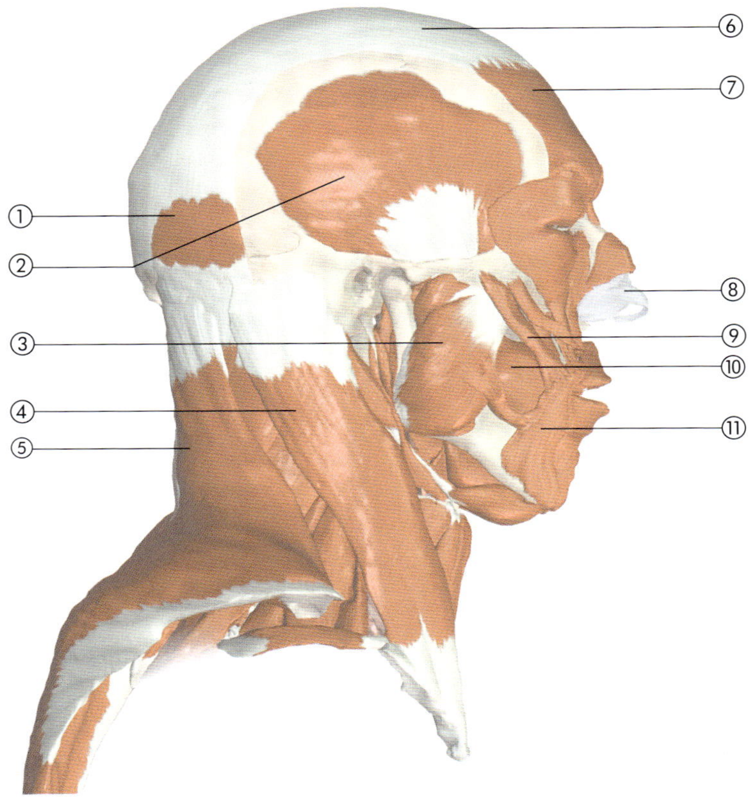

Die Seitenansicht von Kopf und Hals lässt weitere Muskeln erkennen, die für die Mimik sowie für die Kopfhaltung und -bewegungen zuständig sind. Der Lachmuskel (M. risorius) zieht beim Lachen die Mundwinkel seitwärts. Der Jochbeinmuskel hebt die Mundwinkel beim Lächeln und Lachen. Der Wangen- oder Trompetermuskel zieht die Wangen beim Saugen nach innen und zwängt beim Kauen die Nahrung zwischen den Zähnen ins Mundhöhleninnere. Der Schläfen- und der Kaumuskel sind kräftige Muskeln, die den Unterkiefer nach oben ziehen, beispielsweise um beim Kauen den Mund zu schließen. Der Hinterhauptsmuskel ist mit dem Stirnmuskel durch die Sehnenhaube (Galea aponeurotica) verbunden. Sie bewegen gemeinsam die Kopfhaut vorwärts (Stirnmuskel) und rückwärts (Hinterhauptsmuskel). Die Kopfwender (Mm. sternocleidomastoidei) neigen den Kopf und ziehen ihn brustwärts; ein M. sternocleidomastoideus allein dreht den Kopf nach einer Seite. Der M. trapezius wirkt entgegengesetzt: Er zieht Kopf und Schultern rückwärts.

Muskelkontraktion

Eine einzelne Muskelfaser – deren Länge zwischen einem Millimeter und 30 Zentimetern schwanken kann – besteht aus Tausenden von parallelen, stabähnlichen Myofibrillen, die sich über die gesamte Faserlänge erstrecken. Jede Myofibrille setzt sich aus einer Kette miteinander verbundener Einheiten, den Sarkomeren, zusammen. Innerhalb jedes Sarkomers befinden sich parallel angeordnete Reihen kontraktiler Eiweißfäden: dünne Aktinfilamente, die an den beiden Enden des Sarkomers befestigt sind, in der Mitte aber nicht zusammentreffen; und dicke Myosinfilamente in der Mitte des Sarkomers. In Ruhelage überlappen sich Aktin- und Myosinfilamente teilweise.

Wenn ein Muskel zur Kontraktion stimuliert wird, laufen elektrische Impulse zu den Muskelfasern und veranlassen, dass die Aktinfilamente zur Mitte des Sarkomers gleiten. Dies geschieht, weil die Aktin- und die Myosinfilamente wiederholt untereinander Querverbindungen auf- und abbauen; dieser Vorgang erfordert Energie und bringt gewissermaßen einen Zahnradeffekt hervor, durch den die Aktinfilamente zur Mitte des Sarkomers gezogen werden. Durch das Gleiten der Aktinfilamente verkürzen sich die Myofibrillen und ihre Fasern und ziehen den Muskel zusammen. Nach Abklingen der Stimulation, des Reizes gleiten die Aktinfilamente zurück, und der Muskel erschlafft.

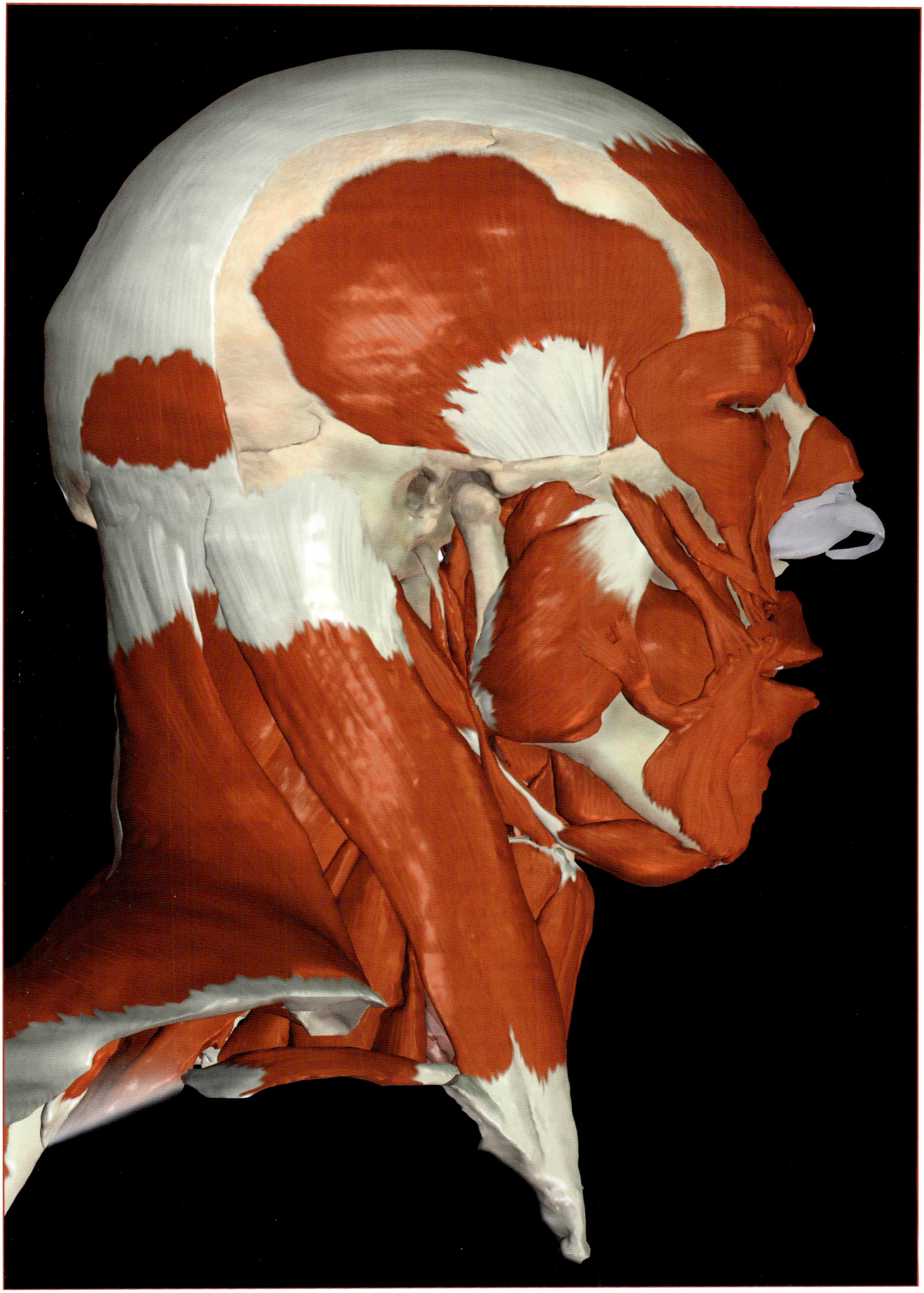

Am augenfälligsten unter den oberflächlichen Muskeln der Brustwand ist der fächerförmige M. pectoralis major, der am Schlüsselbein, Brustbein und den Rippenknorpeln der Rippen 1 bis 6 entspringt und am grossen Oberarmhöcker (Tuberculum majus humeri) ansetzt. Er beugt den Arm im Schultergelenk und bewirkt damit die Anteversion, Adduktion und Innenrotation (zum Körper hin). Der M. pectoralis major ist bei Tätigkeiten wie beim Klettern, Werfen und Stossen im Einsatz.

DIE BRUST

Der M. pectoralis minor, der unter dem M. pectoralis major liegt, entspringt an den Rippen und setzt am Schulterblatt an. Bei unveränderter Lage der Rippen senkt er das Schulterblatt und zieht es nach vorn. Bei festgestelltem Schulterblatt hilft er beim Heben der Rippen (Hilfseinatemmuskel). Der M. serratus anterior – nach seinem Aussehen Sägemuskel genannt – spielt beim Heben des Arms und bei horizontalen Armbewegungen eine wichtige Rolle. Schräg zwischen den Rippen verlaufen die Zwischenrippenmuskeln (Mm. intercostales), die an den Atembewegungen der Brustwand beteiligt sind.

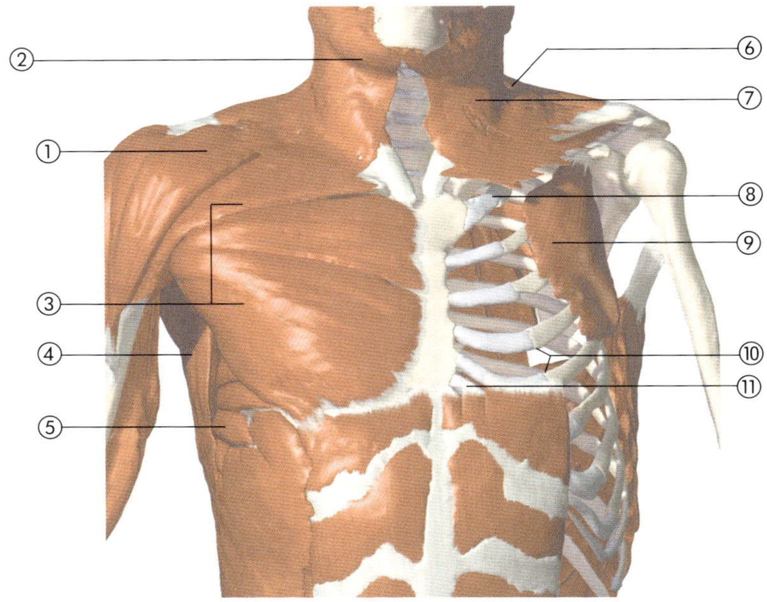

Wie Muskeln wirken

Die meisten Skelettmuskeln wirken als Teile eines Hebelsystems. Ein Hebel ist eine starre Stange, die sich um einen Drehpunkt bewegt, wenn eine Kraft (K) angewendet wird, um eine andere, als Last (L) bezeichnete Kraft zu überwinden. Mit Hebeln lassen sich größere Lasten mit weniger Kraftanstrengung bewegen, als normalerweise möglich wäre.

In unserem Körper wirken die Knochen als Hebel, den Drehpunkt (D) bildet ein Gelenk, die Kraft erzeugt die Muskelkontraktion, und die Last ist der Körperteil, der bewegt werden soll.

Es gibt im Körper drei Arten von Hebelsystemen, die nach der Anordnung von Kraft und Last in Bezug auf den Drehpunkt unterschieden werden.

1. Gruppe: Der Drehpunkt (D) liegt zwischen K und L, wie bei einer Wippe oder Schere. Z.B.: Der M. trapezius (K) hebt den Kopf (L), das Gelenk zwischen Atlas und Kopf bildet den Drehpunkt.

2. Gruppe: Die Last (L) befindet sich zwischen D und K, wie bei einer Schubkarre. Damit wir auf Zehenspitzen stehen, ziehen die Wadenmuskeln (K) den Körper (L) aufwärts, wobei der Fußballen als Drehpunkt (D) wirkt.

3. Gruppe: Die Kraft (K) setzt zwischen L und D an, wie bei einer Zugbrücke. Die meisten Skelettmuskeln arbeiten in Hebelsystemen der 3. Gruppe. Im Ellbogengelenk (D) zieht der Bizeps (K) die Speiche aufwärts, um auf diese Weise den Unterarm und die Hand zu heben.

① Deltamuskel (M. deltoideus)
② Kopfwender (M. sternocleido-mastoideus)
③ Großer Brustmuskel (M. pectoralis major)
④ Breiter Rückenmuskel (M. latissimus dorsi)
⑤ Vorderer Sägemuskel (M. serratus anterior)
⑥ Trapez-, Kapuzenmuskel (M. trapezius)
⑦ Hautmuskel des Halses (Platysma)
⑧ Rippenknorpel (Cartilago costalis) der 1. Rippe
⑨ Kleiner Brustmuskel (M. pectoralis minor)
⑩ Lage der Zwischenrippen-muskeln (Mm. intercostales)
⑪ Rippenknorpel der 6. Rippe

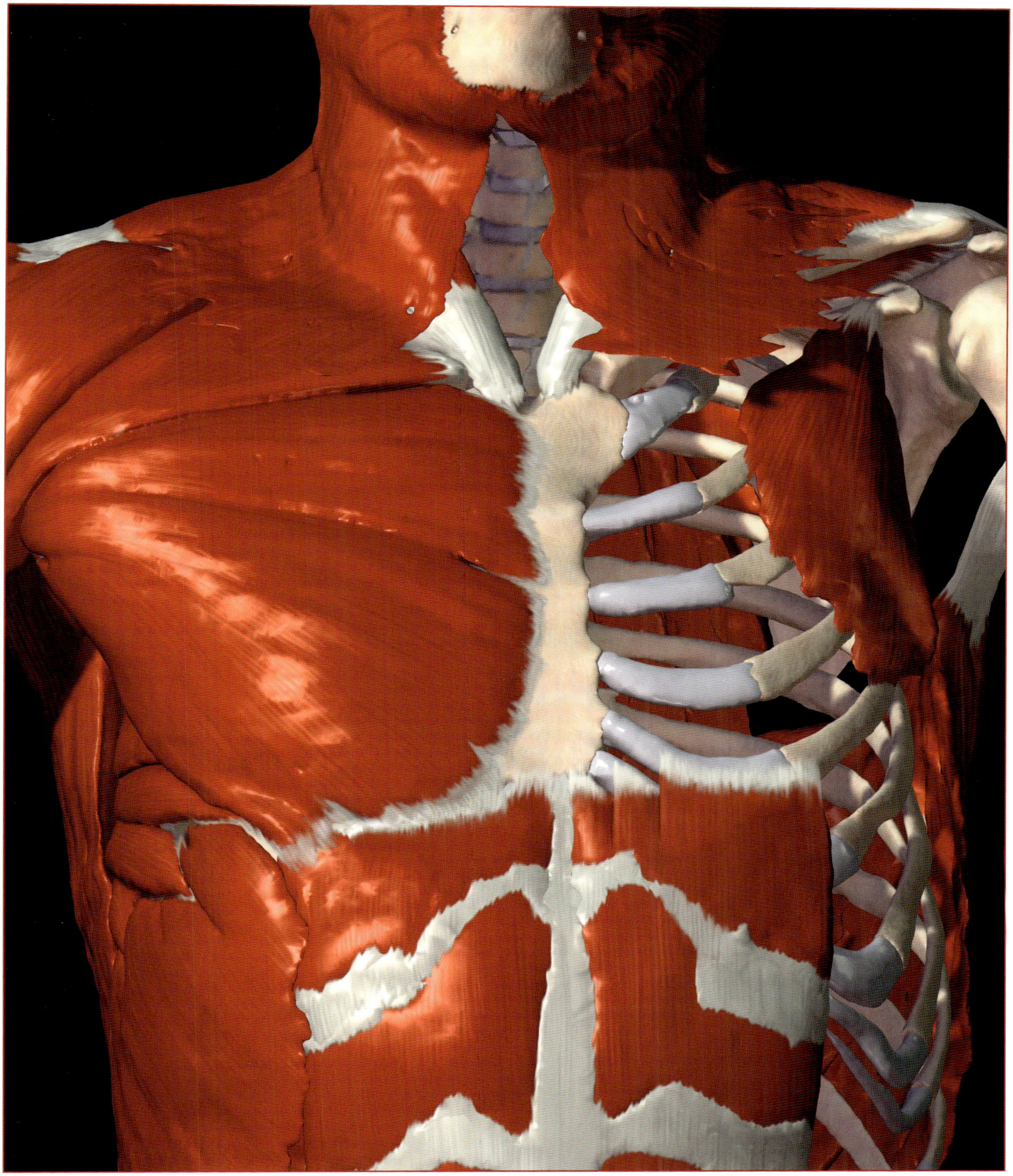

Die Muskeln der vorderen Brustwand sind zuständig für die Schulter- und Armbewegungen; außerdem sichern sie sowohl das Schulterblatt als auch das Schultergelenk.

Die oberflächlichen Muskeln der hinteren Brustwand bewegen die Arme und sichern die Schulter. Der M. trapezius entspringt am Kopf und an der Wirbelsäule und setzt am Schulterblatt und am Schlüsselbein an. Er hält das Schulterblatt fest, wenn andere Muskeln arbeiten, zieht die Schulter nach oben und hilft beim Halten des Kopfes. Sowohl der M. teres major als auch der M. infraspinatus entspringen am Schulterblatt und setzen am Humerus an. Der M. teres major bewirkt die Extension, Adduktion und Innenrotation des Arms; der M. infraspinatus sichert das Schultergelenk, indem er den Humeruskopf festhält, und ist für die Aussenrotation des Arms zuständig. Der M. latissimus dorsi hat ein breites Ursprungsareal an der Wirbelsäule und am Becken und setzt am Humerus an. Er ist der Hauptmuskel für die Extension (Retroversion), Adduktion und Innenrotation des Arms; er hält den Arm, wenn er über den Kopf gehoben wird, und zieht ihn in kraftvoller Bewegung nach unten, z.B. beim Schwimmen oder Hämmern.

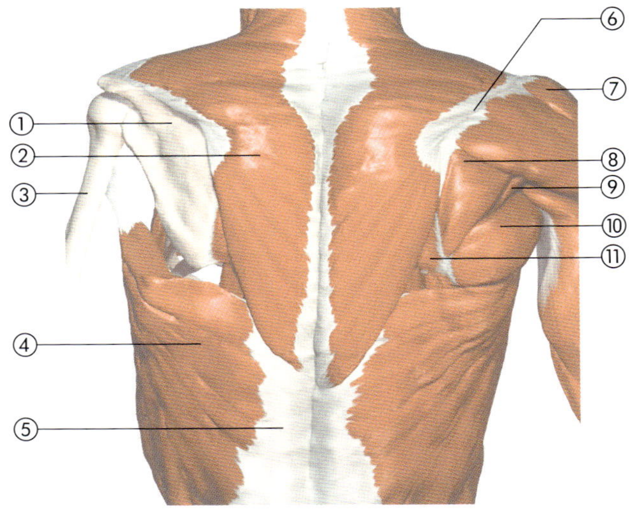

Ähnlich wie an der vorderen Brustwand ziehen auch über die rückwärtige Thoraxwand kräftige Muskeln, die das Schulterblatt fixieren und den Arm bewegen.

① Schulterblatt (Scapula)
② Trapezmuskel (M. trapezius)
③ Oberarmbein (Humerus)
④ Breiter Rückenmuskel (M. latissimus dorsi)
⑤ Brustkorb-Lenden-Faszie (Fascia thoracolumbalis)
⑥ Schulterblattgräte (Spina scapulae)
⑦ Deltamuskel (M. deltoideus)
⑧ Untergrätenmuskel (M. infraspinatus)
⑨ Kleiner Rundmuskel (M. teres minor)
⑩ Großer Rundmuskel (M. teres major)
⑪ Großer Rautenmuskel (M. rhomboideus major)

DIE BRUST

Zusammenwirken der Muskeln

Die meisten Bewegungen erfordern die Zusammenarbeit mehrerer Muskeln in Gruppen. Da Muskeln nur ziehen, aber nicht drücken können, ziehen manche Muskeln einen Körperteil in eine bestimmte Richtung, während andere in die Gegenrichtung ziehen. Man unterteilt die Muskeln in vier Gruppen.

Agonist: Muskel, der die Hauptkraft für eine bestimmte Bewegung erzeugt. Der M. pectoralis major ist der Hauptmuskel für die Armflexion.

Antagonist: Gegenspieler. Seine Wirkweise ist der des Agonisten entgegengesetzt. Beispiel: Der Antagonist des M. biceps brachii (Bizeps), des Agonisten der Unterarmflexion, ist der M. triceps brachii (Trizeps), der Unterarmstrecker.

Synergist: Mitspieler; Muskel, der mit einem Agonisten zusammenarbeitet, entweder mit unterstützender Wirkung oder um unnötige Bewegungen, die bei der Kontraktion des Agonisten auftreten können, abzuschwächen. Beispiel: Synergisten sichern das Handgelenk, wenn die Flexoren des Unterarms, deren Sehnen das Handgelenk überqueren, die Finger beugen.

Haltemuskel: Synergist, der einen Knochen fixiert, um den Ursprung eines Agonisten zu sichern. Das Schulterblatt (das nur durch Muskeln am Skelett befestigt ist) wird durch Muskeln wie den M. pectoralis minor und den M. trapezius festgehalten, während der Agonist, der M. deltoideus, den Arm seitwärts vom Körper wegführt.

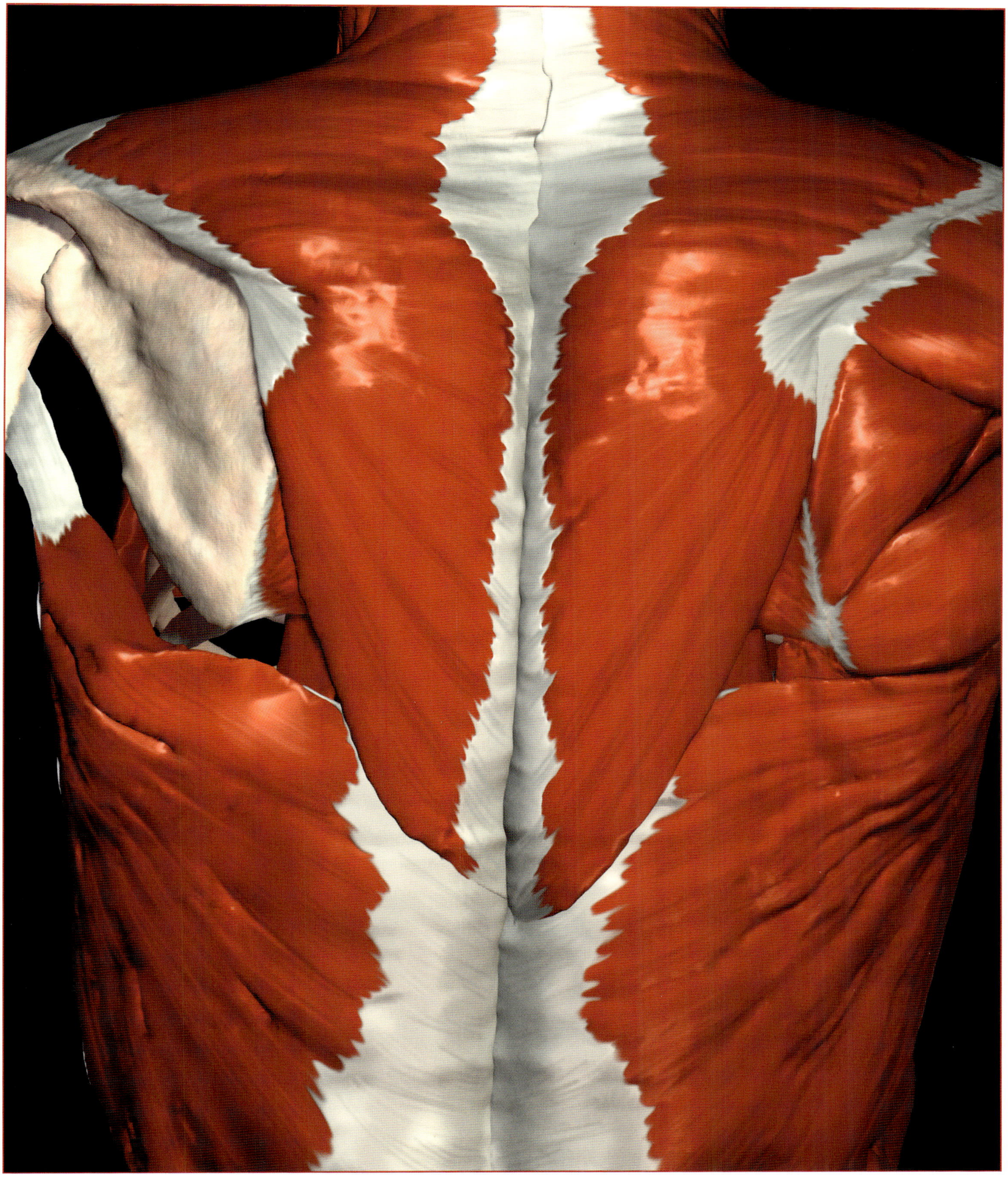

Rücken; Ansicht von dorsal. Auf der linken Seite sind M. deltoideus, infraspinatus und teres major entfernt, weshalb Schulterblatt und Schultergelenk sichtbar sind.

Die Schulter- und Oberarmmuskeln sind zuständig für die Armbewegungen. Die Muskeln, die das Schultergelenk überqueren und am Humerus (siehe S. 44 f.) inserieren, bewegen entweder den Arm oder stabiliseren das Schultergelenk, das beweglichste, aber auch instabilste Körpergelenk. Die am Oberarm entspringenden Muskeln, die das Ellbogengelenk (ein Scharniergelenk) überspannen und ihren Ansatz an den Unterarmknochen haben, beugen oder strecken den Unterarm.

Die Schultermuskeln sichern das Schultergelenk, ein sehr bewegliches, aber auch recht instabiles Kugelgelenk.

SCHULTER & OBERARM

Die Oberarmmuskeln beugen und strecken im Ellbogengelenk.

Von den neun Schultermuskeln, die das Schultergelenk überqueren, haben sieben ihre Ursprünge am Schulterblatt; nur zwei – der M. pectoralis major und der M. latissimus dorsi – entspringen am Achsenskelett. Einer dieser sieben Schultermuskeln ist der M. deltoideus, der – wie der M. pectoralis major und der M. latissimus dorsi – einer der Hauptmuskeln für die Armbewegungen ist. Der M. deltoideus überzieht das Schultergelenk, verleiht ihm die Rundung und ist an allen Armbewegungen beteiligt. Als Agonist ist er zuständig für die Abduktion des Arms (wobei er als Antagonist zu den beiden Adduktoren, M. pectoralis major und M. latissimus dorsi, wirkt); je nachdem, welcher Teil des Deltamuskels sich verkürzt, bewirkt er die Anteversion und Innenrotation des Oberarms oder aber die Retroversion und Außenrotation des Oberarms. Die übrigen Schultermuskeln sind – bis auf den M. coracobrachialis, einen kleinen Muskel, der für die Flexion und Adduktion des Humerus zuständig ist – an der Rückseite des Schultergelenks zu finden.

Die Muskeln an der Vorderseite des Unterarms winkeln den Arm im Ellbogengelenk an. Der kräftige M. brachialis entspringt am Humerus und setzt an der Elle (Ulna) an; er übt Zug auf die Elle aus, um den Unterarm zu heben. Er verkürzt sich gleichzeitig mit dem Bizeps (siehe S. 80), der den Unterarm sowohl anhebt als auch auswärts dreht. Der weniger starke M. brachioradialis, der am distalen Humerusteil entspringt und am distalen Radius ansetzt, wirkt als Synergist des M. brachialis und des M. biceps brachii, wenn diese das Ellbogengelenk bereits teilweise gebeugt haben.

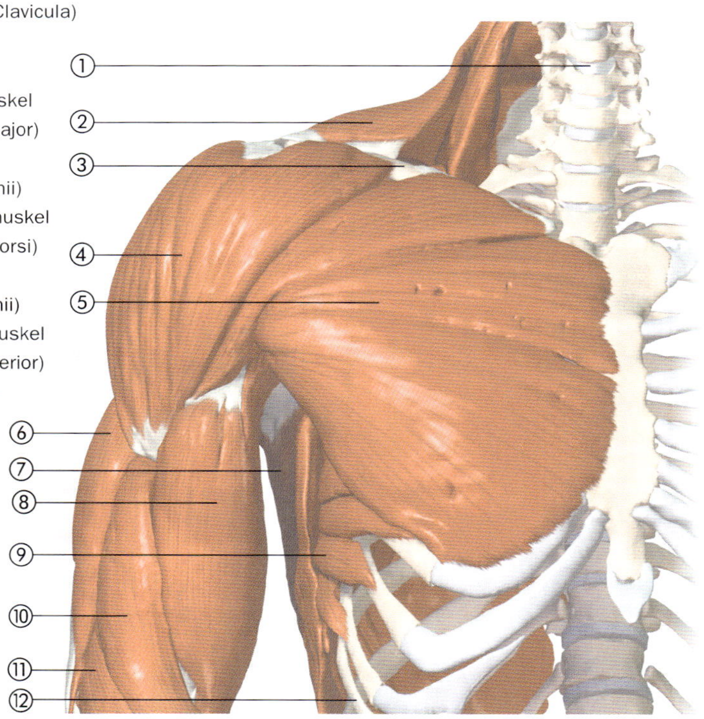

① Wirbelsäule (4. Halswirbel)
② Trapezmuskel (M. trapezius)
③ Schlüsselbein (Clavicula)
④ Deltamuskel (M. deltoideus)
⑤ Großer Brustmuskel (M. pectoralis major)
⑥ Trizeps (M. triceps brachii)
⑦ Breiter Rückenmuskel (M. latissimus dorsi)
⑧ Bizeps (M. biceps brachii)
⑨ Vorderer Sägemuskel (M. serratus anterior)
⑩ Oberarmmuskel (M. brachialis)
⑪ Langer radialer Handstrecker (M. extensor carpi radialis longus)
⑫ 9. Rippe (Costa nona)

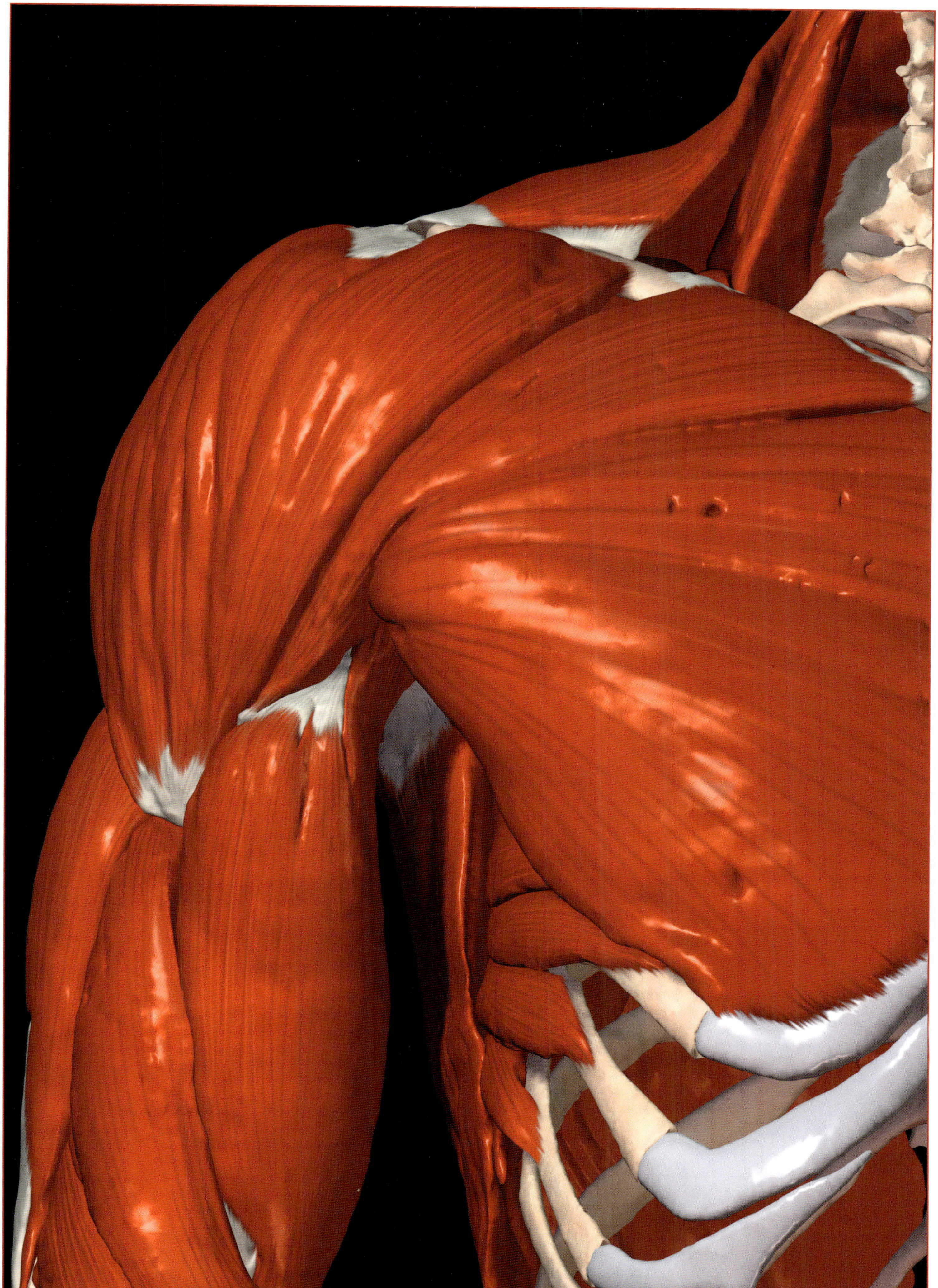

Vier Schultermuskeln der dorsalen Gruppe – M. supraspinatus, M. infraspinatus, M. teres minor und M. subscapularis – entspringen am Schulterblatt und setzen am Humerus an (siehe S. 44 f.). Ihre Sehnen verschmelzen unterwegs mit der Gelenkkapsel des Schultergelenks. Diese unter dem Begriff »Rotatorenmanschette« zusammengefassten Muskeln sichern das Schultergelenk, indem sie den Humeruskopf im Kugelgelenk festhalten. Der M. teres major ist für die Extension, die Innenrotation und die Adduktion des Oberarms zuständig.

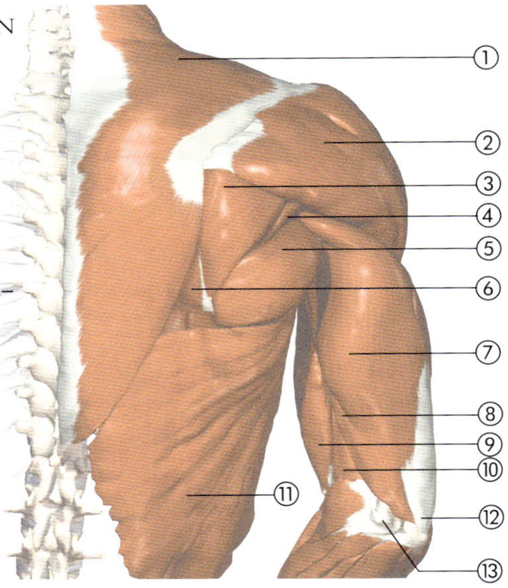

SCHULTER & OBERARM

Den größten Teil der Oberarmrückseite bildet der für die Extension des Ellbogengelenks verantwortliche Trizepsmuskel (M. triceps brachii). Von seinen drei Köpfen entspringt der lange (Caput longum) an der Scapula, die anderen beiden (Caput laterale und mediale) am Humerus; über eine gemeinsame Sehne setzt er am Olecranon an, dem Hakenfortsatz der Elle (Ulna), der als Vorsprung an der Ellbogenrückseite ertastet werden kann.

Schnelle und langsame Kontraktion

Wie rasch sich ein Muskel verkürzt und wie lange er im kontrahierten Zustand verbleiben kann, bevor er ermüdet (wenn die für die Kontraktion benötigte Energie ausbleibt), ist von Muskel zu Muskel verschieden. Dies beruht in erster Linie auf Unterschieden in den Muskelfasern. Es gibt drei Faserarten, die unterschiedliche Mengen des roten Farbstoffs Myoglobin enthalten und sich verschieden rasch zusammenziehen. Myoglobin speichert – ähnlich wie das Hämoglobin im Blut – den für die Freisetzung von Energie benötigten Sauerstoff.

Die roten sogenannten Typ-I-Fasern enthalten reichlich Myoglobin, verkürzen sich langsam, sind aber zu lang anhaltenden Kontraktionen fähig und ermüden nicht so leicht.

Die weißen sogenannten Typ-II-Fasern besitzen weniger Myoglobin, ermüden schneller, kontrahieren schnell und kräftig, aber für kurze Zeit.

Intermediäre Fasern sind wegen ihres roten Myglobingehalts rot, kontrahieren aber auch schnell und ermüden nicht so leicht.

Die meisten Skelettmuskeln bestehen aus einem Fasergemisch, dessen Anteile von der Muskelfunktion abhängen. In den Nacken-, Rücken- und Beinmuskeln beispielsweise, die den Körper aufrecht halten, überwiegen langsame rote Fasern; Muskeln wie die Armmuskeln, die von Zeit zu Zeit für plötzliche Kraftakte wie Werfen oder Heben gebraucht werden, bestehen überwiegend aus schnellen weißen Fasern; die Beinmuskeln z.B., die für das Laufen zuständig sind, enthalten mehr schnelle intermediäre Fasern.

Der Trizepsmuskel (M. triceps brachii) an der Rückseite des Arms wirkt als Strecker des Ellbogengelenks und damit als Antagonist des Bizepsmuskels (M. biceps brachii).

① M. trapezius
② M. deltoideus
③ M. infraspinatus
④ M. teres minor
⑤ M. teres major
⑥ M. rhomboideus
⑦ M. triceps brachii (Caput longum)
⑧ M. triceps brachii (Caput mediale)
⑨ M. biceps brachii
⑩ M. brachialis
⑪ M. latissimus dorsi
⑫ Sehne (Tendo) des M. triceps brachii
⑬ Epicondylus medialis humeri

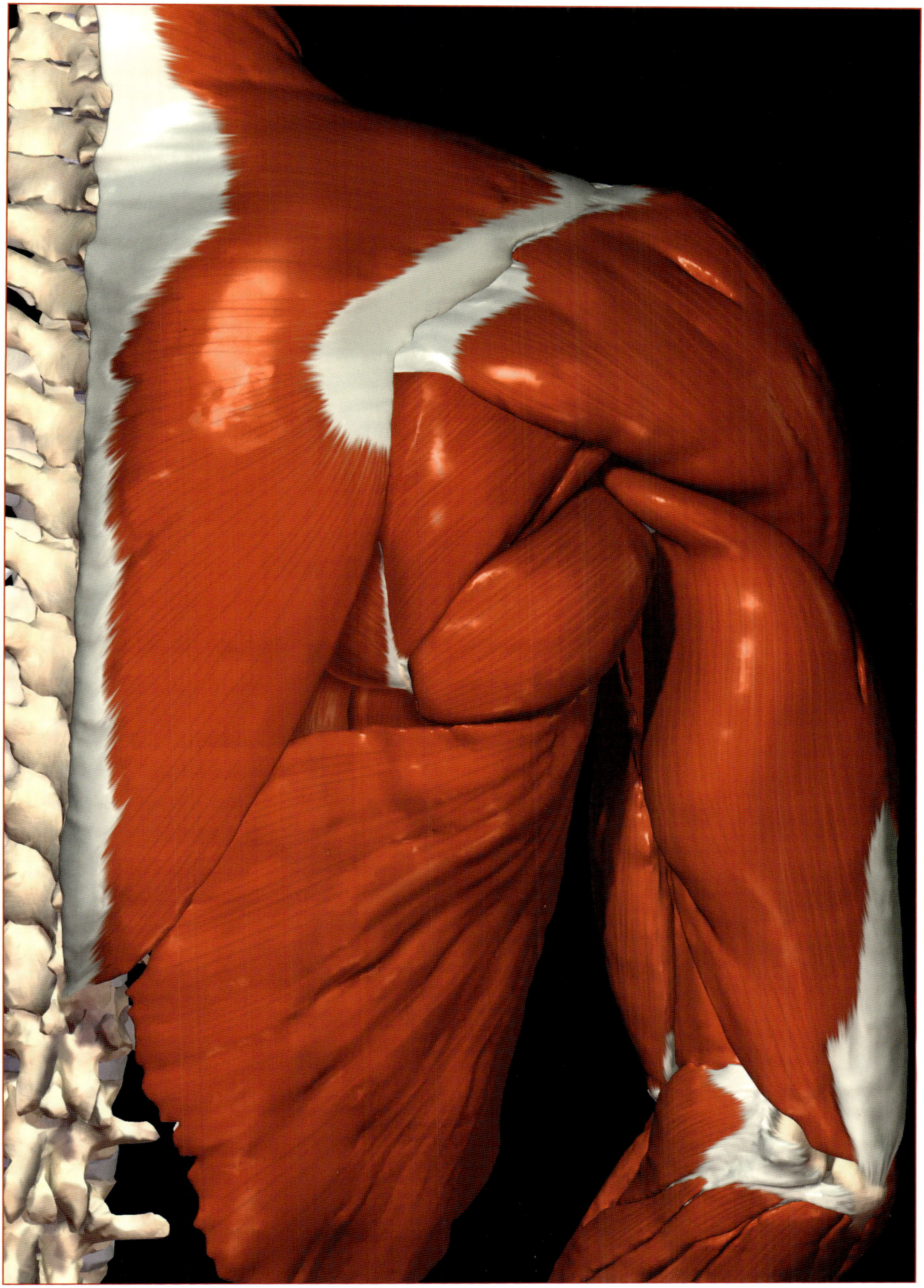

Der M. biceps brachii – der zweiköpfige Oberarmmuskel – wird gern als Beweis für kräftige Muskeln vorgezeigt, weil er sich in kontrahiertem Zustand so schön aufwölbt. Er ist ein spindelförmiger Muskel mit einem fleischigen Bauch, der an beiden Enden schmal in Sehnen ausläuft. Die beiden Köpfe – daher sein Name – befinden sich an seinem Ursprung, wo zwei Sehnen ihn am Schulterblatt befestigen, sein Ansatz ist an der Speiche. Der Bizeps beugt den Arm im Ellbogen und wirkt an der Supination des Unterarms mit, d.h., er dreht den Unterarm so, dass die Handfläche nach oben zeigt.

DER BIZEPS DES OBERARMS

Rechte Schulter, Oberarm und Ellbogen; Ansicht von dorsal. Deutlich zu sehen sind der M. triceps brachii und sein Synergist, der M. anconeus, der bei der Streckung des Arms mitwirkt.

① Deltamuskel (M. deltoideus)
② Schulterblatt (Scapula)
③ M. teres minor
④ M. teres major
⑤ Trizepsmuskel (M. triceps brachii)
⑥ Oberarmmuskel (M. brachialis)
⑦ Langer radialer Handstrecker (M. extensor carpi radialis longus)
⑧ Epicondylus lateralis humeri
⑨ Kurzer radialer Handstrecker (M. extensor carpi radialis brevis)
⑩ Fingerstrecker (M. extensor digitorum)
⑪ Langer ulnarer Handstrecker (M. extensor carpi ulnaris)
⑫ Epicondylus medialis humeri
⑬ Hakenfortsatz (Olecranon)
⑭ Ellenbogenhöckermuskel (M. anconeus)

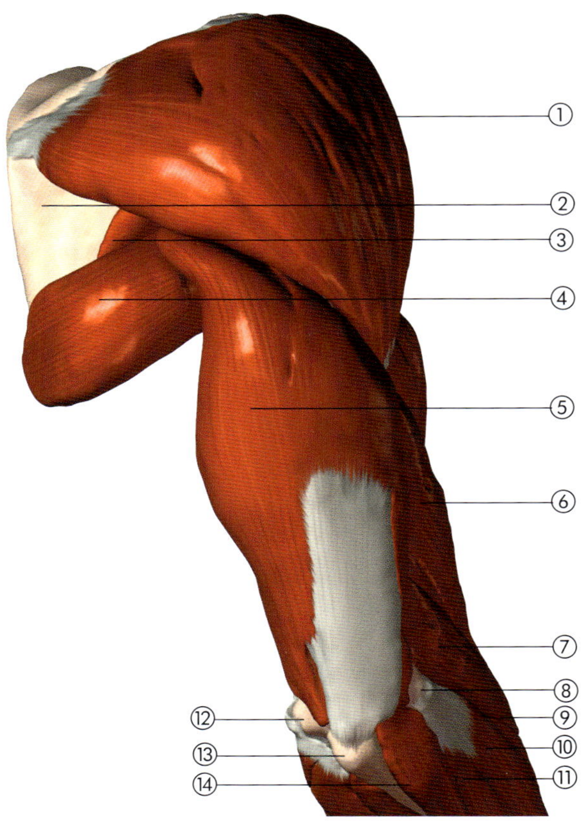

Bau und Funktion der Sehnen

Skelettmuskeln werden durch Sehnen an den Knochen befestigt. Wenn sich der Muskel verkürzt, übt die Sehne Zug auf den Knochen aus, an dem sie befestigt ist, um diesen im Gelenk zum nächsten Knochen zu bewegen. Manche Sehnen verbinden einen Muskel mit weiteren Muskeln; wieder andere, wie die Sehnen im Gesicht, heften die mimischen Muskeln an die Haut an. Sehnen tragen auch zur Stabilisierung von Gelenken bei.

Sehnen sind Verlängerungen der Bindegewebshüllen, die Muskelfasern bündeln und umgeben. Sie bestehen aus dichtem Bindegewebe, das Bündel parallel verlaufender kollagener Fasern enthält. So entsteht ein elastisches, weißes, gegen Zugkräfte sehr widerstandsfähiges Gewebe.

Die meisten Sehnen setzen wie weiße Schnüre die dünnen Muskelenden fort. Verlängerungen ihrer Kollagenfasern, die sogenannten Sharpey-Fasern, verankern die Sehne fest in ihrem Knochen. Diese Fasern dringen durch die Knochenhaut (Periost) und lagern sich in der Knochenrinde (Compakta, siehe S. 30 ff.) ein.

Lange Sehnen, wie die der Hände und Füße, sind von Sehnenscheiden umhüllt. Die darin enthaltene Schmierflüssigkeit sorgt für reibungsloses Gleiten der Sehnen, wenn die an ihnen befestigten Unterarmmuskeln Zug auf die Finger oder Zehen ausüben. Manche Sehnen, die sogenannten Aponeurosen, sind eher breitflächig als schnurförmig. Aponeurosen verbinden nicht nur Muskeln mit Knochen, sondern auch Muskeln untereinander.

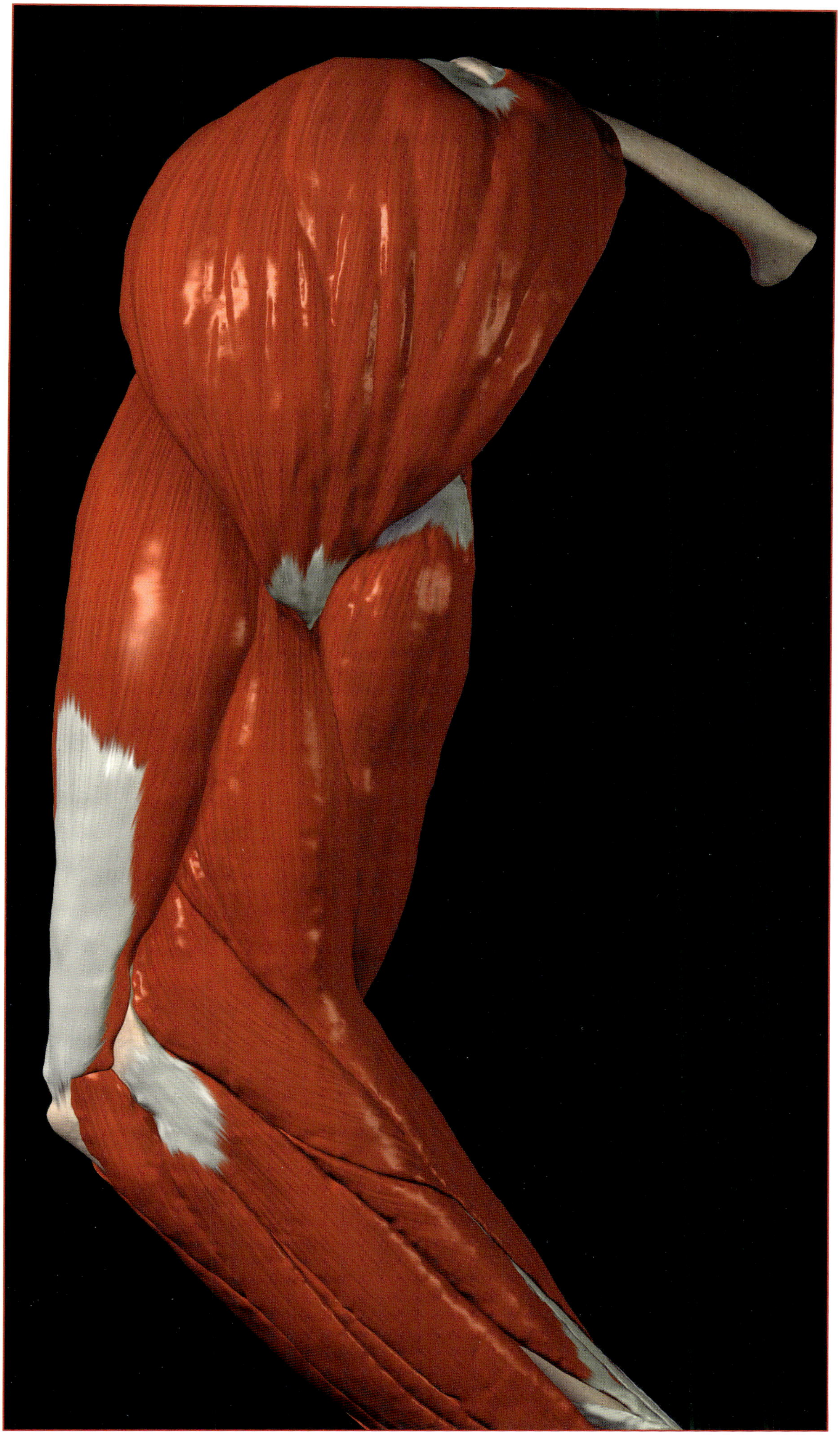

Rechte Schulter und rechter Oberarm; Ansicht von rechts. Zu sehen sind der M. biceps brachii und die anderen Flexoren an der Vorderseite des Oberarms; außerdem der M. triceps brachii, der wichtigste Extensor an der Rückseite des Oberarms.

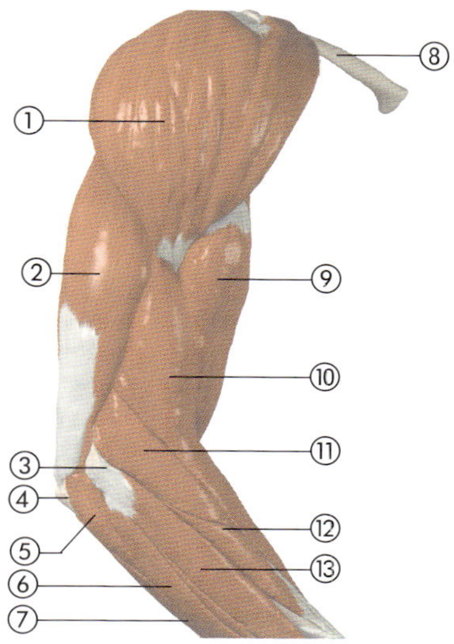

① Deltamuskel (M. deltoideus)
② Trizepsmuskel (M. triceps brachii)
③ Epicondylus lateralis humeri
④ Ellenfortsatz (Olecranon)
⑤ Knorrenmuskel (M. anconeus)
⑥ M. extensor carpi ulnaris
⑦ M. flexor carpi ulnaris
⑧ Schlüsselbein (Clavicula)
⑨ Bizepsmuskel (M. biceps brachii)
⑩ Oberarmmuskel (M. brachialis)
⑪ M. extensor carpi radialis longus
⑫ M. extensor carpi radialis brevis
⑬ M. extensor digitorum

Die Geschicklichkeit und hohe Beweglichkeit der Hand beruht auf ihrem Gerüst aus kleinen Knochen und auf der Vielzahl der Unterarm- und Handmuskeln, die diese bewegen. Die meisten Bewegungen des Handgelenks und der Finger bewirken Unterarmmuskeln. Sie entspringen am Ellbogen, laufen in langen Sehnen aus, die in die Hand ziehen und ihre Ansätze an den Handwurzel- oder Fingerknochen haben. Die Sehnen laufen unter Haltebändern, den sogenannten Retinacula, durch und werden von gleitfähigen Sehnenscheiden umhüllt.

UNTERARM & HAND

Die meisten Muskeln an der Vorderseite (Innen- oder Unterseite) des Unterarms sind Flexoren (Beuger). Ihre Sehnen werden vom Halteband der Beugersehnen (Retinaculum flexorum) zusammengehalten. Zu den oberflächlichen Muskeln gehören: der Fingerbeuger (M. flexor digitorum); der ulnare Handbeuger (M. flexor carpi ulnaris), der auch die Adduktion des Handgelenks bewirkt; der M. flexor carpi radialis (Flexion und Abduktion des Handgelenks); und der Handbeuger und Lange Hohlhandsehnenspanner (M. palmaris longus). Ein tiefer Muskel, der M. flexor pollicis longus, beugt den Daumen. Der M. pronator teres bewirkt die Pronation des Unterarms, also die Umwendung der Handfläche nach unten. Der M. brachioradialis ist ein Synergist des M. biceps brachii bei der Unterarmbeugung.

Die meisten Muskeln an der Rückseite (Außen- oder Oberseite) des Unterarms sind Extensoren (Strecker), die als Antagonisten der Flexoren an der Unterarmvorderseite wirken. Ihre Sehnen werden vom Halteband der Streckersehnen (Retinaculum extensorum) zusammengehalten. Zu den oberflächlichen Muskeln gehören: die Mm. extensores carpi radialis longus und brevis (Extension und Abduktion des Handgelenks); der M. extensor carpi ulnaris (Extension und Adduktion des Handgelenks); und der Fingerstrecker (M. extensor digitorum). Weitere Extensoren sind die Daumenstrecker, M. extensor pollicis brevis und longus, der Zeigefingerstrecker, M. extensor indicis, sowie der Kleinfingerstrecker, M. extensor digiti minimi.

Die Feinabstimmung der von den Unterarmmuskeln hervorgerufenen Bewegungen besorgen kleinere Handmuskeln, darunter die Regenwurmmuskeln (Mm. lumbricales) und Zwischenknochenmuskeln (Mm. interossei), die als Flexoren die Fingergrundgelenke (Knöchelgelenke) beugen, aber als Extensoren der Fingermittel- und -endgelenke wirken; sowie die Muskeln des Daumenballens (Thenar), darunter der kurze Daumenbeuger (M. flexor pollicis brevis) und der kurze Daumenabspreizer (M. abductor pollicis brevis).

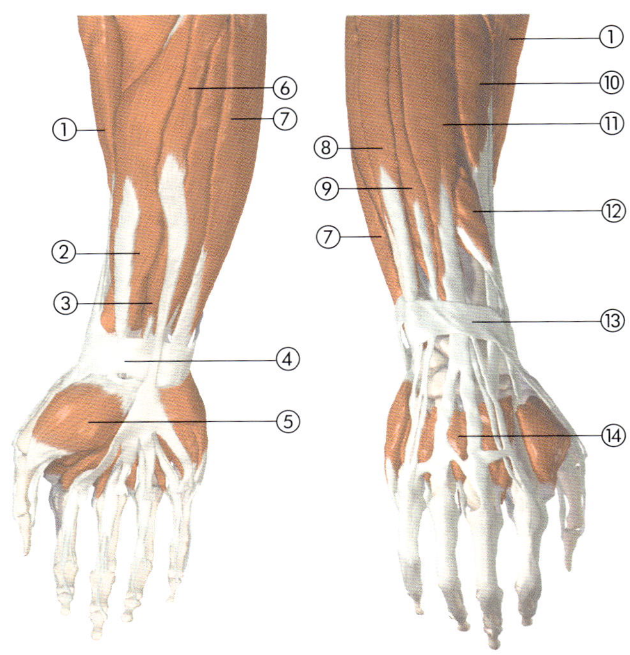

Ansicht von palmar   Ansicht von dorsal

1. M. brachioradialis
2. M. flexor carpi radialis
3. M. flexor digitorum superficialis
4. Retinaculum flexorum
5. M. abductor pollicis brevis
6. Langer Hohlhandsehnenspanner (M. palmaris longus)
7. Ellenseitiger Handbeuger (M. flexor carpi ulnaris)
8. M. extensor carpi ulnaris
9. M. extensor digiti minimi
10. M. extensor carpi radialis brevis
11. M. extensor digitorum
12. M. abductor pollicis longus
13. Retinaculum extensorum
14. M. interosseus dorsalis

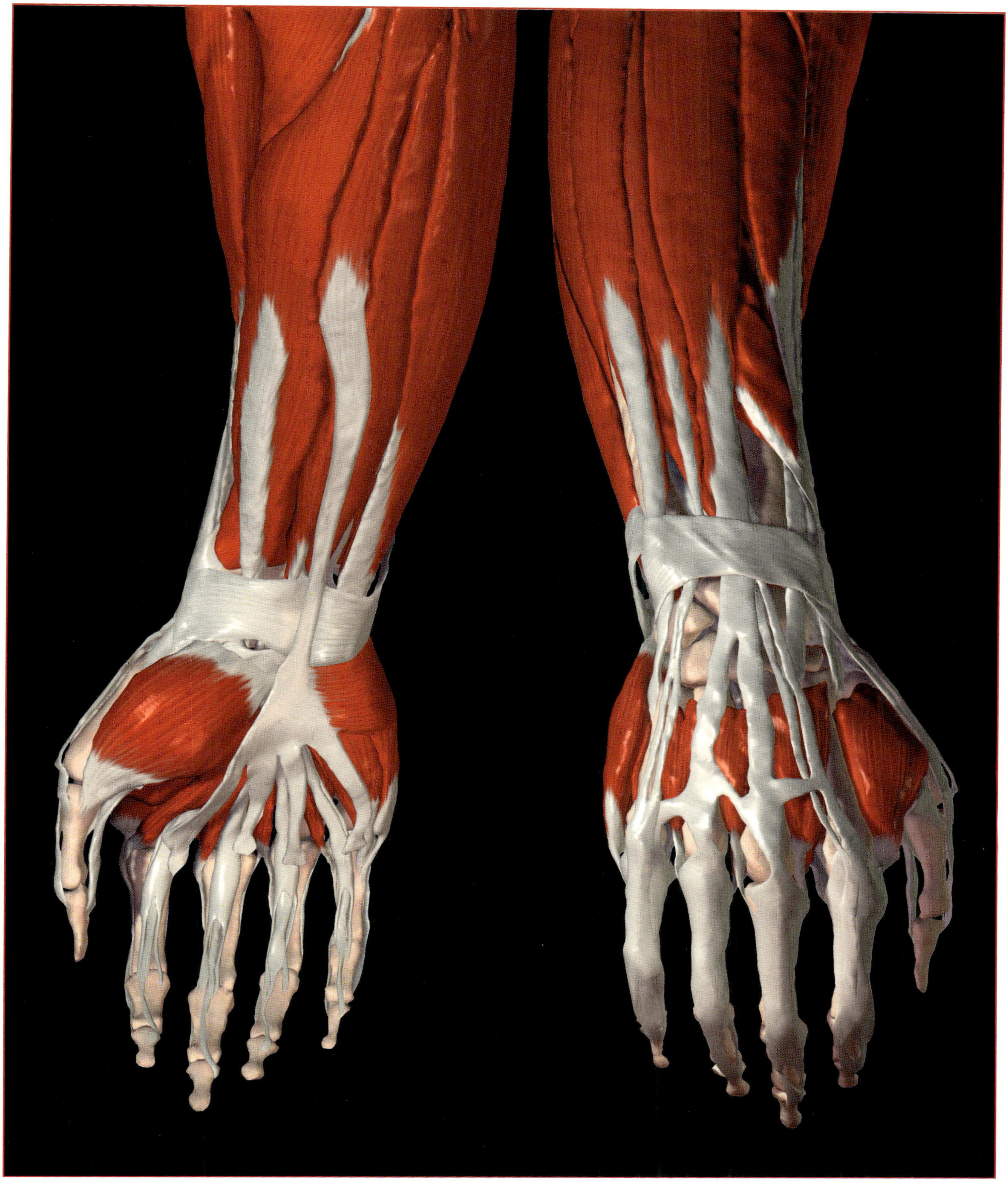

Rechter Unterarm und rechte Hand; links: Ansicht von palmar; rechts: Ansicht von dorsal. Zu sehen sind nur die oberflächlichen Muskeln.

Anders als bei der Brust gibt es beim Bauch kein knöchernes Stützgerüst für seine Wände. Die Organe des Unterbauchs werden stattdessen von der vorderen und den seitlichen Bauchdecken gehalten und geschützt. Sie bestehen aus vier paarigen, flachen Muskeln und deren flachen Sehnen (Aponeurosen). Diese Muskeln dienen auch der Bewegung der Wirbelsäule, und zwar zur Vorwärts- und Seitwärtsneigung des Rumpfes sowie zu seiner Drehung. Ausserdem verhindern sie seine Überstreckung nach hinten.

DER BAUCH

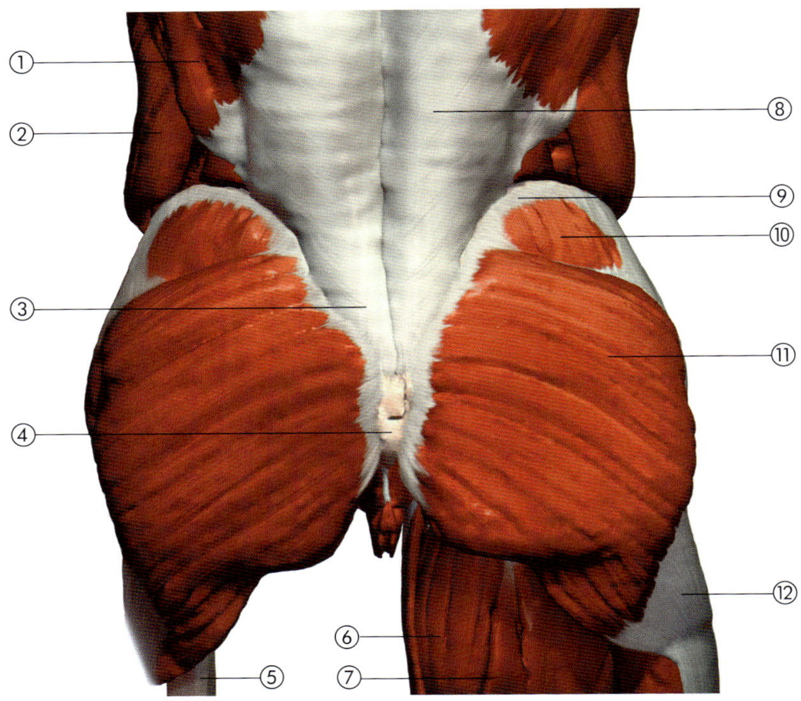

Hüft- und Oberschenkelmuskeln; Ansicht von dorsal. Die kräftigen Gesäßmuskeln strecken den Oberschenkel. Die Oberschenkelmuskeln strecken das Hüftgelenk und beugen das Kniegelenk.

① M. latissimus dorsi
② M. obliquus externus abdominis
③ Kreuzbein (Os sacrum)
④ Steißbein (Os coccygis)
⑤ Oberschenkelknochen (Os femoris)
⑥ M. adductor magnus
⑦ M. semimembranosus
⑧ Fascia thoracodorsalis
⑨ Darmbeinkamm (Crista iliaca)
⑩ M. gluteus medius
⑪ M. gluteus maximus
⑫ Tractus iliotibialis

Der gerade Bauchmuskel (M. rectus abdominis) in der vorderen Bauchwand entspringt am Brustbein und den Rippen und setzt am Darmbeinkamm an. Er beugt und dreht den Rumpf, hilft beim Vorwärtsbeugen des Oberkörpers gegen Widerstand – z.B. beim Aufrichten aus der Rückenlage – und drückt die Bauchorgane nach innen. Dabei unterstützen ihn die schichtweise übereinander liegenden lateralen Bauchmuskeln: Zuoberst liegt beidseits der M. obliquus externus abdominis, dessen Fasern von hinten oben nach vorn unten verlaufen; er entspringt an den Rippen und setzt am Darmbeinkamm an. Die Fasern des darunter liegenden M. obliquus internus abdominis ziehen senkrecht – im 90-Grad-Winkel – zum Externus vom Ursprung am Darmbeinkamm zum Ansatz an den Rippen und der Linea alba (weiße Sehnenstreifen vom Brustbein bis zum Schambein). Unter dem M. obliquus internus abdominis liegt der M. transversus abdominis mit horizontal verlaufenden Fasern, der Hauptmuskel der »Bauchpresse«.

Isotonische und isometrische Kontraktion

Nicht in jedem Fall verkürzen sich die Muskeln bei der Kontraktion. Die Muskelkontraktion ist ein aktiver Vorgang, bei dem eine Kraft – die Muskelspannung – erzeugt wird, die wiederum auf einen Körperteil einwirkt. Dieser Körperteil, hier als Last bezeichnet, übt eine entgegengesetzt wirkende Kraft aus, die dem Muskelzug Widerstand leistet.

Bei der isotonischen Kontraktion, der bereits beschriebenen gängigsten Form, verkürzt sich der Muskel und löst eine Bewegung aus; die erzeugte Muskelspannung ist größer als die Last. Bei der isometrischen Kontraktion übt der Muskel ebenfalls eine Zugkraft aus, doch er verkürzt sich nicht, weil die Widerstandskräfte gleich stark sind. An den meisten Bewegungen sind sowohl isotonische als auch isometrische Kontraktionen beteiligt: Bei Bewegungen wie Winken oder Treten überwiegen isotonische, bei der Aufrechterhaltung isometrische Kontraktionen.

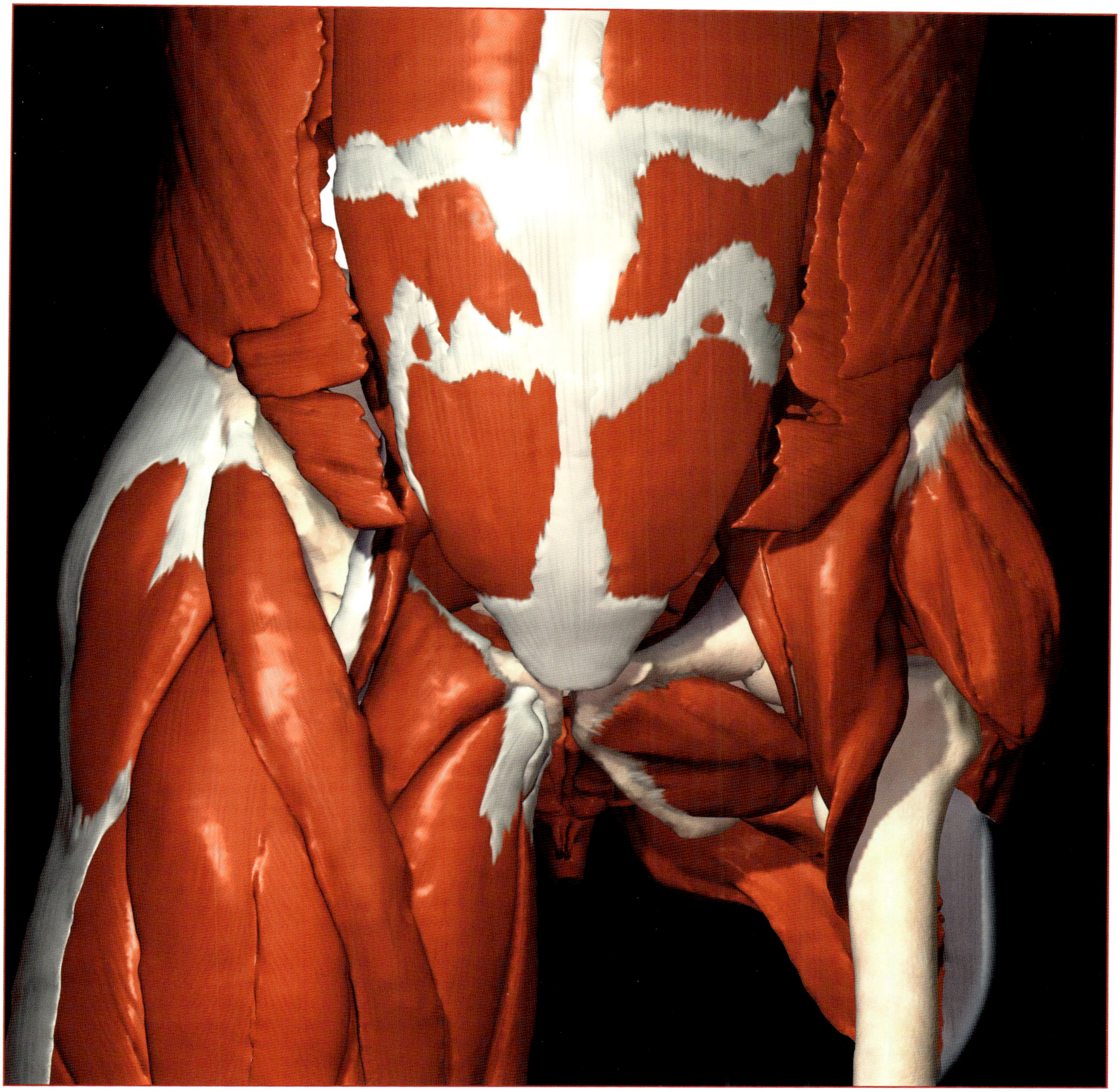

Hüft- und Oberschenkelmuskeln; Ansicht von ventral. Die Größe und Stärke dieser Muskeln ist ein Hinweis auf die wichtige Rolle der unteren Gliedmaßen bei der Fortbewegung und beim Tragen der Körperlast.

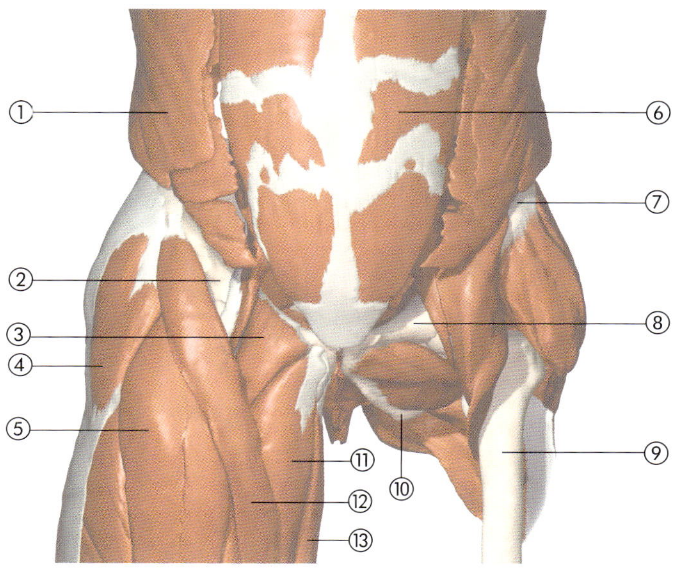

① M. obliquus externus abdominis
② Sehne des M. psoas
③ M. pectineus
④ M. tensor fasciae latae
⑤ M. rectus femoris
⑥ M. rectus abdominis
⑦ Vorderer oberer Darmbeinstachel (Spina iliaca anterior superior)
⑧ Schambein (Os pubis) des linken Hüftbeins (Ossis coxae sinistri)
⑨ Oberschenkelbein (Os femoris)
⑩ Os ischium des linken Hüftbeins
⑪ M. adductor longus
⑫ M. sartorius
⑬ M. gracilis

Mit den kräftigsten Muskeln im gesamten Körper bepackt, sind die Beine stark genug, um den Körper zu tragen und ihn fortzubewegen. Der Grossteil der Oberschenkelmuskeln entspringt am Beckenring und setzt am Schienbein an. Manche wirken nur auf das Hüftgelenk ein, andere nur auf das Kniegelenk, einige wenige auf beide Gelenke. Die Muskeln an der Vorderseite des Beckens und Oberschenkels bewirken die Flexion des Hüftgelenks zur Hebung des Oberschenkels, die Adduktion und Rotation des Oberschenkels und die Extension des Beins im Kniegelenk. Sie bewirken so das Vorwärtsschwingen des Beins beim Gehen.

HÜFTE, OBERSCHENKEL & KNIE

Der kräftig ausgebildete, fleischige M. quadriceps femoris besteht aus vier Köpfen (daher der Name »quadriceps«): Der M. rectus femoris entspringt am Becken, die übrigen drei – die Mm. vastus lateralis, vastus medialis und vastus intermedius – am Oberschenkelknochen (Femur). Alle vier haben einen gemeinsamen Ansatz über die Kniescheibe (Patella) am Schienbein. Der M. quadriceps femoris streckt das Kniegelenk beim Aufstehen, Klettern, Springen und Laufen. Der M. rectus femoris ist auch für die Flexion im Hüftgelenk zuständig.

Die Funktion des M. pectineus, der am Schambein entspringt und am Femur ansetzt, ist die Flexion und Adduktion des Hüftgelenks. Der bandförmige M. sartorius, der am Darmbein seinen Ursprung hat und an der Innenseite des Schienbeins ansetzt, bewirkt die Flexion und Außenrotation des Hüftgelenks.

Die Adduktoren unter den Oberschenkelmuskeln – die Mm. adductores magnus, longus und brevis sowie M. pectineus und M. gracilis – ziehen den Oberschenkel einwärts. Beim Gehen ist die Adduktion (und Abduktion) des Oberschenkels wichtig, um das Gewicht des Oberkörpers über den Beinen auszubalancieren. Die Mm. adductores magnus, longus und brevis entspringen im unteren Teil des Beckens und setzen an verschiedenen Femurteilen an; ihre Funktion ist die Flexion und Außenrotation des Hüftgelenks. Der M. gracilis hat seinen Ursprung ebenfalls im unteren Teil des Beckens, setzt aber am Schienbein an; er bewirkt ebenfalls die Flexion und die Innenrotation des Beins im Hüftgelenk.

Der M. tensor fasciae latae zieht von seinem Ursprung am Darmbein zum Schienbein, an dem er über den Tractus iliotibialis ansetzt; er ist zuständig für die Flexion, Abduktion und Innenrotation im Hüftgelenk.

Die großen, kräftigen Oberschenkelmuskeln bewegen das auf ihnen lastende Körpergewicht beim Gehen oder Laufen.

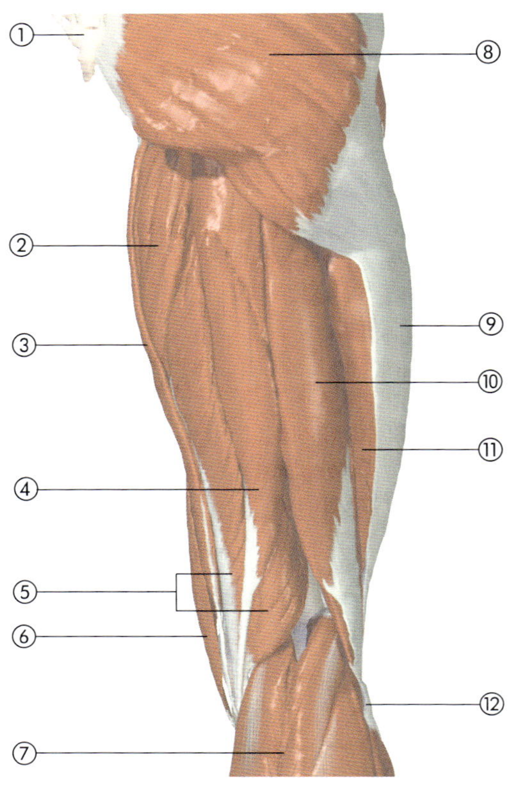

① Steißbein (Os coccygis)
② Langer Anzieher (M. adductor longus)
③ Schlanker Muskel (M. gracilis)
④ M. semitendinosus
⑤ M. semimembranosus
⑥ Schneidermuskel (M. sartorius)
⑦ M. gastrocnemius
⑧ M. gluteus maximus
⑨ Tractus iliotibialis
⑩ M. biceps femoris
⑪ M. vastus lateralis
⑫ Sehne des M. biceps femoris

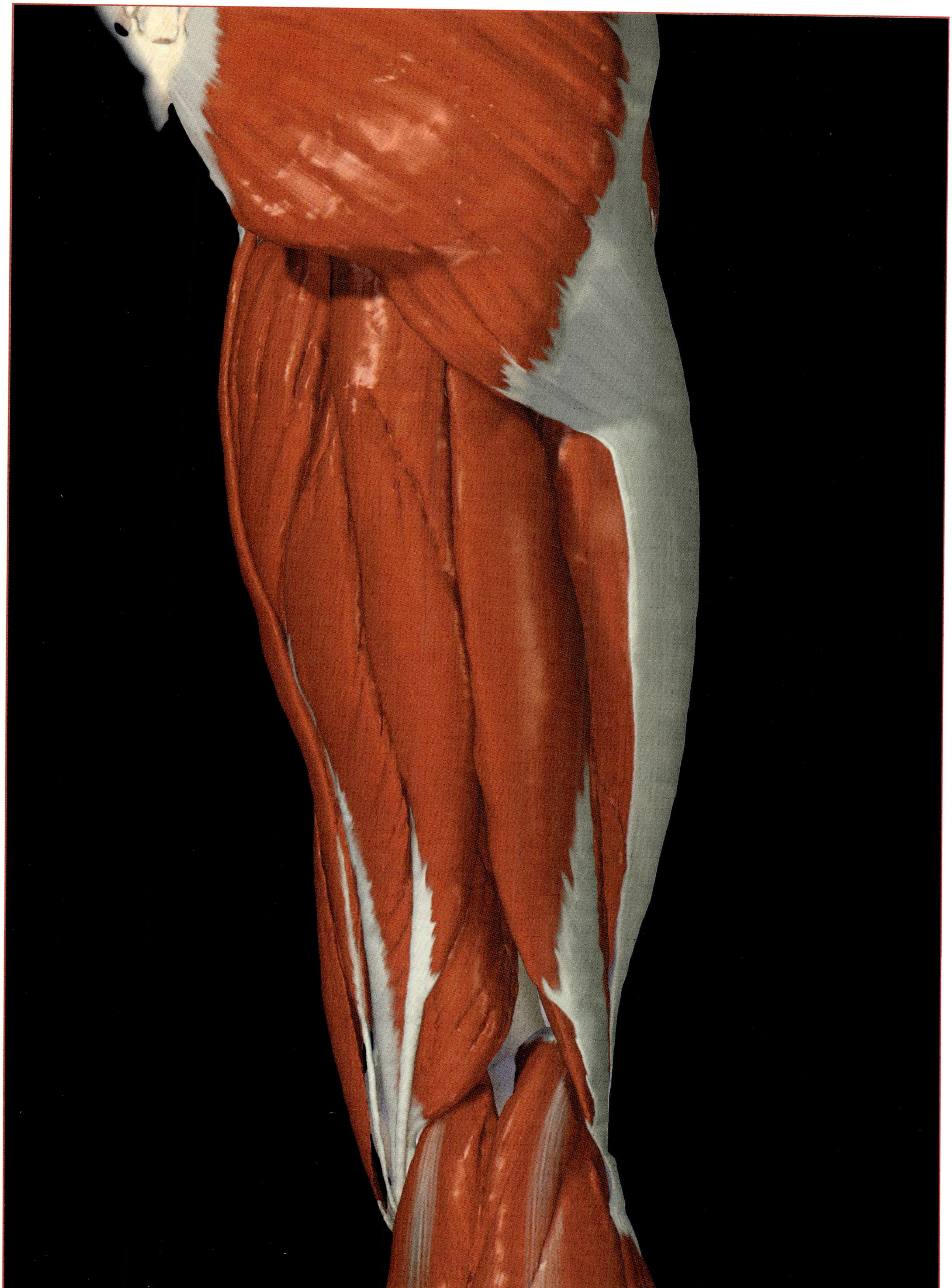

Die Unterschenkel- und Fussmuskeln bewegen Fuss und Zehen und liefern den nötigen Schub, um den Körper beim Gehen und Laufen vom Boden abzuheben; sie sichern ausserdem den Fuss beim Stehen. Die Anordnung der Unterschenkelmuskeln – spitz zulaufend mit langen Sehnen – und Fussmuskeln ist zwar der an den Händen ähnlich, doch sind die Füsse kräftiger und weniger beweglich als die Hände. Das verweist auf ihre Rolle beim Tragen und Fortbewegen der Körperlast. Im Sprunggelenk, einem Scharniergelenk, bewirken bestimmte Muskeln die Dorsalextension und Plantarflexion des Fusses. Andere sind zuständig für die Flexion und Extension der Zehen und für die Inversion (Supination, Einwärtsdrehung) oder Eversion (Pronation, Auswärtsdrehung) der Fusssohle. Die Fussmuskeln wirken bei den Zehenbewegungen und – gemeinsam mit den Unterschenkelmuskeln – beim Abstützen der Fussgewölbe mit.

UNTERSCHENKEL & FUSS

Rechts: rechter Knöchel und Fuß, Ansicht von plantar. Gegenüberliegende Seite: rechter Unterschenkel und Fuß; Ansicht von lateral (linke Abbildung) und von ventral (rechte Abbildung).

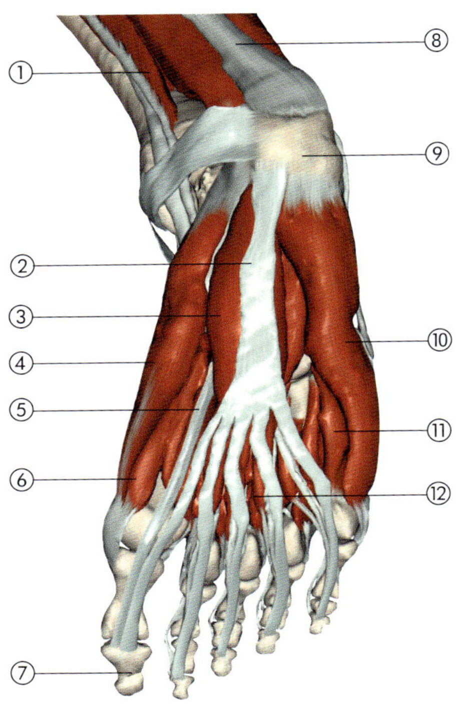

① M. flexor digitorum longus
② Plantaraponeurose
③ M. flexor digitorum brevis
④ M. abductor hallucis
⑤ Sehne des Langen Großzehenbeugers (M. flexor hallucis longus)
⑥ M. flexor hallucis brevis
⑦ Großzehe (Hallux)
⑧ Achillessehne (Tendo calcaneus)
⑨ Fersenbein (Calcaneus)
⑩ M. abductor digiti minimi
⑪ M. flexor digiti minimi brevis
⑫ M. lumbricalis

Die Extensoren an der Vorderseite des Unterschenkels sind für die Dorsalextension des Fußes im Sprunggelenk zuständig und ziehen den Fuß nach oben. Die Dorsalextension ist keine sehr starke Bewegung, verhindert aber, dass die Zehen am Boden schleifen, wenn der Fuß gehoben wird. Der Hauptmuskel dafür ist der M. tibialis anterior, der auch den Fuß einwärts dreht und das Fußgewölbe stützt. Zu den weiteren die Dorsalextension des Fußes bewirkenden Muskeln gehören der M. extensor digitorum longus, der auch die Zehen streckt, der M. peroneus tertius, der auch den Fuß auswärts dreht, und der M. extensor hallucis longus, der auch die Großzehe streckt.

Die Muskeln an der Unterschenkelrückseite dienen der Plantarflexion des Fußes, der kraftvollsten Bewegung des Sprunggelenks; sie liefert den Vorwärtsschub in der Startphase beim Gehen und Laufen. Die Hauptmuskeln der Plantarflexion sind der M. gastrocnemius und der M. soleus. Gemeinsam setzen sie über die Achillessehne am Fersenbein an. Der M. flexor digitorum longus und der M. flexor hallucis longus dienen der Plantarflexion und Inversion des Fußes; Ersterer beugt auch die Zehen, Letzterer die Großzehe. Die Zehenbeugung gibt dem Fuß besseren Halt auf dem Boden. Der lange und der kurze Wadenbeinmuskel (M. peroneus longus und brevis) außen am Unterschenkel bewirken ebenfalls die Plantarflexion und Eversion des Fußes und tragen so dazu bei, dass der Fuß flach auf dem Untergrund aufliegt.

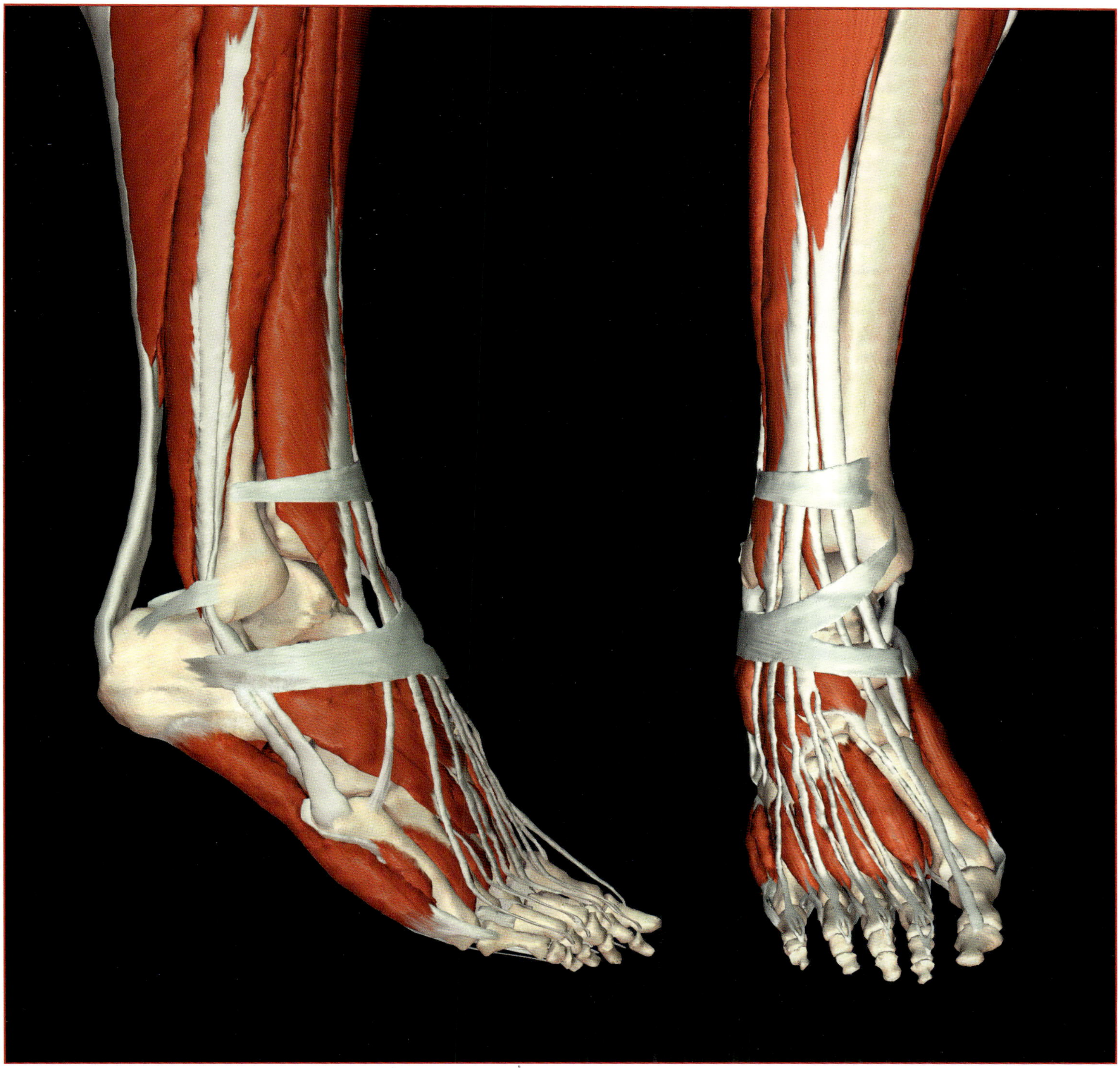

① M. gastrocnemius
② M. soleus
③ M. peroneus longus
④ M. peroneus brevis
⑤ Achillessehne (Tendo calcaneus)
⑥ M. peroneus tertius
⑦ Außenknöchel (Malleulus externus)
⑧ Fersenbein (Calcaneus)
⑨ M. extensor digitorum brevis
⑩ M. tibialis anterior
⑪ M. extensor digitorum longus
⑫ M. extensor hallucis longus
⑬ M. extensor hallucis brevis
⑭ Sehne des M. extensor digitorum longus
⑮ Schienbein (Tibia)
⑯ Haltebänder der Streckersehnen (Retinacula extensorum)

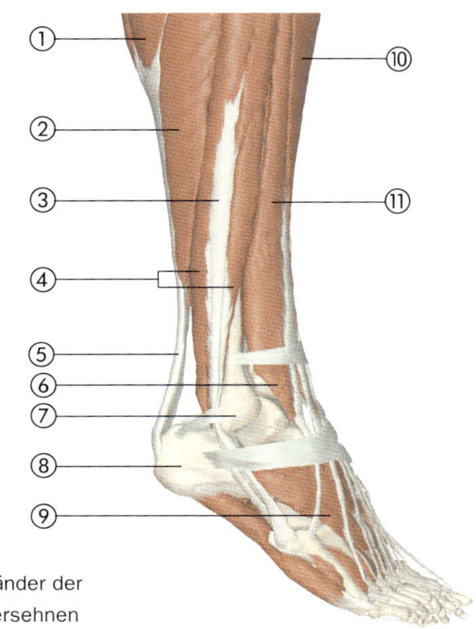

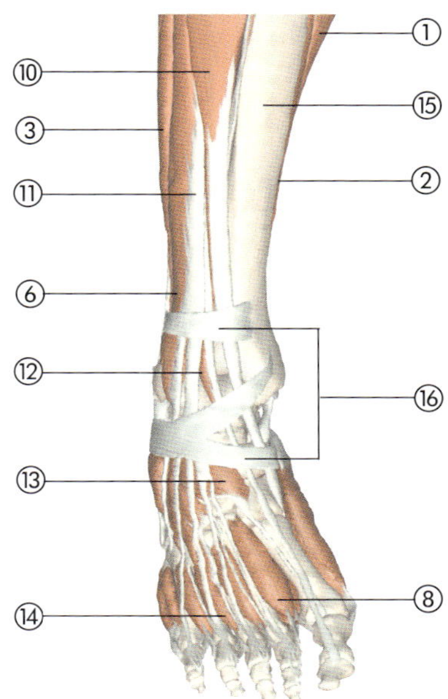

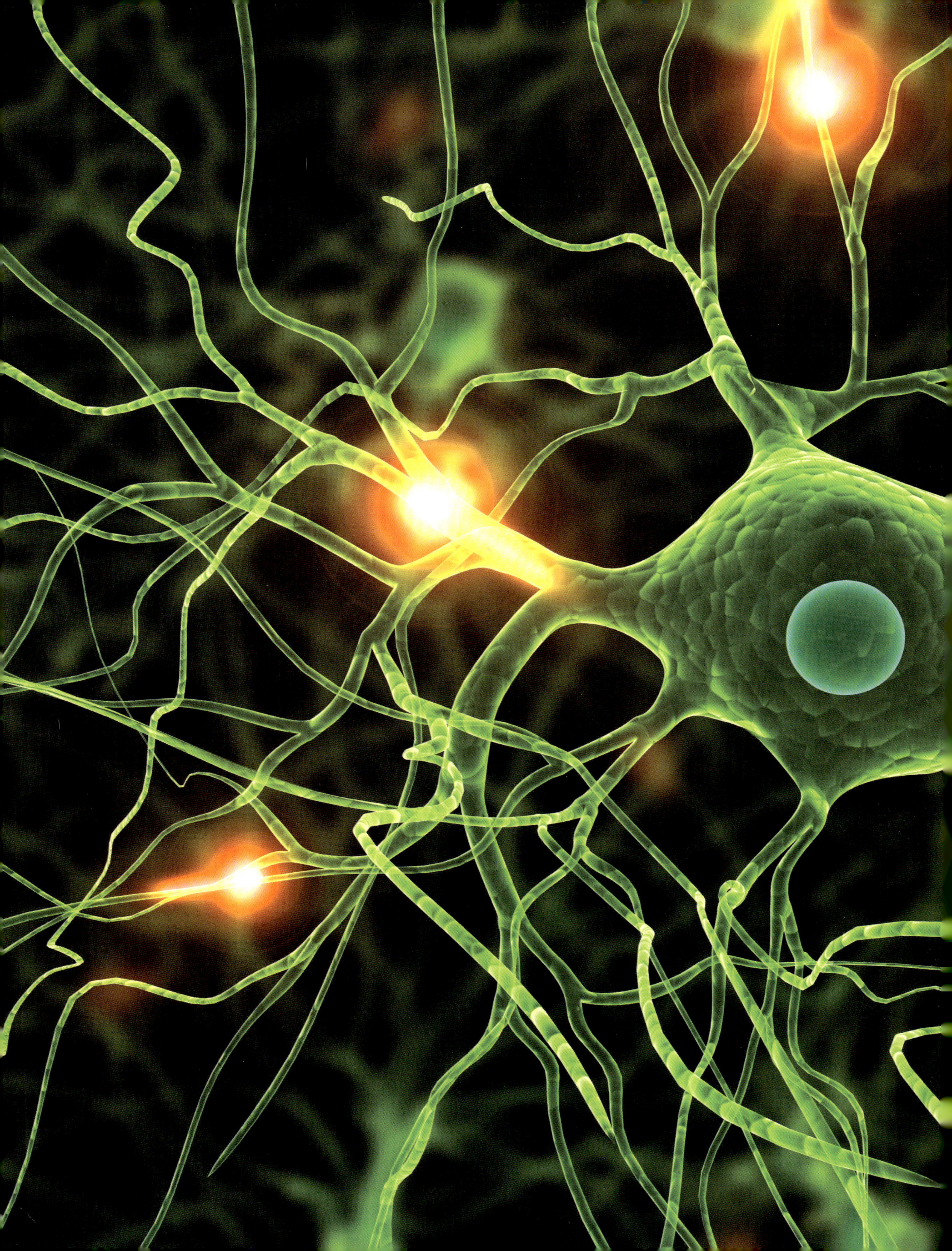

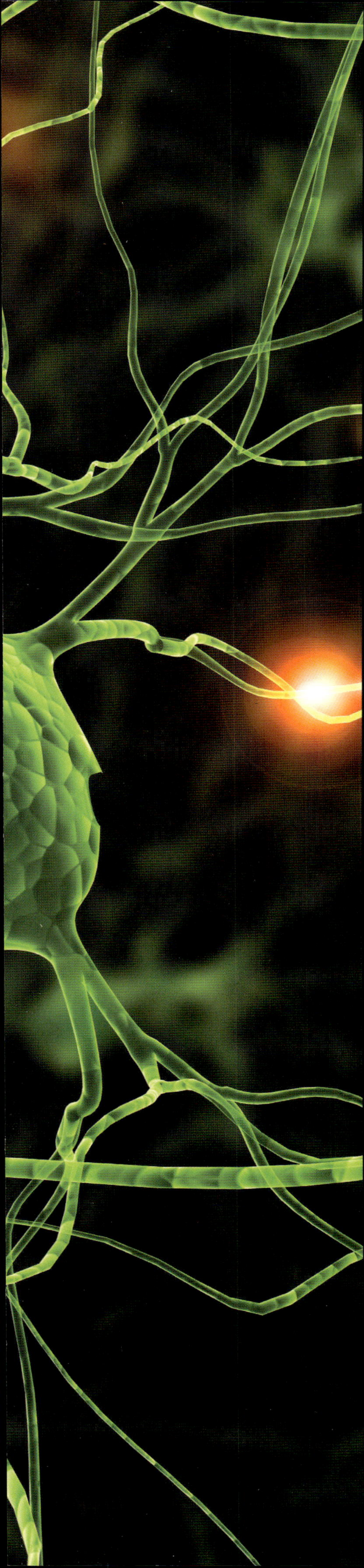

DAS NERVENSYSTEM

Das Hochgeschwindigkeitskommunikationsnetzwerk unseres Körpers stützt sich auf Billionen von miteinander verschalteten Nervenzellen oder Neuronen. Durch die unglaubliche Geschwin digkeit und Komplexität ermöglicht uns dieses System die Erfahrung dessen, was wir als Leben bezeichnen.

Das Nervensystem ist ein Kommunikationsnetzwerk, das die meisten Vorgänge im Organismus steuert und aufeinander abstimmt. Jeder Gedanke, jede Erinnerung, jedes Gefühl und jede Sinneswahrnehmung, aber auch jede Betätigung ist von den Vorgängen in diesem System beeinflusst. Zusätzlich reguliert das Nervensystem unbemerkt verschiedene Abläufe, z.B. die Anpassung der Körpertemperatur oder die Veränderung der Herzfrequenz, im Dienst der Homöostase – der Erhaltung des Gleichgewichts und der Stabilität im gesunden Körper trotz sich ändernder Umweltbedingungen und interner Verhältnisse.

Das Nervensystem durchzieht den gesamten Körper und stellt ein superschnelles Netzwerk im Dienst der Koordination und Steuerung dar. Seinen Kern bilden Gehirn und Rückenmark, die Nachrichten über die Nerven empfangen und senden.

ÜBERBLICK

Die Bausteine dieses Kommunikationsnetzwerks sind Milliarden miteinander verschalteter Neurone oder Nervenzellen überall im Körper. Einzigartig sind diese Zellen aufgrund ihrer Fähigkeit, elektrische Impulse blitzschnell weiterzuleiten. Dadurch können alle für die Kontrolle der Vorgänge im Körper benötigten Informationen im Bruchteil einer Sekunde gesammelt, verarbeitet und verteilt und bei veränderten inneren und äußeren Bedingungen auf den neuesten Stand gebracht werden.

Drei miteinander verbundene Funktionen wirken im Nervensystem wie in einem Computer zusammen. Erstens melden Millionen sensibler Rezeptoren Reize (lat. stimuli) aufgrund sich ändernder Verhältnisse im Körper und um ihn herum an das Gehirn (Eingabe über die Sinnesorgane). Zweitens nimmt das Gehirn als Zentraleinheit die Auswertung, Speicherung und Verknüpfung der eingehenden Meldungen vor und entscheidet, was nun geschehen soll. Drittens aktiviert die motorische Ausgabe die sogenannten Effektoren (Muskeln oder Drüsen) und ruft dadurch eine Reaktion hervor. Wenn jemand z.B. einen Elefanten auf sich zulaufen sieht (Eingabe über das Sehorgan), bedeutet das Gefahr (Verarbeitung und Verknüpfung); die Beinmuskeln werden aktiviert (motorischer Ausgabebefehl), und so wird die Flucht eingeleitet.

Die Bauteile des Nervensystems

Das Nervensystem umfasst zwei Hauptteile. Das Zentralnervensystem (ZNS) besteht aus Gehirn und Rückenmark und wirkt – wie oben beschrieben – als zentrale Steuereinheit. Das periphere Nervensystem setzt sich aus kabelartigen Nerven und diese wiederum aus den gebündelten Fortsätzen von Neuronen zusammen.

Es gibt zwei Grundtypen von Neuronen: Sensible Neurone übertragen Signale von Rezeptoren zum ZNS, motorische Neurone Signale des ZNS zu Muskeln und Drüsen. Es gibt zwei Gruppen motorischer Neurone. Die Neurone des animalischen oder somatischen Nervensystems leiten Signale an die Skelettmuskeln weiter, um sie zu Bewegungen zu veranlassen. Die motorischen Neurone, aus denen das autonome Nervensystem besteht, steuern die automatischen, also unwillkürlichen Vorgänge wie die Atmung und Verdauung, indem sie Drüsen und andere Organe aktivieren.

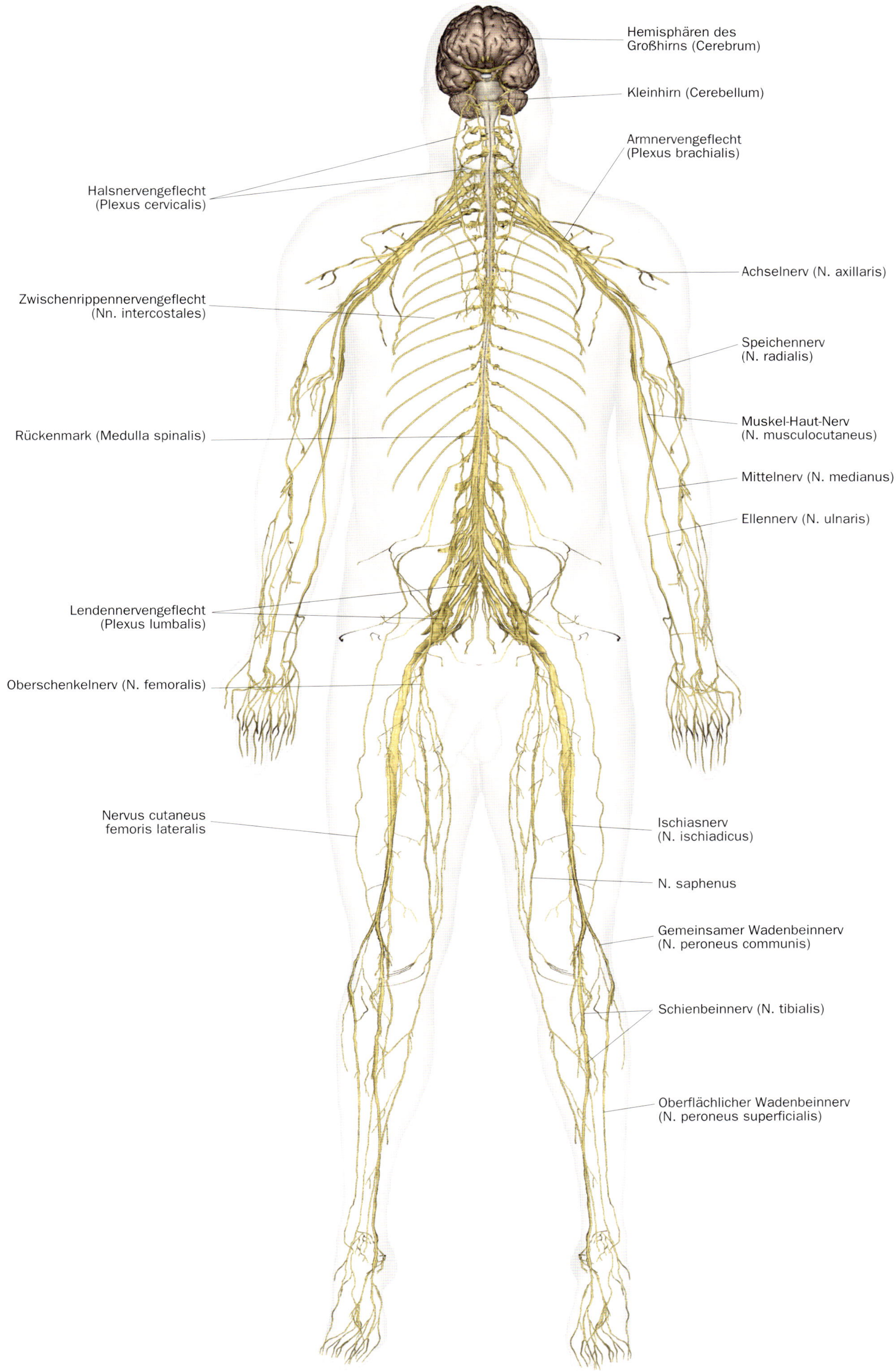
Hemisphären des Großhirns (Cerebrum)
Kleinhirn (Cerebellum)
Armnervengeflecht (Plexus brachialis)
Halsnervengeflecht (Plexus cervicalis)
Achselnerv (N. axillaris)
Zwischenrippennervengeflecht (Nn. intercostales)
Speichennerv (N. radialis)
Muskel-Haut-Nerv (N. musculocutaneus)
Rückenmark (Medulla spinalis)
Mittelnerv (N. medianus)
Ellennerv (N. ulnaris)
Lendennervengeflecht (Plexus lumbalis)
Oberschenkelnerv (N. femoralis)
Nervus cutaneus femoris lateralis
Ischiasnerv (N. ischiadicus)
N. saphenus
Gemeinsamer Wadenbeinnerv (N. peroneus communis)
Schienbeinnerv (N. tibialis)
Oberflächlicher Wadenbeinnerv (N. peroneus superficialis)

Neurone, die Zellen des Nervensystems, bestehen aus mehreren Teilen, von denen jeder eine spezifische Funktion hat. Der Zellkörper besitzt einen Zellkern (Nucleus), der die Zelle am Leben erhält. Verschiedene Vorrichtungen senden und empfangen Signale. Die kürzeren Dendriten nehmen eingehende Informationen auf, die längeren Axone leiten sie an das nächstliegende Neuron weiter. Die Axone sind von einer schützenden Myelinschicht umhüllt, einer Kombination aus Fett und Proteinen.

DAS NEURONALE NETZWERK

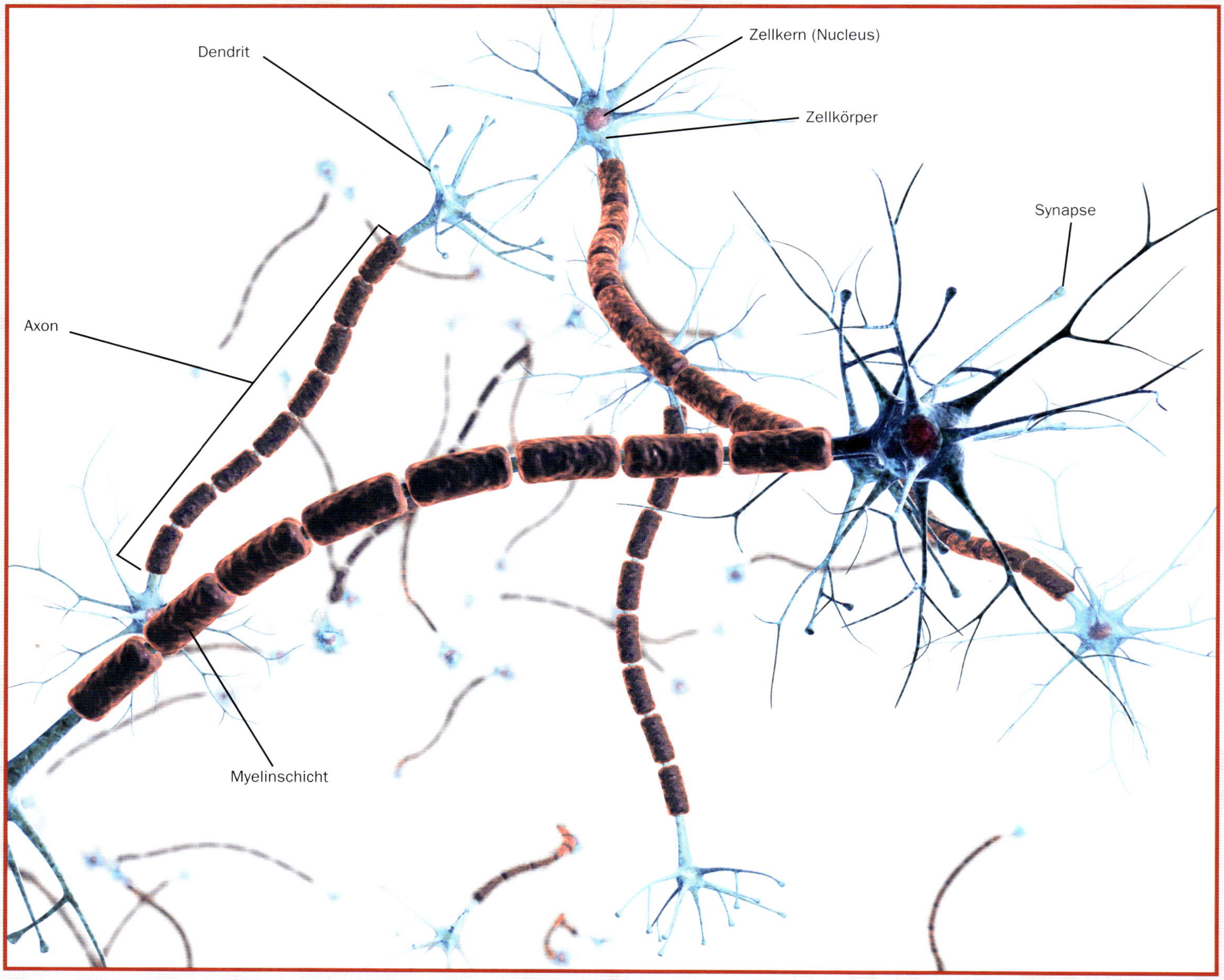

Neurone und Reizleitung

Die Milliarden langer, dünner Zellen des Nervensystems sind speziell an die Übertragung elektrischer Signale – der Nervenimpulse – angepasst. Das körpereigene Kommunikationssystem übermittelt Informationen in sehr hoher Geschwindigkeit; zudem befähigt es uns, zu denken, zu fühlen und zu handeln. Jedes Neuron besitzt einen Zellkörper mit einem Zellkern, mehrere verzweigte Fortsätze – die Dendriten, die Impulse zum Zellkörper leiten – und ein langes Axon, eine Nervenfaser, die Impulse vom Zellkörper weg zu einem anderen Neuron oder z.B. einem Muskel leitet. Es gibt drei Arten von Neuronen: Sensorische Neurone übermitteln Informationen von den Sinnesorganen und anderer Strukturen an das ZNS. Motorische Neurone übermitteltn Nervenimpulse vom ZNS an ausführende Gewebe wie Muskeln und Drüsen. Und Interneurone – auch Schalt- oder Zwischenneurone genannt – verschalten zwei Nervenzellen miteinander und ordnen und analysieren die Impulse. Sie machen 90 Prozent aller Neurone aus und finden sich nur im Gehirn und im Rückenmark.

Nah beieinander liegende Neurone berühren sich nicht, sondern sind durch sogenannte Synapsen miteinander verbunden. Wird ein Neuron stimuliert, wird es von einem elektrischen Impuls – dem Nervenimpuls – durchlaufen, der eine Geschwindigkeit von bis zu 100 Meter pro Sekunde erreicht. Am Ende des Axons dieses Neurons befindet sich eine Verdickung, die Synapse; kommt der Impuls dort an, wird ein Botenstoff, ein Neurotransmitter, ausgeschüttet, der den Spalt zwischen den beiden Neuronen überquert und am empfangenden Neuron einen Nervenimpuls generiert. So werden die Impulse im Einbahnstraßenprinzip durch das Nervensystem geleitet.

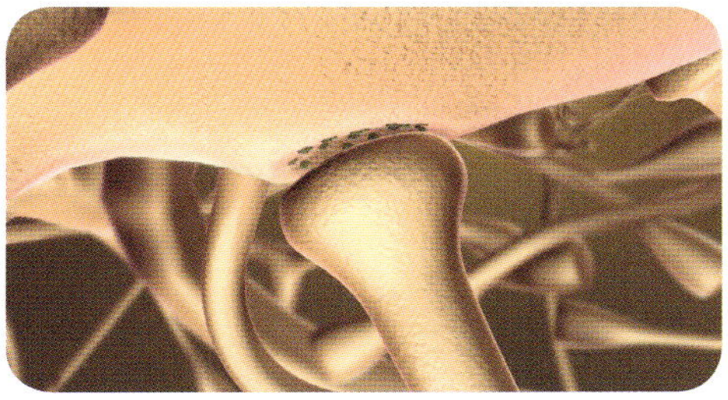

Hier trifft eine Synapse auf ihren dendritischen Rezeptor.

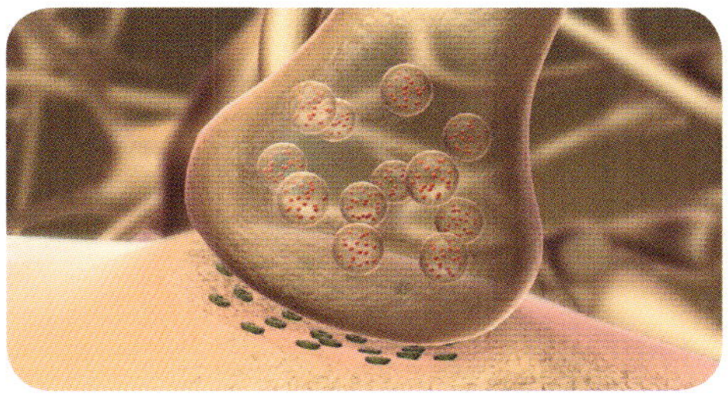

Erreicht das Nervensignal die Synapse, nähern sich synaptische Vesikel, Membrane, die Neurotransmitter enthalten.

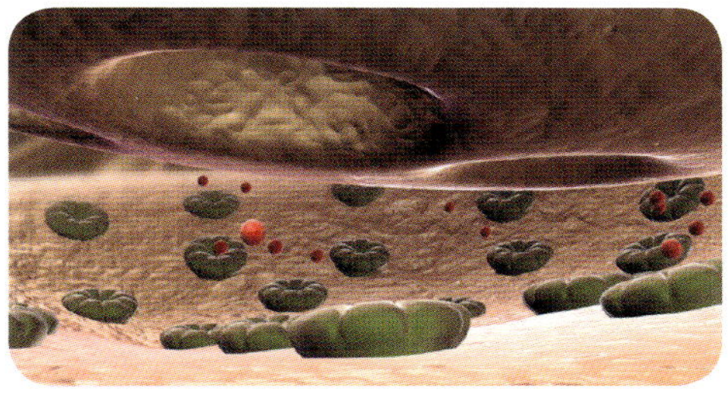

An der postsynaptischen Membran auf der anderen Seite des synaptischen Spalts gelangen die Neurotransmitter zu den dendritischen Rezeptoren und sorgen für die Weiterleitung des Nervenimpulses.

Die Übertragung von Nervenimpulsen läuft im Nervensystem über Synapsen ab. Der Impuls – das Aktionspotenzial – kommt an der präsynaptischen Membran an und löst die Freisetzung eines chemischen Botenstoffs, eines Neurotransmitters, aus. Dieser befindet sich in kleinen, membranumhüllten »Paketen«, den sogenannten synaptischen Vesikeln. Die Moleküle des Neurotransmitters erzeugen eine Reaktion, indem sie die Rezeptoren an der postsynaptischen Membran stimulieren; im Zentralnervensystem gehören diese Rezeptoren gemeinhin zu einer spezialisierten Struktur namens dendritischer Dorn.

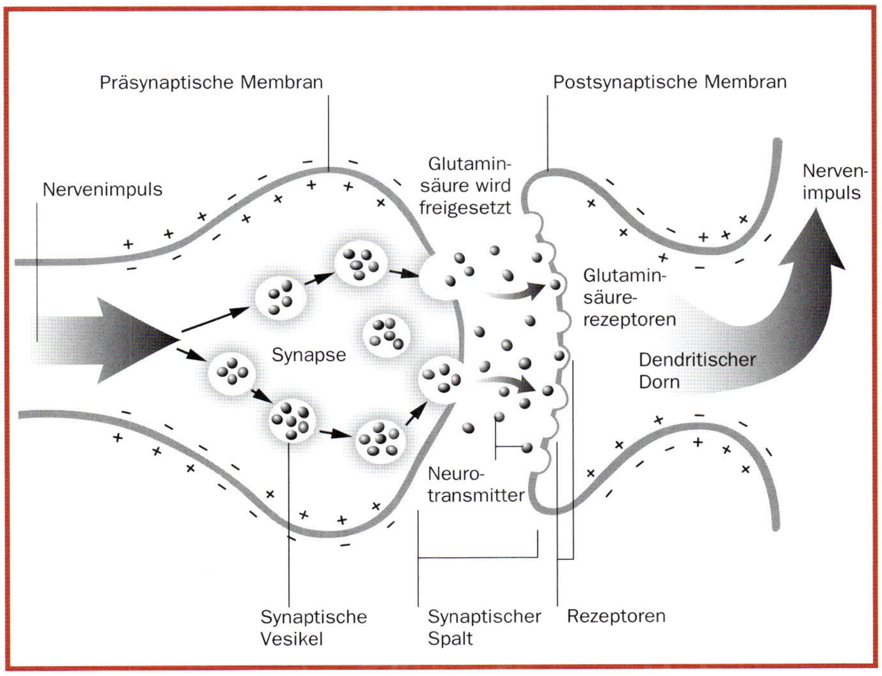

DAS GEHIRN

Das Gehirn ist die Schaltzentrale des Nervensystems. Der grösste Teilbereich davon ist das Grosshirn (Cerebrum); es besteht aus einer rechten und linken Hälfte (Hemisphäre), in denen bestimmte Areale dem abstrakten Denken, Gedächtnis, den Empfindungen, Bewegungen (Motorik) und anderen Funktionen des bewussten Verhaltens zugeordnet sind. Das Kleinhirn (Cerebellum) steuert Muskelkoordination, Gleichgewicht und Haltung. Der Hirnstamm (Truncus encephali) verbindet das Gehirn mit dem Rückenmark und steuert lebenswichtige Funktionen wie Kreislauf (Herzfrequenz und Blutdruck) und Atmung. Die Hirnkammern (Ventriculi cerebri) sind mit klarer Gehirn-Rückenmark-Flüssigkeit (Liquor cerebrospinalis) gefüllt.

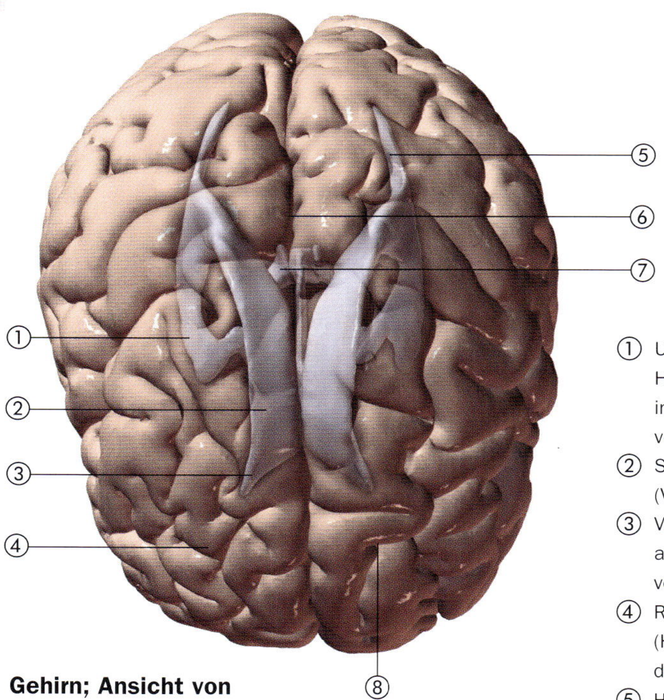

① Unterhorn der seitlichen Hirnkammer (Cornu inferius [= temporale] ventriculi lateralis)
② Seitliche Hirnkammer (Ventriculus lateralis)
③ Vorderhorn (Cornu anterius [frontale] ventriculi lateralis)
④ Rechte Großhirnhälfte (Hemisphaerium cerebri dextrum)
⑤ Hinterhorn (Cornu posterius [= occipitale] v. l.)
⑥ Längsspalt zwischen Großhirnhälften (Fissura longitudinalis cerebri)
⑦ IV. Hirnkammer (Ventriculus quartus)
⑧ Linke Großhirnhälfte (Hemisphaerium cerebri sinistrum)

Gehirn; Ansicht von kranial. Der Längsspalt, der das Großhirn in zwei Hemisphären teilt, sowie die Hirnkammern im Inneren sind hier deutlich zu sehen.

Neurone und Signalübertragung in Nerven

Milliarden von Neuronen – langen, dünnen Nervenzellen – bilden ein Kommunikationssystem, das die rasche Übertragung von Nervenimpulsen ermöglicht und den Menschen zum Denken, Fühlen und Handeln befähigt. Jedes Neuron besitzt einen Zellkörper (Perikaryon), der den Zellkern (Nucleus) enthält; mehrere zum Zellkörper hinleitende verzweigte Fortsätze (Dendriten); und einen langen Fortsatz, das Axon, das Impulse vom Zellkörper weg und zu einem zweiten Neuron oder einem Effektor (z.B. einem Muskel) leitet. Es gibt drei Arten von Neuronen. Sensorische Neurone leiten Reize von Sinnesorganen und anderen Organen zum Gehirn. Motorische Neurone übertragen Befehle vom Gehirn zu Zielorganen wie Muskeln und Drüsen. Interneurone – sie machen 90 Prozent aller Neurone aus und kommen nur im Gehirn und Rückenmark vor – sind zwischengeschaltete Nervenzellen, die Impulse zu anderen Neuronen weiterleiten, sie aber auch sortieren und analysieren.

Wo zwei oder mehrere Neurone miteinander in Verbindung treten, berühren sie sich nicht, sondern es bleibt eine Lücke zwischen ihnen, der Synapsenspalt. Wenn ein Neuron erregt wird, durchläuft ein elektrischer Impuls – das Aktionspotenzial, der Nervenimpuls – mit einer Geschwindigkeit von bis zu 100 Meter pro Sekunde die Nervenzelle. Am Ende ihres Axons befindet sich eine kleine Verdickung, die als präsynaptischer Endkolben (Bulbus terminalis) oder synaptisches Endknöpfchen bezeichnet wird. Wenn der Impuls dort ankommt, löst er die Freisetzung eines sogenannten Neurotransmitters aus, eines chemischen Botenstoffs, der den Synapsenspalt zwischen den beiden Neuronen überquert und im Empfängerneuron einen Nervenimpuls erzeugt. Nach diesem Einbahnstraßenprinzip werden Nervenimpulse im Nervensystem weitergeleitet.

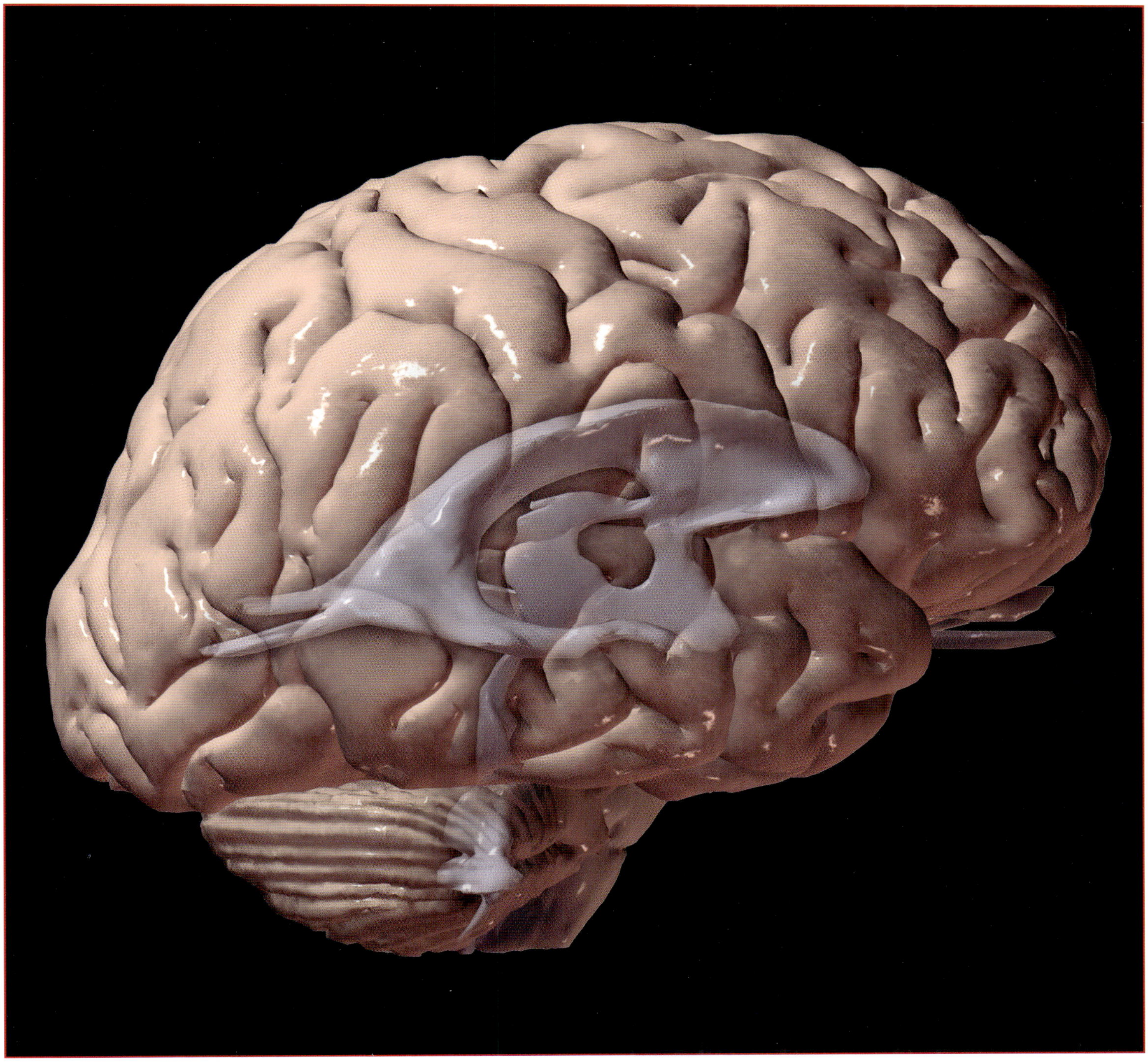

(1) Rechte Großhirnhälfte (Hemisphaerium cerebri dextrum)
(2) Hinterhorn der seitlichen Hirnkammer (Cornu posterius ventriculi lateralis)
(3) III. Hirnkammer (Ventriculus tertius)
(4) Kleinhirn (Cerebellum)
(5) Seitliche Hirnkammer (Ventriculus lateralis)
(6) Vorderhorn der seitlichen Hirnkammer (Cornu anterius ventriculi lateralis)
(7) Monro-Loch (Foramen monroi, Foramen interventriculare)
(8) Wasserleiter des Mittelhirns, Sylvius-Kanal (Aquaeductus mesencephali/cerebri)

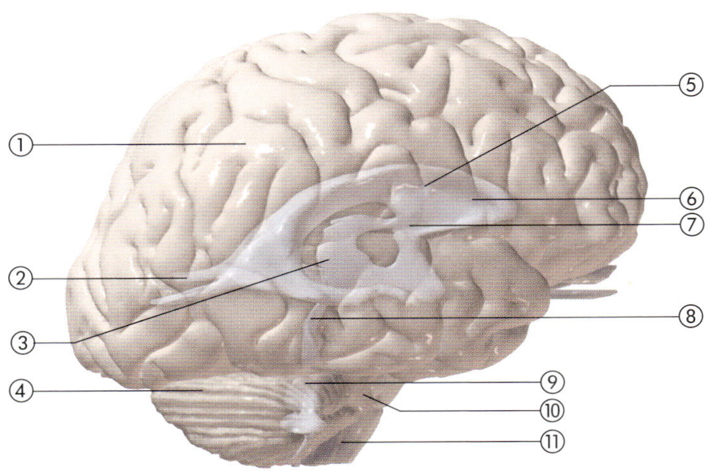

Im Gehirn befinden sich vier Hirnkammern, die mit Liquor (Hirnwasser) gefüllt sind: zwei seitliche Hirnkammern sowie die dritte (III.) und vierte (IV.) Hirnkammer.

(9) IV. Hirnkammer (Ventriculus quartus)
(10) Brücke (Pons)
(11) Verlängertes Mark (Medulla oblongata)

Die zwölf paarigen Hirnnerven gehen (bis auf den N. trochlearis, der von dorsal kommt) von der Gehirnunterseite aus. Sie leiten zum Grossteil Empfindungen von der Haut und den Sinnesorganen des Kopfes und Halses zum Gehirn und übertragen motorische Befehle vom Gehirn zu den Muskeln dieser Regionen. Manche Hirnnerven enthalten ausschliesslich sensorische, andere motorische und sensorische Nervenfasern gemischt.

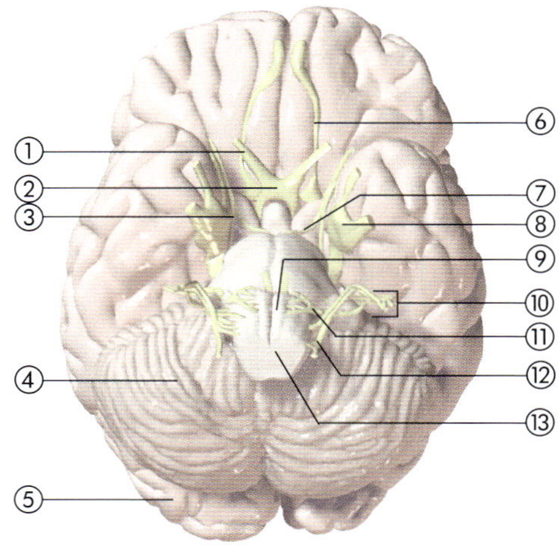

DAS GEHIRN

Hirnnerven werden mit römischen Ziffern nummeriert und nach ihrer Hauptfunktion benannt:

N. olfactorius (I; Riechnerv): leitet Geruchsempfindungen aus der Nasenhöhle

N. opticus (II; Sehnerv): leitet optische Signale aus der Netzhaut (Retina) des Auges

N. oculomotorius (III; Augenbewegungsnerv),

N. trochlearis (IV; Augenrollnerv) und

N. abducens (VI; Augenabziehnerv): bewegen die Augäpfel

N. trigeminus (V; Drillingsnerv): Impulse vom Auge, Gesicht und von den Zähnen; versorgt die Kaumuskeln

N. facialis (VII; Gesichtsnerv): versorgt die mimischen Muskeln im Gesicht

N. vestibulocochlearis (VIII; Vorhof-Schnecken-Nerv): Hör- und Gleichgewichtsnerv

N. glossopharyngeus (IX; Zungen-Rachen-Nerv): leitet Geschmacksempfindungen von der Zunge; steuert das Schlucken

N.vagus (X; »umherschweifender Nerv«): zieht in die Brust und in den Bauch und steuert viele lebenswichtige Funktionen wie den Herzschlag

N. accessorius (XI; zusätzlicher Nerv): steuert die Kopf- und Schulterbewegungen und ist an der Stimmbildung beteiligt

N. hypoglossus (XII; Unterzungennerv): motorischer Zungennerv; steuert Zungenbewegungen

Die Blut-Hirn-Schranke

Damit das Gehirn seinen hohen Energiebedarf decken kann, braucht es eine konstante, ausreichende Blutzufuhr, die es mit genügend Glukose und Sauerstoff versorgt. Bei einem Anteil von nur zwei Prozent am Körpergewicht erhält es pro Zeiteinheit ganze 20 Prozent des Blutstroms. Bei Sauerstoffmangel fällt das Gehirn rasch aus und stirbt ab. Trotz dieses absoluten Blutbedarfs muss das Gehirn jedoch – mehr als jedes andere Organ – vor Schwankungen in den Blut- und Gewebsflüssigkeitsspiegeln bestimmter Substanzen geschützt werden, die z.B. nach dem Essen oder körperlicher Betätigung auftreten können; solche Schwankungen könnten ein ungeordnetes »Feuern« der Neuronen und den Zusammenbruch der Schaltzentrale bewirken. Diesen Schutz bietet die Blut-Hirn-Schranke. Die Wände der Kapillaren, die die Gewebe des Gehirns versorgen, bilden eine Schranke, die den Durchfluss der meisten Substanzen, einschließlich vieler Medikamente, verhindert und nur kleine Moleküle wie Glukose, Sauerstoff und Kohlendioxid passieren lässt. Einige lipidlösliche Substanzen wie Äthanol (Alkohol) und Nikotin sowie Schmerzmittel (Anästhetika) können diese Schranke ebenfalls überwinden – daher ihre Wirkung auf das ZNS.

① N. opticus (II)
② Sehnervenkreuzung (Chiasma opticum)
③ N. trochlearis (IV)
④ Kleinhirn (Cerebellum)
⑤ Rechte Großhirnhälfte (Hemisphaerium cerebri dextrum)
⑥ N. olfactorius (I)
⑦ N. oculomotorius (III)
⑧ N. trigeminus (V)
⑨ N. abducens (VI)
⑩ Nn. facialis (VII), vestibulocochlearis (VIII), glossopharyngeus (IX) und vagus (X)
⑪ N. hypoglossus (XII)
⑫ N. accessorius (XI)
⑬ Verlängertes Mark (Medulla oblongata)

Gehirnbasis mit Hirnnerven; Ansicht von kaudal. Die Stirnseite des Gehirns weist zum Oberrand der Abbildung; die Hirnnervenpaare sind farbig gekennzeichnet.

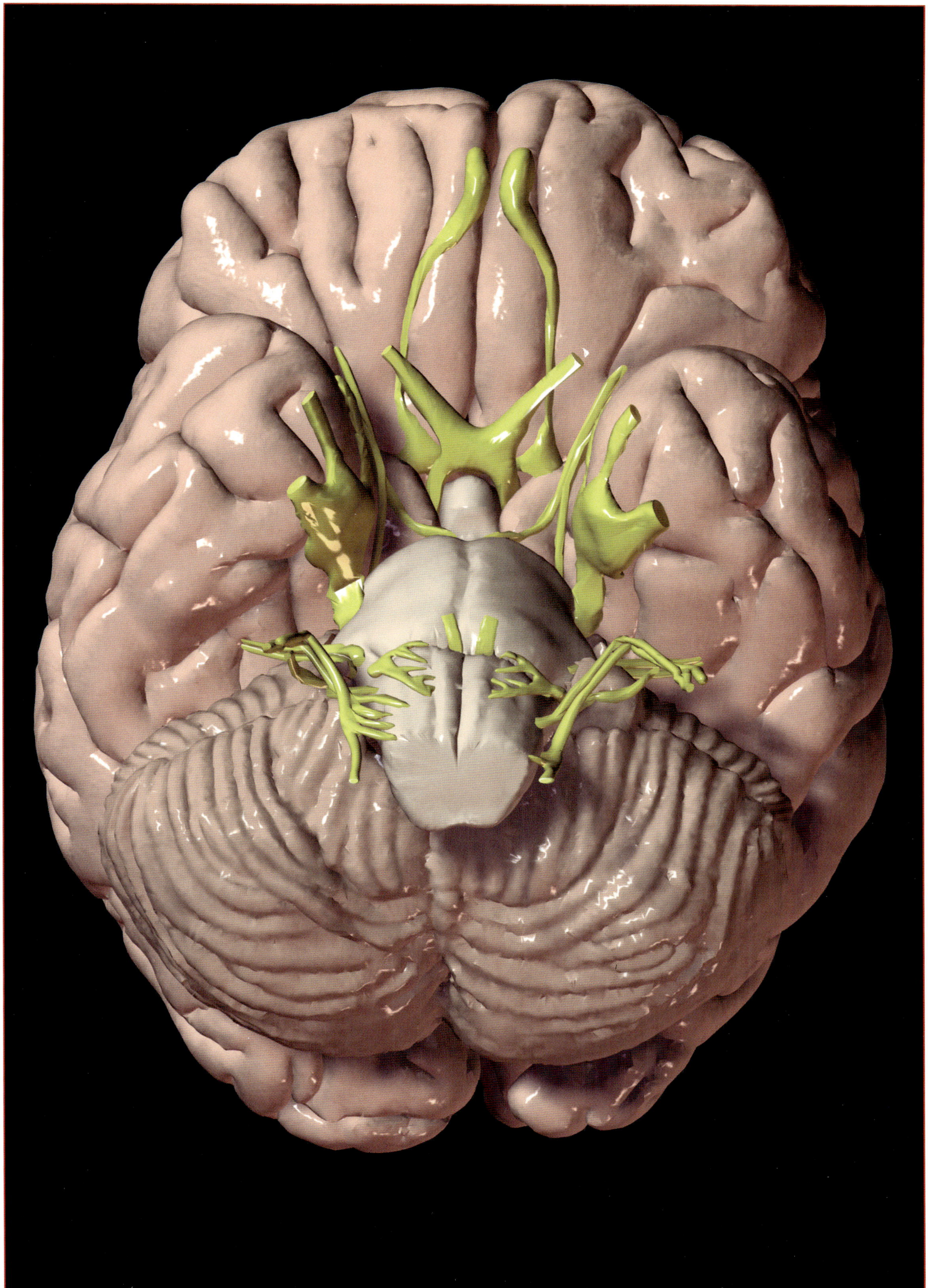

DAS GEHIRN

Das Gehirn befähigt den Menschen, zu fühlen, zu denken und sich zu bewegen; es steuert aber auch die meisten Vorgänge im Körper automatisch. Sein grösster Teil ist das Grosshirn (Cerebrum), der Sitz der Wahrnehmung und des bewussten Verhaltens. Beim Menschen ist es sehr gross und in der relativ kurzen Entwicklungsgeschichte sehr rasch gewachsen. Es hat zwei Hälften (Hemisphären), die von einem dünnen Mantel, der Hirnrinde (Cortex cerebri), bedeckt sind. Die Hirnrinde ist der Sitz sämtlicher Elemente des Bewusstseins. Die Gehirnoberfläche ist stark gegliedert in Furchen (Sulci) und Windungen (Gyri), dank derer eine grosse Rindenoberfläche im Schädel Platz hat. Der Cortex jeder Grosshirnhälfte besteht aus fünf Lappen: Hinterhauptslappen (mit dem Sehzentrum); Schläfenlappen (Hör- und Sprachzentrum); Insellappen (Geschmackszentrum); Scheitellappen (Motorik, Berührung und Erinnerung); Stirnlappen (Denken und Planung).

Die beiden Großhirnhälften sind miteinander durch den Balken (Corpus callosum) verknüpft, der einen ständigen Informationsaustausch zwischen ihnen ermöglicht. Hinter dem Großhirn liegt das Kleinhirn (Cerebellum), das die Bewegungen und das Gleichgewicht kontrolliert. Unter dem Balken sind die Bauteile des limbischen Systems zu finden, eines entwicklungsgeschichtlich sehr alten Bereichs. Es setzt Emotionen um, sendet Impulse an die Großhirnrinde und ist teilweise auch für die Erinnerung und die Homöostase zuständig. Der Hirnstamm (Truncus encephali), der entwicklungsgeschichtlich älteste Hirnteil, dient dem Informationsaustausch zwischen dem Gehirn und dem Rückenmark und steuert lebenswichtige Funktionen wie Herzschlag und Atemfrequenz.

Die schützenden Hirnhäute

Das zarte, empfindliche Hirngewebe wird nicht nur von den Schädelknochen, sondern auch von drei Hirnhäuten (Meningen) schützend umgeben: der äußeren harten Hirnhaut (Dura mater cranialis), der Spinnwebhaut (Arachnoidea mater cranialis) und der innersten Hirnhaut (Pia mater cranialis). Unter der Arachnoidea befindet sich ein Raum, der mit Liquor (Gehirn-Rückenmark-Flüssigkeit) gefüllt ist. Der aus dem Blut stammende Liquor bildet ein Flüssigkeitspolster, das das Gewicht des Gehirns verringert und es gegen Stöße und Schläge abpuffert.

Gehirn; Ansicht von lateral. Die graue Substanz (Cortex cerebralis) ist von der Großhirnhälfte abgetragen.

① Weiße Substanz (Substantia alba) der rechten Großhirnhälfte
② Kleinhirn (Cerebellum)
③ Brücke (Pons)
④ Verlängertes Mark (Medulla oblongata)

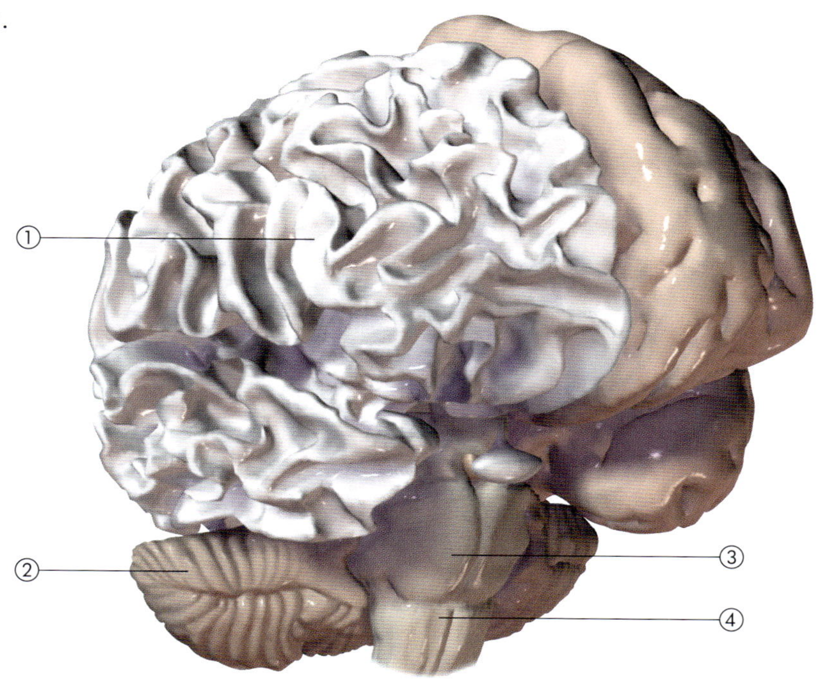

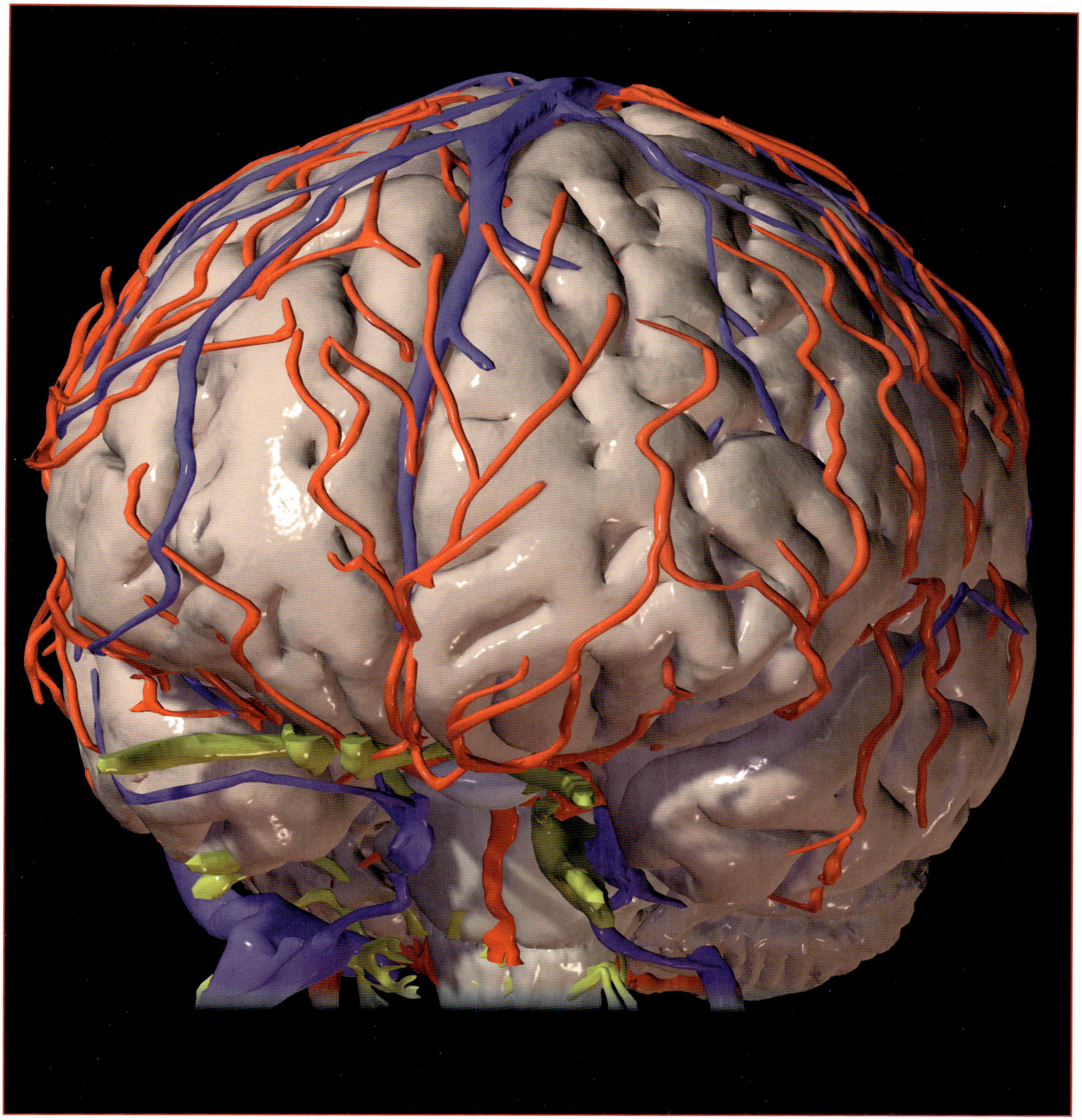

Gehirn, Ansicht von ventrolateral. Sichtbar sind die Großhirnhemisphären, der Hirnstamm und das Kleinhirn.

① Oberer Sichelsinus (Sinus sagittalis superior)
② Rechte Großhirnhälfte (Hemisphaerium cerebri dextrum)
③ Hypophyse, Hirnanhangsdrüse (Hypophysis)
④ Brücke (Pons)
⑤ Verlängertes Mark (Medulla oblongata)
⑥ Linke Großhirnhälfte (Hemisphaerium cerebri sinistrum)
⑦ Kleinhirn (Cerebellum)

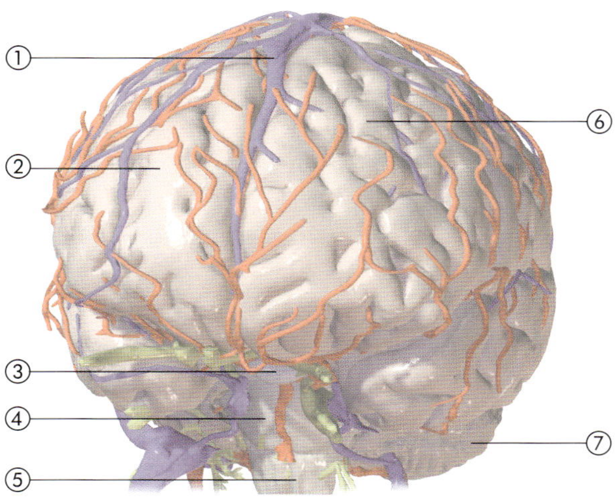

DAS GEHIRN

Der Hirnstamm verbindet das Rückenmark mit dem Thalamus, dem Hypothalamus sowie anderen Hirnteilen und steuert eine Reihe von unbewussten Vorgängen im Körper. Er besteht aus dem verlängerten Mark (im untersten Teil); dessen Verbindung mit weiteren Hirnteilen, der Brücke; und dem Mittelhirn als oberstem Teil. Das verlängerte Mark steuert die Herz- und die Atemfrequenz sowie weitere Funktionen wie Schlucken, Niesen und Husten. Die Brücke ist an der Regulierung der Atemfrequenz mitbeteiligt und ausserdem der Ursprung einiger Hirnnerven, die Gesichtsbewegungen wie das Kauen und die Augenbewegungen steuern. Das Mittelhirn enthält die Substantia nigra, die unbewusste Muskelaktivitäten steuert, ausserdem die Pupillengrösse sowie die Form der Linse im Auge und einige Augenbewegungen.

Das limbische System

Das limbische System ist der Oberbegriff, mit dem man einige Hirnteile bezeichnet, die den Hirnstamm knapp unterhalb der Großhirnunterseite umgeben. Dazu gehören das Ammonshorn (Hippocampus), der Mandelkern (Corpus amygdaloideum) sowie Teile des Thalamus und des Hirngewölbes, das diese Teile miteinander verbindet. Das limbische System ist das »emotionale Gehirn«; es verarbeitet Grundgefühle wie Furcht, Schmerz, Freude, Wut, Sorge, sexuelle Erregung und Zuneigung. In enger Zusammenarbeit mit der Großhirnrinde verknüpft es Gefühle und Gedanken; dadurch werden wir uns unserer Gefühle bewusst und in die Lage versetzt, die Wirkungen spontaner und instinktiver Gefühlsreaktionen zu beherrschen und einzugrenzen bzw. sie zu unterdrücken, wenn sie fehl am Platz sind. Das Ammonshorn und der Mandelkern sind auch an der Umwandlung frischer Nachrichten in Langzeiterinnerungen beteiligt. Der Hypothalamus spielt bei der sexuellen Erregung, aber auch bei vielen Funktionen der Homöostase – wie der Regulierung der Körpertemperatur und des Hungers – eine Rolle.

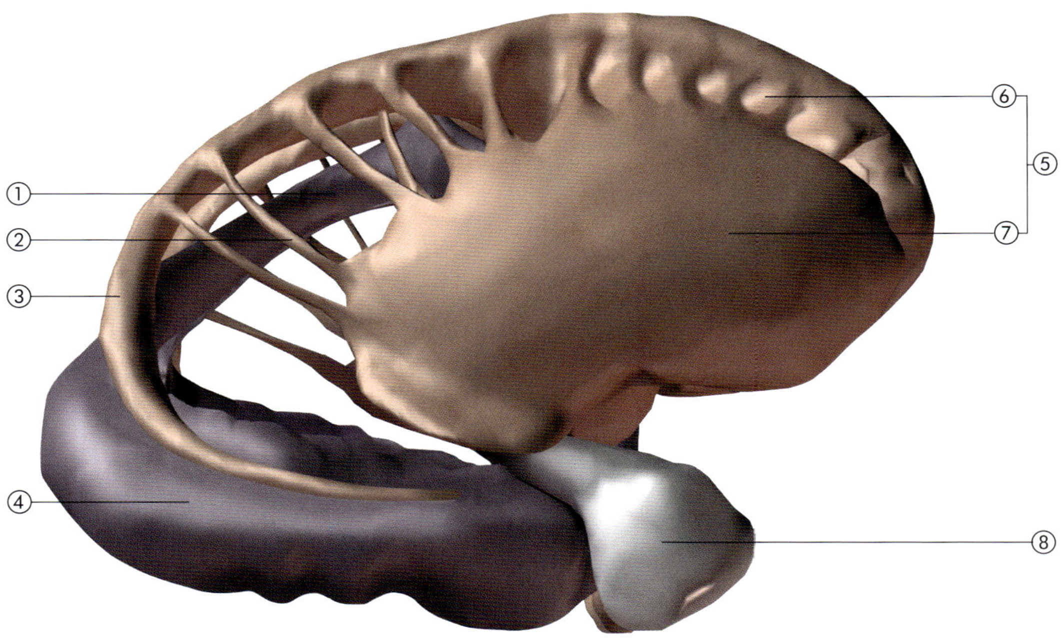

Basalganglien; Ansicht von lateral. Der Schweifkern (Nucleus caudatus) und der Linsenkern (Nucleus lentiformis) spielen eine wichtige Rolle bei der Steuerung der Motorik; zudem kontrollieren sie Teile des limbischen Systems.

① Hirngewölbe (Fornix)
② Corona radiata
③ Schwanz des Schweifkerns (Cauda nuclei caudati)
④ Ammonshorn (Hippocampus)
⑤ Streifenkörper (Corpus striatum)
⑥ Schweifkern (Nucleus caudatus)
⑦ Lateraler Teil des Linsenkerns (Putamen)
⑧ Mandelkern (Corpus amygdaloideum)

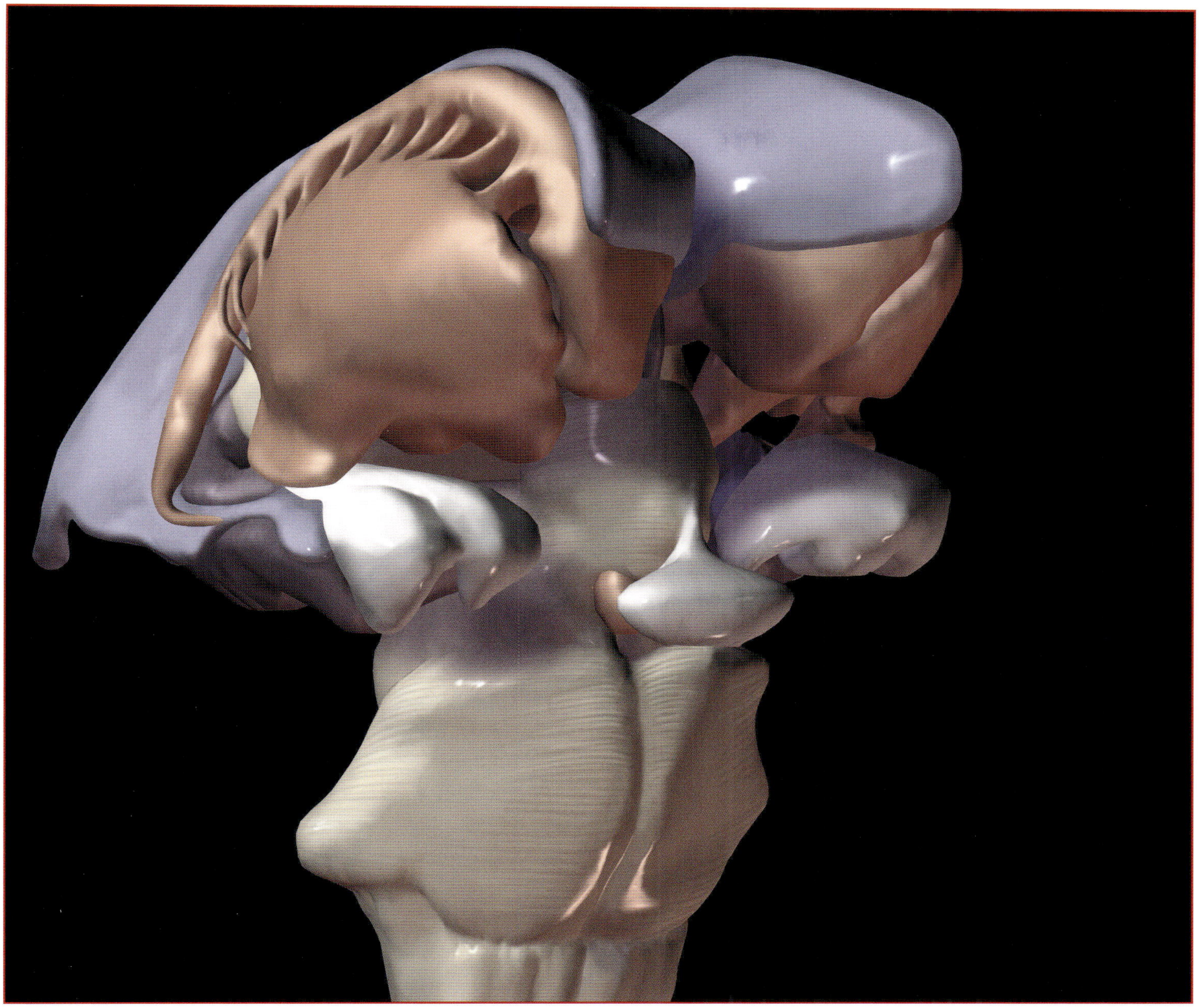

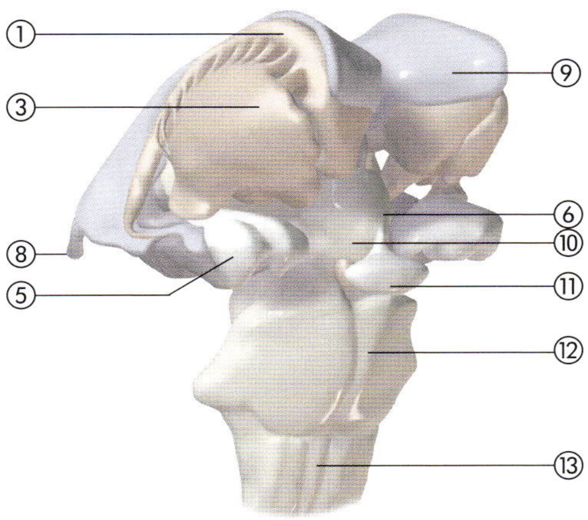

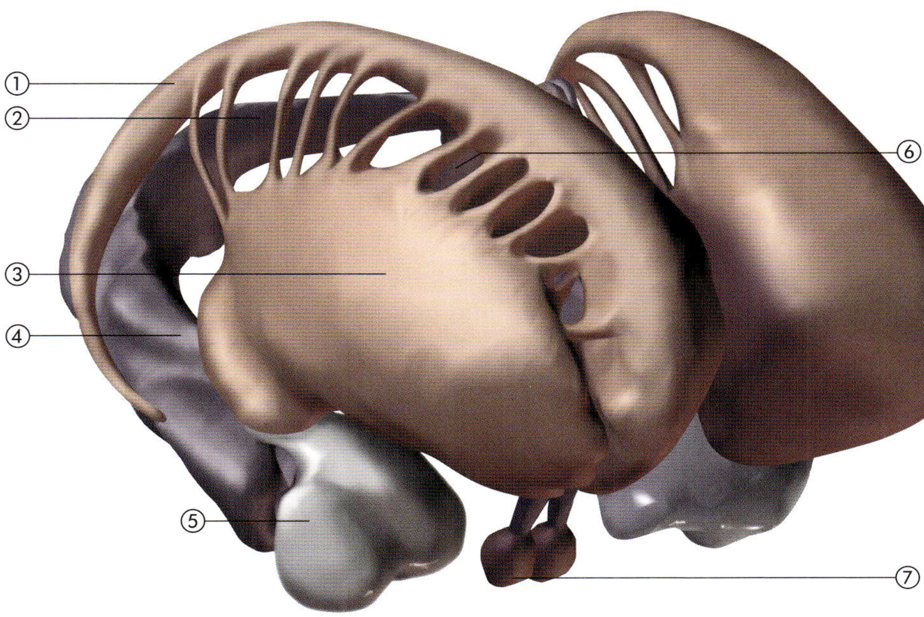

1. Nucleus caudatus
2. Fornix
3. Teil des Linsenkörpers (Putamen)
4. Ammonshorn (Hippocampus)
5. Corpus amygdaloideum
6. Thalamus
7. Paariger Mamillarkörper (Corpus mamillare)
8. Seitenventrikel, Hinterhorn (Ventriculus lateralis, cornu posterius)
9. Seitenventrikel, Vorderhorn (Ventriculus lateralis, cornu anterius)
10. Hypothalamus
11. Hirnanhangsdrüse, Hypophyse (Hypophysis)
12. Brücke (Pons)
13. Verlängertes Mark (Medulla oblongata)

Streifenkörper/-hügel (Corpus striatum) und Teile des limbischen Systems (ganz oben); mit den Hirnkammern und dem Hirnstamm (oben); Ansicht von ventrolateral

Das Rückenmark steht über den Hirnstamm mit dem Gehirn in Verbindung und erstreckt sich auf einer Länge von etwa 45 Zentimetern vom Foramen magnum (siehe S. 34), dem grossen Loch in der Schädelbasis, über den Rücken bis zur Höhe des ersten Lendenwirbels. Sein grösster Durchmesser beträgt rund 1,8 Zentimeter, was etwa Fingerbreite entspricht. Das Rückenmark wird vom Wirbelkanal wie von einer knöchernen Tunnelröhre schützend umgeben. Im Rückenmark wurzeln 31 paarige Spinalnerven, die seitlich aus den Zwischenwirbellöchern hervortreten.

DAS RÜCKENMARK

Die Rolle des Rückenmarks

Das Rückenmark dient über die Spinalnerven dem Informationsaustausch zwischen dem Gehirn und dem übrigen Körper. Es ist nicht nur eine lebenswichtige Schaltstelle für die Kommunikation, sondern auch an vielen Reflexhandlungen beteiligt. Reflexe sind blitzschnelle, unwillkürliche Reaktionen, die den Körper vor Gefahren schützen, z.B. das automatische Zurückziehen der Hand, wenn man etwas Heißes berührt.

Binnenstruktur des Rückenmarks

Im Querschnittsbild des Rückenmarks erkennt man in der Mitte einen H-förmigen/schmetterlingsförmigen Kern aus grauer Substanz, der aus Interneuronen, den Endigungen sensorischer Neurone und den Zellkörpern motorischer Neurone besteht. Die graue Substanz wird umgeben von weißer Substanz, die aus Nervenfasern besteht und in drei Stränge gebündelt ist, die nach oben und unten ziehen. Aufsteigende Bahnen leiten Empfindungsmeldungen, die über die sensorischen Neurone der Spinalnerven eintreffen, zum Gehirn. Absteigende Bahnen übermitteln Befehle vom Gehirn über die motorischen Neurone der Spinalnerven zu Muskeln und Drüsen.

Feinbau der Nerven

Nerven sind cremefarbene, glänzende Schnüre, die sozusagen die Verkabelung des Körpers, das periphere Nervensystem, bilden. Gemeinsam ist den Hirnnerven, die aus dem Gehirn austreten, und den aus dem Rückenmark austretenden Rückenmarks- oder Spinalnerven der innere Aufbau. Ein Nerv enthält Bündel (Fasciculi) von Neuronen – oder, genauer, die langen Nervenfasern (Axone) von Neuronen. Jedes Nervenfaserbündel wird von einer Bindegewebehülle (Perineurium) umschlossen. Den Nerv als Ganzes, also mehrere solche Bündel und die Blutgefäße des Nervs, umhüllt das Epineurium, die äußere Bindegewebshülle. Die meisten Nerven bestehen sowohl aus sensorischen als auch aus motorischen Neuronen, sind also gemischte Nerven.

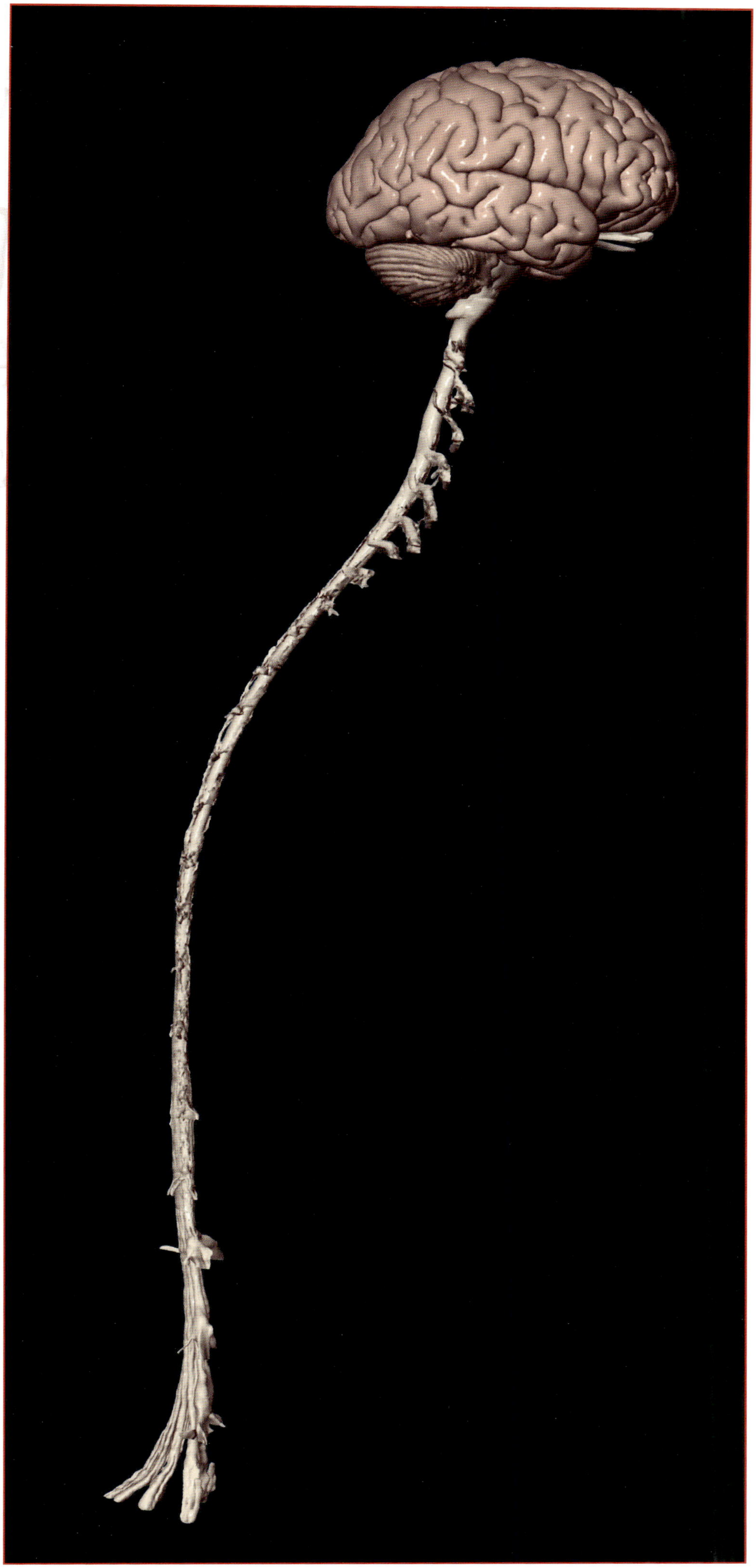

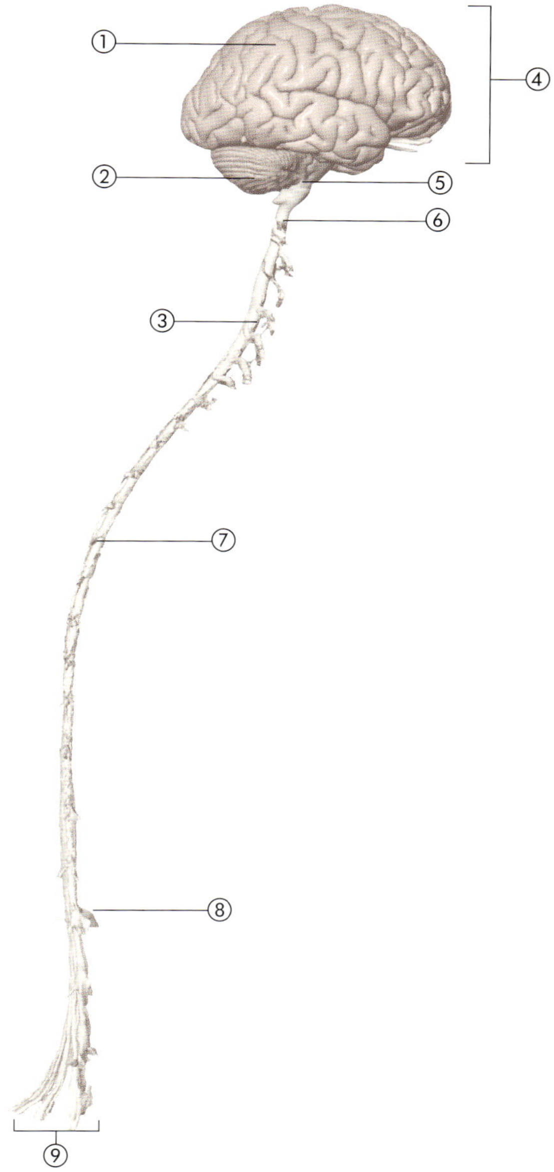

Gehirn und Rückenmark; Ansicht von lateral. Die Krümmung des Rückenmarks ergibt sich aus der Krümmung der Wirbelsäule, die es umgibt und schützt.

① Rechte Großhirnhälfte (Hemisphaerium cerebri dextrum)
② Kleinhirn (Cerebellum)
③ Rückenmark (Medulla spinalis)
④ Gehirn (Encephalon)
⑤ Hirnstamm (Truncus encephali)
⑥ Halsnerv (N. cervicalis)
⑦ Brustnerv (N. thoracicus)
⑧ Lendennerv (N. lumbalis)
⑨ »Pferdeschweif« (Cauda equina)

Der Sehsinn ist der wichtigste der fünf Sinne. Er ist der Schlüssel zum Begreifen unserer Umwelt, erleichtert aber auch die Kommunikation. Die Sehorgane sind die Augen: Sie nehmen Licht wahr und senden Nervenimpulse zum Gehirn, die als »gesehene« Bilder ausgewertet werden.

Der Großteil des Augapfels liegt geschützt in der Augenhöhle (Orbita) des Schädels; nur ein Sechstel davon ist außerhalb sichtbar.

DAS AUGE

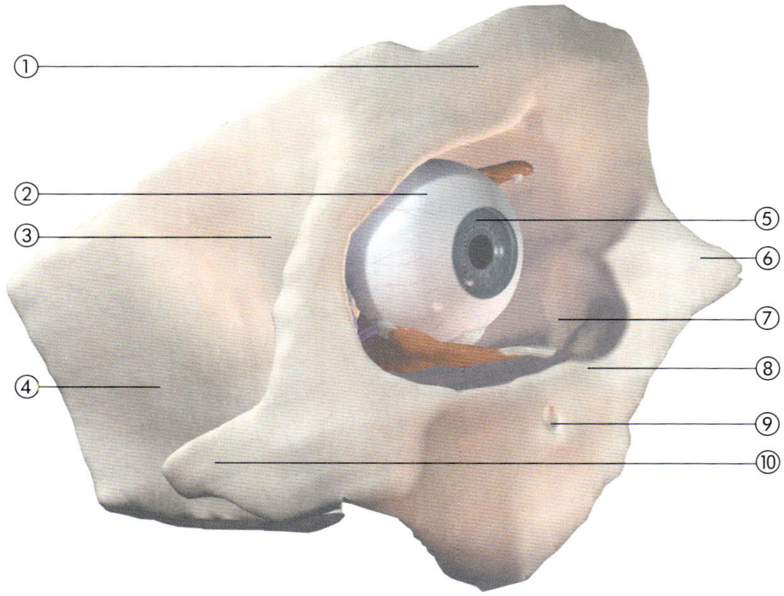

① Stirnbein (Os frontalis)
② Lederhaut (Sclera)
③ Keilbein (Os sphenoidale)
④ Schläfenbein (Os temporale)
⑤ Hornhaut (Cornea)
⑥ Nasenbein (Os nasale)
⑦ Augenhöhle (Orbita)
⑧ Oberkiefer (Maxilla)
⑨ Foramen infraorbitale (Austrittspunkt des 2. Trigeminusastes)
⑩ Jochbein (Os zygomaticum)

Nur ein kleiner Teil jedes Auges bzw. Augapfels ist sichtbar; der Rest des kugelförmigen Sehorgans liegt, geschützt durch ein Fettpolster, innerhalb der von bestimmten Schädelknochen (siehe S. 34 f.) gebildeten Augenhöhle. Der Augapfel weist drei Schichten auf. Die äußere Augenhaut besteht überwiegend aus der weißen, schützenden Lederhaut (Sclera); an der Augenvorderseite bildet sie ein klares Fenster, die lichtdurchlässige Hornhaut (Cornea). Die an der Sclera und der Orbita befestigten äußeren Augenmuskeln bewegen den Augapfel. Die mittlere Augenhaut (Tunica vasculosa) bildet die Regenbogenhaut (Iris), den farbigen Ring um die Pupille, sowie den Aufhängeapparat der Linse (Lens). Die innere Augenhaut, die Netzhaut (Retina), enthält über 70 Prozent der insgesamt im Körper vorhandenen Rezeptoren. Diese Photorezeptoren nehmen die Muster wahr, die das von Gegenständen außerhalb des Körpers reflektierte Licht erzeugt, und senden Botschaften zum Gehirn.

Das Sehen und die Sehrinde

Das bewusste Wahrnehmen visueller Bilder – das Sehen – geschieht in der primären Sehrinde, die im Hinterhauptslappen der linken und rechten Großhirnhälfte liegt. Nervenfasern ziehen von der Retina, der lichtempfindlichen Schicht des Auges, über die Sehnerven zu den primären Sehzentren. Unterwegs überkreuzen sich die inneren Fasern, sodass das linke primäre Sehzentrum Bilder von der rechten Gesichtshälfte erhält, das rechte primäre Sehzentrum Bilder von der linken.

Verschiedene Zentren innerhalb der primären Sehrinde verarbeiten Informationen bezüglich Form, Farbe, Bewegung und Standort des betrachteten Gegenstands. Weil jedes der beiden primären Sehzentren ein leicht abweichendes Bild des Objekts erhält, werden die beiden Bilder miteinander vereinigt, was das dreidimensionale Sehen und das Tiefensehen ermöglicht. In der Umgebung der primären Sehzentren liegen die sekundären Sehzentren, in denen die eintreffenden optischen Signale mit früher gesehenen Bildern verglichen werden. Dadurch ist das Erkennen vertrauter Gesichter oder Gegenstände möglich.

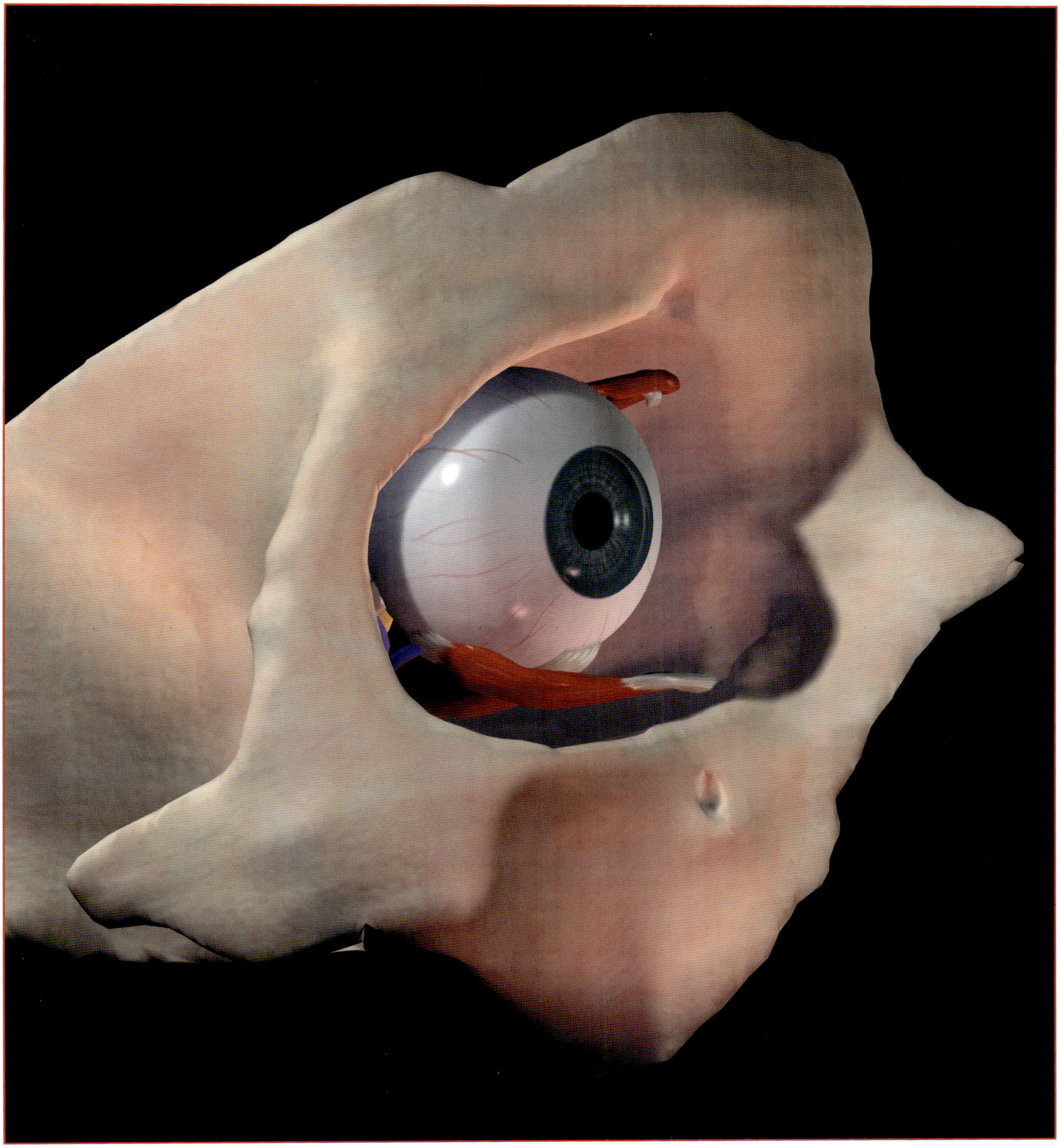

Augapfel in der Augenhöhle; Ansicht von rechts. Zu sehen sind die äußeren Augenmuskeln, die den Augapfel bewegen.

Die visuellen Informationen werden vom Auge gesammelt und vom Gehirn analysiert, damit unsere Sicht der Aussenwelt ständig aktuell ist. Die Augäpfel liegen geschützt in ihren Höhlen, den knöchernen Vertiefungen im Schädel (Orbitae). Zudem schützen die Augenbrauen die Augen vor Schweiss und zu viel Licht von oben, die Wimpern sorgen für das reflexartige Schliessen der Augenlider, wenn sie berührt oder von einem Windzug gestreift werden.

DAS AUGE

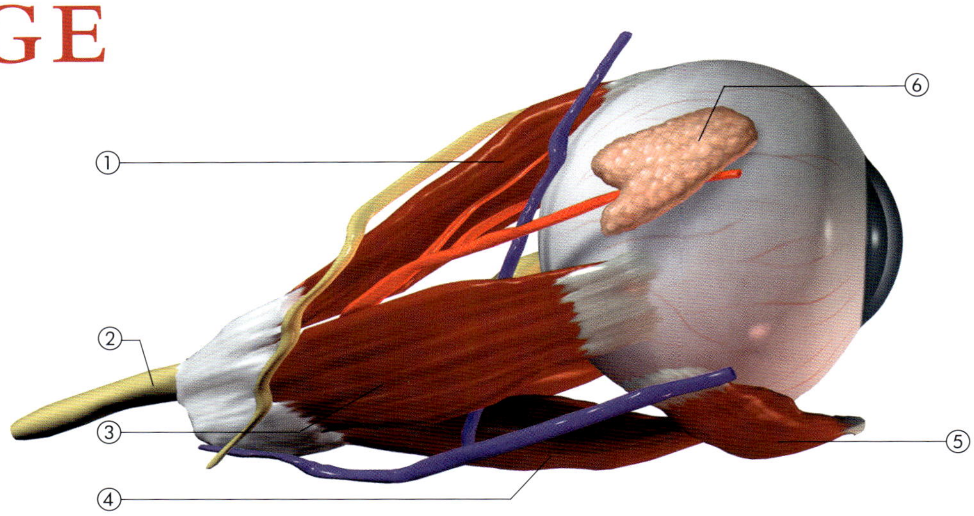

Ansicht des rechten Auges von lateral; zu sehen sind die extrinsische Muskulatur, die den Augapfel bewegt, und der Sehnerv, der optische Reize vom Auge an die Sehzentren im Gehirn weiterleitet.

① Oberer gerader Muskel (M. rectus superior)
② Sehnerv
③ Seitlicher gerader Muskel (M. rectus lateralis)
④ Unterer gerader Muskel (M. rectus inferior)
⑤ Unterer schräger Muskel (M. obliquus inferior)
⑥ Tränendrüse

Tränendrüsen

Die Tränendrüsen liegen oberhalb des seitlichen Endes jedes Auges in der Augenhöhle und sondern permanent eine Flüssigkeit ab, die umgangssprachlich als Tränen bekannt ist. In dieser verdünnten salzhaltigen Lösung »baden« die Hornhaut (Cornea) und die Bindehaut (Tunica conjunctiva), die dünne Membran, die das restliche vordere Auge bedeckt und die Augenlider auskleidet. So hält die Tränenflüssigkeit den Augapfel feucht und gleitfähig, zudem schwemmt sie Staubpartikel aus dem Auge und enthält eine antibakterielle Substanz namens Lysozym. Immer wenn wir blinzeln, wird Tränenflüssigkeit aus den Tränendrüsen über Tränenkanäle zum Augapfel geleitet. Die Flüssigkeit verlässt das Auge wieder über zwei mittlere Öffnungen, die Tränenpunkte (Punctae lacrimaliae), und gelangt über paarige Tränenkanäle und den Tränen-Nasen-Gang in die Nasenhöhle.

Extrinsische Augenmuskulatur

Jeder Augapfel wird von sechs extrinsischen – äußeren – Muskeln bewegt: vier geraden und zwei schrägen Muskeln. Sie haben ihren Ursprung in der Augenhöhle und setzen in der Lederhaut (Sclera) des Augapfels an. Die geraden Muskeln sind im rechten Winkel zueinander angeordent; sie bewegen den Augapfel nach oben und unten sowie seitwärts. Die jeweilige Funktion des Muskels ist schon in seinem Namen enthalten: Der obere gerade Muskel (M. rectus superior) bewegt den Augapfel nach oben, der untere (M. rectus inferior) nach unten, der seitliche (M. rectus lateralis) zur Seite und der mittlere (M. rectus medialis) zur Mitte, d.h. zur Nase. Die schrägen Muskeln bewegen den Augapfel diagonal: der untere (M. obliquus inferior) nach seitlich-oben, der obere (M. obliquus superior) nach seitlich-unten. Die Augenmuskulatur erlaubt zwei grundsätzliche Bewegungsarten: Wir können sich bewegende Gegenstände verfolgen, wenn sich der Kopf selbst auch bewegt und wenn er sich nicht bewegt.

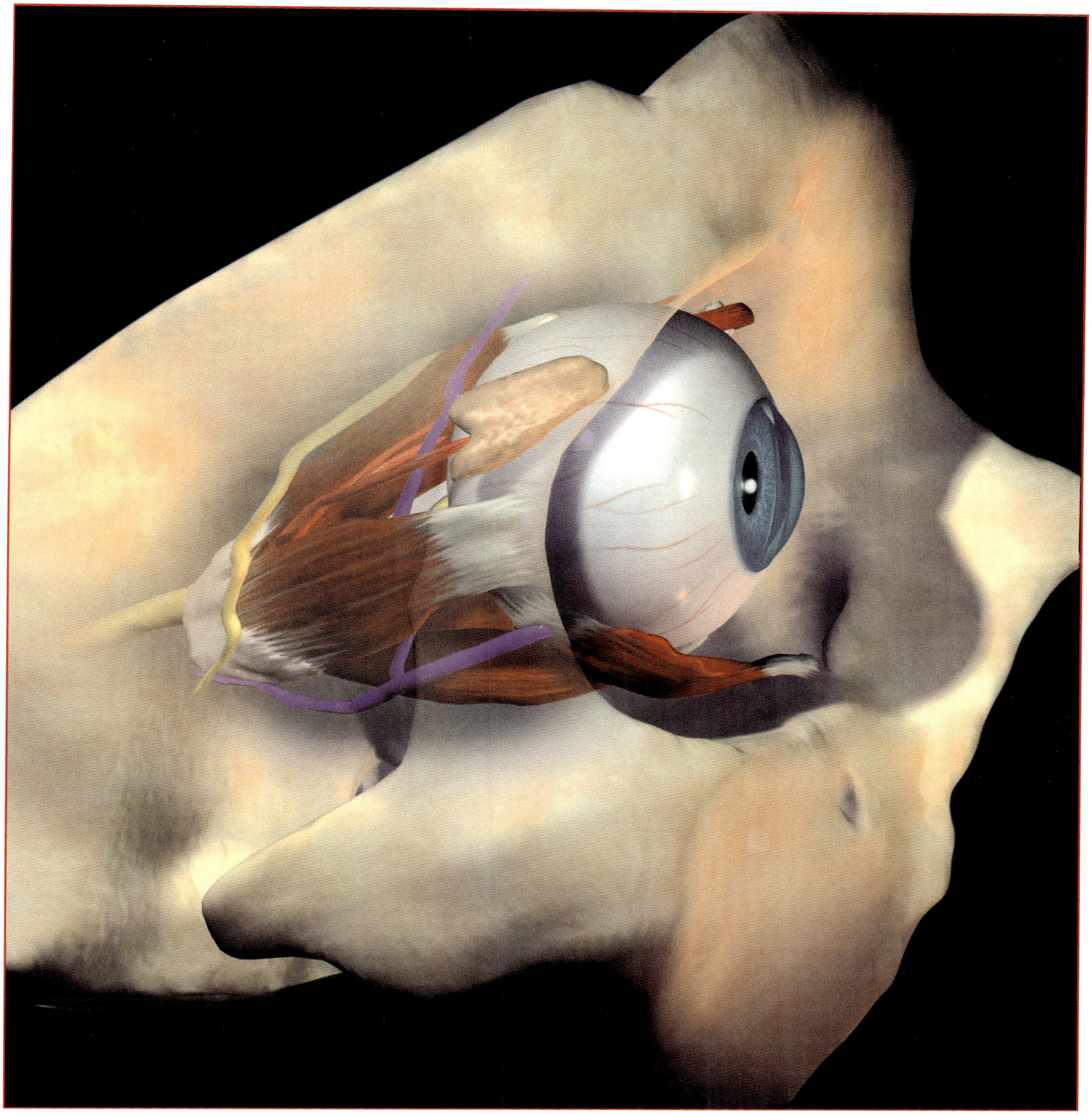

Blick auf die rechte Seite des Augapfels in der Augenhöhle und die extrinsischen Muskeln, die ihn bewegen

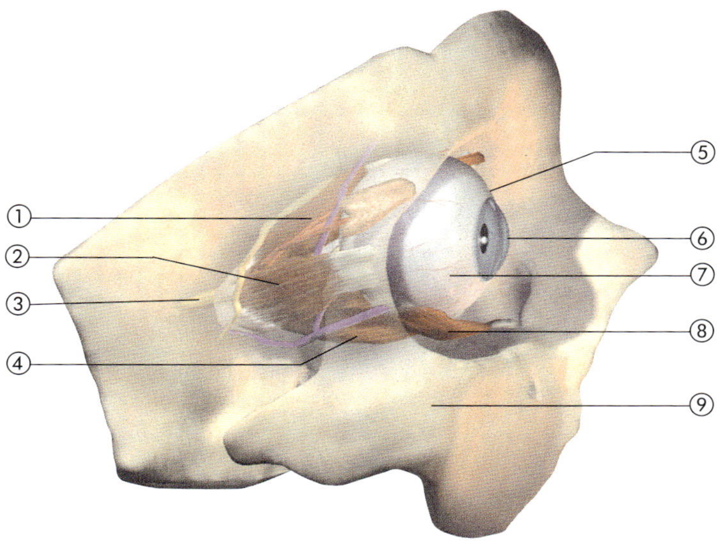

① Oberer gerader Muskel (M. rectus superior)
② Seitlicher gerader Muskel (M. rectus lateralis)
③ Sehnerv
④ Unterer gerader Muskel (M. rectus inferior)
⑤ Augapfel
⑥ Hornhaut (Cornea)
⑦ Lederhaut (Sclera)
⑧ Unterer schräger Muskel (M. obliquus inferior)
⑨ Schädel

Das Auge hat die schwierige Aufgabe, als effektiver Lichtsensor auch bei stark unterschiedlichen Lichtintensitäten zu fungieren. Der farbige Teil des Auges, die Iris, kann die Pupille vergrössern und verkleinern, somit die einfallende Lichtmenge regulieren. Sie besitzt speichenförmig und kreisförmig angeordnete glatte Muskelfasern. Durch einen Reflex ziehen sich die speichenförmig angeordneten Fasern bei schwachem Licht zusammen – die Pupille weitet sich. Bei hellem Licht kontrahieren die kreisförmig angeordneten Fasern – die Pupille verengt sich.

DAS AUGE

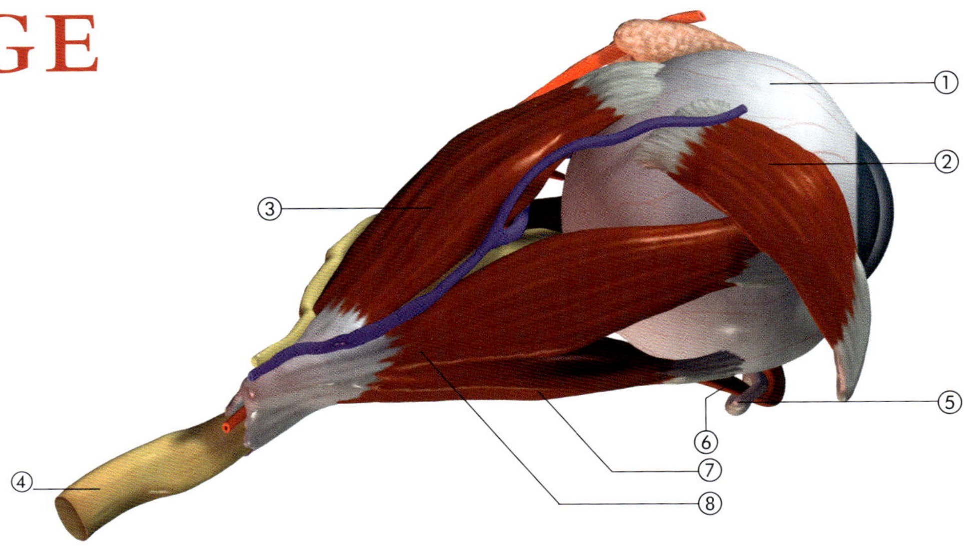

① Augapfel
② M. obliquus inferior
③ M. rectus lateralis
④ Sehnerv
⑤ Trochlea des M. obliquus superior
⑥ M. obliquus superior
⑦ M. rectus medialis
⑧ M. rectus superior

Ansicht des rechten Auges von unten; zu sehen sind die Ansätze der extrinsischen Muskeln in der Augenhöhle, die den Augapfel bewegen.

Bündelung des Lichts auf der Netzhaut

Auf ihrem Weg durch das Auge werden Lichtstrahlen gebrochen, um sie auf der Netzhaut (Retina) zu bündeln, damit ein klares Bild entsteht. Diese Aufgabe übernehmen Hornhaut (Cornea) und Linse (Lens). Die durchsichtige Hornhaut im vorderen Teil des Auges übernimmt die Brechung des Lichts, die Fineabstimmung – die exakte Bündelung, egal ob der Gegenstand näher oder weiter entfernt ist – obliegt der Linse. Die bikonvexe, transparente und elastische Struktur befindet sich direkt hinter der Iris und wird von einem ringförmigen Band gehalten, das die Linse mit dem Strahlenkörper (Corpus ciliare) verbindet. Dieser enthält den sogenannten Ziliarmuskel. Um das Licht entfernter Gegenstände zu bündeln, entspannt sich der Ziliarmuskel, und das haltende Band wird straff angezogen; dadurch wird die Linse zusammengedrückt. Um das Licht näherer Gegenstände zu bündeln, zieht sich der Ziliarmuskel zusammen, und das Band erschlafft – die Linse dehnt sich wieder aus.

Stäbchen und Zapfen

Der Augenhintergrund wird von der Netzhaut bedeckt; auf dieser dünnen Schicht tummeln sich rund 130 Millionen Photorezeptoren – lichtempfindliche Zellen –, die Impulse über den Sehnerv an das Gehirn feuern, wenn sie gereizt werden. Photorezeptoren lassen sich in zwei Arten einteilen: Die überwiegende Mehrheit sind Stäbchen, die bei schwachem Licht aktiv sind, monochrome Bilder erzeugen und für das periphere Sehvermögen zuständig sind. Der Rest sind Zapfen, aktiv bei hellem Licht und zuständig für das Farbsehvermögen. Letztere konzentrieren sich auf einen kleinen Bereich – den Gelben Fleck (Macula lutea) – direkt hinter der Linse.

Die Impulse gelangen von den Photorezeptoren über Nervenfasern im Sehnerv zur Sehrinde im hinteren Teil jeder Großhirnhälfte. Dort werden die einzelnen Merkmale – Farbe, Form, Größe, Entfernung, Bewegung – in verschiedenen Bereichen verarbeitet, um ein vollständiges Bild zu erzeugen.

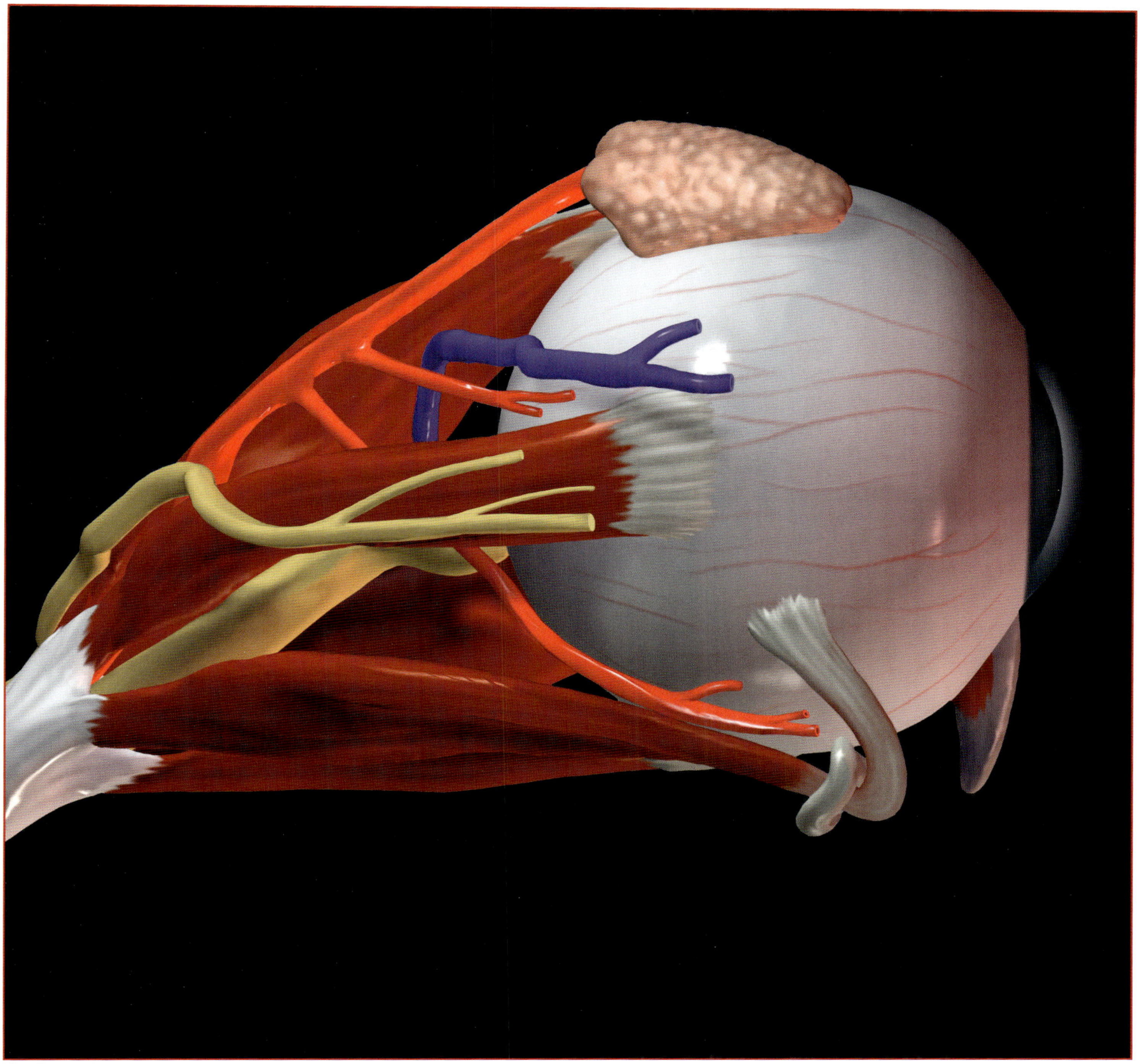

① Sehnerv
② M. rectus superior
③ M. rectus lateralis
④ M. rectus medialis
⑤ M. obliquus superior
⑥ Trochlea des M. obliquus superior
⑦ Augapfel

Ansicht des rechten Auges von oben; zu sehen sind die extrinsischen Muskeln und der Sehnerv.

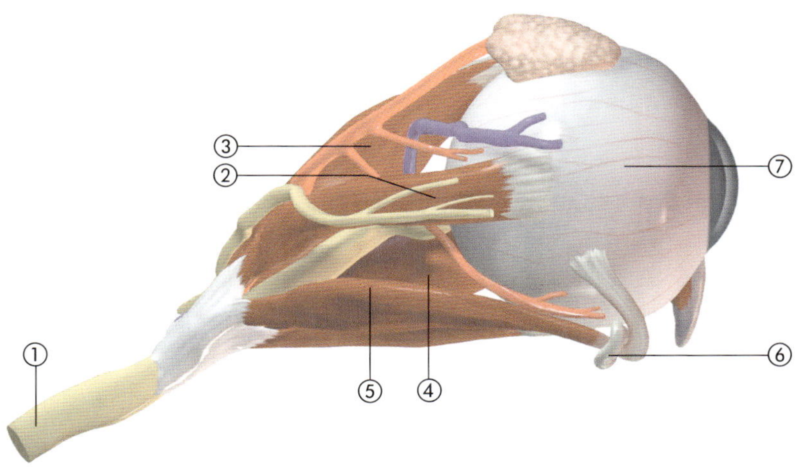

DER PROZESS DES SEHENS

Das Sehvermögen ist wohl unser wichtigster Sinn – sicherlich aber einer der komplexesten. In diesem empfindlichen chemischen Prozess wird Licht in Nervenimpulse umgewandelt. Anschließend müssen die Rohdaten in den Assoziationszentren im Gehirn gefiltert werden, damit wir die Bilder erkennen und interpretieren können.

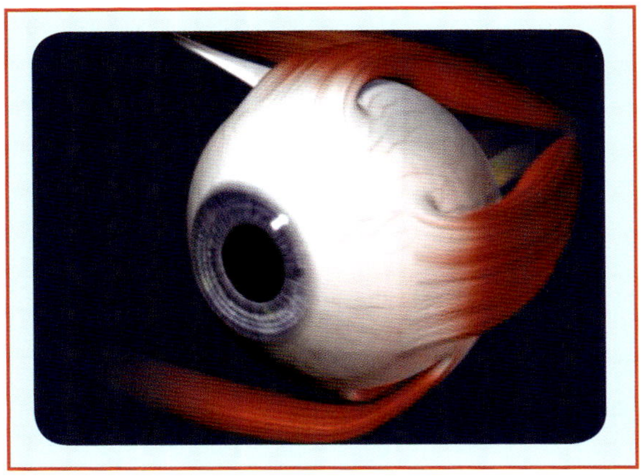

Die Arbeitsweise des Auges ist mit der einer Kamera vergleichbar.

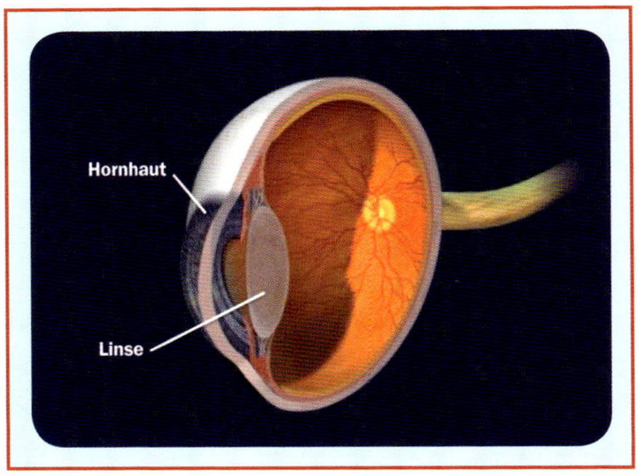

Ebenso wie die Linse der Kamera Licht auf dem Film im Inneren fokussier, bündeln Hornhaut und Linse das Licht auf dem Augenhintergrund.

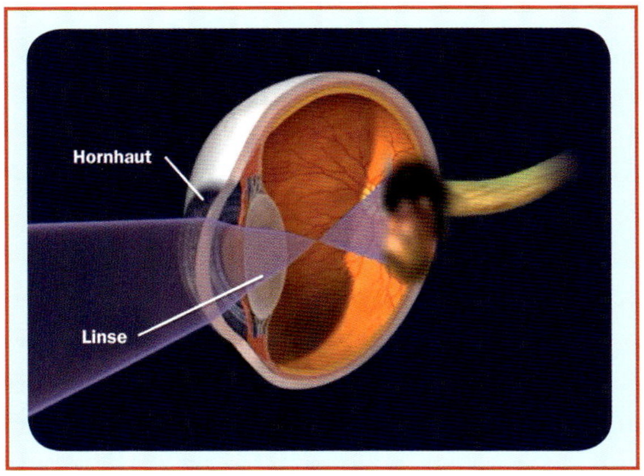

Das vom Auge eingefangene Bild wird auf die Netzhaut projiziert, das lichtempfindliche Gewebe am Augenhintergrund.

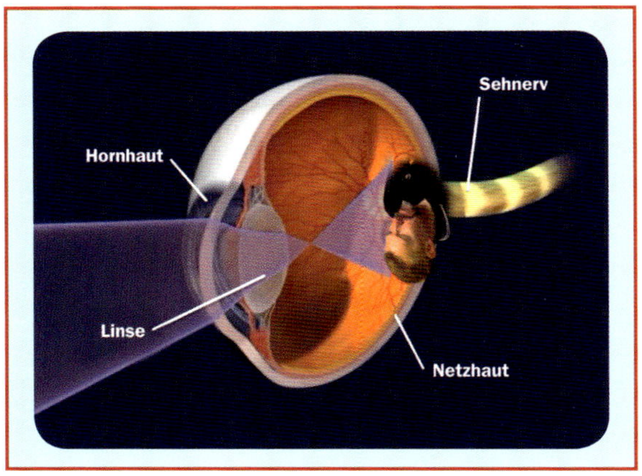

Anschließend sendet die Netzhaut ein Signal über den Sehnerv an das Gehirn, das das Bild »entwickelt« bzw. erkennt.

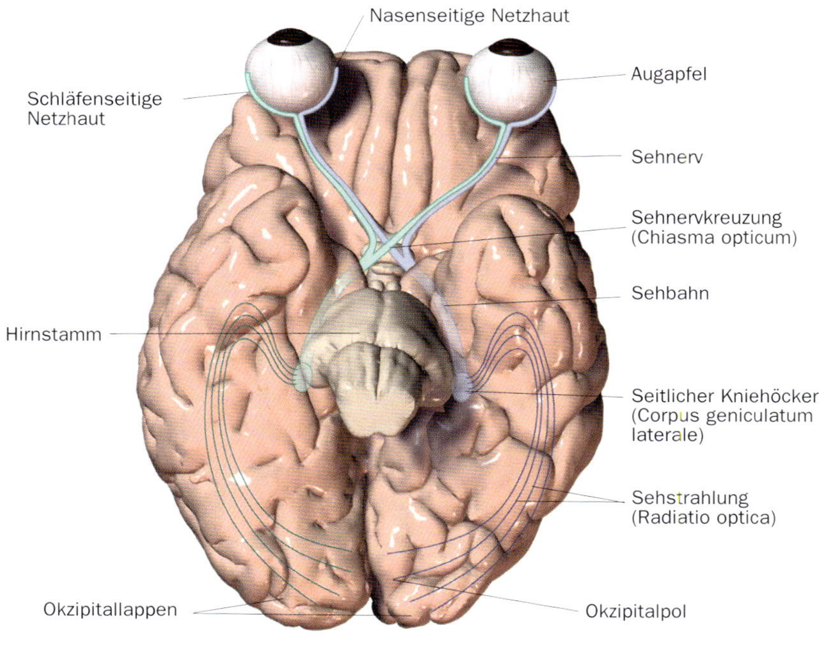

Sehvermögen und Sehrinde

Die bewusste Wahrnehmung von Bildern – das Sehen – geschieht in der primären Sehrinde im Okzipitallappen des Gehirns. Die Impulse von den Stäbchen und Zapfen – die Photorezeptoren auf der Netzhaut – werden über die Nervenfasern im Sehnerv zur primären Sehrinde im hinteren Teil des Gehirns weitergeleitet. Dabei überkreuzen sich einige Nervenfasern, sodass die linke primäre Sehrinde Bilder von der rechten Seite des gesehenen Gegenstands empfängt und die rechte primäre Sehrinde von der linken Seite des Gegenstands. In den verschiedenen Bereichen der Sehrinde werden diverse Merkmale verarbeitet – Farbe, Form, Größe, Entfernung und Bewegung; am Ende entsteht ein vollständiges Bild. Die Informationen aus beiden Bereichen müssen zusammengeführt werden, damit wir binokular oder dreidimensional sehen.

Um die primäre Sehrinde herum sind die Assoziationszentren angeordnet. Hier werden die eintreffenden visuellen Informationen mit früheren optischen Sinneswahrnehmungen abgeglichen; besteht eine Übereinstimmung, erkennen wir die Person oder den Gegenstand vor uns wieder.

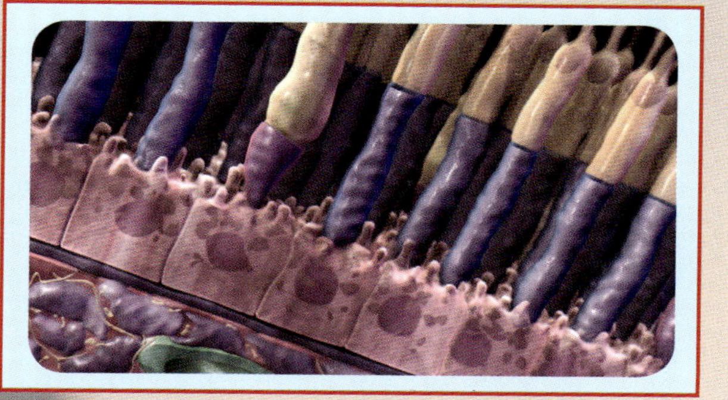

Jedes Auge besitzt rund 130 Millionen Photorezeptoren – stäbchen- oder zapfenförmige Nervenzellen, die die Bildrohdaten empfangen und weiterleiten.

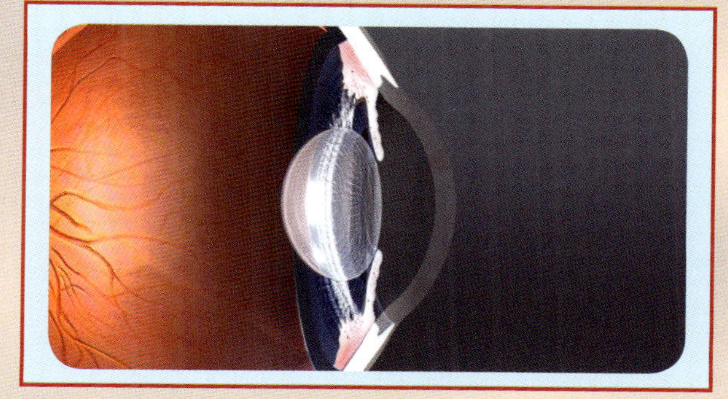

Die Linse ist von Ziliarmuskeln umgeben, die die Form der Linse verändern, damit das Auge auch weiter entfernte Gegenstände scharf sehen kann.

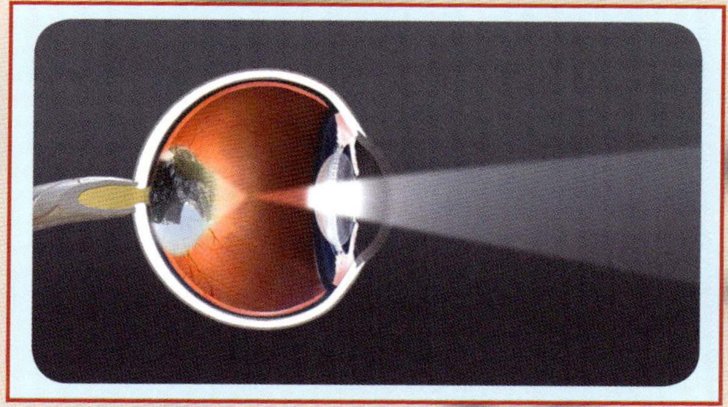

Bei weiter entfernten Gegenständen entspannen sich die Muskeln, und die Linse verflacht sich.

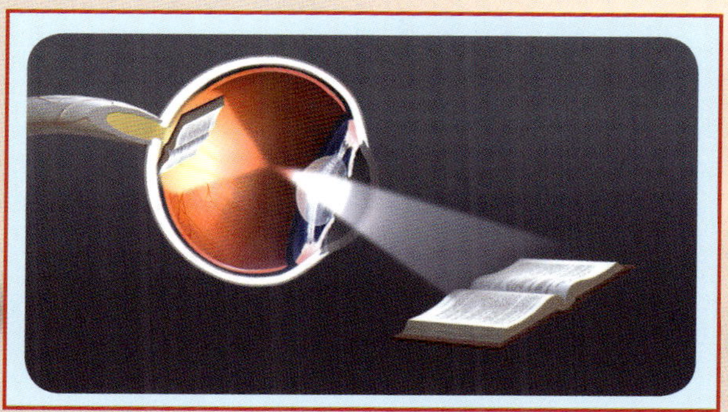

Bei näheren Gegenständen kontrahieren sich die Muskeln und drücken die Linse zusammen.

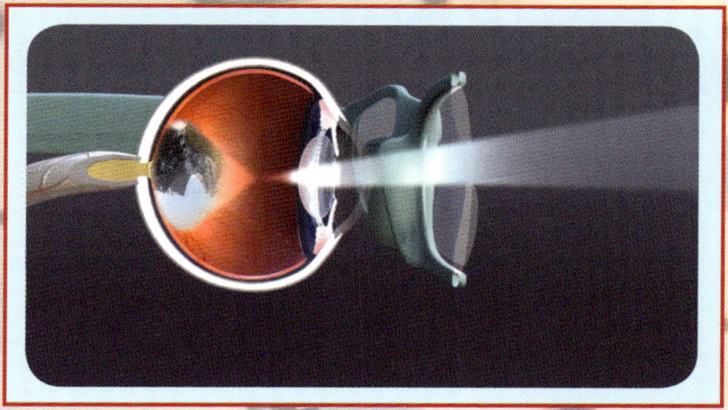

Zur Kurzsichtigkeit kommt es, wenn der Augapfel zu lang ist oder die Muskeln überkontrahieren – dann werden die Strahlen vor der Netzhaut gebündelt. Mit konkaven Kontaktlinsen kann das Problem korrigiert werden.

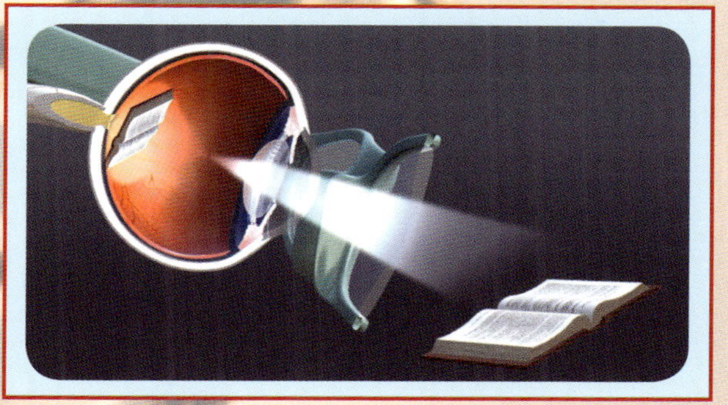

Bei Weitsichtigkeit ist der Augapfel zu kurz, oder die Muskeln sind nicht stark genug, um die Linse zusammenzudrücken. Dann werden die Strahlen hinter der Netzhaut gebündelt. Mit konvexen Kontaktlinsen kann das Problem korrigiert werden.

ALTERUNGSPROZESS & AUGENERKRANKUNGEN

Wie wichtig das Sehvermögen ist, erkennt man daran, dass mehr als die Hälfte der Großhirnrinde für die Interpretation optischer Signale zuständig ist. Jeder, der schon einmal seine Brille verlegt hat, wird dies außerdem bestätigen können.

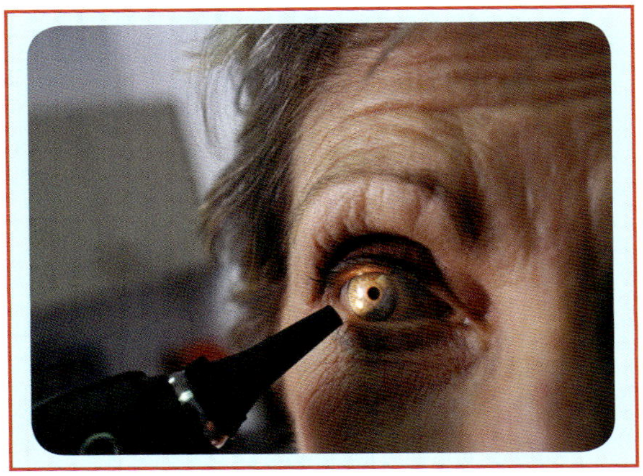

Mit zunehmendem Alter kann es zur senilen Makuladegeneration (AMD) kommen. Bei der nicht schmerzhaften Erkrankung wird der Gelbe Fleck (Macula lutea) im Zentrum der Netzhaut am Augenhintergrund geschädigt.

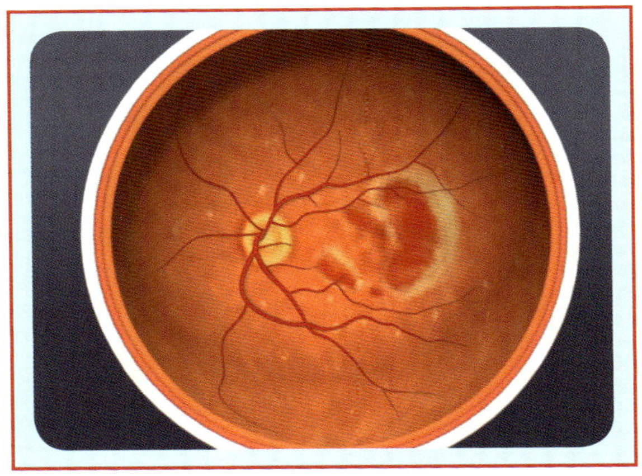

Der Gelbe Fleck hilft beim Sehen der Details im Zentrum des Sehfelds. Sowohl die trockene als auch die feuchte Makuladegeneration führen zu einem blinden Fleck, der das Lesen, Autofahren und Erkennen von Gesichtern erschwert.

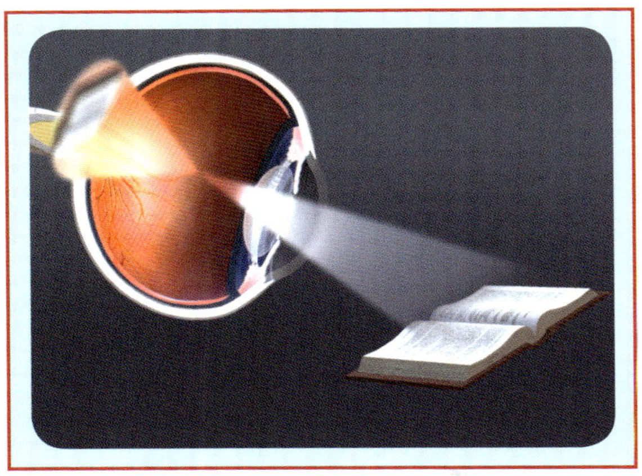

Zur Altersweitsichtigkeit (Presbyopie) kommt es, weil die Linse dann weniger elastisch ist. Die Lichtstrahlen werden nicht auf, sondern hinter der Netzhaut gebündelt, nahe Gegenstände erscheinen unscharf.

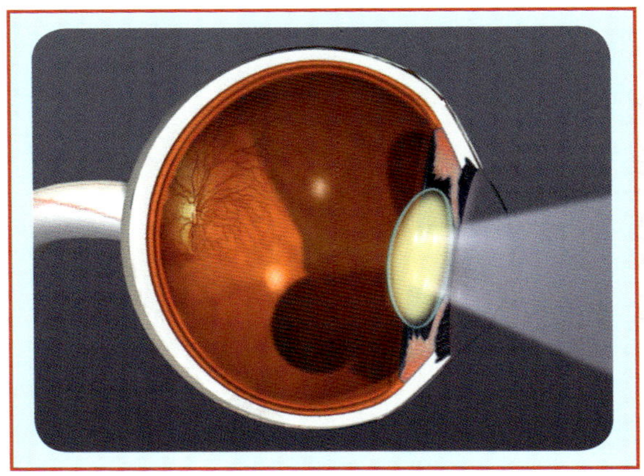

Beim grauen Star (Katarakt) trübt sich die Linse. Zunächst ist das Sehvermögen nur eingeschränkt: Wir nehmen Kontraste und Umrisse nicht mehr deutlich wahr, da das Licht zu weit gestreut wird – ähnlich wie beim Blick durch ein schmutziges Fenster ins grelle Sonnenlicht.

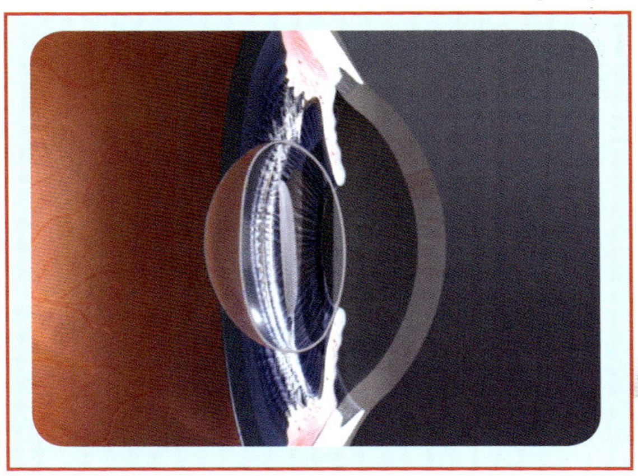

Fortgeschrittener grauer Star kann nur durch eine Operation behandelt werden, bei der entweder ein Teil der Linse entfernt oder die Linse durch ein Plastikimplantat ersetzt wird.

GRÜNER STAR (GLAUKOM)

Beim Glaukom wird der Sehnerv durch einen erhöhten Augeninnendruck geschädigt; er kann dann die visuellen Informationen nur unvollständig an das Gehirn weiterleiten. Der Augeninnendruck hängt von der Flüssigkeitsmenge im Auge ab.

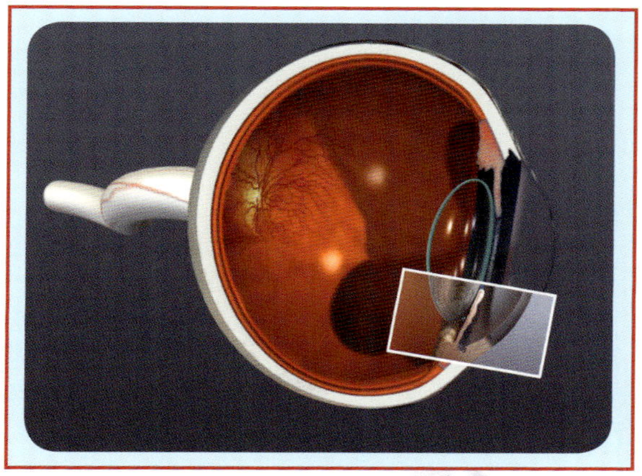

Zu einem erhöhten Augeninnendruck beim Glaukom kommt es meist durch die Ansammlung einer bestimmten Flüssigkeit, des Kammerwassers (Humor aquosus). Sie wird von den Ziliarkörpern hinter der Iris in der hinteren Augenkammer produziert.

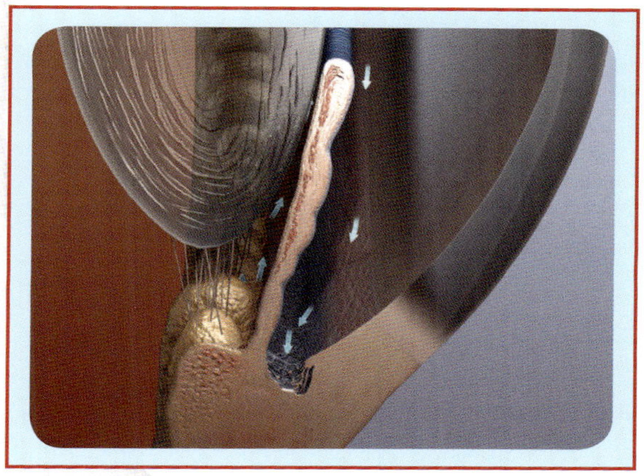

Das Kammerwasser fließt durch die Pupille in die vordere Augenkammer vor der Iris. Es verlässt das Auge an der Stelle, an der sich Hornhaut und Iris treffen, und fließt durch ein schwammartiges Gewebe – das Trabekelwerk – in einen Kanal, der zum venösen System gehört.

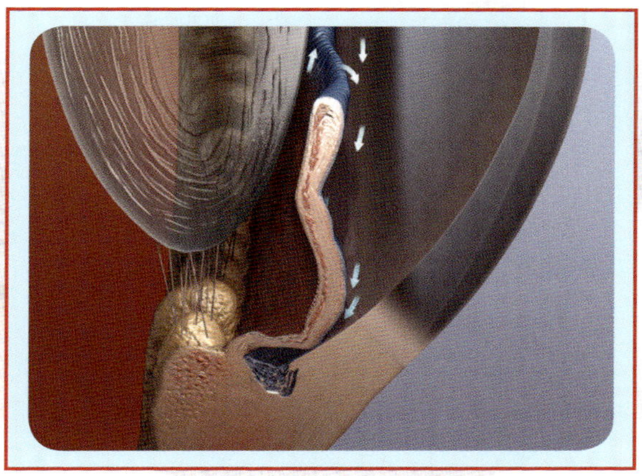

Beim akuten Glaukom wölbt sich die Iris vor und verhindert, dass das Kammerwasser ins Trabekelwerk gelangt. Die Flüssigkeit sammelt sich an, der Augeninnendruck erhöht sich meist plötzlich.

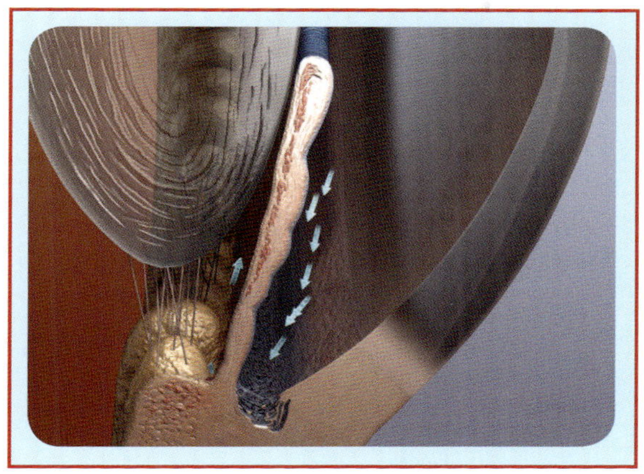

Beim chronischen Glaukom ist das Trabekelwerk teilweise verstopft, und das Kammerwasser läuft zu langsam ab.

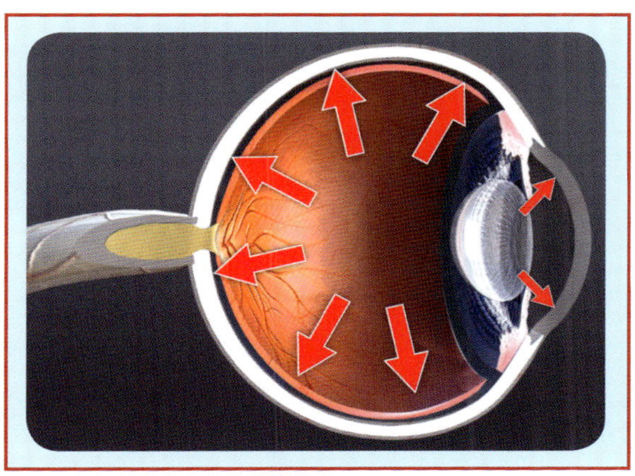

Da sich immer mehr Flüssigkeit ansammelt, nimmt der Augeninnendruck allmählich zu. Manchmal kommt es zu ernsthaften Einschränkungen im Sehvermögen, bevor die Erkrankung erkannt wird.

Dank des Gehörsinns kann der Mensch über 400 000 verschiedene Töne und Geräusche wahrnehmen. Das entsprechende Hörorgan ist das Ohr – dieses spielt aber auch als Gleichgewichtsorgan eine wichtige Rolle. Die Strukturen im Ohr bilden ein Leitungssystem, das die Schallwellen – Druckwellen im Ohr – auf den mit Flüssigkeit gefüllten Teil des Innenohrs (Corti-Organ) überträgt. Dort erregen die so erzeugten Flüssigkeitsschwingungen Rezeptoren, die Nervenimpulse an das Gehirn senden, das diese als Töne oder Geräusche interpretiert.

Der Großteil des Ohrs liegt geschützt und verborgen innerhalb des Schläfenbeins; von außen ist nur die Ohrmuschel zu sehen.

DAS OHR

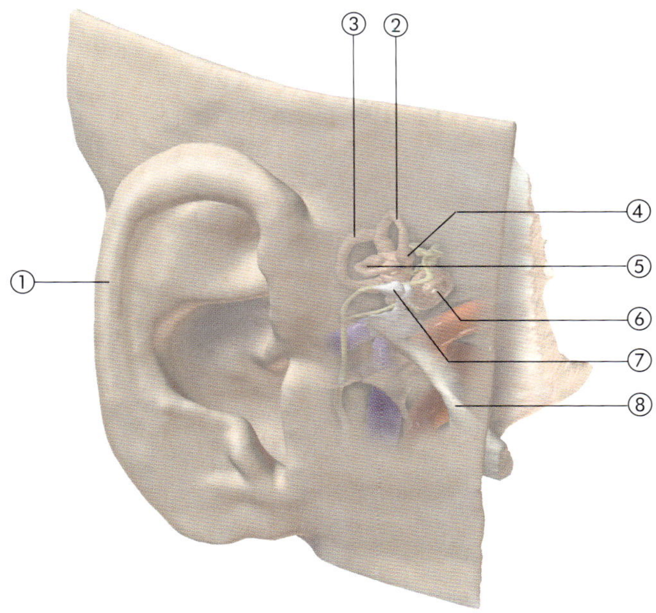

Das Ohr besteht aus drei Abschnitten, die zum Großteil an der Innenseite des Schläfenbeins liegen und von diesem geschützt sind. Das äußere Ohr umfasst die Ohrmuschel, den einzigen sichtbaren Teil des Ohrs, und den 2,5 Zentimeter langen äußeren Gehörgang. An seinem inneren Ende verschließt eine straffe Membran, das Trommelfell, den Gehörgang. Das luftgefüllte Mittelohr durchqueren drei winzige Knochen, die Gehörknöchelchen; sie verbinden das Trommelfell mit der Membran, die das ovale Fenster (den Eingang zum Innenohr) verschließt. Die Schallwellen gelangen durch den Gehörgang zum Trommelfell, über die Gehörknöchelchen zum ovalen Fenster und in das Innenohr.

Der akustische Kortex

Die im Ohr ankommenden Schallwellen versetzen die Flüssigkeit in der Schnecke (Cochlea) des Innenohrs in Schwingungen. Im Inneren der Schnecke sprechen Mechanorezeptoren auf die Schwingungen an und senden Nervenimpulse über den N. cochlearis (Zweig des Vorhof-Schnecken-Nervs) und den Thalamus zum Gehirn. Der Thalamus ist ein Hirnareal, das die meisten Sinneseindrücke sammelt und zur Großhirnrinde weiterleitet. Die vom Vorhof-Schnecken-Nerv übermittelten Nervenimpulse kommen in einem Areal der Großhirnrinde (primäre Hörrinde) an, das am Oberrand des Schläfenlappens liegt. Ein Teil der Nervenfasern überkreuzt sich unterwegs, sodass jede der beiden primären Hörrinden Signale von beiden Ohren erhält. Das primäre akustische Areal klassifiziert die Geräusche nach Kriterien wie Tonhöhe, Rhythmus und Lautstärke. Der sekundäre akustische Kortex liegt hinter der primären Hörrinde und ordnet diese Geräusche als Sprache, Musik oder Lärm ein, sodass sie wahrgenommen bzw. gehört werden.

① Ohrmuschel (Auricula)
② Vorderer Bogengang (Canalis semicircularis anterior)
③ Hinterer Bogengang (Canalis semicircularis posterior)
④ Ampulle (Ampulla canalis semicircularis)
⑤ Äußerer Bogengang (Canalis semicircularis lateralis)
⑥ Schnecke (Cochlea)
⑦ Gehörknöchelchen (Ossicula auditus)
⑧ Processus zygomaticus des Schläfenbeins

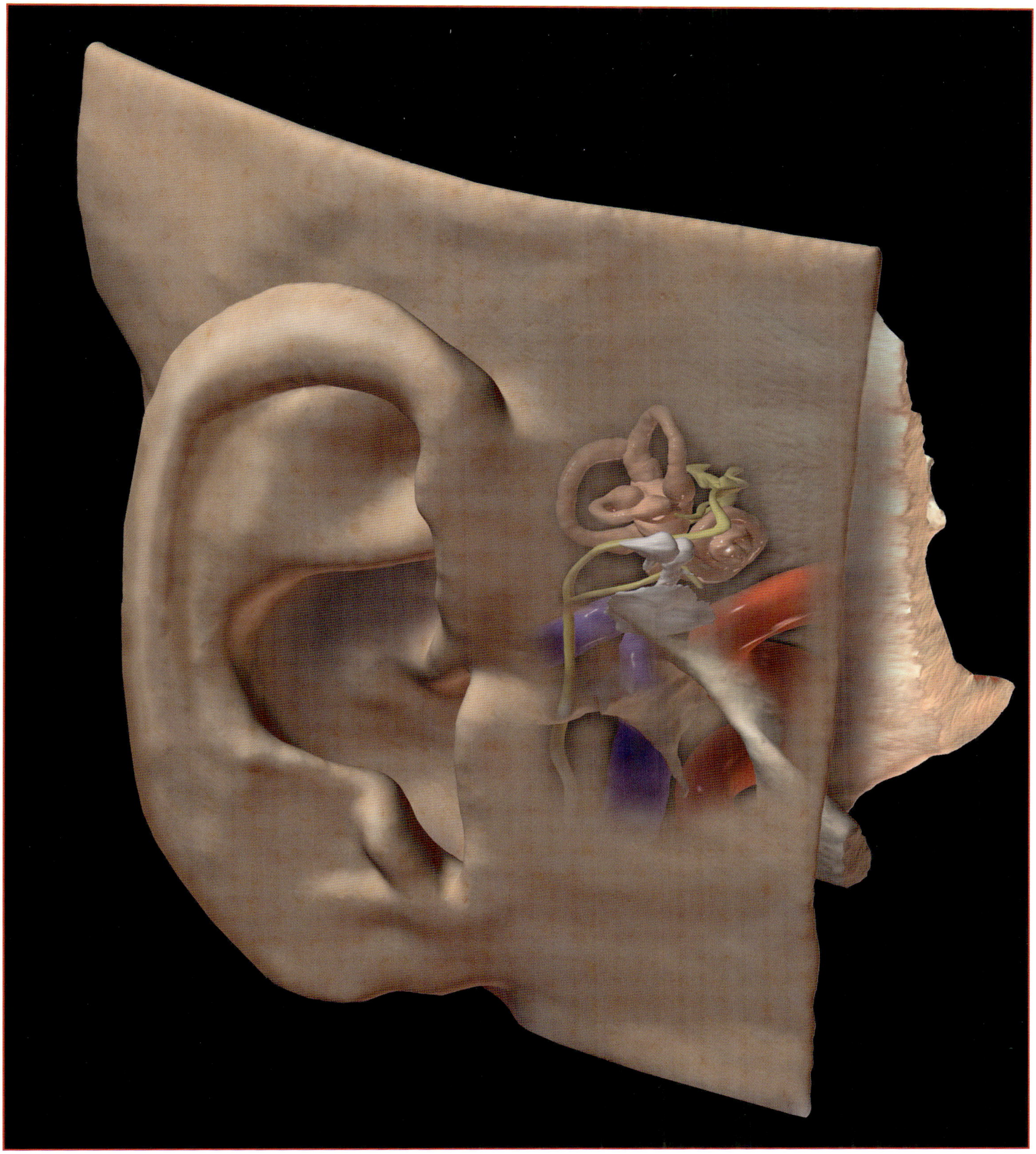

Rechtes Ohr; Ansicht von lateral. Ein Teil des Schläfenbeins ist entfernt, damit die Strukturen im Innenohr sichtbar werden.

DAS OHR

Der Grossteil des Ohrs liegt geschützt im Schläfenbein des Schädels. Dringen Schallwellen von aussen ins Ohr, werden sie über die Ohrmuschel in den Gehörgang geleitet. An dessen Ende bringen sie das straff gespannte Trommelfell zum Vibrieren. Dies wiederum erzeugt Vibrationen in den drei winzigen Gehörknöchelchen in dem mit Luft gefüllten Mittelohr. Das innerste Knöchelchen, der sogenannte Steigbügel (Stapes), drückt wie ein Kolben das ovale Fenster (Fenestra ovalis), die Grenze zwischen Mittel- und Innenohr, nach innen und aussen. Diese Bewegung erzeugt Schwingungen in der Flüssigkeit des Innenohrs, die von den Haarzellen des Corti-Organs, eines Teils der Schnecke (Cochlea), aufgenommen werden. Über den Hörnerv (N. vestibulocochlearis) senden die Haarzellen Nervenimpulse an die Hörrinde (auditiver Cortex), wo sie als Geräusche interpretiert werden.

Das Ohr als Gleichgewichtsorgan

Das Ohr nimmt nicht nur Geräusche wahr, es versorgt das Gehirn auch mit Informationen über die Position des Körpers, damit wir das Gleichgewicht halten können. Am Boden der drei mit Flüssigkeit gefüllten Bogengänge im Innenohr befindet sich jeweils eine kleine Erhebung namens Ampulla. Diese enthält – eingebettet in die Cupula, eine gallertige Masse – Sinneshärchen; bewegt sich der Kopf, bewegt sich die Flüssigkeit in die Gegenrichtung und drückt auf die Cupula, deren Sinneshärchen via Haarzellen Nervenimpulse ans Gehirn schicken. Da die drei Bogengänge im rechten Winkel zueinander liegen, kann das Gehirn Kopfbewegungen in jede Richtung wahrnehmen. Zwei weitere Gleichgewichtsdetektoren befinden sich im Vorhof: Utriculus und Sacculus. Ihre Sinneshärchen sind in eine gallertige Masse eingebettet, die durch Kalziumkarbonatkristalle beschwert wird. Der Sacculus ist für die Position des Kopfs zuständig, der Utriculus für die lineare Beschleunigung und Verlangsamung. Das Gehirn schließlich koordiniert diese Informationen mit den Informationen, die es von den Augen, Füßen und Muskeln erhält.

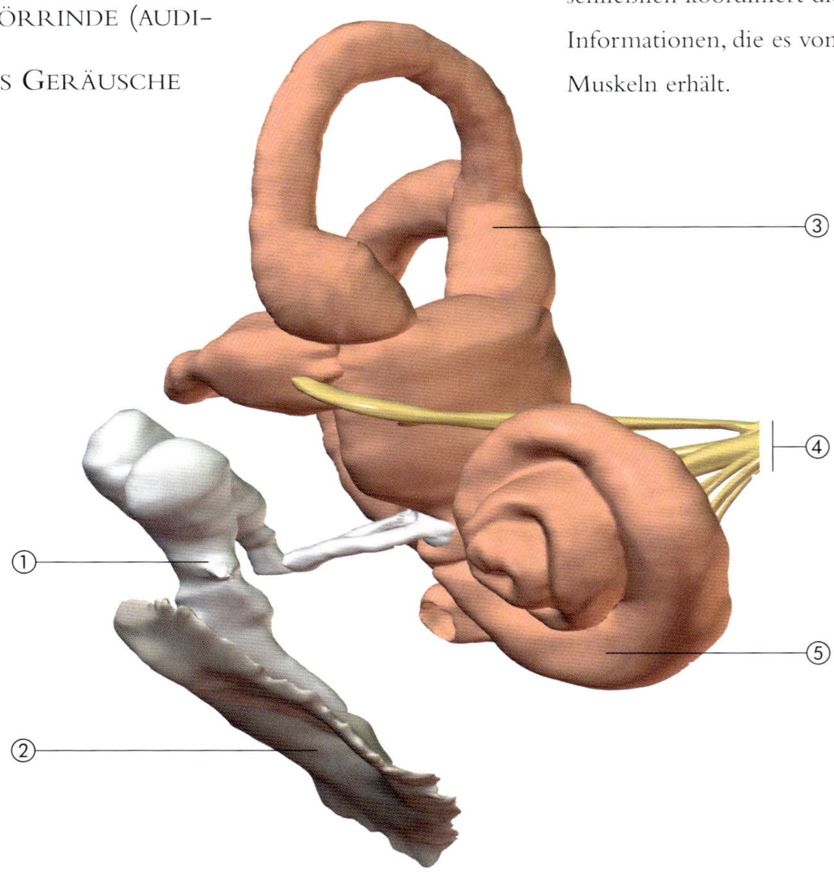

Frontalansicht des rechten Ohrs ohne Haut und Muskeln

① Gehörknöchelchen
② Trommelfell (Membrana tympani)
③ Bogengang
④ Hörnerv (N. vestibulocochlearis)
⑤ Schnecke (Cochlea)

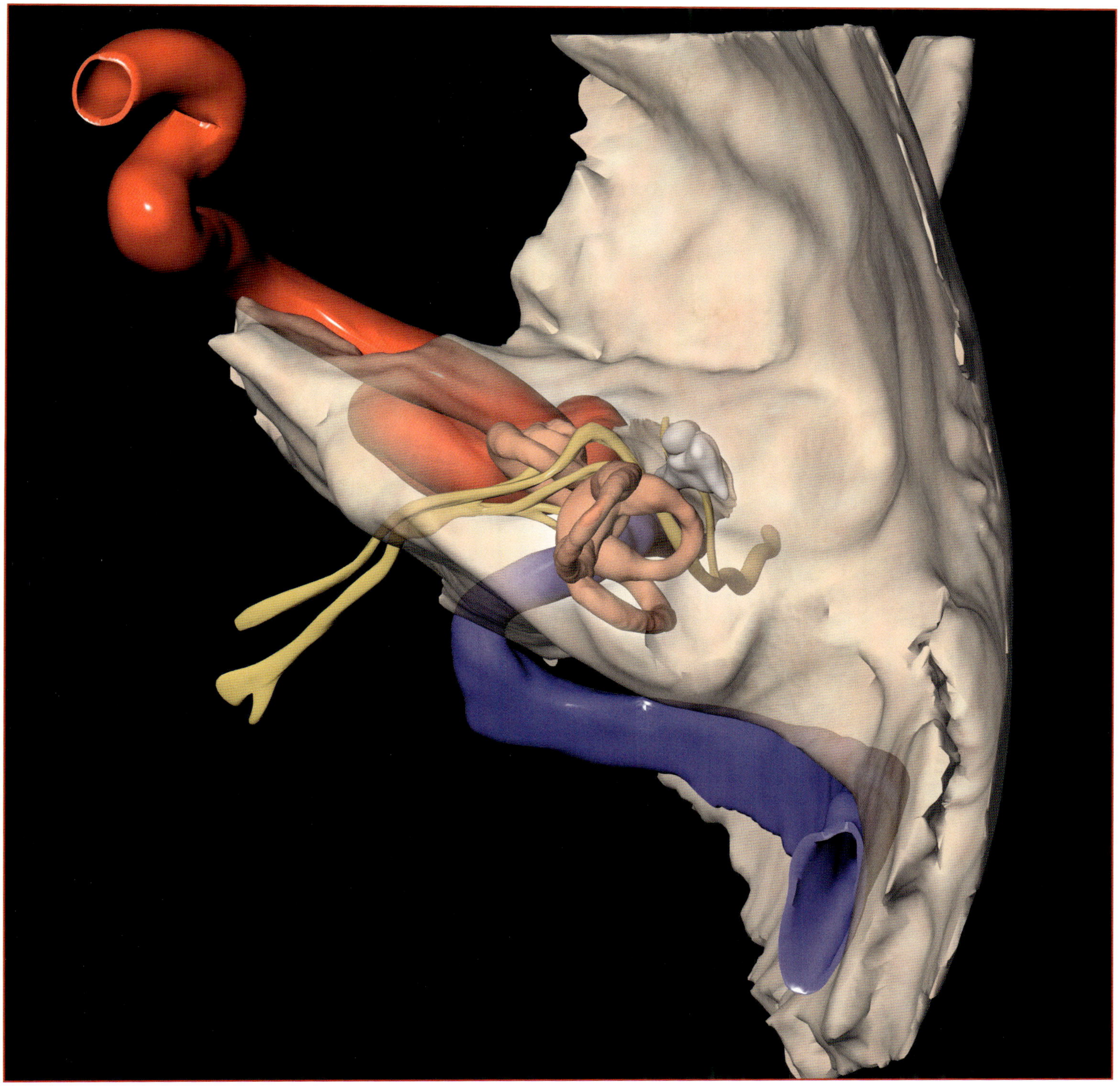

Blick von oben auf die inneren Teile des rechten Ohrs (Abbildung oben und unten links) und Frontalansicht der Gehörknöchelchen (Abbildung unten rechts)

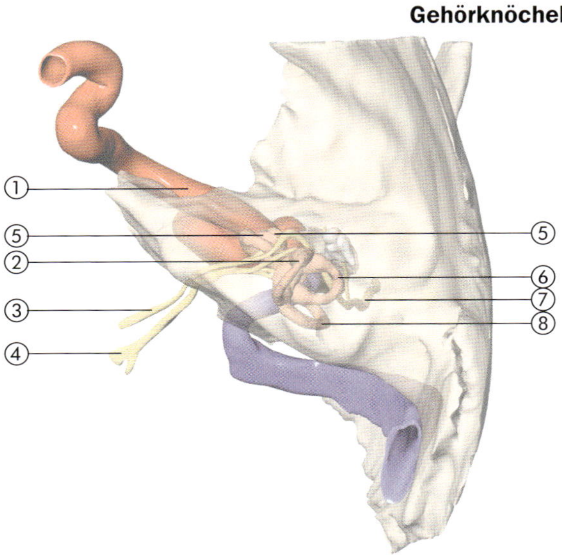

① Innere Halsschlagader (Arteria carotis interna)
② Hinterer Bogengang
③ Hörnerv (N. cochlearis)
④ Gleichgewichtsnerv (N. vestibularis)
⑤ Schnecke (Cochlea)
⑥ Vorderer Bogengang
⑦ Gesichtsnerv (N. facialis)
⑧ Seitlicher Bogengang
⑨ Amboss (Incus)
⑩ Steigbügel (Stapes)
⑪ Hammer (Malleus)

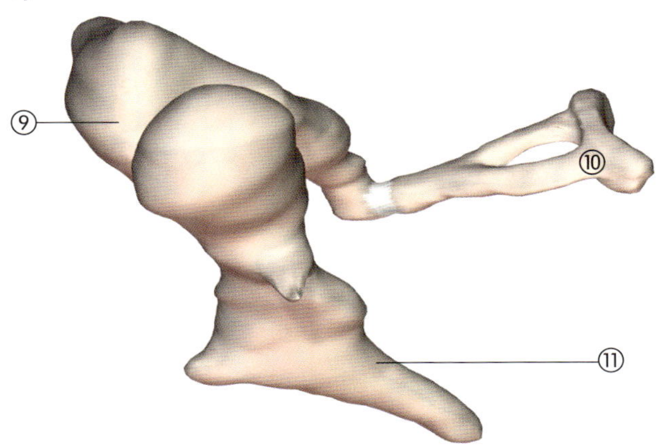

DER PROZESS DES HÖRENS

Das Ohr nimmt Schallwellen aus der Luft auf und wandelt sie in Nervenimpulse um, die das Gehirn schließlich als Geräusch interpretiert. Zudem fungiert das Ohr als Gleichgewichtsorgan, mit dessen Hilfe wir die Balance halten können.

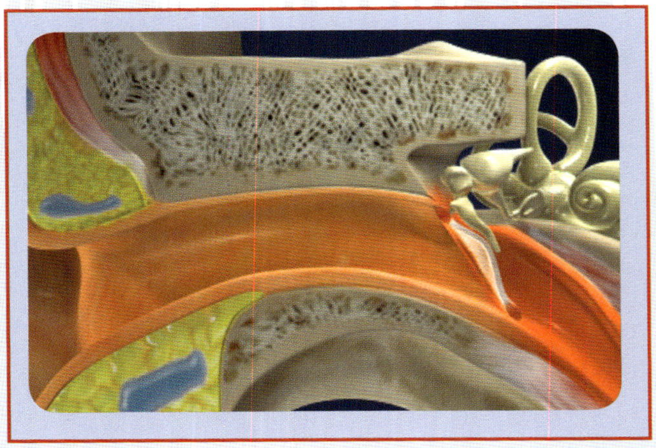

In der Ohrmuschel (Auricula) des Außenohrs eintreffende Schallwellen werden in den Gehörgang weitergeleitet.

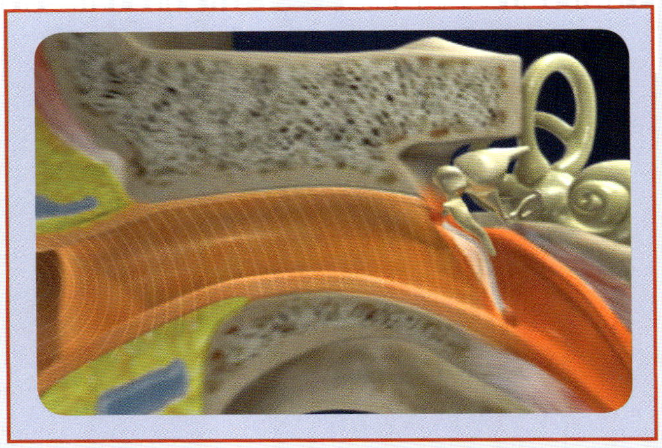

Am Ende des Gehörgangs befindet sich das Trommelfell, das durch die Schallwellen zu vibrieren beginnt.

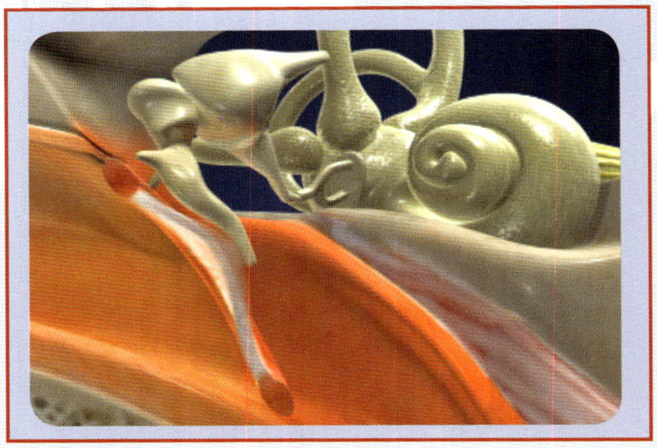

Die Vibrationen des Trommelfells werden zum Hammer (Malleus) weitergeleitet, das erste von drei Gehörknöchelchen im Mittelohr.

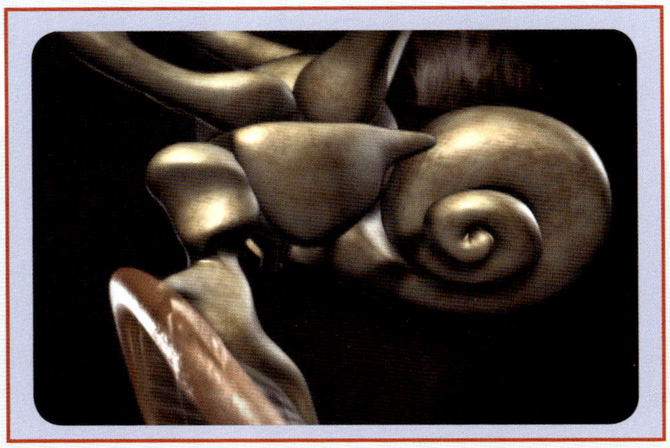

Beim Weiterleiten ins Mittelohr verstärken die Gehörknöchelchen die Schwingungen der Schallwellen.

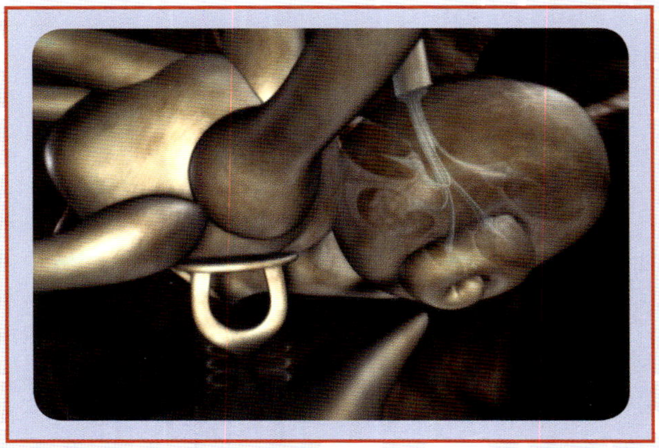

Das dritte und innerste Gehörknöchelchen, das aufgrund seiner Form Steigbügel (Stapes) genannt wird, vibriert gegen das ovale Fenster, das die Grenze zwischen dem Mittelohr und dem mit Flüssigkeit gefüllten Innnenohr bildet.

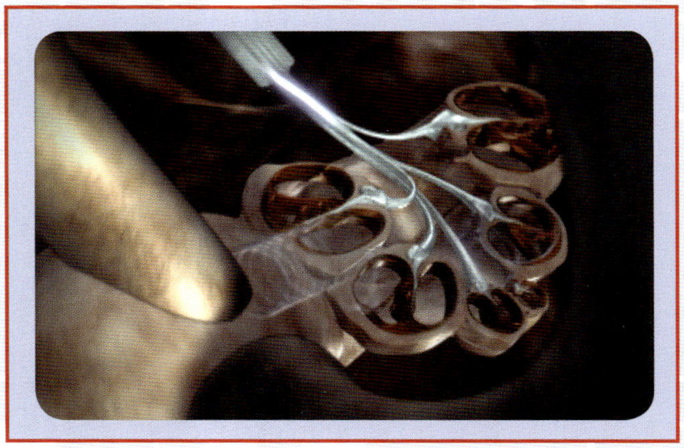

Im Innenohr werden die Vibrationen als Druckwellen an das Corti-Organ weitergeleitet.

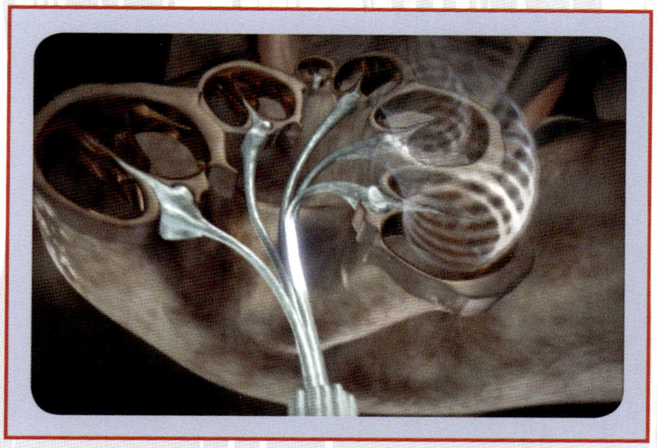

In den dort befindlichen Kammern liegen säulenförmige Zellen, die auditiven Rezeptoren.

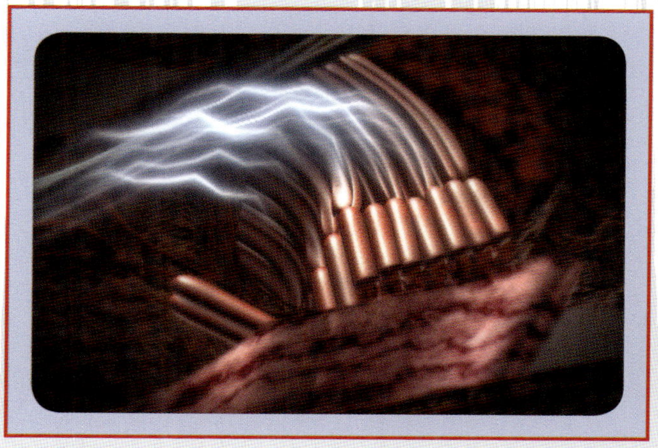

Die Zellen wandeln die Druckwellen in elektrische Impulse um, die in den Teil des Gehirns weitergeleitet werden, der für die Hörwahrnehmung zuständig ist.

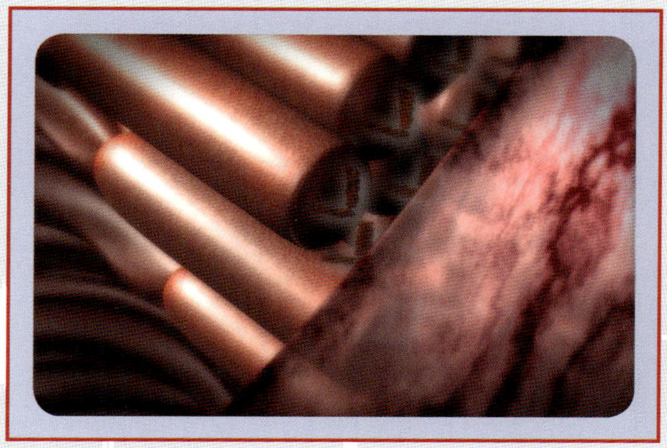

Hohe Dezibelzahlen können die Haarzellen auf Dauer schädigen – der Hauptgrund für den Verlust des Hörvermögens.

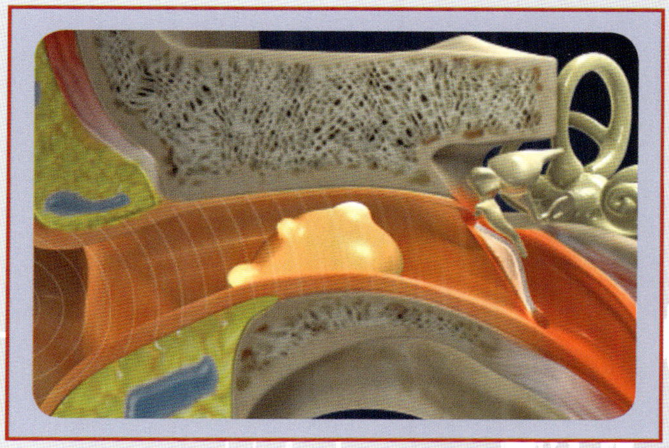

Das Ohrenschmalz (Cerumen) im Gehörgang soll Staubpartikel einfangen, bevor sie zum Trommelfell gelangen. Es kann aber auch die Schallwellen blockieren.

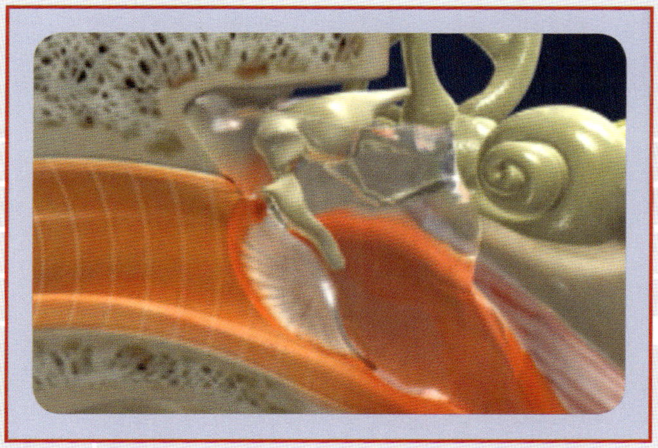

Durch Infektionen kann sich Flüssigkeit im Mittelohr ansammeln. Dadurch kann sich das Trommelfell vorwölben, und die Vibrationen, die normalerweise die Gehörknöchelchen erreichen, werden gedämpft.

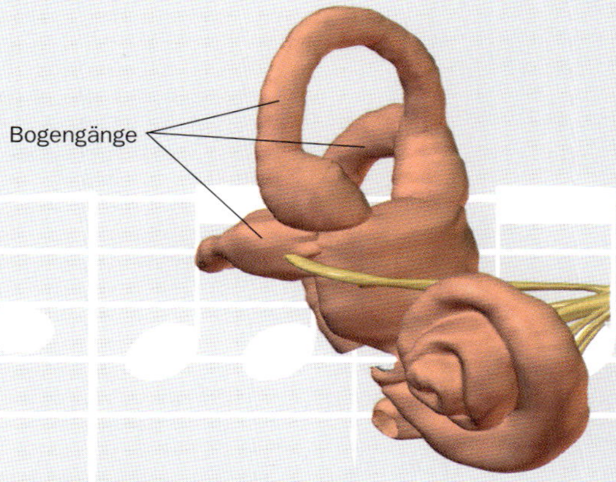

Das Gleichgewicht halten

Die drei Bogengänge sind darauf ausgerichtet, Bewegungen aus einer jeweils anderen Achse wahrzunehmen: Drehbewegungen nach vorn und hinten oder Seitwärtsbewegungen. Wenn wir uns bewegen, übermitteln Härchen in den Bogengängen diese Informationen dem Gehirn. Seekrank werden wir, wenn diese Signale denen des Auges widersprechen.

Die Nase ist der äusserste Abschnitt der oberen Atemwege. Sie erwärmt, befeuchtet und filtert die eingeatmete Luft. Ausserdem enthält sie Geruchsrezeptoren. Die äussere Nase liegt auf einem Stützgerüst aus zwei Schädelknochen (Nasenbein und Oberkiefer) sowie auf biegsamen Knorpelplatten auf.

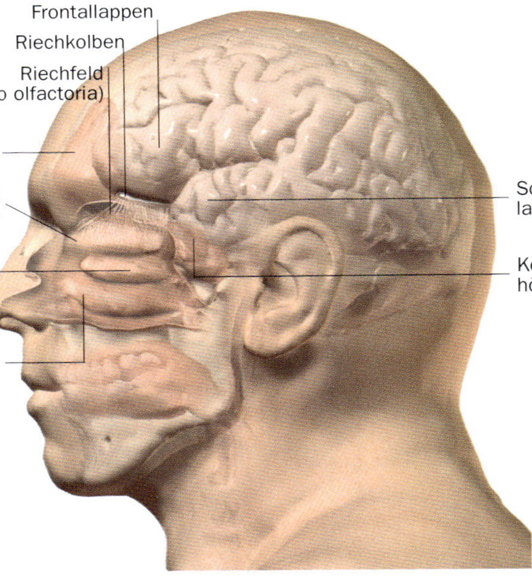

DIE NASE

Im Naseninneren befindet sich die Nasenhöhle. Ihr Dach bilden das Siebbein (Os ethmoidale) und das Keilbein (Os sphenoidale; siehe S. 34 ff.), ihren Boden der Gaumen, der sie von der Mundhöhle trennt. Die Nasenscheidewand (Septum nasi) teilt die Nasenhöhle vertikal in eine rechte und eine linke Hälfte. Die beiden Nasenlöcher stellen die Öffnungen nach außen dar. Nach innen mündet die Nasenhöhle in den Nasenrachenraum (Nasopharynx). Innen ist die Nasenhöhle mit einer Schleimhaut ausgekleidet, die ein wässriges Sekret absondert. Dieses Sekret befeuchtet die einströmende Luft, löst Duftstoffe so, dass sie von den Riechzellen erfasst werden können, und filtert Verunreinigungen und Bakterien heraus.

Riechen, primäre Riechrinde und limbisches System

An der Oberseite der Nasenhöhle liegt das – etwa briefmarkengroße – Riechfeld (Regio olfactoria), ein Schleimhautareal, das mehr als zehn Millionen Riechzellen enthält – Chemorezeptoren, die in der Atemluft enthaltene und im Schleim gelöste Substanzen erfassen können. Die Riechzellen können über 10 000 Gerüche registrieren. Wenn sie erregt werden, senden sie Nervenimpulse über die Fasern des Riechnervs (N. olfactorius), die durch Öffnungen in der Siebplatte ziehen, zu den beiden Riechkolben (Bulbus olfactorius dexter und sinister) an der Basis des Stirnhirns.

Von dort zieht die Riechbahn zur primären Riechrinde (Cortex olfactorius) an der Unterfläche des Stirn- und Schläfenlappens im Gehirn. Diese primitive Rindenregion, die zum limbischen System – jenem Gehirnteil, der für die Gefühle und das Erinnerungsvermögen zuständig ist – gehört, ist das primäre Riechzentrum, wo die bewusste Wahrnehmung der Gerüche erfolgt. Manche Informationen über Gerüche werden zu anderen Teilen des limbischen Systems und zum Hypothalamus geleitet, wo sie unbewusste, auf Gefühlen und Erinnerungen beruhende Reaktionen auf Gerüche hervorrufen: Der Duft eines bestimmten Nahrungsmittels kann beispielsweise Kindheitserinnerungen wecken.

Der sensorische Bereich der Nase liegt im oberen Teil der Nasenhöhle, dem Raum hinter den Nasenlöchern. Diese Ansicht der linken Kopfseite lässt die Nasenmuscheln (Conchae nasales) und die linken Nebenhöhlen erkennen.

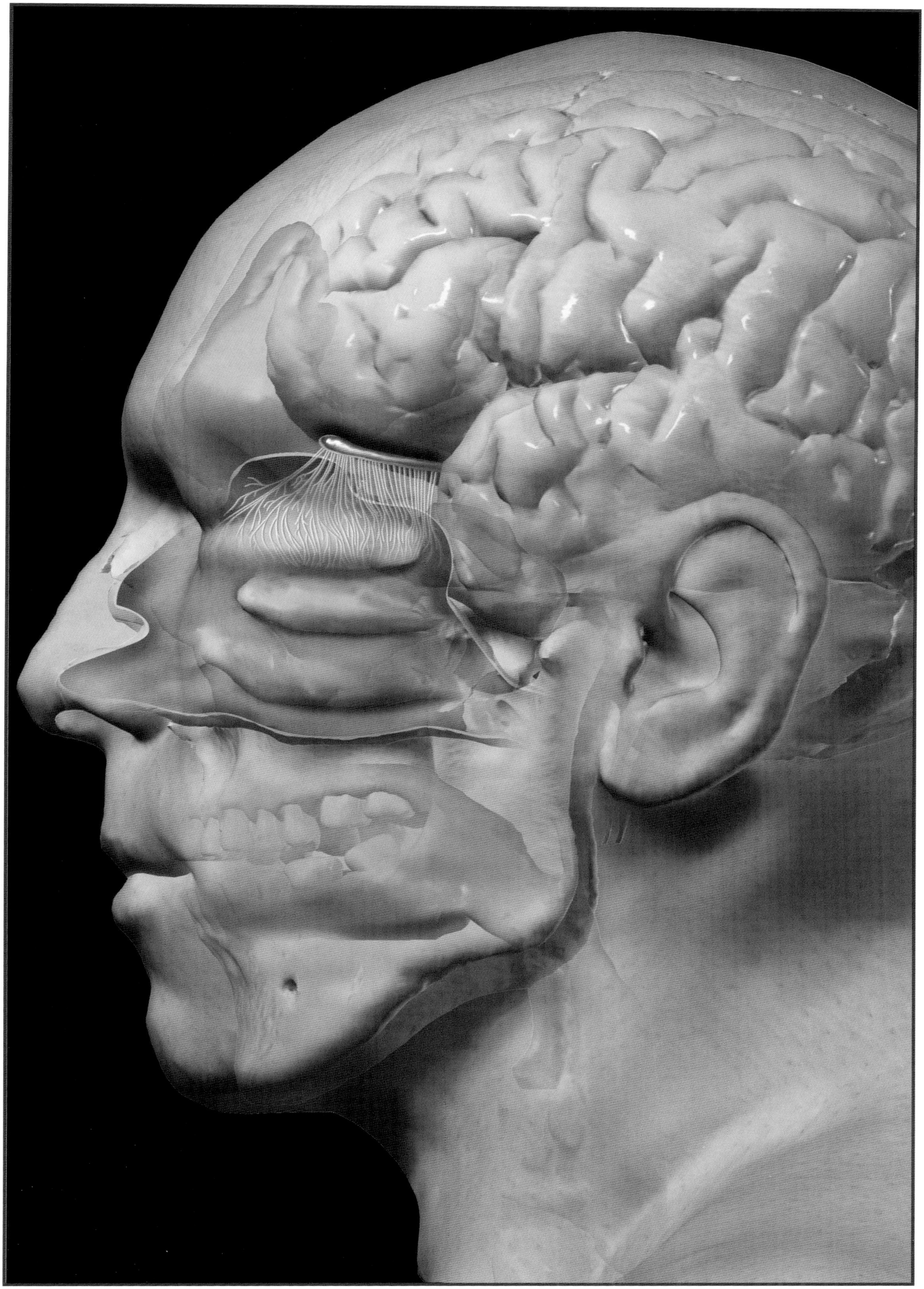

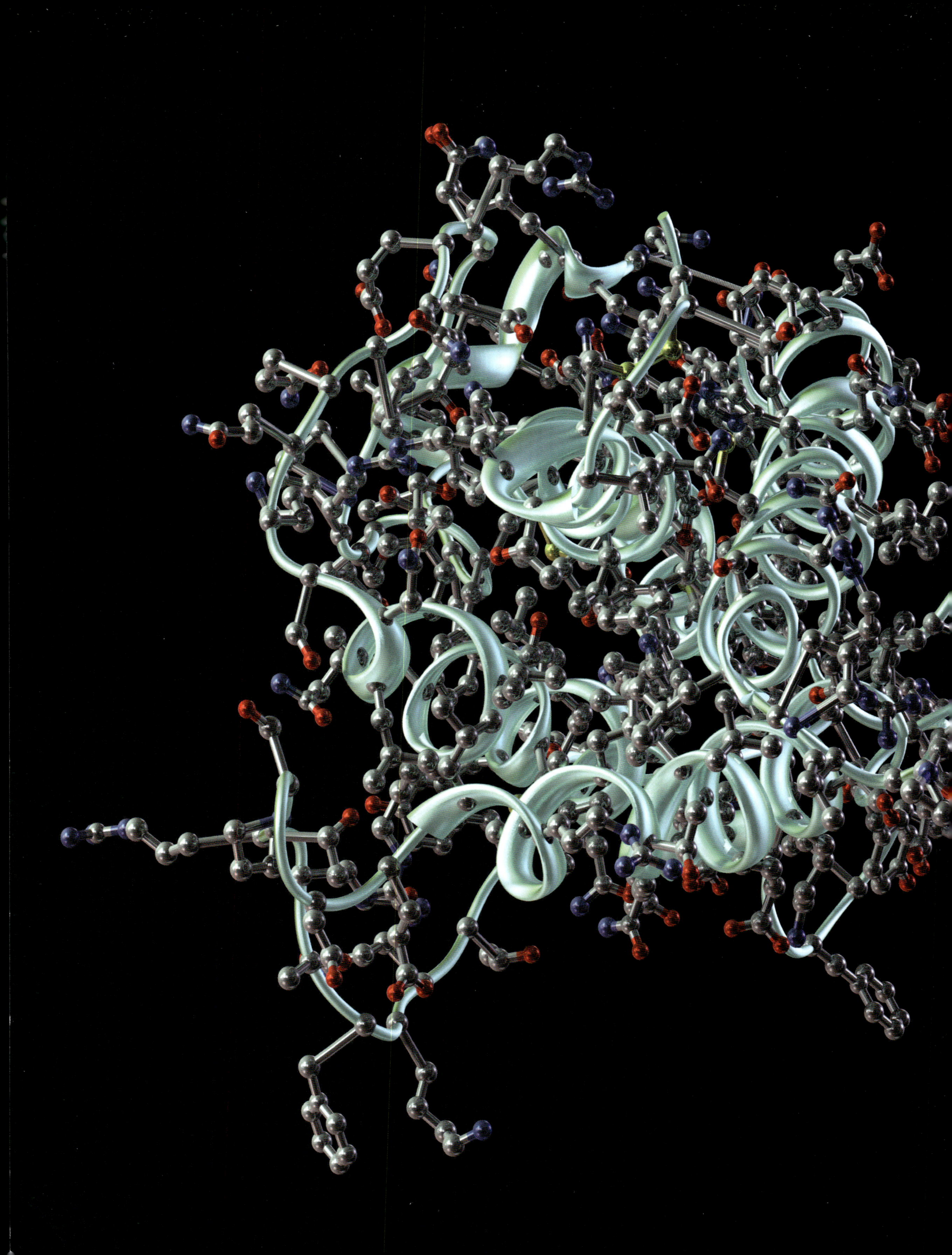

DAS ENDOKRINE SYSTEM

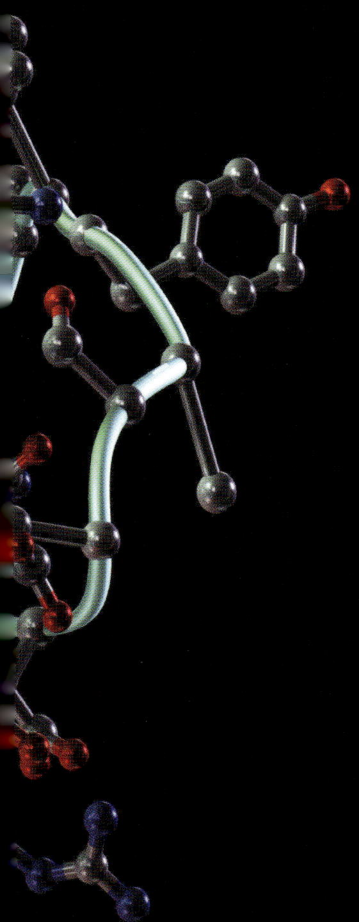

Während sich das Nervensystem elektrischer Impulse bedient, um Körperaktivitäten zu steuern, reguliert das endokrine System bestimmte Körperfunktionen – darunter Wachstum, sexuelle Entwicklung und Reaktionen in Gefahrensituationen – mithilfe von Hormonen, die über den Blutkreislauf an den Ort, an dem sie gebraucht werden, gelangen.

Modell des Wachstumshormons HGH, auch als Somatropin bekannt

Zwei Systeme sorgen für die Steuerung und die Koordination der Vorgänge im Körper: das Nervensystem (siehe S. 92 ff.) und das endokrine System (Hormonsystem), das aus den endokrinen Drüsen in Kopf und Rumpf besteht. Diese Drüsen steuern u.a. die Ausbildung der sekundären Geschlechtsmerkmale (wie Brust und Schambehaarung), die Fortpflanzung und das Wachstum.

ÜBERBLICK

Endokrines System und Nervensystem

Die beiden Systeme arbeiten zusammen, um die Vorgänge im Körper aufeinander abzustimmen, doch jedes auf seine Weise. Das endokrine System schüttet Botenstoffe ins Blut aus, um die Stoffwechselaktivität von Zellen zu beeinflussen. Es arbeitet relativ langsam und hat normalerweise lang anhaltende Wirkung. Das Nervensystem hingegen schickt superschnelle Stromimpulse über Neurone, um die Aktivität von Muskeln und Drüsen zu beeinflussen, und hat eine sofortige, kurzzeitige Wirkung.

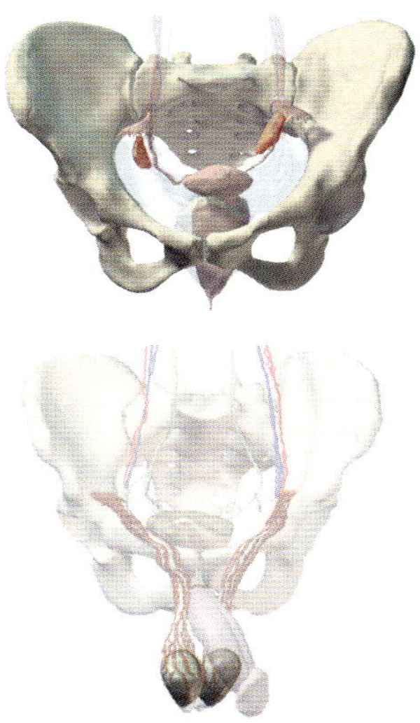

Das weibliche (oben) und das männliche Becken (unten) unterscheiden sich auch hinsichtlich der Lage der endokrinen Organe. Die Eierstöcke sind innerhalb des knöchernen Beckens untergebracht, während die Hoden außerhalb davon liegen.

Die endokrinen Drüsen

Drüsen sind Organe oder Zellgruppen, die Sekrete in oder auf den Körper ausschütten. Exokrine Drüsen entleeren ihre Sekrete über Ausführungsgänge in Räume innerhalb des Körpers – z.B. die Speicheldrüsen den Speichel in die Mundhöhle – oder auf die Haut – z.B. die Schweißdrüsen. Endokrine Drüsen haben keine Ausführungsgänge und geben ihre Sekrete, die Hormone, direkt in den Blutstrom ab. Die wichtigsten endokrinen Drüsen sind die Hypophyse, die Zirbeldrüse, die Schilddrüse und die Nebenschilddrüsen sowie die Nebennieren. Bauchspeicheldrüse, Eierstöcke und Hoden (siehe S. 134, 136 und 138) enthalten auch endokrine Anteile.

Wie die Hormone wirken

Jedes Hormon wird im Blutkreislauf transportiert und bringt eine chemische Botschaft zu einem ganz bestimmten Zielbereich. Einige Hormone zielen auf alle oder die meisten Körperzellen ab, andere beeinflussen nur ein bestimmtes Gewebe. Wenn ein Hormon bei seiner Zielzelle ankommt, dockt es an deren spezifischer Bindungsstelle an. Dieser Vorgang steigert oder hemmt die Abläufe bestimmter chemischer Reaktionen im Zellinneren und verändert so die Zellaktivität.

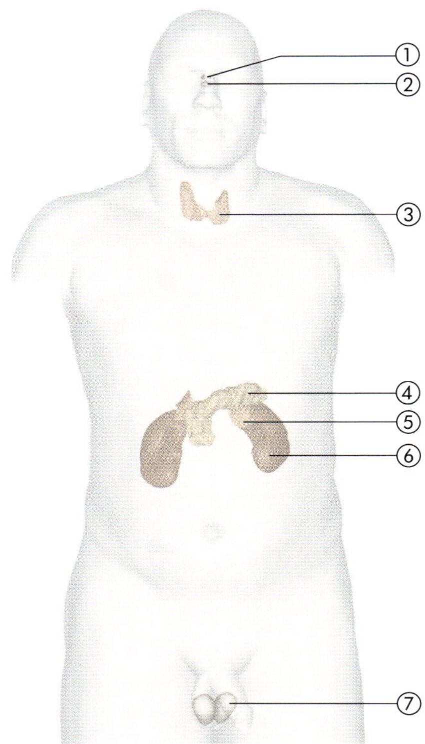

Die wichtigsten endokrinen Drüsen beim Mann. Der Hypothalamus ist ein Teil des Zwischenhirns, der die Aktivität der Hirnanhangsdrüse steuert. Die Nieren sind hier abgebildet, weil die Nebennieren auf ihrer Oberseite »sitzen«.

① Hypothalamus
② Hypophyse (Hypophysis)
③ Schilddrüse; Nebenschilddrüsen an der Rückseite (Glandula thyroidea)
④ Bauchspeicheldrüse (Pankreas)
⑤ Nebenniere (Glandula suprarenalis)
⑥ Niere (Ren)
⑦ Hoden (Testis)

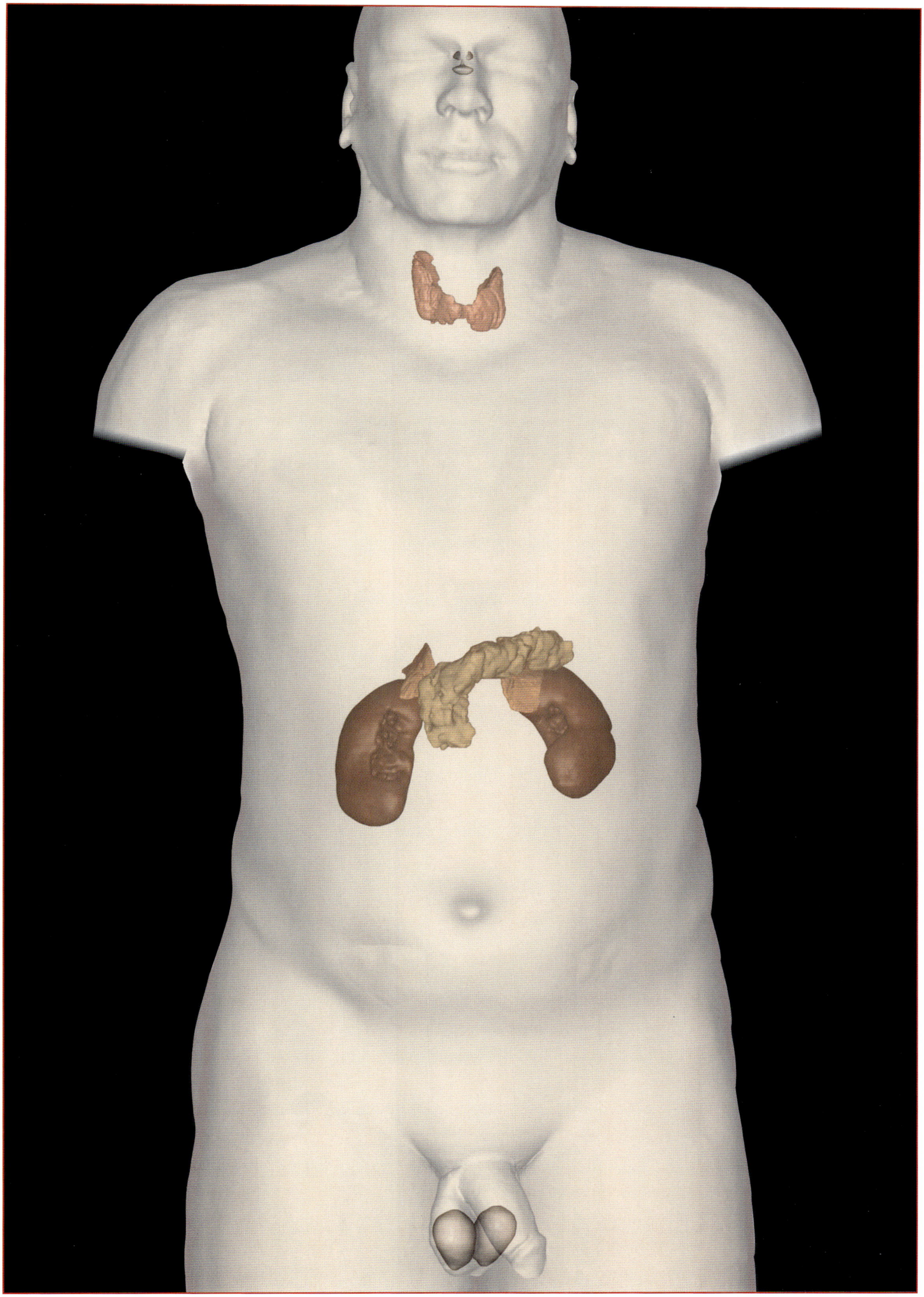

Die Hirnanhangsdrüse (Hypophyse) ähnelt einer Erbse und liegt unmittelbar unter dem Gehirn. Ein Stiel verbindet sie mit dem Hypothalamus, einem kleinen Hirnareal, das als Schaltzentrale für viele Vorgänge im Körper fungiert. Die Hypophyse schüttet acht Hormone aus, von denen einige andere endokrine Organe steuern. Daher wird die Hypophyse als wichtigste endokrine Drüse angesehen. Doch die treibende Kraft hinter der Hypophyse ist der Hypothalamus.

HYPOTHALAMUS & HYPOPHYSE

Die Hypophyse besteht aus zwei Teilen. Der – größere – Vorderlappen (HVL) erzeugt den Großteil der Hypophysenhormone. Gesteuert wird er vom Hypothalamus, der seine eigenen Hormone, die Releasing-Faktoren, produziert, um die Ausschüttung von Hypophysenhormonen zu stimulieren. Der kleinere Hinterlappen (HHL) speichert zwei vom Hypothalamus erzeugte Hormone, Oxytocin und antidiuretisches Hormon (ADH), die ihm durch spezielle Nervenfasern zugeführt werden.

Die Hypophysenhormone

Zu den Vorderlappenhormonen zählen:

Wachstumshormon (HGH): fördert das Wachstum in der Kindheit und Jugend.

Thyroideastimulierendes Hormon (TSH): fördert die Bildung des Schilddrüsenhormons in der Schilddrüse.

Adrenocorticotropes Hormon (ACTH): stimuliert die Freisetzung von Glukocorticoiden in der Nebennierenrinde.

Follikelstimulierendes Hormon (FSH): regt die Reifung von Follikeln sowie die Freisetzung von Östrogen in den Eierstöcken an; beim Mann die Samenzellenbildung in den Hoden.

Luteinisierungshormon (LH): löst bei der Frau die Ovulation und die Progesteron-Bildung aus, beim Mann die Testosteron-Produktion in den Hoden.

Prolaktin: regt die Milchproduktion in den Milchdrüsen an.

Die Hinterlappenhormone sind:

Oxytocin: löst in der Gebärmutter die Geburtswehen und in den Brustdrüsen die Milchabgabe aus.

Antidiuretisches Hormon (ADH): wirkt auf die Nieren ein; reduziert die Urinmenge.

Die Überwachung der Hormonspiegel

Die Hormonspiegel müssen sorgfältig überwacht werden, damit ihre Wirkung weder zu stark noch zu schwach ist. Das körpereigene Kontrollsystem funktioniert über negative Rückkoppelung (Feedback), durch die automatisch die Umkehr einer unerwünschten Veränderung bewirkt wird. Ein niedriger Blutspiegel des Schilddrüsenhormons beispielsweise wird vom Hypothalamus registriert, der dann den Releasing-Faktor abgibt, durch den die Hypophyse zur Sekretion des schilddrüsenstimulierenden Hormons TSH angeregt wird. Dieses wiederum bewirkt, dass die Schilddrüse mehr Schilddrüsenhormon ausschüttet. Hohe Blutspiegel des Schilddrüsenhormons bewirken andererseits die Einstellung der Releasing-Faktor-Produktion und hemmen die Bildung von TSH; dadurch sinkt der Spiegel des Schilddrüsenhormons.

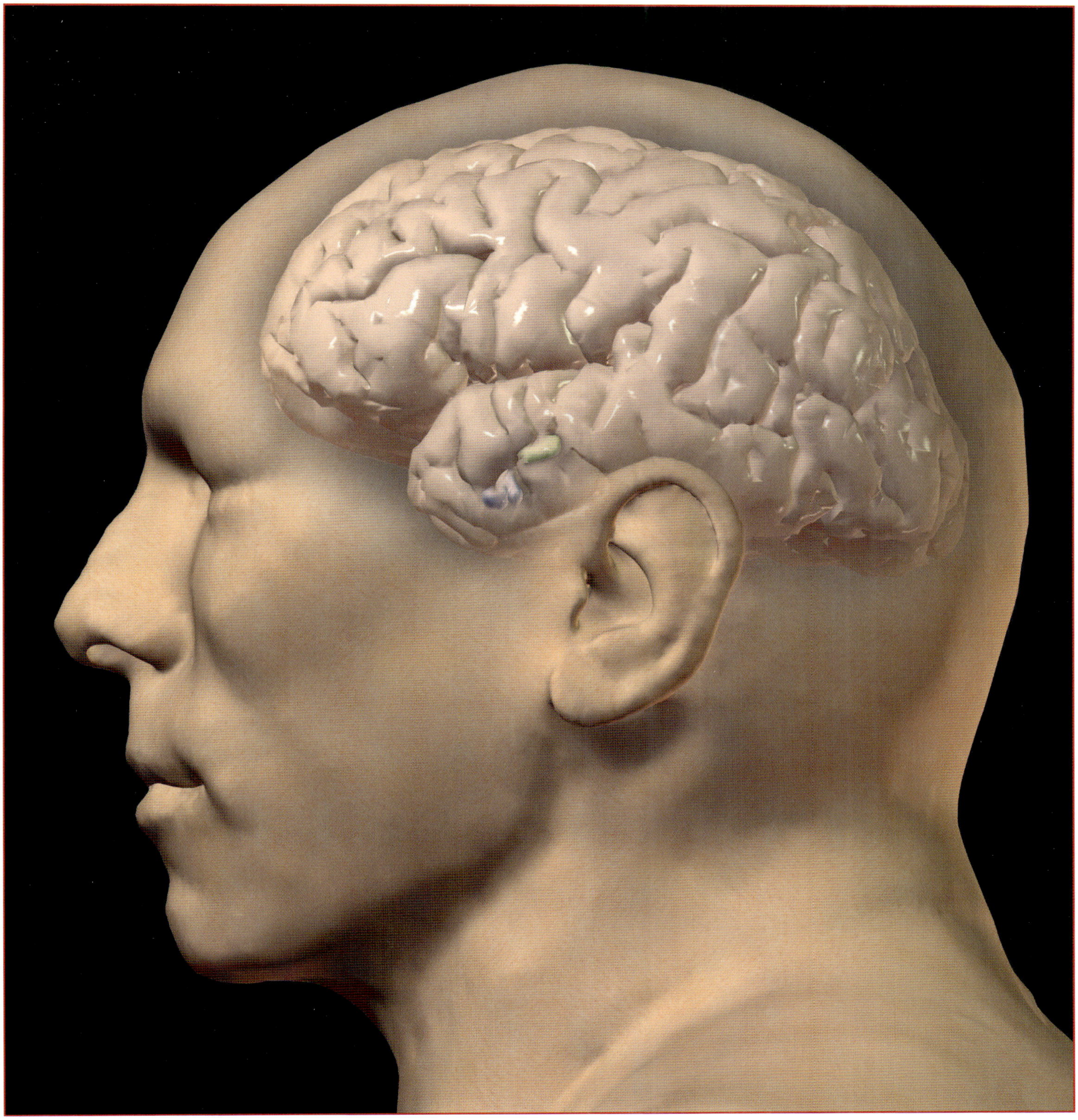

Linke Kopfseite; Ansicht von lateral. Die Lage der Hirnanhangsdrüse (Hypophyse) unterhalb des Gehirns, zwischen den Schläfenlappen der zwei Großhirnhälften, ist hier ersichtlich.

Die meisten im Hypophysenvorderlappen erzeugten Hormone steuern die Hormonproduktion anderer endokriner Drüsen.

① Lage des Hypothalamus
② Lage der Hirnanhangsdrüse (Hypophyse)
③ Linke Großhirnhälfte
④ Linker Schläfenlappen

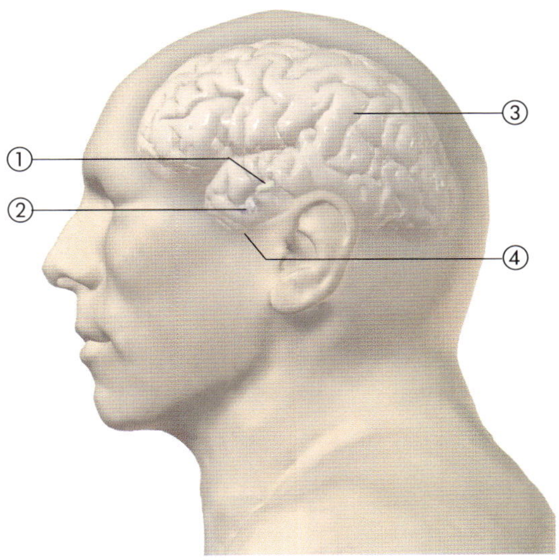

Die schmetterlingsförmige Schilddrüse legt sich vorn im Hals, knapp unterhalb des Kehlkopfs, der Luftröhre seitlich an und enthält Bläschen (Follikel), die drei Hormone abgeben: Trijodthyronin (T3) und Thyroxin (T4), die beide Jod enthalten und gemeinsam als Schilddrüsenhormon bezeichnet werden, sowie Calcitonin.

Die Schilddrüse ist die größte rein endokrine Drüse und besteht aus zwei Seitenlappen und einem schmalen Verbindungssteg (Isthmus). In die Hinterseite jedes Seitenlappens eingebettet liegen je eine obere und untere Nebenschilddrüse.

Schilddrüse & Nebenschilddrüsen

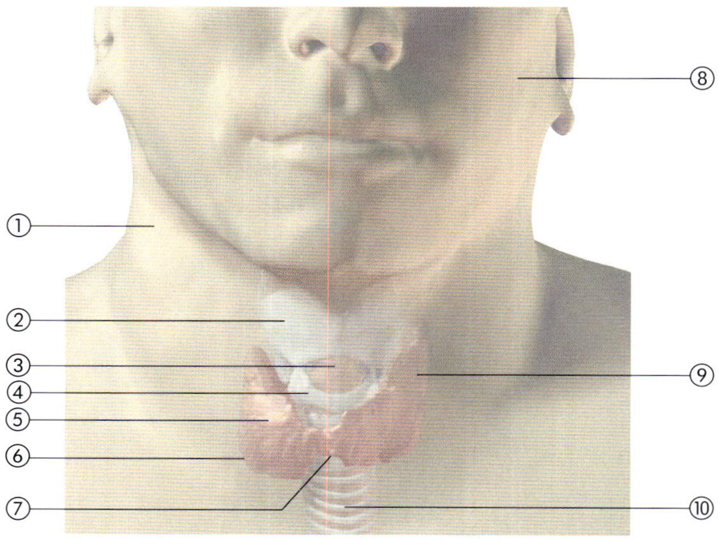

① Hals (Collum)
② Schildknorpel (Cartilago thyroidea)
③ Kehlkopf (Larynx)
④ Ringknorpel (Cartilago cricoidea)
⑤ Rechter Seitenlappen der Schilddrüse (Lobus dexter glandulae thyroideae)
⑥ Schilddrüse (Glandula thyroidea)
⑦ Steg (Isthmus)
⑧ Kopf (Caput)
⑨ Linker Seitenlappen der Schilddrüse (Lobus sinister glandulae thyroideae)
⑩ Luftröhre (Trachea)

Das Schilddrüsenhormon kann man sich als eine Art Gaspedal vorstellen. Es kurbelt den Grundumsatz an, also die Geschwindigkeit der chemischen Reaktionen in den Zellen. Außerdem fördert es das Wachstum und sorgt dafür, dass Herz und Nervensystem normal funktionieren. Die Freisetzung des Schilddrüsenhormons wird vom schilddrüsenstimulierenden Hormon (TSH) reguliert, das von der Hirnanhangsdrüse erzeugt wird.

Calcitonin, das dritte Schilddrüsenhormon, wirkt bei der Regulierung der Kalziumkonzentration im Blut mit. Kalzium, das häufigste Mineral im Körper, ist notwendig für die Knochen- und Zahnbildung, die Erregungsleitung in Nerven, die Muskelkontraktion und Blutgerinnung. Es ist daher lebenswichtig, dass der Blutkalziumspiegel konstant gehalten wird. Calcitonin senkt den Kalziumspiegel, indem es die Kalziumresorption aus den Knochen – dem wichtigsten Kalziumspeicher – hemmt und die Kalziumaufnahme ankurbelt, damit mehr Knochensubstanz gebildet wird. Ein Anstieg des Kalziumspiegels regt die Schilddrüse zu erhöhter Calcitoninproduktion an. Die Feinjustierung des Blutkalziumspiegels hängt vom Zusammenspiel des Calcitonins mit dem entgegengesetzt wirkenden Parathormon, das von den Nebenschilddrüsen erzeugt wird, ab.

Die Nebenschilddrüsen

An der Dorsalseite der Schilddrüse liegen vier kleine Nebenschilddrüsen. Sie setzen das Parathormon (Abk. für Parathyroideahormon, PTH) frei, das die Kalziumspiegel erhöht, und zwar durch Beschleunigung des Knochenabbaus, der Kalziumaufnahme aus verdauter Nahrung im Dünndarm und durch Steigerung der Rückresorption aus den Nieren in den Blutstrom. Niedrige Kalziumspiegel bewirken die Ausschüttung von Parathormon, hohe hemmen sie.

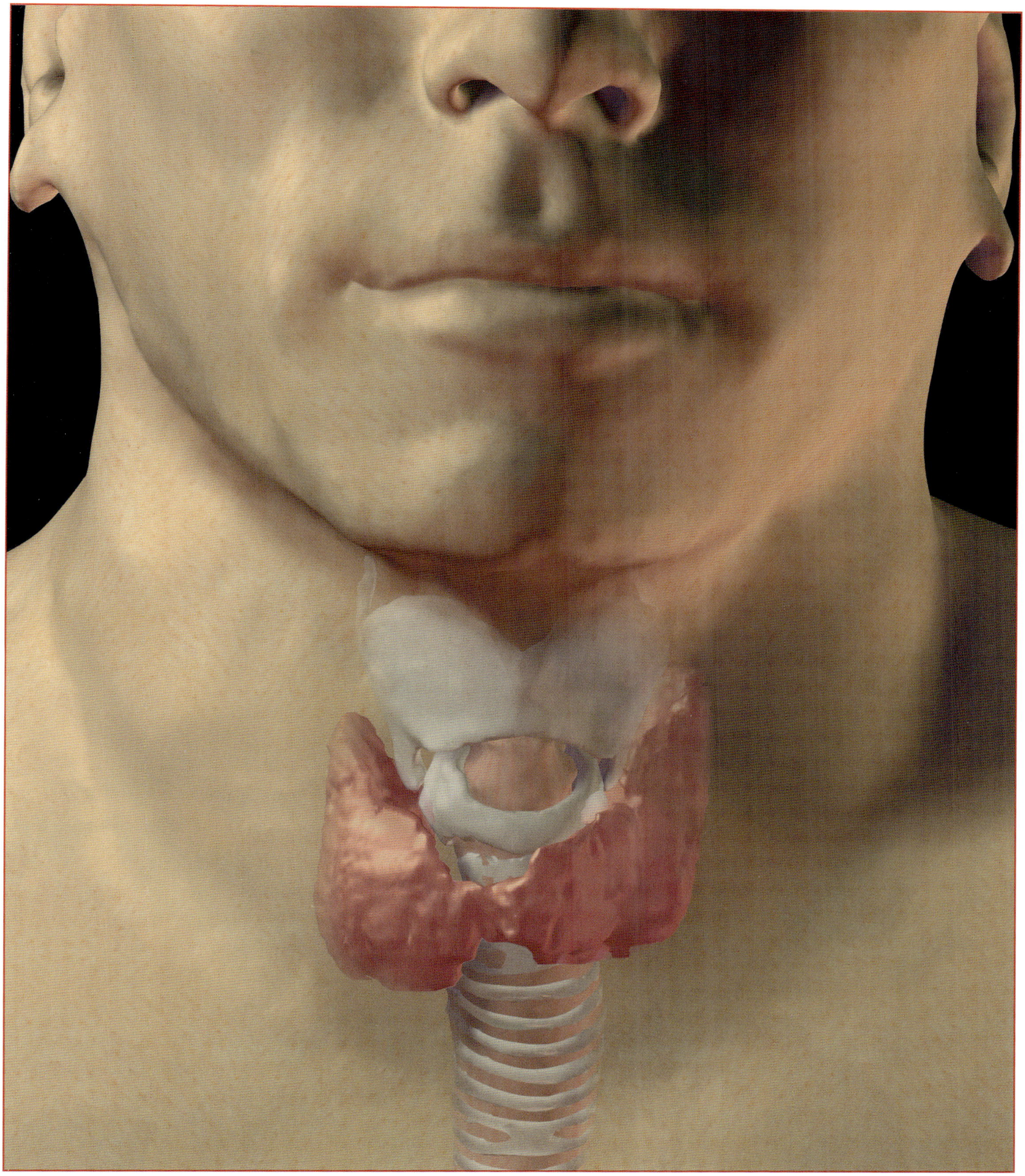

Jod ist das wichtigste chemische Element in den Schilddrüsenhormonen. Eine ausreichende Jodzufuhr über die Nahrung ist lebenswichtig. Jodmangel führt zur Vergrößerung der Schilddrüse, die auf diese Weise versucht, die normalen Werte zu steigern oder zu erhalten. Die dabei entstehende, charakteristische Verdickung am Hals wird als Kropf (Struma) bezeichnet.

Wie kleine Hütchen, die oben auf den Nieren sitzen, sehen die Nebennieren aus. Sie bestehen aus zwei Gewebebezirken: der Rinde (Cortex; aussen) und dem Mark (Medulla; innen). Die Rinde erzeugt die sogenannten Kortikosteroidhormone (Steroidhormone), das Mark die beiden Hormone Adrenalin und Noradrenalin, die bei Stress oder Gefahr die Kampf-oder-Flucht-Reaktion auslösen.

DIE NEBENNIEREN

Die beiden Nebennieren sitzen – umhüllt von einer schützenden fibrösen Kapsel und einer Fettschicht – auf den beiden oberen Nierenpolen im dorsalen Oberbauchbereich.

① Rechte Nebenniere (Glandula suprarenalis dextra)
② Rechte Niere (Ren dexter)
③ Linke Nebenniere (Glandula suprarenalis sinistra)
④ Linke Niere (Ren sinister)

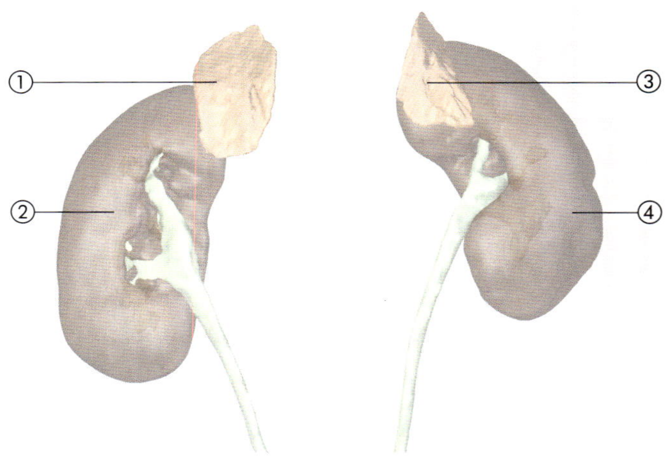

In der Nebennierenrinde werden drei Gruppen von Steroidhormonen erzeugt. Mineralocorticoide, wie Aldosteron, regulieren den Natrium- und Kaliumspiegel im Blut und im Gewebe. Die Aufrechterhaltung konstanter, ausgewogener Natrium- und Kaliumspiegel wiederum ist wichtig für die Regulierung des Blutdrucks und Blutvolumens; beide Minerale sind auch lebenswichtig für die Leitung von Nervenimpulsen und die Muskelkontraktion. Aldosteron wirkt auf die Nieren ein, indem es die in den Urin abgehende Natriummenge senkt.

Glukocorticoide, vor allem Cortisol, helfen dem Körper bei der Anpassung an Veränderungen, indem sie die Blutzuckerwerte stabilisieren und den Zellstoffwechsel beeinflussen. Die Cortisolausschüttung wird angeregt und reguliert durch das Hypophysenhormon ACTH (adrenocorticotropes Hormon). Bei Stressbelastung – z.B. nach Operationen, Blutungen, Infektionen oder traumatischen Ereignissen – setzt Cortisol verschiedene Stressbewältigungsprozesse in Gang.

Zu den in der Nebennierenrinde erzeugten Hormonen gehören auch Geschlechtshormone, vor allem männliche: die Androgene. Bei Männern ist die Menge der in der Nebennierenrinde erzeugten Androgene verschwindend klein im Verhältnis zur Produktion in den Hoden. Bei Frauen regen die in den Nebennieren produzierten Androgene das Wachstum der Scham- und Achselhaare sowie den Geschlechtstrieb an.

Die Stressantwort

Wenn wir plötzlichem Stress oder einer akuten Gefahr ausgesetzt werden, bereitet sich der Körper auf eine von zwei möglichen Antworten vor: Kampf oder Flucht. Diese Reaktionen kommen durch die Ausschüttung von Adrenalin und Noradrenalin zustande, die vom autonomen Nervensystem (siehe S. 95) gesteuert wird. Im Gegensatz zu anderen Hormonen wirken Adrenalin und Noradrenalin schnell, aber nur kurzfristig. Sie beschleunigen den Herzschlag und die Atmung (mehr Sauerstoff), erhöhen den Blutzuckerspiegel (mehr Brennstoff) und leiten das Blut vermehrt in die Skelettmuskulatur um (mehr Energie für die Muskelkontraktion), damit der Körper fit für den Kampf oder die Flucht wird.

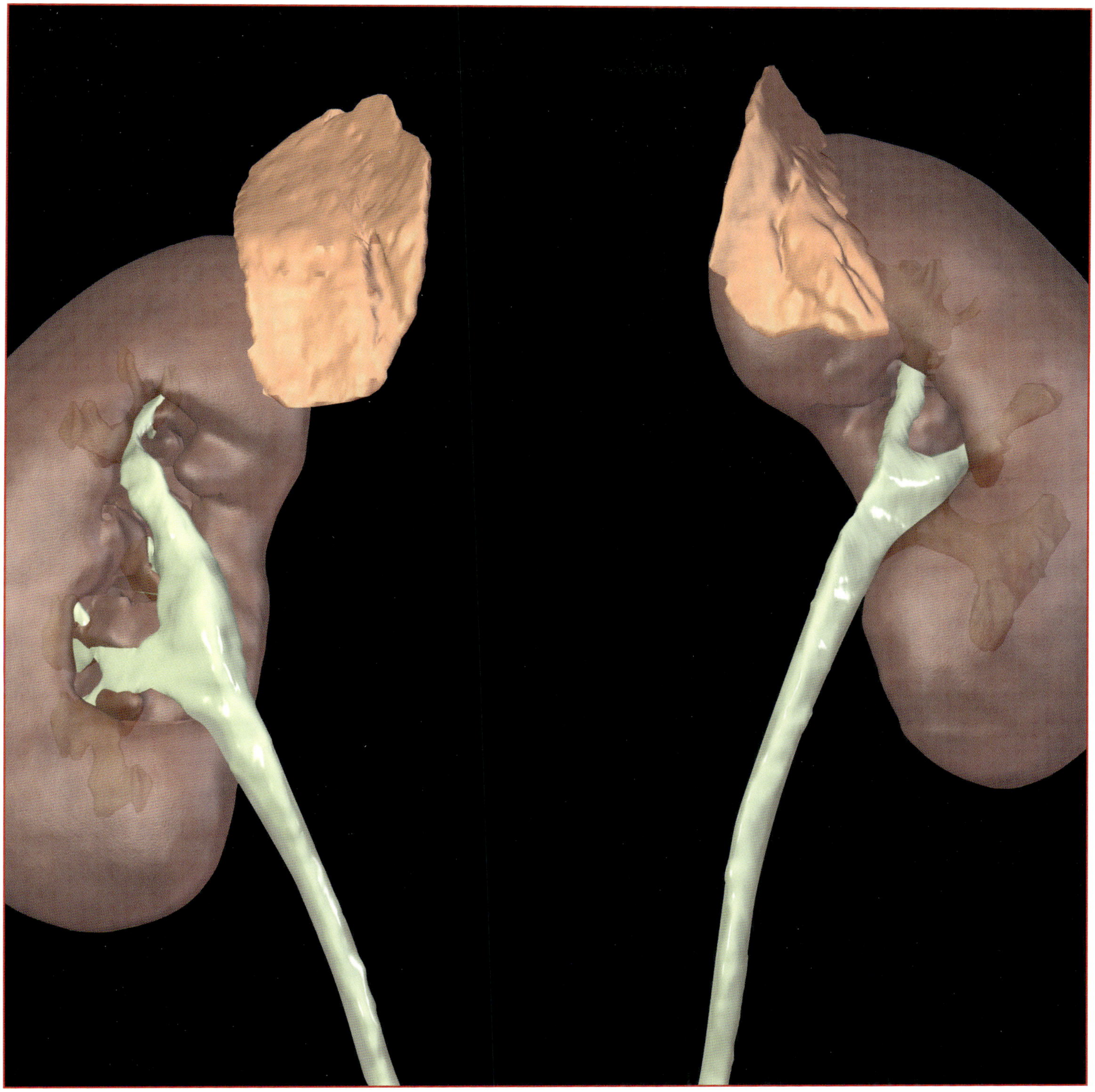

Jede der beiden Nebennieren besteht aus zwei Hauptteilen: der Rinde und dem Mark. Die Rinde erzeugt die Glukocorticoide, die Androgene und die Mineralocorticoide, das Mark erzeugt Adrenalin und Noradrenalin.

Horizontal unter und hinter dem Magen liegt die Bauchspeicheldrüse (Pankreas). Der Pankreaskopf wird von der C-förmigen Kurve des Zwölffingerdarms (Duodenum) umfasst. Das Pankreas ist eine Drüse mit zwei Funktionen: Zu etwa 99 Prozent besteht es aus winzigen Acini, exokrinen Drüsen, die den »Bauchspeichel«, einen Verdauungssaft, in den Zwölffingerdarm abgeben (siehe S. 192). Zwischen den Acini verstreut liegen ein bis zwei Millionen kleiner Nester endokriner Zellen, die Langerhans-Inseln.

DIE BAUCHSPEICHELDRÜSE

Die Bauchspeicheldrüse ist eine gemischte Drüse. Der Großteil ihres Gewebes produziert Verdauungsenzyme und gibt sie in den Zwölffingerdarm ab, der Rest setzt zwei Hormone frei, die gemeinsam den Blutzuckerspiegel regulieren.

Die Langerhans-Inseln (Insulae pancreaticae) erzeugen zwei Hormone – Glukagon und Insulin; beide sorgen dafür, dass der Körper genügend Brennstoff in Form von Glukose (einem Zucker) zur Verfügung hat, um die Energieversorgung der Zellen zu gewährleisten. Der Blutzuckerspiegel muss relativ konstant gehalten werden, auch wenn wir stundenlang gar nicht gegessen haben oder sich nach dem Essen ein ganzer Glukoseschwall in das Blut ergießt. Zu viel oder zu wenig Glukose im Blut hemmt die Glukoseaufnahme der Zellen. Im Gehirn können Schwankungen der Blutzuckerwerte zu Verwirrtheit, Krämpfen und unter Umständen zum Koma führen.

Glukagon und Insulin wirken entgegengesetzt und halten durch ihr Zusammenspiel die Blutzuckerwerte stabil. Bei einem Abfall des Glukosewerts wird von den Alpha-Zellen in den Langerhans-Inseln vermehrt Glukagon ausgeschüttet. Dieses Hormon regt die Leber dazu an, das in ihren Zellen gespeicherte Glykogen (eine komplexe Kohlenhydrat-Speicherform aus Glukosemolekülen) in Glukose umzuwandeln, die ins Blut übergeht und den normalen Blutzuckerspiegel wieder herstellt. Nach dem Essen kommt es zu einem Anstieg des Glukosewerts; dies stimuliert die Beta-Zellen der Langerhans-Inseln zur Ausschüttung von Insulin. Insulin senkt den Blutzuckerspiegel, indem es für die Speicherung des Überschusses sorgt. Es bewirkt dreierlei: Im Skelettmuskel fördert es die Aufnahme von Glukose aus dem Blut und deren Speicherung in Form von Glykogen oder deren Verbrauch zur Erzeugung von Bewegungsenergie. Es stimuliert die Fettzellen, Glukose als Energiequelle sofort zu verbrauchen oder als Fett zu speichern. Und drittens veranlasst es die Leberzellen dazu, Glukose aus dem Blut aufzunehmen und in Glykogen umzuwandeln.

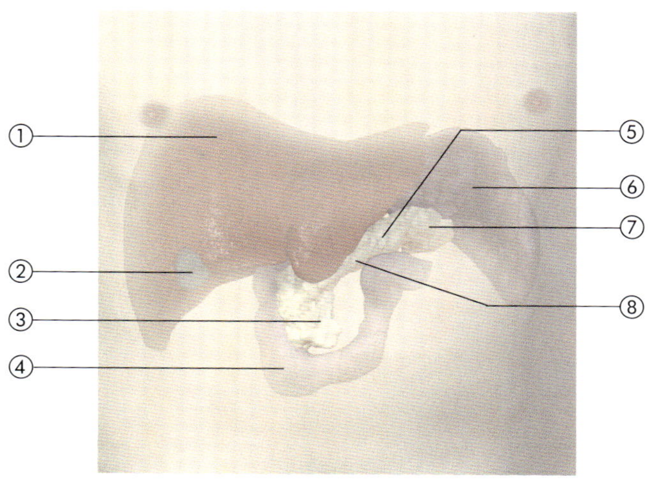

① Leber (Hepar)
② Gallenblase (Vesica biliaris)
③ Kopf der Bauchspeicheldrüse (Caput pancreatis)
④ Zwölffingerdarm (Duodenum)
⑤ Bauchspeicheldrüse (Pankreas)
⑥ Milz (Splen)
⑦ Schwanz der Bauchspeicheldrüse (Cauda pancreatis)
⑧ Körper der Bauchspeicheldrüse (Corpus pancreatis)

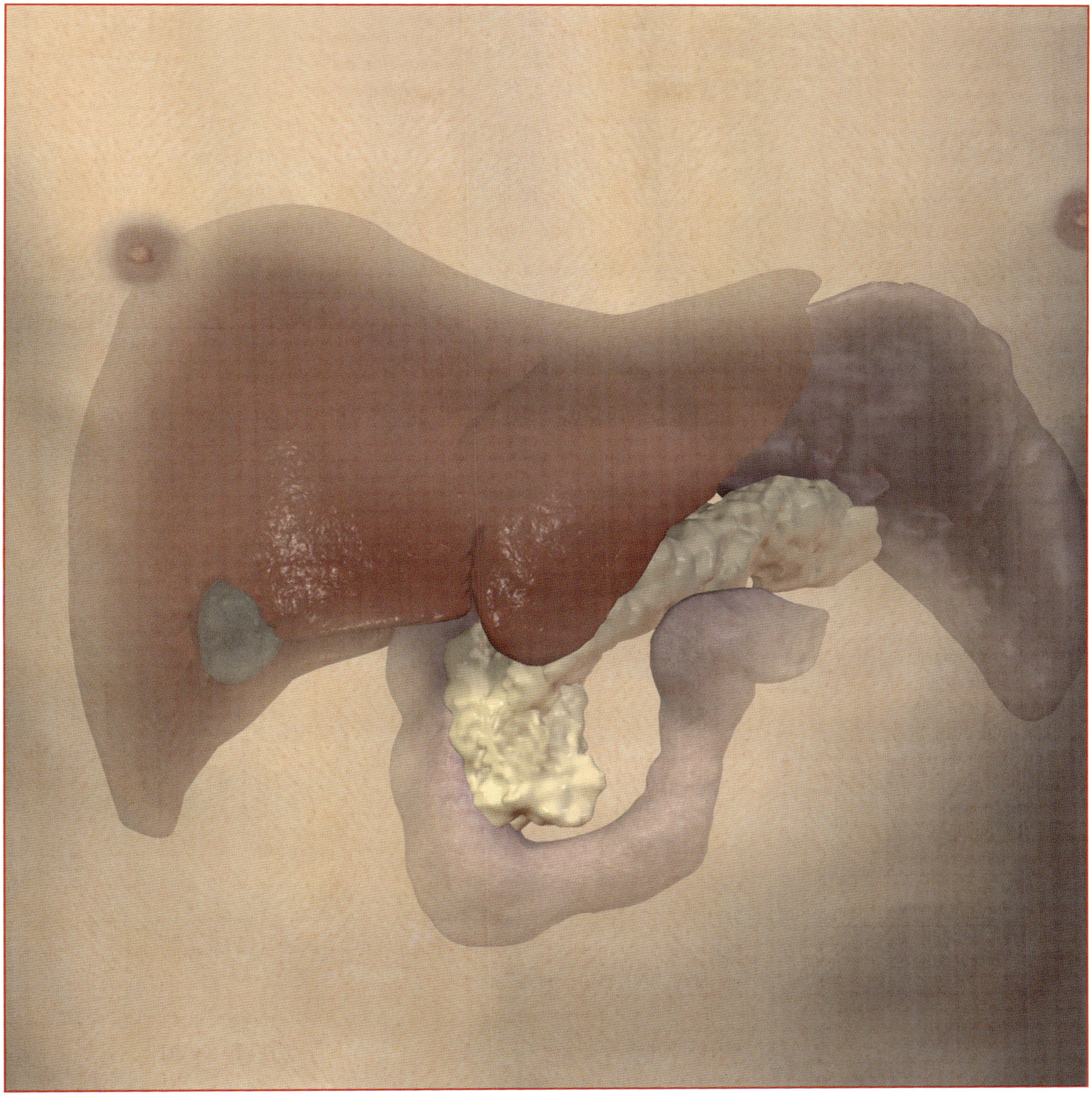

Ansicht des Oberbauchs von ventral. Die Bauchspeicheldrüse (Pankreas) erstreckt sich vom Zwölffingerdarm bis zur Milz. Vom dicken Ende, dem Kopf (Caput), zum Körper (Corpus) hin wird die Bauchspeicheldrüse schmaler und läuft im Schwanz (Cauda) aus.

Der weitaus größte Teil der Bauchspeicheldrüse ist die Produktionsstätte von Verdauungsenzymen. Über das gesamte Organ verstreut sind Zellgruppen eingebettet, die Langerhans-Inseln. Ihre Aufgabe ist die Erzeugung von Insulin und Glukagon.

Beidseits der Gebärmutter liegen die paarigen mandelförmigen Eierstöcke (Ovarien). Als primäre weibliche Geschlechtsorgane haben sie eine zweifache Aufgabe. Sie sind Bildungsort und Speicher für die Eizellen (Ovozyten), von denen je eine fertig ausgereifte, das Ovum (Ei), allmonatlich von der Pubertät bis zur Menopause freigesetzt wird. Wenn die Eizelle von einer Samenzelle befruchtet wird, wird sie zur Zygote, aus der sich ein Fötus entwickelt. Als endokrine Drüsen produzieren die Ovarien die beiden Geschlechtshormone Östrogen und Progesteron, die das Fortpflanzungssystem steuern und den Körper auf die Schwangerschaft vorbereiten.

DIE EIERSTÖCKE

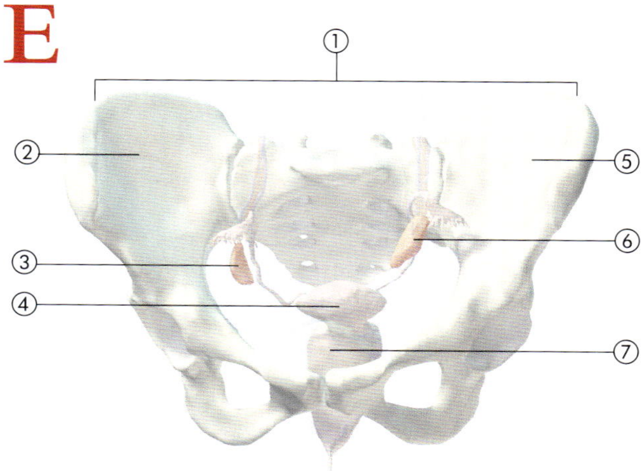

① Becken (Pelvis)
② Rechtes Hüftbein (Os coxae dextrum)
③ Rechter Eierstock (Ovarium dextrum)
④ Gebärmutter (Uterus)
⑤ Linkes Hüftbein (Os coxae sinistrum)
⑥ Linker Eierstock (Ovarium sinistrum)
⑦ Scheide (Vagina)

Die primären weiblichen Geschlechtsorgane – die Ovarien – liegen beidseitig im Becken innerhalb der Bauchhöhle. Als endokrine Drüsen geben sie Hormone zur Kontrolle des Ovarial- und Menstruationszyklus ab und erhalten die sekundären weiblichen Geschlechtsmerkmale aufrecht.

Erst in der Pubertät entfaltet das Östrogen seine Wirkung. Es bewirkt die Ausreifung der Geschlechtsorgane und die Ausbildung der sekundären weiblichen Geschlechtsmerkmale, u.a. die Ausbildung der Brüste; durch die typische Fettverteilung die weibliche Körperform; die Verbreiterung des Beckens; das Verteilungsmuster der Behaarung auf Kopf und Körper. Zusammen mit dem Wachstumshormon (siehe S. 128) fördert es das schnelle Wachstum während der Pubertät. Von der Pubertät bis zur Menopause stimuliert Östrogen zusammen mit Progesteron monatlich das Wachstum des Endometriums, der Innenauskleidung des Uterus, damit ein befruchtetes Ei aufgenommen werden kann. Die Freisetzung von Östrogen und Progesteron wird von zwei anderen Hormonen kontrolliert – den von der Hypophyse abgegebenen Gonatropinen FSH (follikelstimulierendes Hormon) und LH (Luteinisierungshormon). Diese kontrollieren auch die Eireifung und den monatlichen Eisprung. Das Ansteigen der Östrogen- und Progesteronspiegel (im Blut) hemmt die Freisetzung der Gonadotropine. Wenn jedoch keine Befruchtung stattfindet, nimmt die Östrogen- und Progesteronproduktion der Ovarien ab, und die Gonadotropinspiegel steigen an. Die Geschlechtshormone und die Gonadotropine sowie deren Zu- oder Abnahme stimmen durch ihr Zusammenwirken die beiden im Monatsrhythmus eintretenden Ereignisse – Ovulation und Menstruation (siehe S. 216 und 221) – aufeinander ab. Der Ovarialzyklus bewirkt die Follikelreifung im Eierstock und die Freisetzung einer Eizelle (Eisprung), der Menstruationszyklus im Uterus zuerst die Wucherung (Proliferation) der Schleimhaut, damit sich das befruchtete Ei darin einnisten kann, und – falls keine Befruchtung stattfindet – deren Abstoßung. Falls es zur Befruchtung kommt, bleiben Östrogen- und Progesteronspiegel hoch und hemmen die Ausschüttung von gonadotropen Hormonen. Die Folge ist, dass während der Schwangerschaft sowohl der Ovarial- als auch der Menstruationszyklus aussetzen.

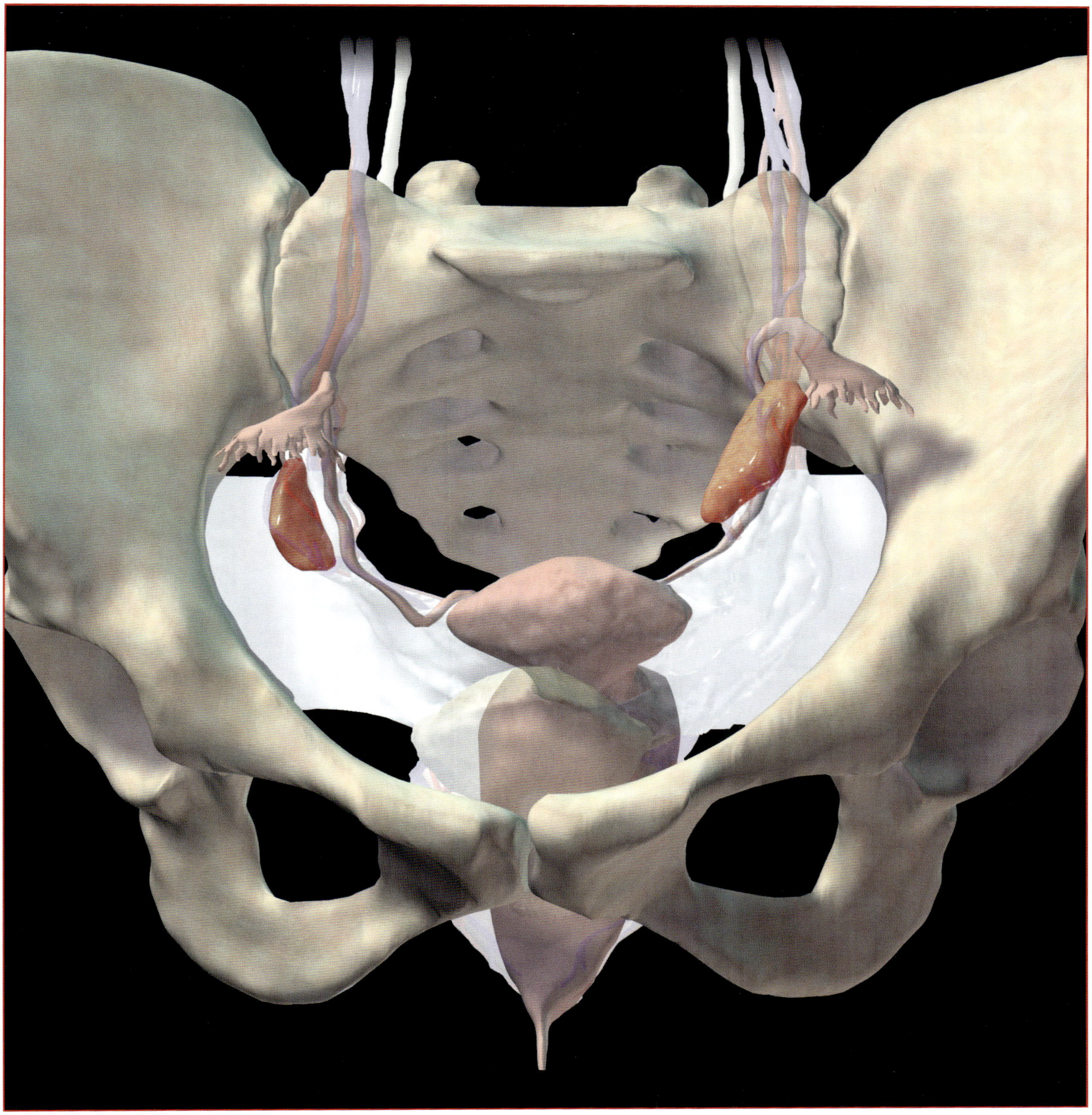

Bei der Geburt sind die Eierstöcke noch nicht voll funktionsfähig, produzieren aber schon kleine Hormonmengen. Zu Beginn der Pubertät steigen die Werte der Sexualhormone plötzlich an, der Menstruationszyklus und die Ausprägung sekundärer Geschlechtsmerkmale setzen ein.

Die paarigen eiförmigen Hoden liegen zwischen den Beinen in einer Hauttasche, dem Scrotum (Hodensack). Die Hoden sind die primären Geschlechtsorgane beim Mann und haben – wie die Eierstöcke bei der Frau – eine Doppelrolle. Die gewundenen Samenkanälchen (Tubuli seminiferi contorti) produzieren im Lauf des Lebens (ab etwa dem 15. Lebensjahr) Milliarden von Samenzellen (Spermien) und außerdem – als endokrine Organe – die männlichen Sexualhormone, die Androgene.

DIE HODEN

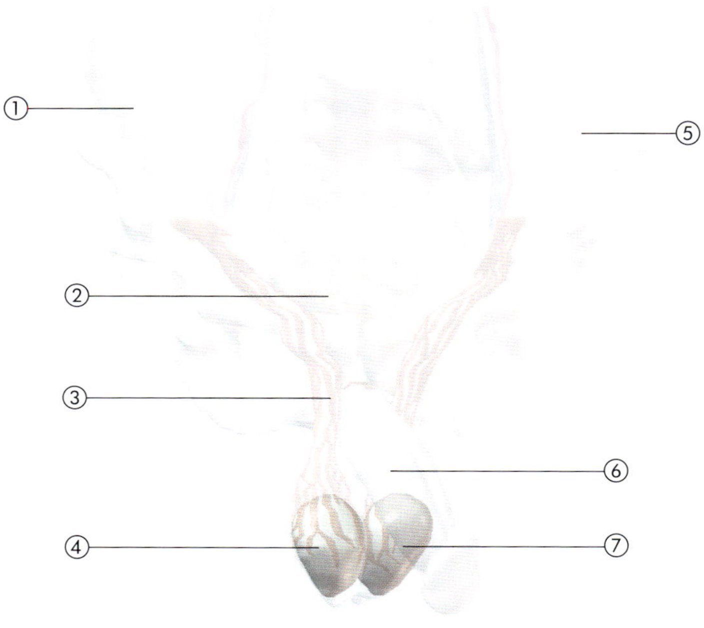

Die Hoden (Testes), die primären männlichen Geschlechtsorgane, liegen außerhalb und unterhalb des Bauchraums und produzieren Hormone, die die Spermienproduktion und die Ausbildung der sekundären Geschlechtsmerkmale stimulieren. Der Samenstrang (Funiculus spermaticus) enthält die Blutgefäße, die diese Hormone aus den Hoden abtransportieren.

① Rechtes Hüftbein (Os coxae dextrum)
② Harnblase (Vesica urinaria)
③ Samenstrang (Funiculus spermaticus)
④ Rechter Hoden (Testis dexter)
⑤ Linkes Hüftbein (Os coxae sinistrum)
⑥ Männliches Glied (Penis)
⑦ Linker Hoden (Testis sinister)

Androgene, vor allem das Hormon Testosteron, werden von zwischen den Samenkanälchen gelegenen endokrinen Zellen, den interstitiellen oder Leydig-Zwischenzellen, erzeugt. Wenn beim Knaben die Pubertät einsetzt, wird mehr Testosteron gebildet. Dieses Hormon stimuliert die Entwicklung der primären und sekundären Geschlechtsmerkmale. Dazu gehören kräftig ausgebildete Skelettmuskeln und Knochen, die Ausprägung der typisch männlichen Körperform mit breiten Schultern und schmalen Hüften; Bartwuchs im Gesicht sowie zunehmende Scham-, Achsel- und Brustbehaarung. Außerdem löst Testosteron (zusammen mit dem Wachstumshormon) einen Wachstumsschub aus; das Wachstum des Kehlkopfs führt zum Stimmbruch und danach zu einer tieferen Stimme. Beim Erwachsenen setzt es die Samenbildung in Gang und steigert den Sexualtrieb (Libido). Auch bei Frauen steuert Testosteron den Sexualtrieb und die Entwicklung der Schambehaarung, doch wird es bei ihnen von den Nebennieren (siehe S. 132) ausgeschüttet.

Die Testosteronausschüttung wird von einem weiteren Hormon gesteuert, einem als LH (Abk. für Luteinisierungshormon) bezeichneten Gonadotropin, das in der Hypophyse gebildet wird und die interstitiellen Zellen zur Testosteronausschüttung veranlasst. Das gesamte Hormonsystem regelt ein Rückkoppelungsmechanismus: Ein zu hoher Testosteronspiegel im Blut hemmt die Freisetzung von LH aus der Hypophyse; ein zu niedriger Testosteronspiegel hat die entgegengesetzte Wirkung. Auf diese Weise wird die Testosteronmenge im Blut relativ konstant gehalten. Anders ist dies bei Frauen, deren Sexualhormone zyklischen Schwankungen unterliegen (siehe S. 216 f.).

Ein weiteres Gonadotropin, das in der Hypophyse gebildete follikelstimulierende Hormon (FSH), regt – gemeinsam mit Testosteron – die Samenkanälchen zur Spermienbildung an.

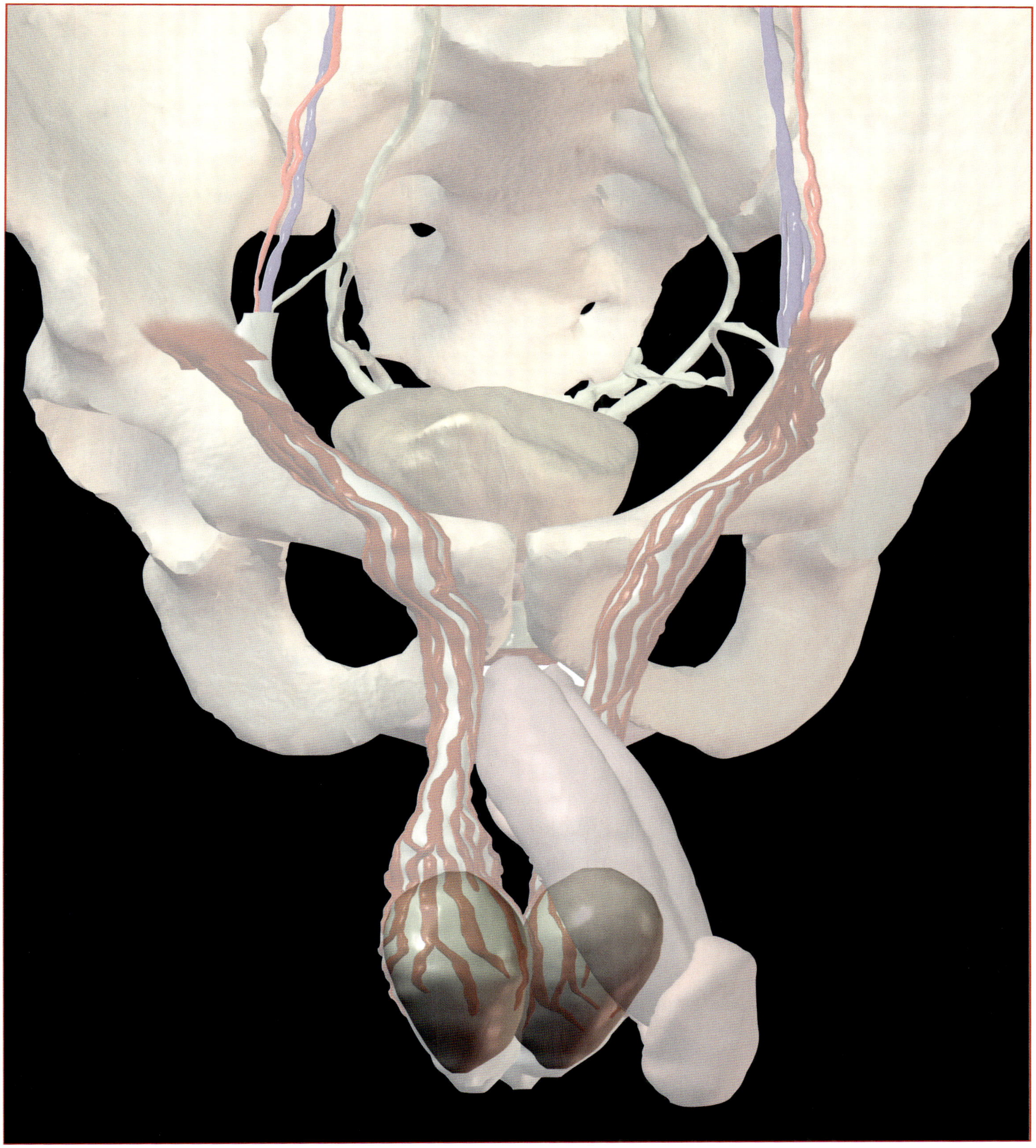

Die in den Hoden (Testes) gebildeten Androgene fördern die Entwicklung der primären und sekundären Geschlechtsmerkmale beim Mann. Zu Letzteren zählen: die Ausprägung der typisch männlichen Körperform, das Wachsen von Bart-, Achsel-, Brust- und Schamhaaren sowie der »Stimmbruch« infolge des Kehlkopfwachstums.

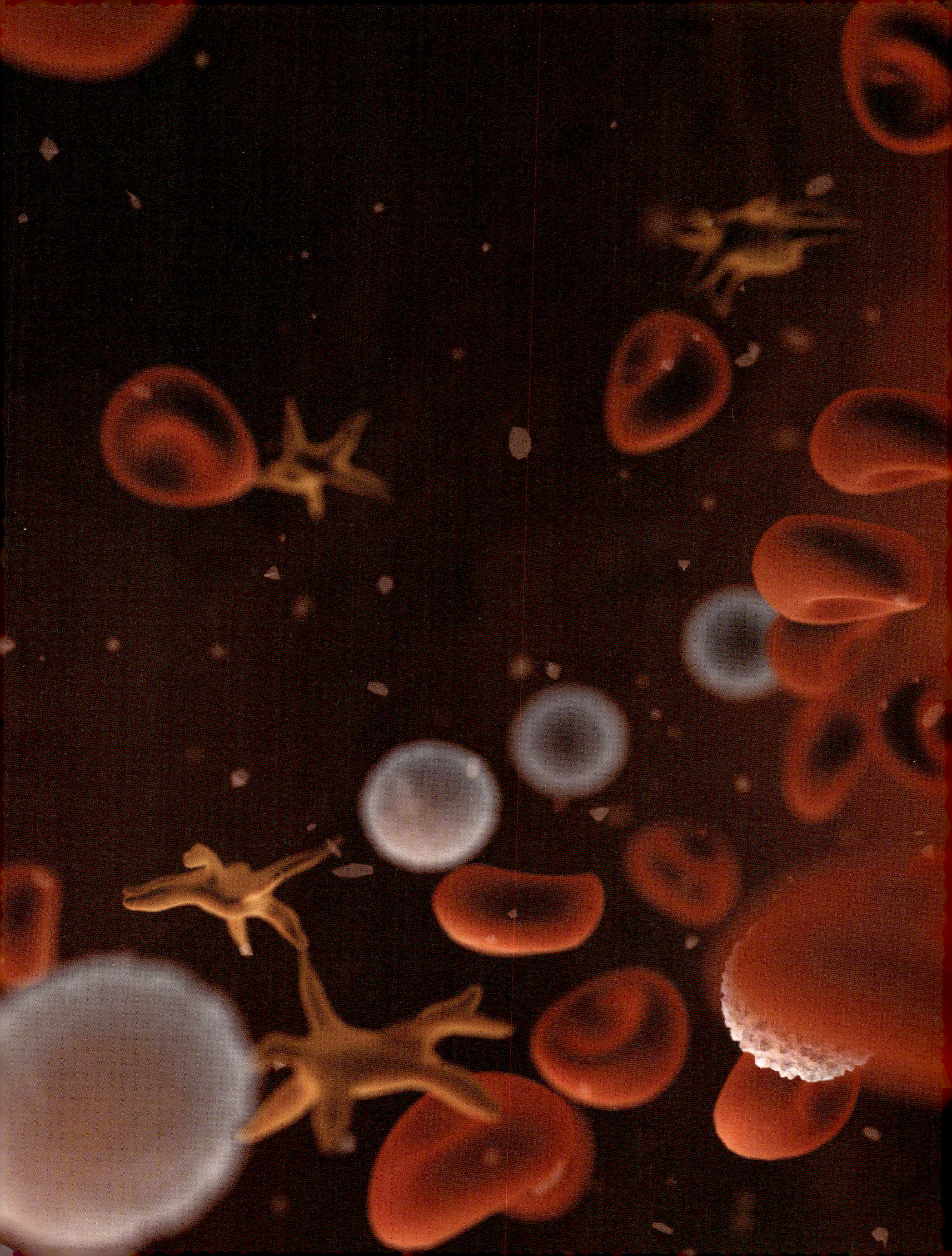

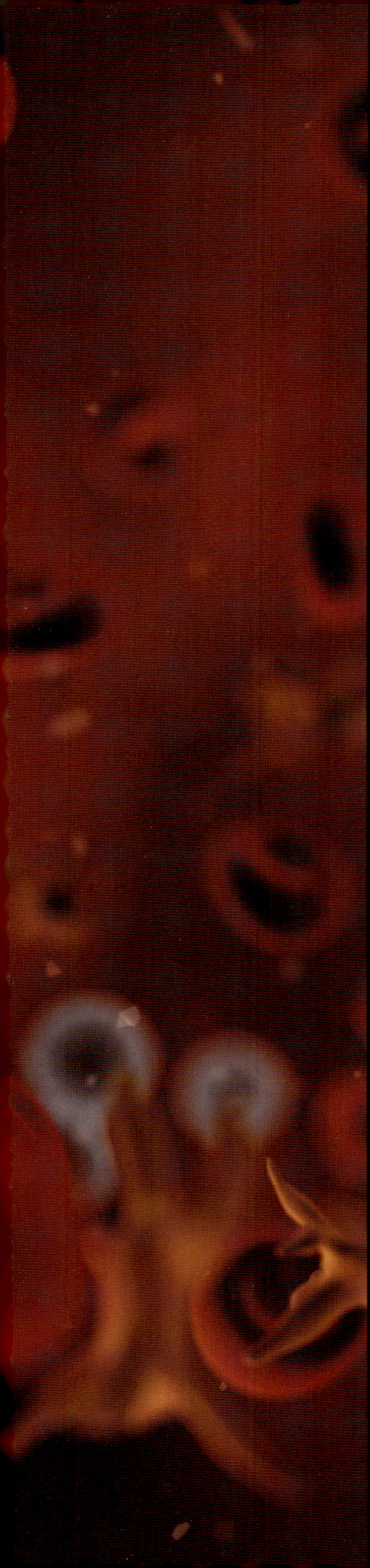

HERZ-KREISLAUF- UND LYMPHSYSTEM

Aneinandergelegt würden die Arterien, Venen, Kapillaren und Lymphgefässe in unserem Körper eine Dutzende von Kilometern lange Strecke ergeben. Die Gefässe versorgen selbst den entferntesten Winkel des Körpers mit Nährstoffen und Sauerstoff und transportieren Abfallprodukte sowie Giftstoffe ab.

Milliarden von Zellen bauen den menschlichen Körper auf. Diese Zellen sind umgeben von Gewebsflüssigkeit (interstitielle Körperflüssigkeit), aus der sie sich ständig Sauerstoff, Nährstoffe und andere lebenswichtige Substanzen holen und in die sie die Abfallprodukte des Zellstoffwechsels abgeben. Damit die Zellen am Leben bleiben, muss das Gewebe ständig mit Nachschub an Nährstoffen und Sauerstoff versorgt und die Abfälle müssen fortgeschafft werden, bevor sich die Zellen damit vergiften. Diese Versorgungs- und Entsorgungsfunktion erfüllt das Kreislaufsystem. Seine drei Hauptbestandteile sind Blut, Blutgefässe und Herz.

DER BLUTKREISLAUF

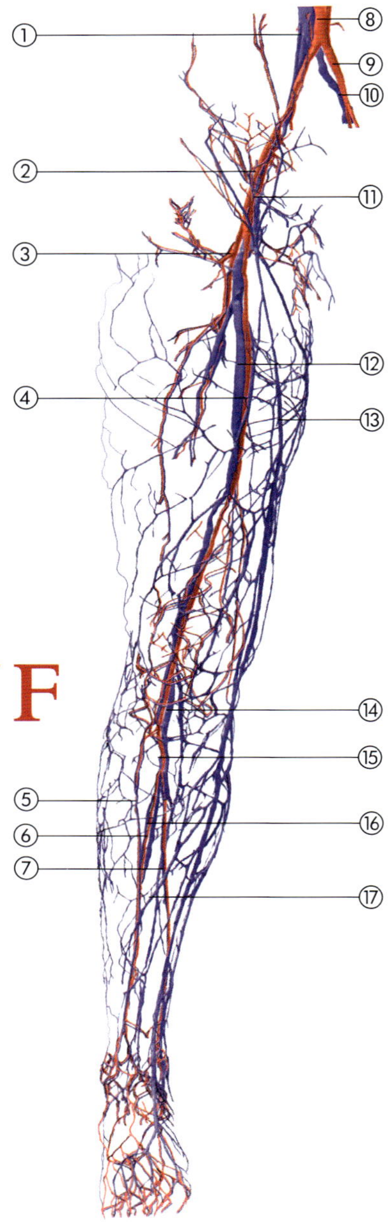

Becken und rechtes Bein; Ansicht von ventral. Zu sehen sind die wichtigsten Arterien und Venen, die die Muskeln, Knochen und Haut des Ober- und Unterschenkels sowie des Fußes versorgen.

1. V. cava inferior
2. A. iliaca externa
3. A. profunda femoris
4. A. femoralis
5. A. tibialis anterior
6. V. fibularis
7. A. tibialis posterior
8. A. abdominalis
9. A. iliaca communis
10. V. iliaca communis
11. V. iliaca externa
12. A. femoralis
13. V. saphena magna
14. V. poplitea
15. A. tibialis posterior
16. A. fibularis
17. V. tibialis

Blut ist das flüssige Verkehrsmittel, das Sauerstoff, Nährstoffe, Abfallprodukte und viele andere Stoffe im Körper transportiert. Es enthält auch Zellen, die weißen Blutzellen oder Blutkörperchen, die die Aufgabe haben, Mikroorganismen wie Bakterien und Viren aufzuspüren und zu vernichten, bevor sie den Körper infizieren und Krankheiten hervorrufen können.

Die Blutgefäße sind lebende, elastische Schläuche und bilden ein Kanalsystem, über das Blut zu und von jedem Körperteil (mit Ausnahme der Haare, Nägel, der äußeren Hautschicht, der Augenhornhaut und des Zahnschmelzes) fließt.

Blutgefäße, die das Blut vom Herzen abtransportieren, heißen Arterien; Venen führen es zum Herzen zurück; Kapillaren sind die kleinsten Blutgefäße in den Geweben, in denen die Nährstoffe und Sauerstoff über die Gewebsflüssigkeit in die Zellen und die Stoffwechselschlacken in entgegengesetzter Richtung in das Blut übergehen.

Das Herz ist das Zentrum des Kreislaufsystems. Seine linke und rechte Seite fungieren als parallel geschaltete Muskelpumpe, die das Blut in eine 8-förmige Bahn durch zwei Gefäßsysteme pumpt. Im Lungenkreislauf pumpt die rechte Herzhälfte sauerstoffarmes Blut über die Lungenarterie in die Lunge; sauerstoffreiches Blut kehrt über die Lungenvene in die linke Herzhälfte zurück. Im Körperkreislauf pumpt die linke Herzseite sauerstoffreiches Blut über die Aorta in die sich verzweigenden Arterien und so zu allen Körpergeweben, wo der Sauerstoff verbraucht wird. Die kleinen Venen aus den Geweben vereinigen sich zur oberen und unteren Hohlvene (Vena cava superior und inferior), die sauerstoffarmes Blut in die rechte Herzseite zurückführen. Damit schließt sich der Blutkreislauf.

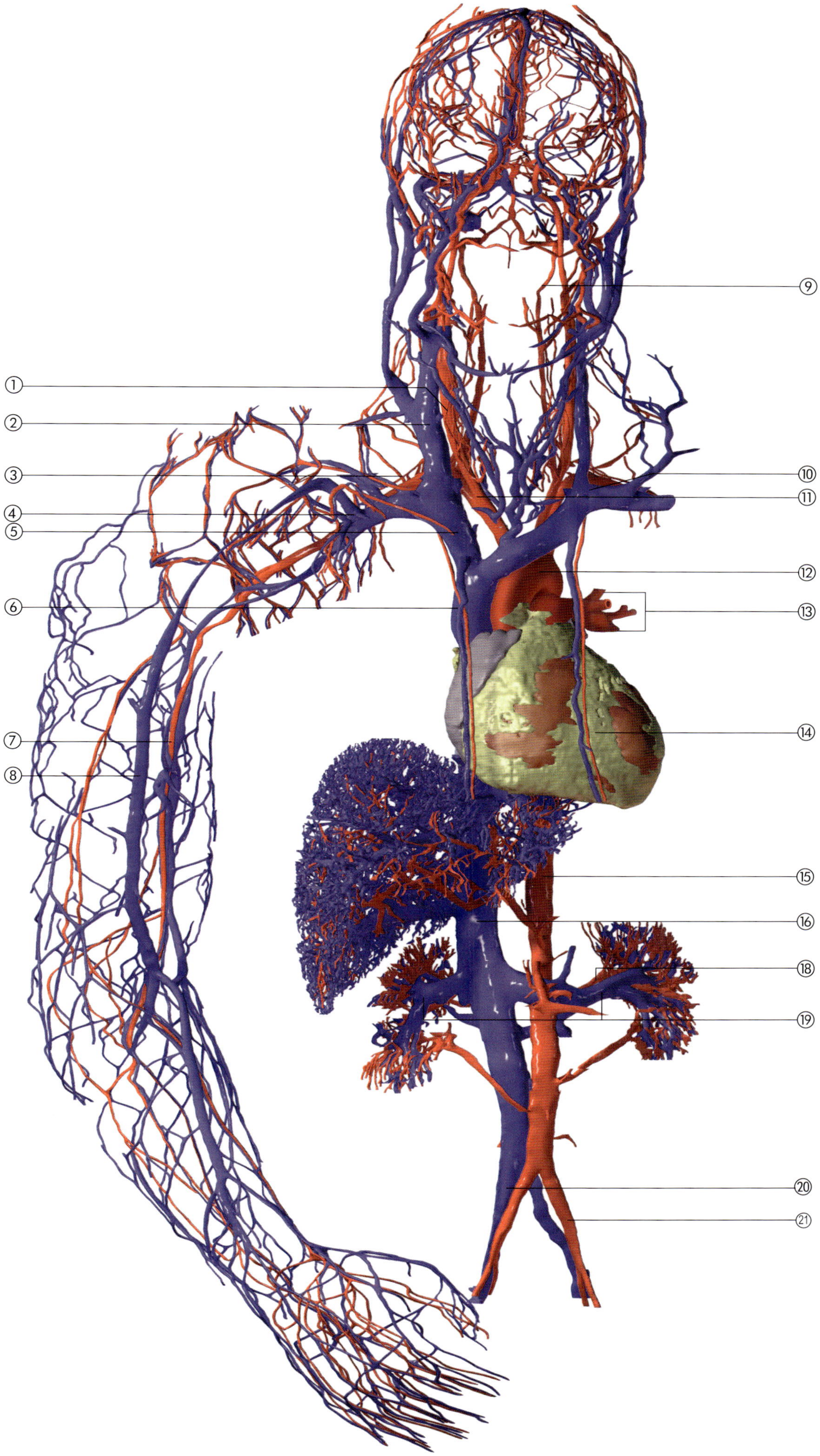

① Halsschlagader (A. carotis communis)
② Innere Drosselvene (V. jugularis interna)
③ Rechte Unterschlüsselbeinschlagader (A. subclavia dextra)
④ Einmündung der V. cephalica in die V. axillaris dextra
⑤ Rechte Arm-Kopf-Vene (V. brachiocephalica)
⑥ V. cava superior
⑦ Oberarmschlagader (A. brachialis)
⑧ Armhautvene (V. cephalica)
⑨ A. vertebralis sinistra
⑩ V. subclavia sinistra
⑪ Gemeinsamer Stamm der rechten Hals- und Armschlagader (Truncus brachiocephalicus)
⑫ Aortenbogen (Arcus aortae)
⑬ Lungenarterien (Aa. pulmonales sinistrae)
⑭ Herz (Cor)
⑮ Bauchaorta (Pars abdominalis aortae)
⑯ Untere Hohlvene (V. cava inferior)
⑰ Linke Nierenschlagader (A. renalis sinistra)
⑱ Nierenvenen (Vv. renales)
⑲ Rechte gemeinsame Beckenvene (V. iliaca communis dextra)
⑳ Linke gemeinsame Becken-schlagader (A. iliaca communis sinistra)

Herz, Arterien und Venen des Kopfs, rechten Arms und Rumpfs; Ansicht von ventral.

Arterien, Venen und Kapillaren bilden ein Rohrleitungssystem mit einer Gesamtlänge von rund 150 000 Kilometern. Der Wandbau ist bei Arterien und Venen ähnlich, doch sind ihre Wände unterschiedlich dick. In beiden Fällen unterscheidet man drei Wandschichten, die die Lichtung (Lumen) umschliessen: Die Gefässinnenhaut (Tunica intima) ist an der Innenseite mit dem Endothel (einschichtiges Plattenepithel) ausgekleidet, das mit lockerem Bindegewebe unterfüttert ist. Die Mittelschicht (Tunica media) besteht aus glatten Muskelzellen und elastischen Fasern. Die Aussenschicht (Tunica adventitia) enthält kräftige kollagene Fasern und schützt das Blutgefäss.

DAS ARTERIELLE SYSTEM

Arterien leiten sauerstoffreiches Blut (nur die Lungenarterien sauerstoffarmes Blut!) vom Herzen fort. Typisch für sie ist die dicke Gefäßwand (vor allem die Mittelschicht), damit sie dem hohen Druck des durchfließenden Blutes standhalten. Wenn das Blut in eine Arterie gedrückt wird, erweitert sie sich und zieht sich anschließend wieder zusammen, um das Blut weiterzubefördern. Dadurch wird der Blutstrom konstant gehalten, auch wenn das Herz zwischen zwei Kontraktionen erschlafft. Diese Druck- und Volumenschwankung ist als Puls an hautnahen Arterien (z. B. am Handgelenk) fühlbar. Die dünneren Äste der Arterien, die Organe und Gewebe versorgen, teilen sich in dünnwandige Arteriolen (weniger als 0,3 Millimeter Durchmesser), die sich wiederum zu Kapillaren verzweigen.

Venen befördern sauerstoffarmes Blut (nur die Lungenvene sauerstoffreiches Blut!) zum Herzen. Ihre Wand (vor allem die Tunica media) ist dünner als bei den Arterien, da der Blutstrom in ihnen unter sehr viel niedrigerem Druck steht. Weil der Blutdruck gering ist, enthalten die Venenwände Klappen, die den Blutrückfluss vom Herzen weg verhindern. Die von den Kapillaren ausgehenden Venolen vereinigen sich zu Venen.

Die Kapillaren, die dünnsten Blutgefäße, bilden ein dichtes Netz (Kapillarnetz) in Geweben und Organen. Kapillaren sind mit einem Durchmesser von etwa 0,008 Millimeter gerade noch dick genug, dass die roten Blutkörperchen passieren können. Ihre Wand besteht aus einer Innenhaut (einschichtige platte Zellen), Grundmembran und Hüllzellen. Nährstoffe und Sauerstoff gehen durch die Kapillarwand in die Gewebsflüssigkeit über; Abfallprodukte werden in umgekehrter Richtung abtransportiert.

Wenn Gewebe infiziert oder entzündet ist, quetschen sich weiße Blutkörperchen zwischen den Endothelzellen hindurch in das kranke Gewebe, um dort die Krankheitserreger zu zerstören.

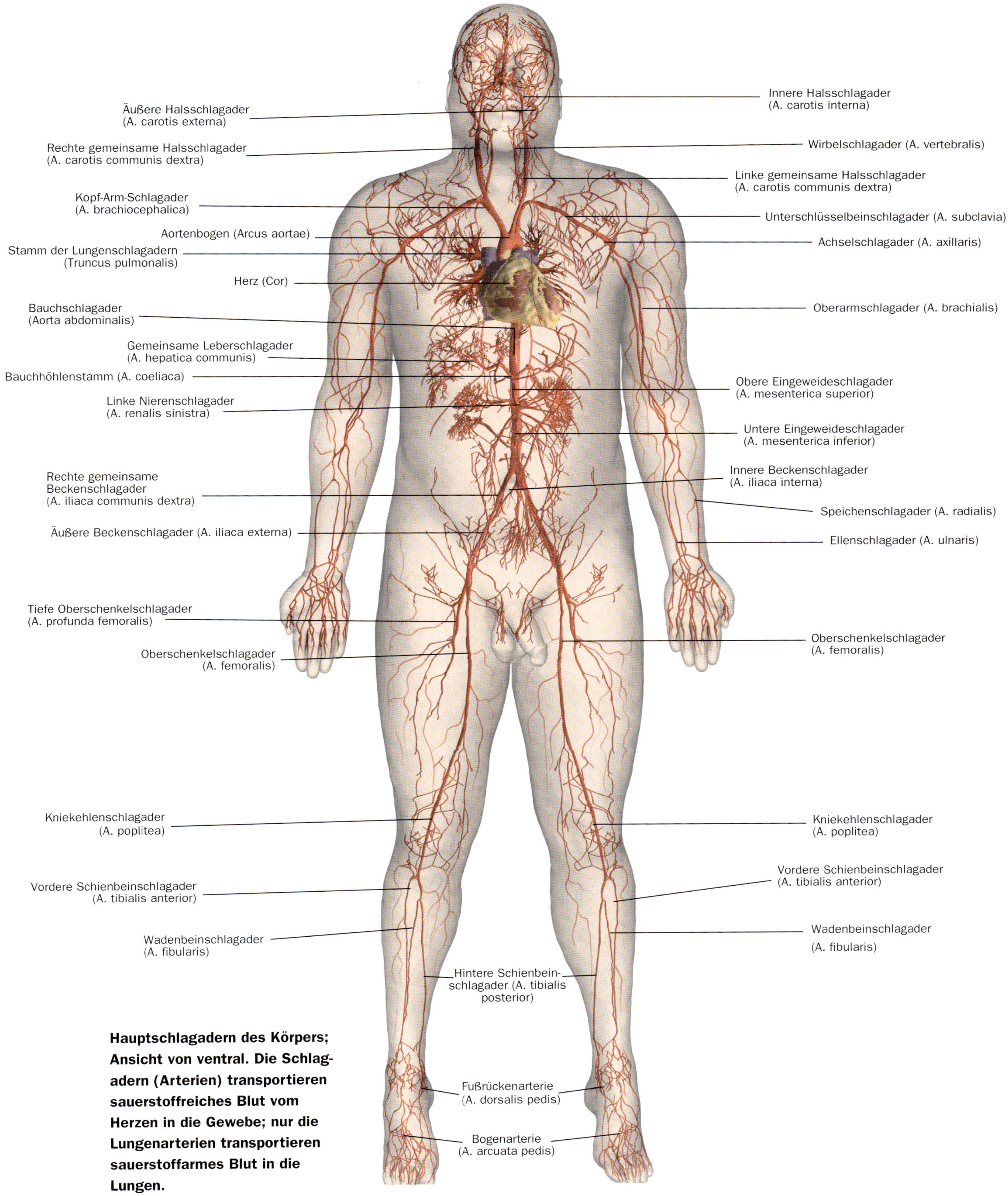

Hauptschlagadern des Körpers; Ansicht von ventral. Die Schlagadern (Arterien) transportieren sauerstoffreiches Blut vom Herzen in die Gewebe; nur die Lungenarterien transportieren sauerstoffarmes Blut in die Lungen.

Über die Interstitialflüssigkeit erhält der Körper laufend Sauerstoff und Nährstoffe; zudem sammeln sich darin Zellabfallprodukte an, etwa Kohlendioxid. Über die Kapillaren gelangen die Stoffwechselprodukte ins Blut und von dort in die Venolen, bis sie über die Venen wieder im Herzen landen. Das Blut im venösen System ist also gewissermassen verbraucht. Es muss nun wieder mit Sauerstoff angereichert werden und transportiert nicht nur die gewöhnlichen Nebenprodukte der Zellaktivität, sondern auch Rohnährstoffe.

DAS VENÖSE SYSTEM

Venen haben zwar dünnere Gefäßwände als Arterien, dafür meist aber einen größeren Innendurchmesser (Lumen). Da Venen Flüssigkeit bei geringerem Druck als Arterien transportieren, müssen ihre Gefäßwände auch nicht so widerstandskräftig sein. Um den Aufwand, der erforderlich ist, um das Blut zum Herzen zurückzuleiten, zu verringern, verfügen viele Venen über mehrere Venenklappen (Valvula); sehr kleine oder sehr große Venen wie die Kopf-Arm-Vene (V. brachiocephalica) oder die Lungenvene (V. pulmonalis) haben diese Klappen nicht. Die flexiblen Klappen funktionieren im Einbahnstraßenprinzip: Sie verschließen sich gegen den Rückfluss des Blutes.

Die Hauptvenen treten mehr oder weniger als entsprechende Umkehrschleifen der Hauptarterien auf und tragen deshalb auch ähnliche Namen: In die Oberschenkelvene (V. femoralis) und ihre zuleitenden Venolen etwa entleeren sich die Kapillaren und Arteriolen der Oberschenkelarterie (A. femoralis). Es gibt allerdings auch Ausnahmen: Das Blut aus dem Kopf kehrt über die Drosselvenen (Vv. jugulares), nicht über die Halsschlagader zum Herzen zurück. Zudem sind die Gliedmaßen von mehr Hauptvenen als Hauptarterien durchzogen. In den Gliedmaßen wird das Blut im Allgemeinen bis tief ins Gewebe geleitet und gelangt durch die Kapillaren wieder an die Oberfläche, wo es großflächig von vielen oberflächlich verlaufenden Venen wieder »eingesammelt« werden muss. So besitzen beispielsweise im Bein die große Rosenvene (V. saphena magna) – die längste Vene im Körper – und die kleine Rosenvene (V. saphena parva) kein exaktes arterielles Gegenstück.

Die Venen treffen schließlich im rechten Vorhof des Herzens zusammen, wo sie sich zu zwei Hauptstämmen vereinigen: zur oberen (V. cava superior) und unteren Hohlvene (V. cava inferior). Die rechte Herzkammer pumpt das Blut weiter durch die Lungenarterien und die Lunge sowie durch die Lungenvenen anschließend direkt zur linken Herzseite. Man unterscheidet Venen und Arterien immer in Bezug zur Richtung des Blutflusses: Sauerstoffreiches Blut fließt in den Lungenvenen zur linken Herzseite, sauerstoffarmes Blut verlässt die rechte Herzseite in den Lungenarterien.

Der Pfortaderkreislauf

Den Bluttransport zwischen den kleinsten Blutgefäßen, den Kapillaren, bezeichnet man auch als Pfortaderkreislauf. Speziell meint man damit den Blutkreislauf zwischen dem Magen-Darm-Trakt (und der Milz) sowie der Leber, der über die Pfortader (V. portae) geschieht. Blut, das gerade eine große Menge an Nährstoffen und vielleicht auch Giftstoffe aus der Nahrung aufgenommen hat, muss erst im dichten Venolen- und Kapillarennetzwerk der Leber »entgiftet« werden. Verlässt es die Leber, fließt das Blut über die Lebervenen direkt in die untere Hohlvene (V. cava inferior).

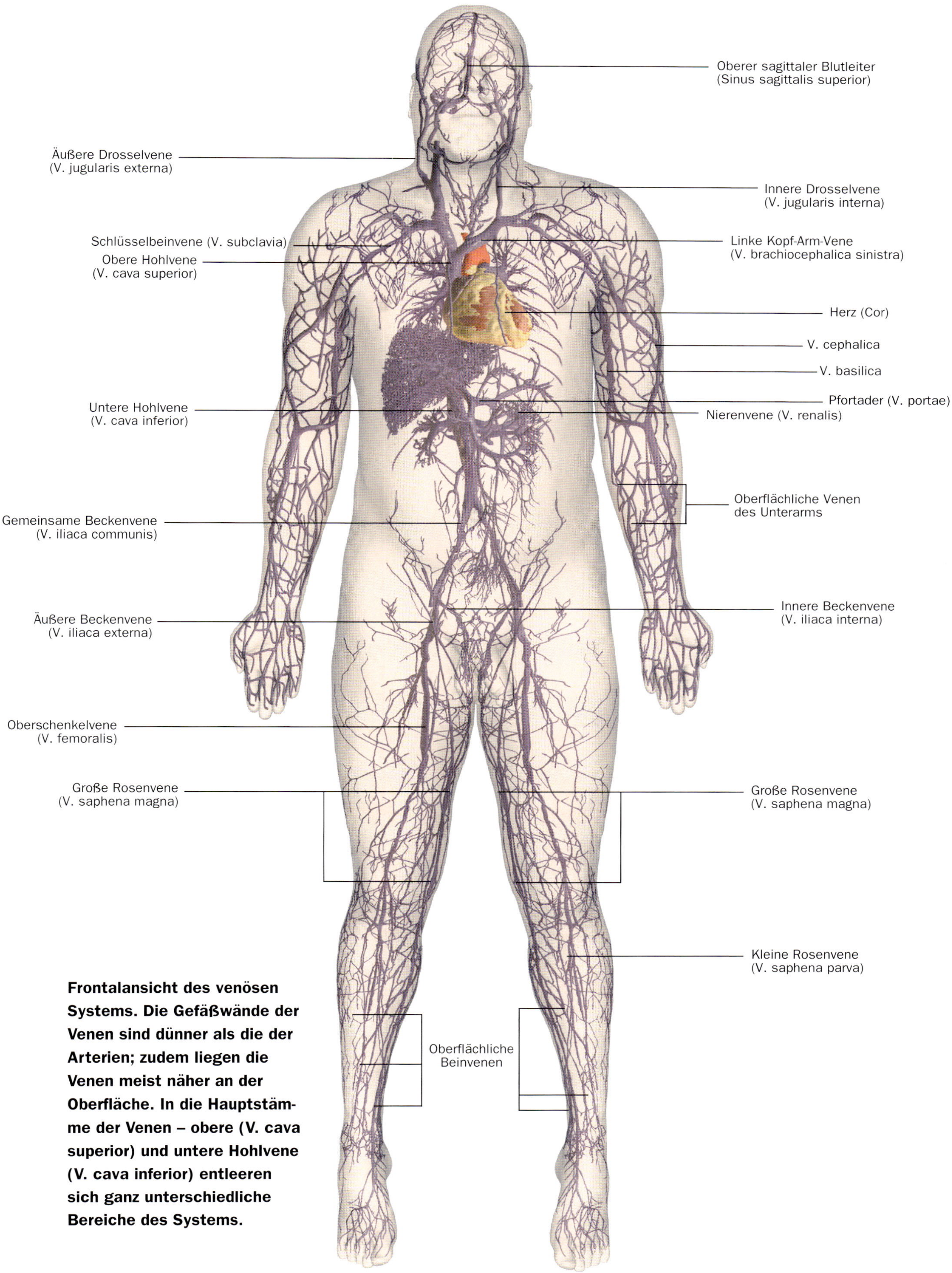

Frontalansicht des venösen Systems. Die Gefäßwände der Venen sind dünner als die der Arterien; zudem liegen die Venen meist näher an der Oberfläche. In die Hauptstämme der Venen – obere (V. cava superior) und untere Hohlvene (V. cava inferior) entleeren sich ganz unterschiedliche Bereiche des Systems.

DAS FAUSTGROSSE, KEGELFÖRMIGE HERZ IST EINE KRAFTVOLLE MUSKELPUMPE, DIE BEI JEDER KONTRAKTION BLUT DURCH DIE KÖRPERGEWEBE SCHICKT. MIT DER SPITZE LEICHT NACH LINKS WEISEND, LIEGT DAS HERZ IN BEZUG AUF DIE WIRBELSÄULE VENTRAL UND IN BEZUG AUF DAS BRUSTBEIN DORSAL; SEITLICH WIRD ES VON DEN LUNGENFLÜGELN UMGEBEN UND TEILWEISE ÜBERLAPPT. DIE NUR IM HERZ VORKOMMENDE HERZMUSKULATUR KANN UNERMÜDLICH KONTRAHIEREN. DAS HERZ SCHLÄGT UNUNTERBROCHEN, TÄGLICH ETWA 100 000MAL – IM LAUFE EINES 70-JÄHRIGEN LEBENS SIND DAS 2,5 MILLIARDEN SCHLÄGE.

DAS HERZ

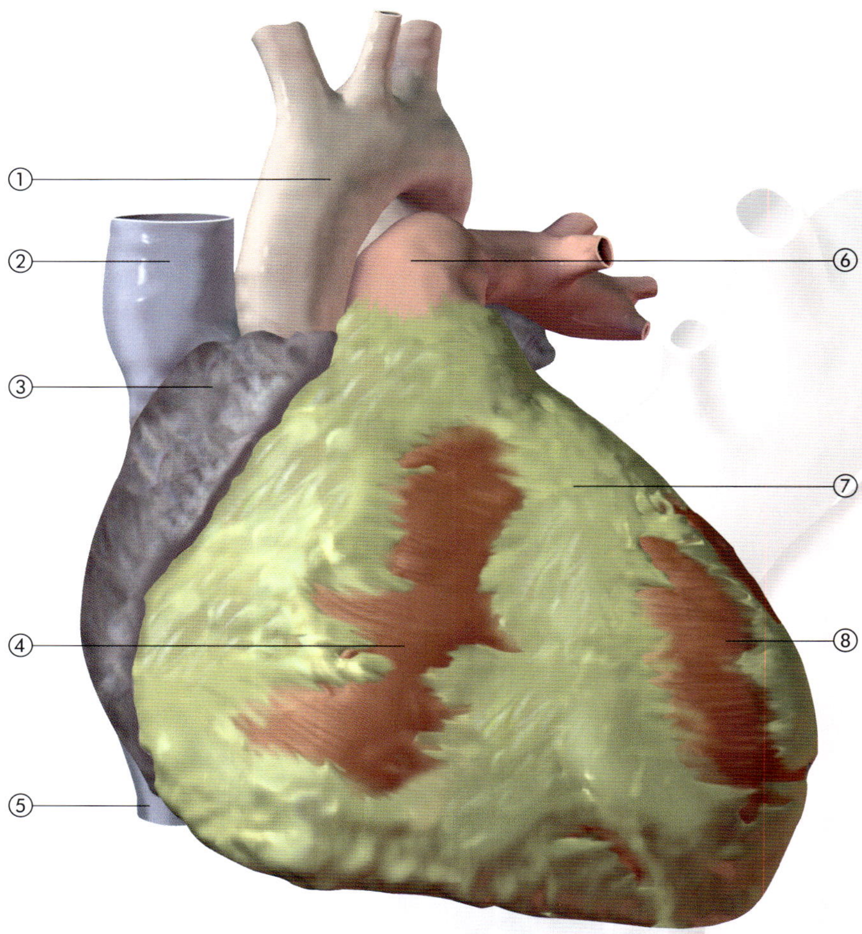

Außen wird das Herz umschlossen und geschützt vom Herzbeutel (Pericardium). Das Herzinnere wird durch die muskulöse Scheidewand in eine linke und rechte Hälfte geteilt. Jede Hälfte umfasst einen Vorhof, der Blut empfängt und in die Kammer darunter pumpt, die größer ist und dickere Wände hat. Der rechte Vorhof empfängt sauerstoffarmes Blut aus der oberen und unteren Hohlvene. Der linke Vorhof erhält aus den Lungenvenen sauerstoffreiches Blut. Die Kammern kontrahieren, um das Blut aus dem Herzen zu pressen: Die rechte Kammer pumpt sauerstoffarmes Blut über die beiden Lungenschlagadern in die Lunge; die linke Kammer pumpt sauerstoffreiches Blut über die Aorta in den Körper.

Herzklappen

Die Herzklappen stellen sicher, dass das Blut in die richtige Richtung fließt. Die Segelklappen (Atrioventrikularklappen) zwischen Vorhof und Kammer – die Mitralklappe in der linken und die Trikuspidalklappe in der rechten Hälfte – öffnen sich, damit das Blut aus dem Vorhof in die Kammer strömen kann, schließen sich jedoch, wenn die Kammer kontrahiert, um den Rückstrom von Blut in die Vorhöfe zu verhindern. Die Taschenklappen (Semilunarklappen) befinden sich an den Ausflussöffnungen zum Stamm der Lungenschlagadern bzw. zur Aorta und lassen bei der Kammerkontraktion das Blut aus dem Herzen strömen; sie schließen sich, um einen Rückstrom zu verhindern, wenn die Kammern erschlaffen.

① Arcus aortae
② V. cava superior
③ Atrium dextrum
④ Ventriculus dexter
⑤ V. cava inferior
⑥ Stamm der Lungenschlagadern (Truncus pulmonalis)
⑦ Fettgewebe
⑧ Ventriculus sinister

Herz; Ansicht von ventral. Dargestellt sind die großen Blutgefäße, die Blut zum Herzen bzw. aus ihm herausbefördern. Fettgewebe unterhalb des Herzbeutels verdeckt die Herzkranzgefäße.

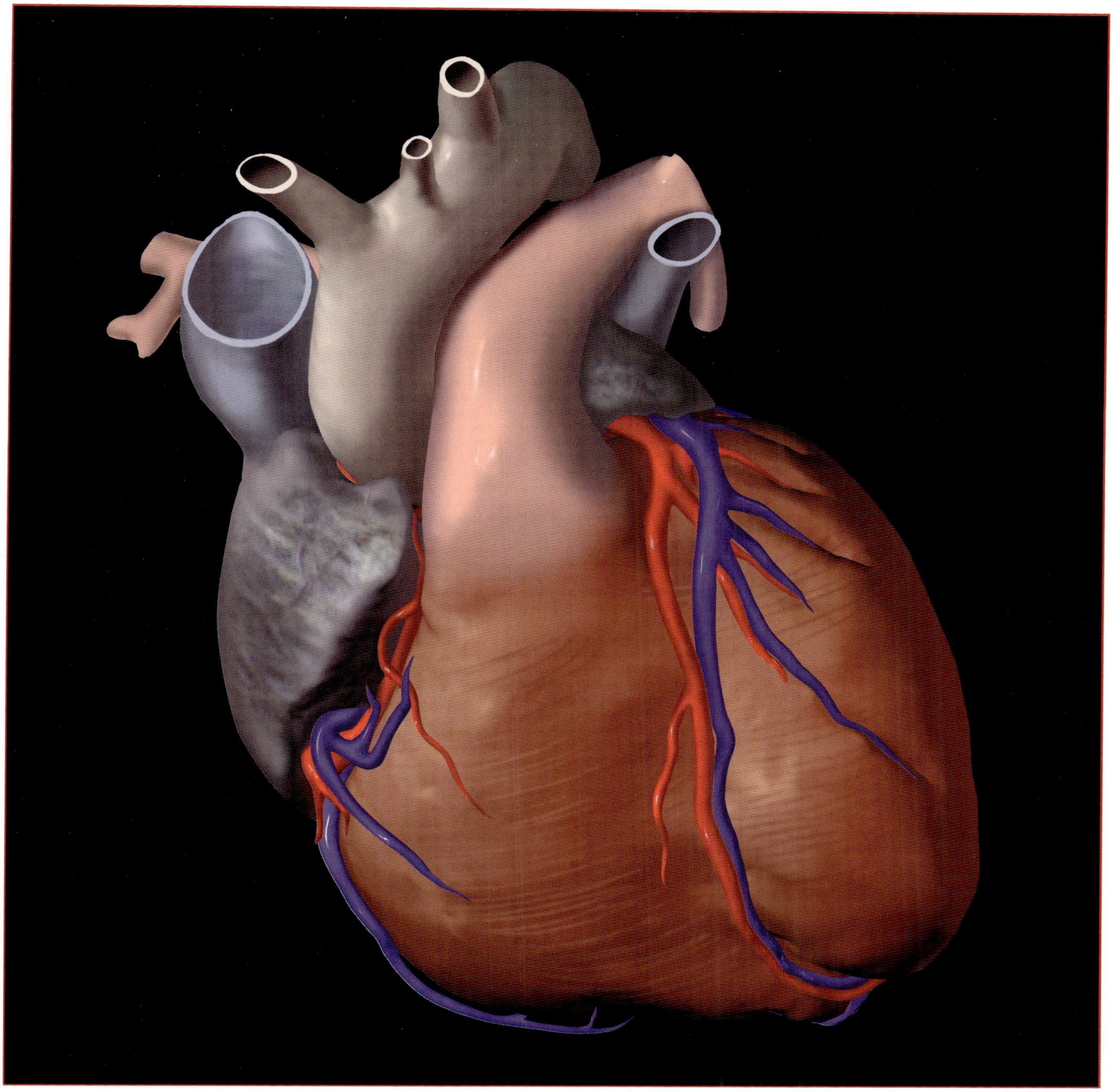

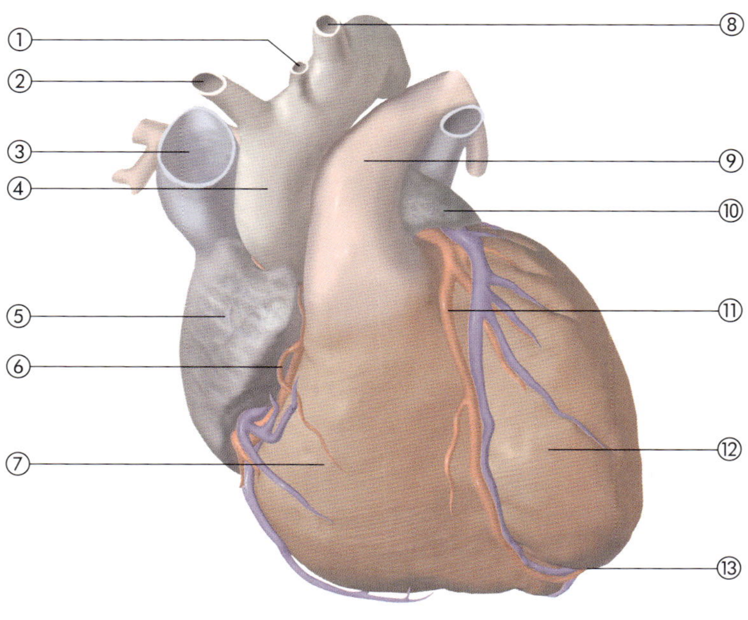

Herz; Ansicht von schräg oben. Das Fettgewebe ist entfernt, sodass die Herzkranzgefäße sichtbar werden.

① Linke gemeinsame Halsschlagader (A. carotis communis sinistra)
② Arm-Kopf-Schlagaderstamm (Truncus brachiocephalicus)
③ Obere Hohlvene (V. cava superior)
④ Arcus aortae
⑤ Rechter Vorhof (Atrium dextrum)
⑥ Rechte Herzkranzschlagader (A. coronaria dextra)
⑦ Rechte Kammer (Ventriculus dexter)
⑧ Linke Unterschlüsselbeinschlagader (A. subclavia sinistra)
⑨ Stamm der Lungenschlagadern (Truncus pulmonalis)
⑩ Atrium sinistrum
⑪ Linke Herzkranzschlagader (A. coronaria sinistra)
⑫ Ventriculus sinister
⑬ Herzspitze (Apex cordis)

Wir fühlen zwar den Herzschlag als jeweils eine Kontraktion, doch eigentlich besteht er aus drei nach einem genauen Zeitplan ablaufenden Phasen, die zusammen den Herzzyklus bilden. Ein normaler Herzzyklus dauert etwa 0,8 Sekunden. Er besteht aus der Diastole, der Vorhofsystole und der Kammersystole.

DAS HERZ

Diastole: Die Vorhöfe und die Kammern erschlaffen, Blut strömt in die Vorhöfe, ein Teil in die Kammern. Die Semilunarklappen schließen sich, die Atrioventrikularklappen öffnen sich.

Vorhofsystole: Beide Vorhöfe kontrahieren und drücken das Blut in die Kammern.

Kammersystole: Beide Kammern kontrahieren und pumpen das Blut aus dem Herzen heraus. Die Atrioventrikularklappen schließen sich, die Semilunarklappen öffnen sich.

Wenn sich die Herzklappen schließen, erzeugen sie charakteristische Herztöne, die für die Diagnose von Herzproblemen aufschlussreich sind: die Schließung der Atrioventrikularklappen einen längeren, lauteren »lubb«-Ton, die der Semilunarklappen einen kürzeren, helleren »dubb«-Ton.

Die Steuerung des Herzschlags

Der Grundrhythmus und Ablauf des Herzzyklus wird von einem System innerhalb des Herzens gesteuert. Der Sinusknoten im Dach des rechten Vorhofs erzeugt elektrische Impulse und wirkt als natürlicher Schrittmacher. Die Impulse breiten sich als Erregung über die Vorhöfe aus und veranlassen sie zur Kontraktion (Vorhofsystole). Danach erreichen sie den Atrioventrikularknoten (AV-Knoten) knapp oberhalb der Trikuspidalklappe, der sie um etwa 0,1 Sekunde verzögert und damit den Vorhöfen Zeit für die Kontraktion lässt. Dann werden sie von spezialisierten Fasern in die Kammerwände geleitet; die Kammern kontrahieren (Kammersystole). Nach der Diastole wird vom Sinusknoten erneut ein elektrischer Impuls ausgesendet.

Der Herzschlag wird zwar im Herzen selbst ausgelöst, doch die Zahl der Herzschläge pro Minute (Herzfrequenz) wird vom autonomen Nervensystem (siehe S. 95) gesteuert und dem Bedarf angepasst. Zwei Zentren im verlängerten Mark registrieren Veränderungen der Blutzusammensetzung und des Blutdrucks und senden Befehle aus, um die Herzfrequenz entsprechend zu verändern. Das eine Zentrum sendet bei körperlicher Anstrengung oder Stress, wenn mehr Sauerstoff benötigt wird, über den Sympathikus Beschleunigungsimpulse aus, das andere Zentrum über parasympathische Nervenfasern Impulse, die den Herzschlag verlangsamen. Beides kommt durch Veränderung der Impulszahl im Sinusknoten zustande.

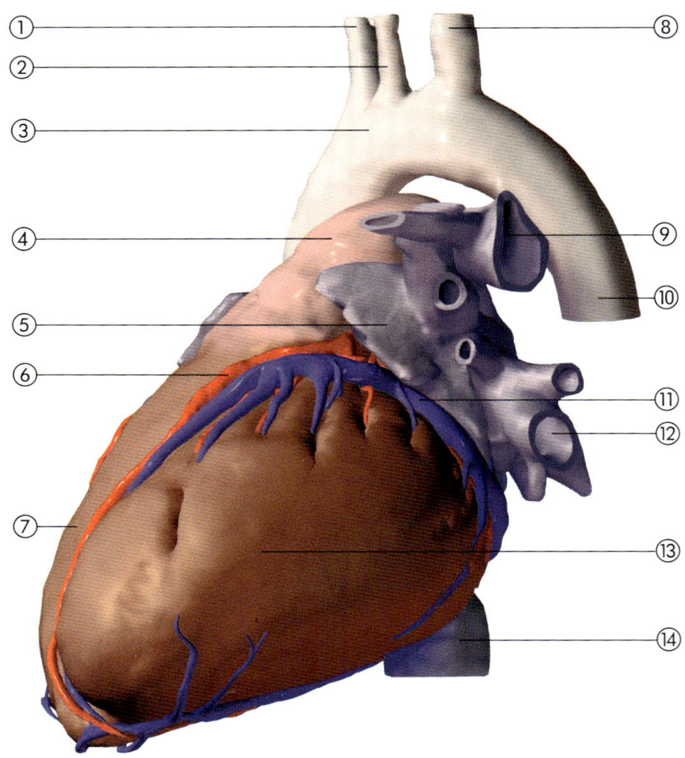

Herz; Ansicht von lateral (links). Die Herzkranzgefäße überziehen das Herz in Form einer Krone und versorgen seine Muskeln mit dem für ihre rastlose Arbeit benötigten Sauerstoff und Brennstoff.

① Arm-Kopf-Schlagaderstamm (Truncus brachiocephalicus)
② A. carotis communis sinistra
③ Arcus aortae
④ Truncus pulmonalis
⑤ Atrium sinistrum
⑥ Linke Herzkranzschlagader (A. coronaria sinistra)
⑦ Ventriculus dexter
⑧ A. subclavia sinistra
⑨ A. pulmonalis sinistra
⑩ Absteigende Aorta (Aorta descendens)
⑪ Große Herzvene (V. cardiaca magna)
⑫ Lungenvene (V. pulmonalis)
⑬ Linke Herzkammer (Ventriculus sinister)
⑭ Untere Hohlvene (V. cava inferior)

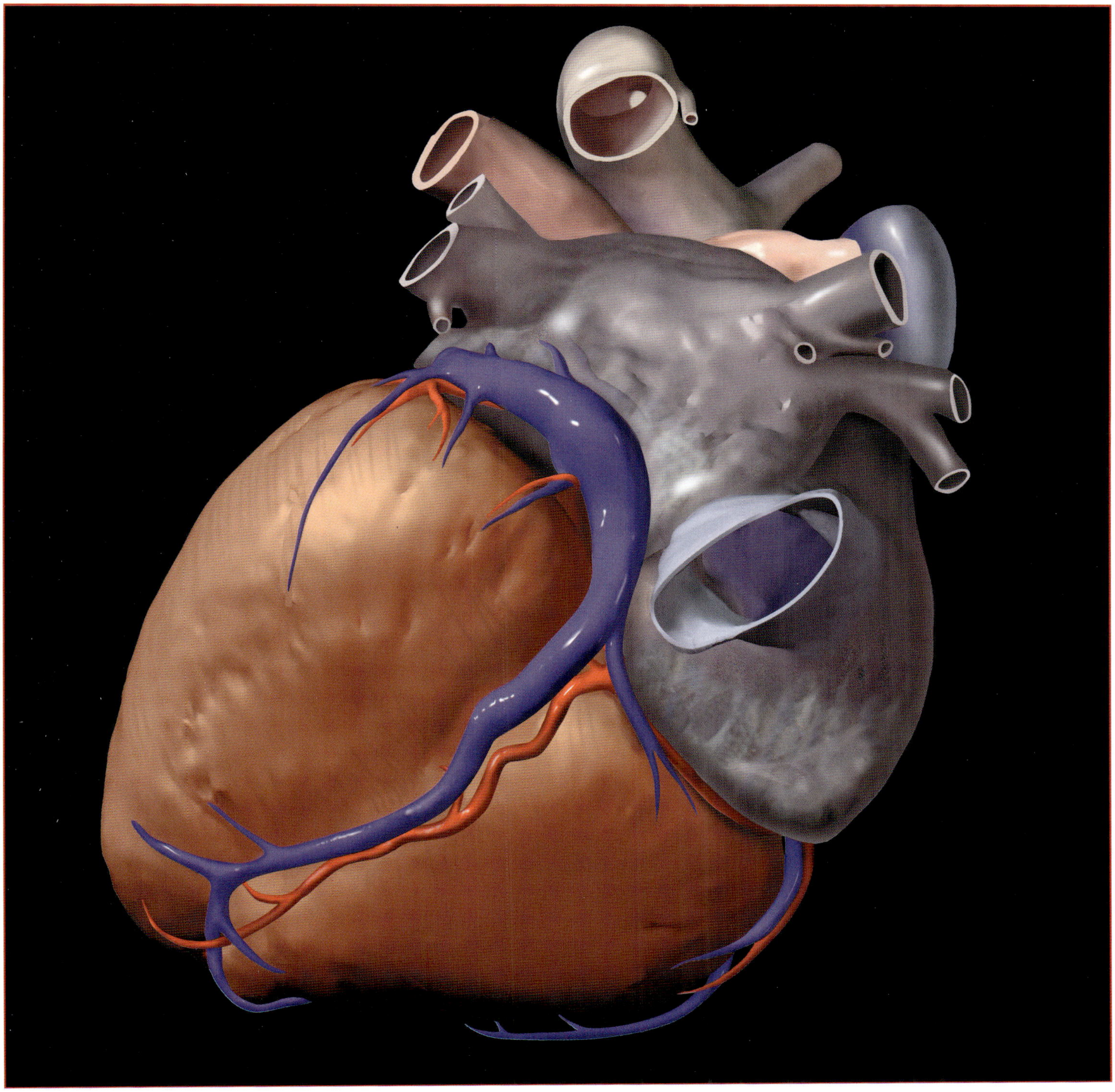

Herz; Ansicht von kaudal. Die Lungenvenen transportieren sauerstoffreiches Blut in den linken Vorhof. Der Sinus coronarius sammelt sauerstoffarmes Blut aus dem Herzmuskel und entleert es in den rechten Vorhof.

① Aorta descendens
② Arcus aortae
③ A. pulmonalis sinistra
④ Linke Lungenvenen (Vv. pulmonales sinistrae)
⑤ Herumbiegender Ast der linken Herzkranzschlagader (Ramus circumflexus arteriae coronariae sinistrae)
⑥ Sammelgefäß der Herzkranzvenen (Sinus coronarius)
⑦ Ventriculus sinister
⑧ A. carotis communis sinistra
⑨ Truncus brachiocephalicus dexter
⑩ V. cava superior
⑪ A. pulmonalis dextra
⑫ V. cava inferior
⑬ Atrium dextrum
⑭ Ventriculus dexter

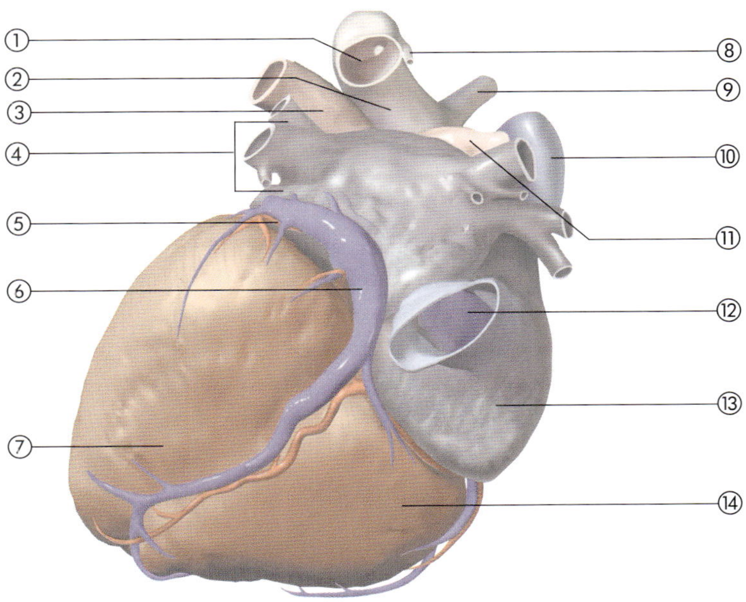

HERZFUNKTION

Das Herz besteht aus zwei Seiten und vier Kammern. In den beiden oberen Kammern, den Vorhöfen, sammelt sich Blut an. Die beiden unteren Kammern, die Ventrikel, empfangen das Blut aus den Vorhöfen und pumpen es zur Lunge und in den gesamten Körper. Die Kammern sind durch Klappen getrennt, die die Richtung des Blutflusses kontrollieren. Es gibt insgesamt vier Klappen: die Trikuspidal-, die Pulmonal-, die Mitral- und die Aortenklappe. Die Bildfolge unten zeigt Blutfluss und Klappenfunktion eines schlagenden Herzens.

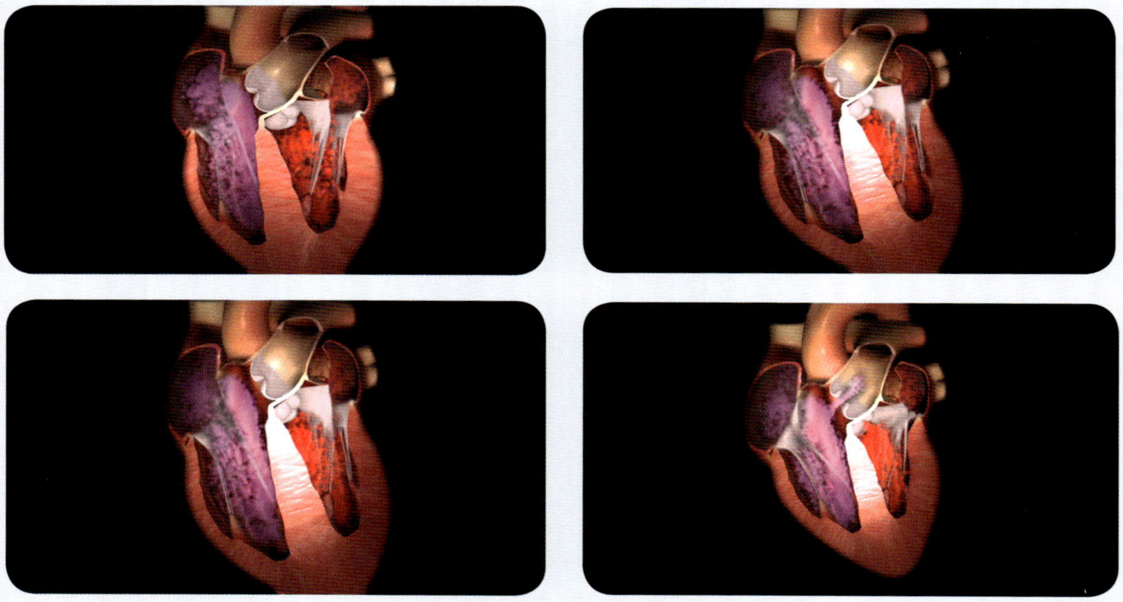

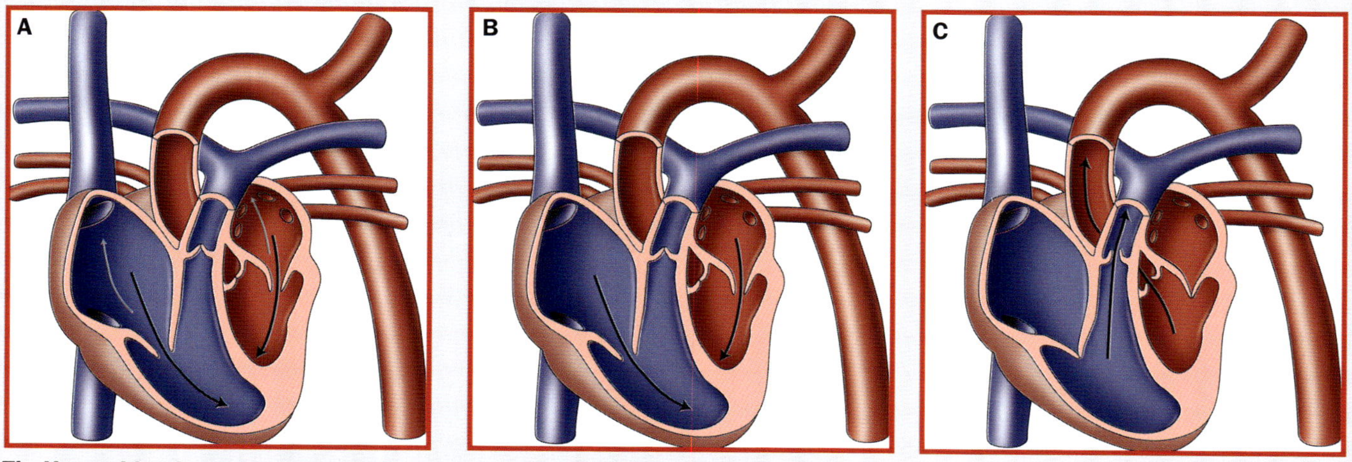

Ein Herzschlag besteht aus drei Phasen, die in einem exakten Zeitschema – dem Herzzyklus – aufeinander folgen. Im Ruhezustand dauert jeder Herzzyklus etwa 0,8 Sekunden. Die drei Phasen bezeichnet man als Diastole, Vorhofsystole und Kammersystole (Ventrikelsystole).

(A) Diastole: Vorhöfe und Kammern entspannen sich, Blut strömt in die Vorhöfe, etwas auch in die Kammern. Die Semilunarklappen schließen sich, die Atrioventrikularklappen sind geöffnet.

(B) Vorhofsystole: Die beiden Vorhöfe kontrahieren und pressen Blut in die Kammern.

(C) Kammersystole: Die beiden Kammern kontrahieren und pumpen das Blut aus dem Herzen. Die Atrioventrikularklappen schließen sich, die Semilunarklappen sind geöffnet.

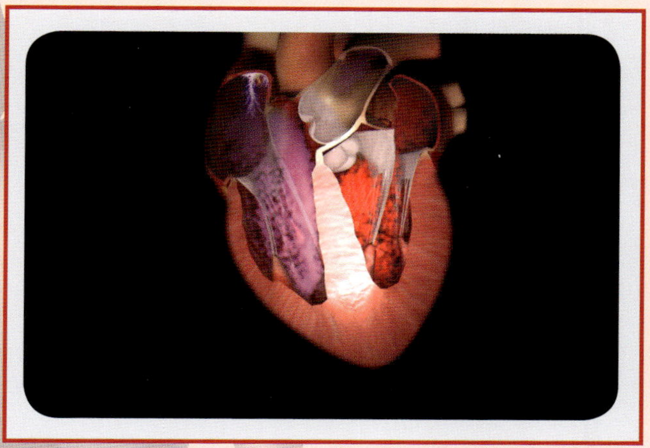

Der Herzschlag wird durch elektrische Impulse stimuliert. Das Signal entsteht im Sinusknoten (SA-Knoten) im oberen Teil des rechten Vorhofs.

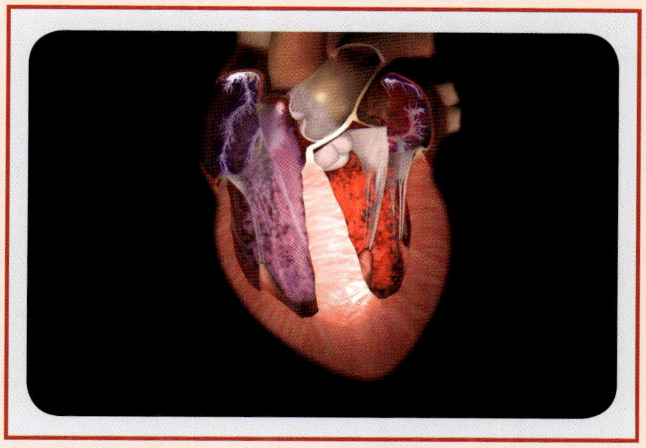

Anschließend wird der elektrische Impuls über den sogenannten Atrioventrikularknoten (AV-Knoten) zu den Ventrikeln weitergeleitet, den unteren Herzkammern. Dies führt dazu, dass sich die Vorhöfe vor den Kammern zusammenziehen.

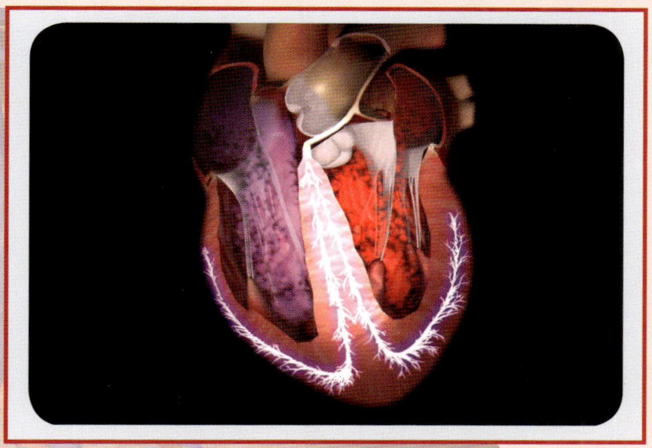

Erreichen die Signale die Kammern, ziehen diese sich zusammen, und das Blut wird zur Lunge und zum Rest des Körpers gepumpt.

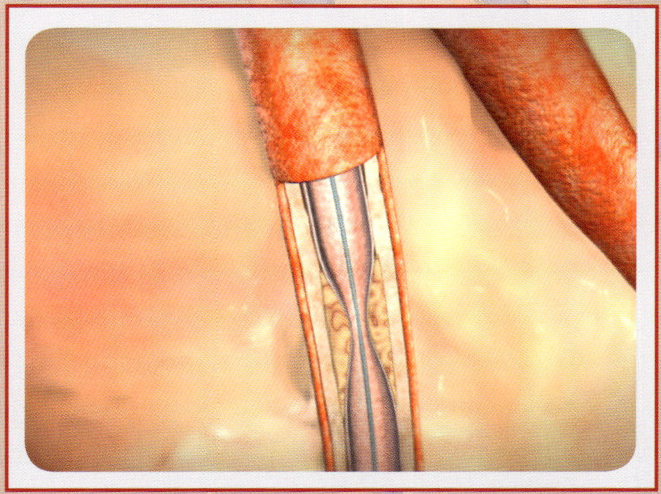

Zu einem Herzinfarkt kommt es, wenn die Blutzufuhr zum Herzmuskel unterbrochen ist. Der häufigste Grund dafür sind Plaques, Fettablagerungen in den Herzkranzgefäßen. Mit zunehmendem Alter lagern sich auch Eiweiß, Cholesterin, weiße Blutkörperchen und Kalzium an den Gefäßwänden ab. Brechen diese Ablagerungen auf, bildet der Körper ein Gerinnsel, das das Gefäß derart blockieren kann, dass der Herzmuskel abstirbt.

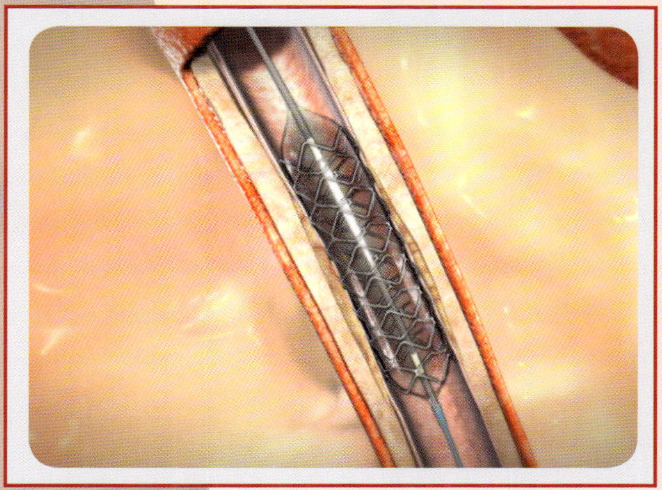

Durch einen minimalinvasiven Eingriff, die Angioplastie, können verstopfte Arterien mittels eines Ballonkatheters wieder durchlässig gemacht werden. Dabei wird ein dünnes, biegsames Röhrchen in die Arterie eingeführt, an dessen Ende sich ein Ballon befindet, mit dem das Gefäß geweitet wird. Reicht das nicht, wird ein Stent um den Katheter herum platziert. Ballon und Katheter werden entfernt, der Stent stützt nun das Gefäß.

HERZOPERATIONEN

Es werden zwar ständig neue minimalinvasive Techniken zur Behebung von Herzfunktionsstörungen erfunden, doch haben sich einige Operationsmethoden am offenen Herzen so gut bewährt, dass sie auch heute noch mit großem Erfolg durchgeführt werden.

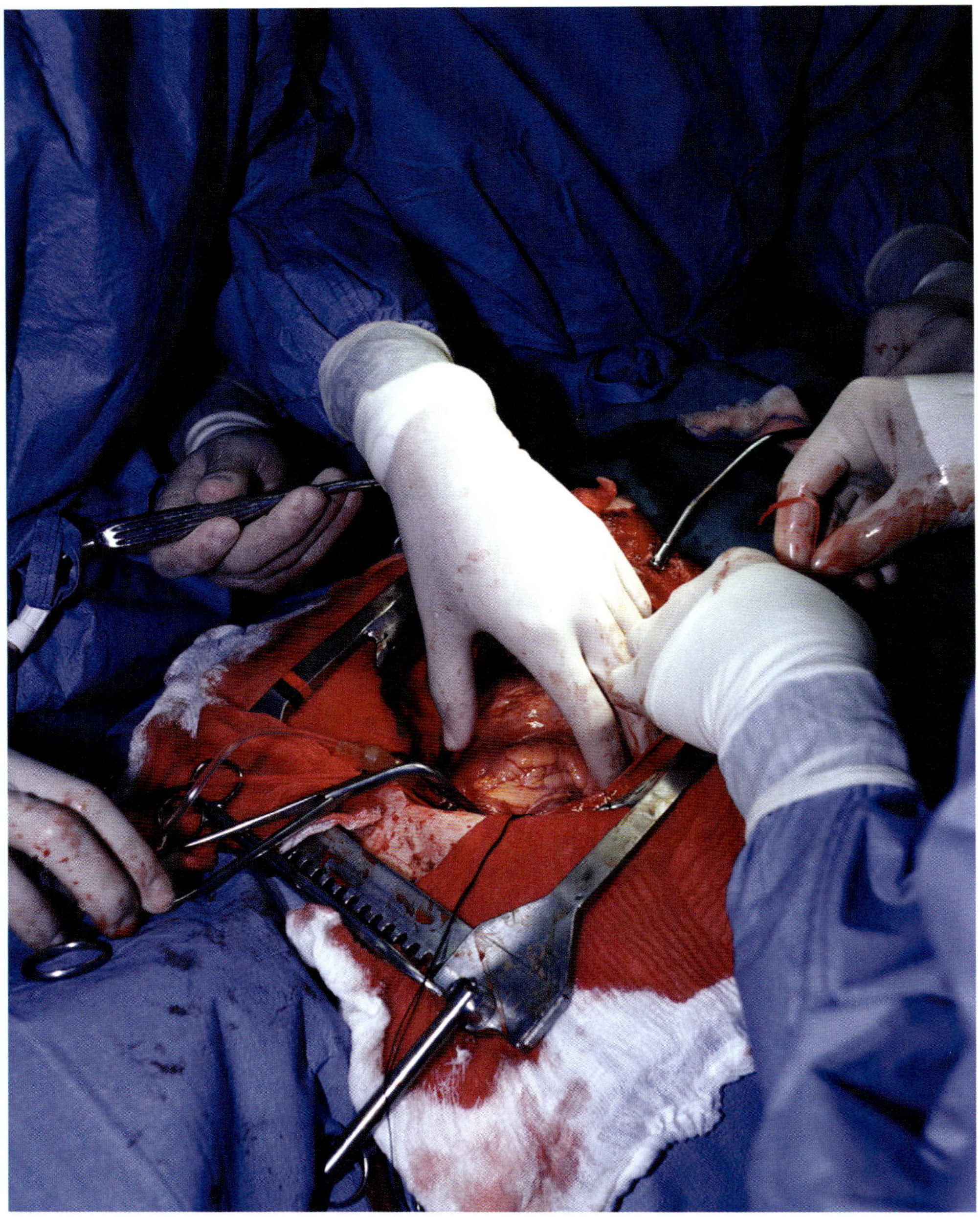

Hier werden OPERATIONEN AM OFFENEN HERZEN durchgeführt:

- **Bei Schäden an den Herzklappen oder wenn diese ersetzt werden müssen**
- **Zum Anlegen eines Bypasses oder wenn blockierte oder verengte Arterien geweitet werden müssen**
- **Bei Aneurysmen (Aussackungen) in der Aorta**
- **Zum Einsetzen eines Herzschrittmachers**
- **Zum Entfernen von Gewebe, das die Reizleitung im Herzen stört**
- **Zum Einsetzen eines Spenderherzen**

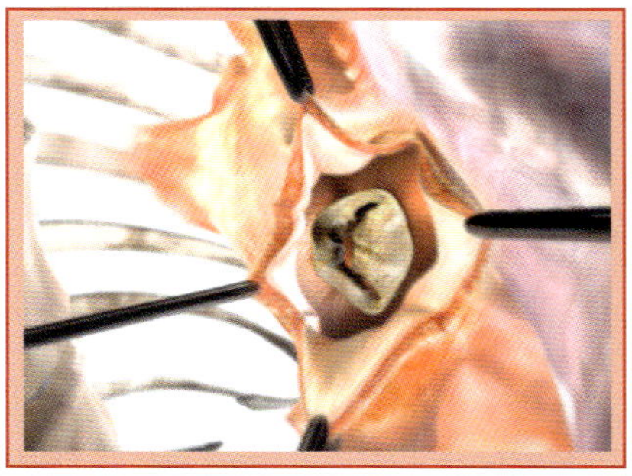

Hier sieht man eine geschädigte Mitralklappe. Kann man sie nicht mehr reparieren, muss sie ersetzt werden.

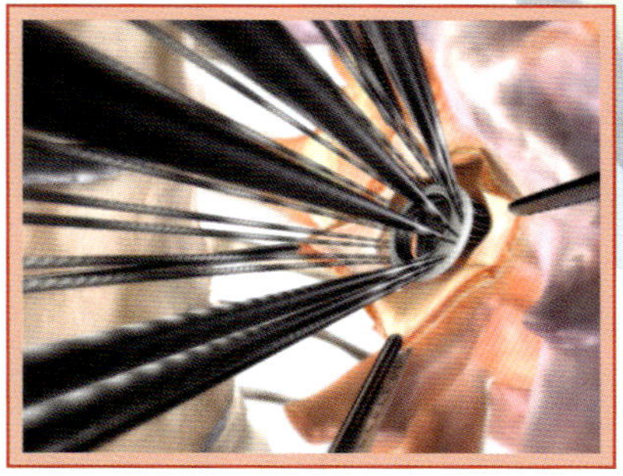

Die neue Klappe kann aus tierischem Gewebe bestehen oder aus einer Prothese, wie im Bild oben zu sehen ist.

Häufig muss der Herzschlag angehalten werden, damit die Operation durchgeführt werden kann. Dies geschieht meist mithilfe von Chemikalien; der Patient wird in dieser Zeit an eine Herz-Lungen-Maschine angeschlossen, die die Funktion des Herzens übernimmt und den Körper mit sauerstoffreichem Blut versorgt.

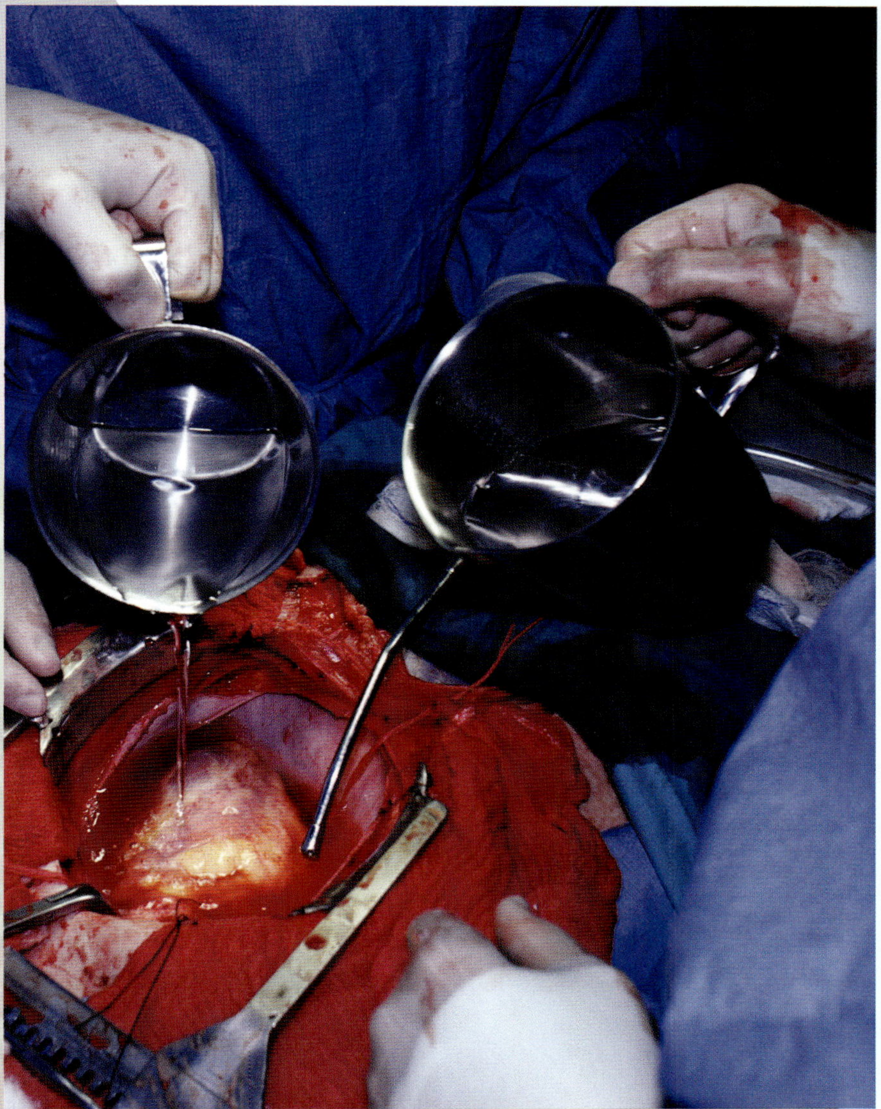

Während die Herz-Lungen-Maschine kurzzeitig die Funktion des Herzens übernimmt, muss das Herzgewebe versorgt werden. Mit kaltem Wasser – manchmal auch mit Eis – wird die Herztemperatur und damit die Stoffwechselrate herabgesetzt.

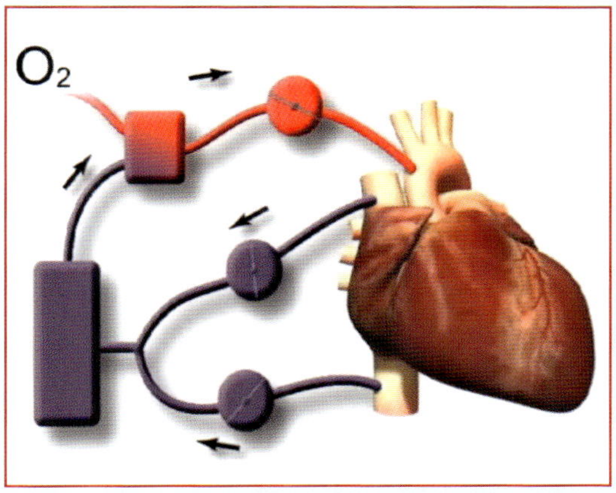

Die Herz-Lungen-Maschine entfernt das Blut aus dem Körper, reichert es mit Sauerstoff an und pumpt es über die Aorta in den Körper zurück.

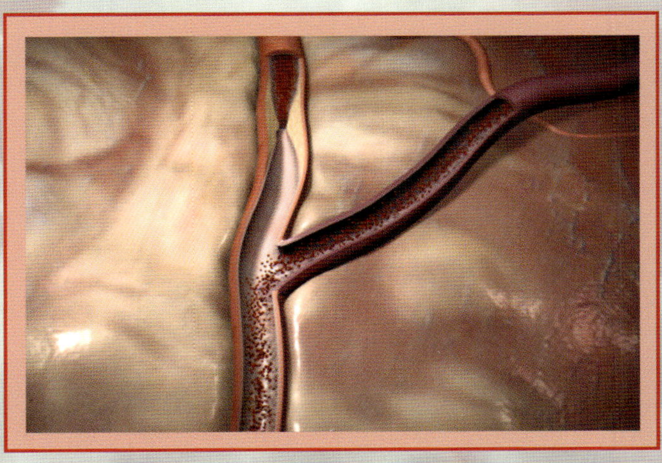

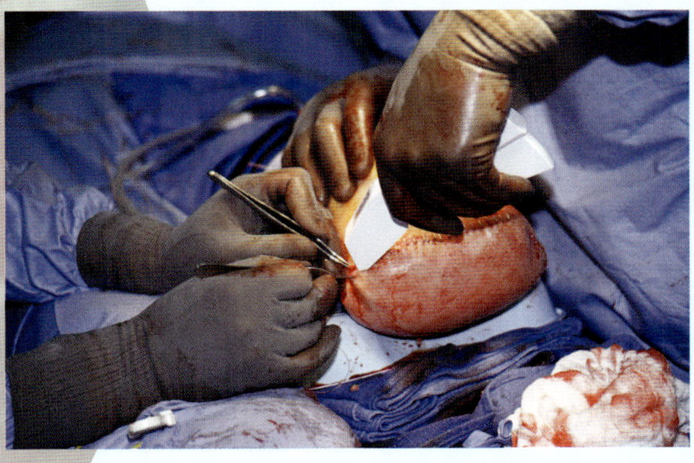

Sind die Herzgefäße so verstopft, dass auch ein Stent nicht mehr hilft, wird eine Bypass-Operation vorgenommen. Dabei wird mit einem Gefäß aus einem anderen Teil des Körpers eine Art Umleitung geschaffen.

Blut, die Leben spendende Flüssigkeit, die unseren ganzen Körper durchströmt, ist lebendes Gewebe – seine komplexen zellulären Bestandteile sind eben nur mobil, statt in Fasern oder Knochen eingebettet zu sein. Neben Sauerstoff absorbiert oder verteilt das Blut eine ganze Reihe anderer Substanzen, die der Körper braucht – Nährstoffe, Proteine, Abfallprodukte des Stoffwechsels, Hormone – oder auch nicht braucht – z.B. Krankheitserreger. Zudem spielt Blut eine wichtige Rolle bei der Temperaturregulierung: Es leitet Wärme in alle Körperteile oder senkt die Temperatur bei Bedarf.

DAS BLUT

Aufbau des Blutes

Im Körper eines Erwachsenen befinden sich durchschnittlich vier bis fünf (bei Frauen) bzw. fünf bis sechs Liter Blut (bei Männern). Zu rund 55 Prozent besteht dies aus Blutplasma; die klare, leicht gelbliche Flüssigkeit wiederum besteht überwiegend aus Wasser, in dem über 100 verschiedene Substanzen – Nährstoffe, Hormone, Antikörper und Abfallprodukte – gelöst sind.

Die Zusammensetzung des Blutes ändert sich ständig, je nachdem, welche Substanz sich gerade im Blutkreislauf befindet. Verschiedene homöostatische Mechanismen – meist Teile des endokrinen Systems – überwachen und kontrollieren grundlegende Eigenschaften des Blutes und sorgen für die Aufrechterhaltung der richtigen Blutmenge, Blutdichte und des pH-Werts. Jede ernsthafte Störung, z.B. des osmotischen Potenzials, könnte dazu führen, dass Gewebsflüssigkeit in den Blutkreislauf gelangt und die Zellen schädigt. Ein kontinuierliches Ionengleichgewicht – in erster Linie Natrium, aber auch Kalium, Kalzium und Phosphor – gewährleisten verschiedene Feinabstimmungsmechanismen.

Blutzellen

Die restlichen 45 Prozent des Blutes machen zwei verschiedene Zelltypen – die roten und die weißen Blutkörperchen – sowie die Blutplättchen aus. Von den dreien besitzen nur die weißen Blutkörperchen (Leukozyten) Zellkerne. Die roten Blutkörperchen (Erythrozyten) transportieren den Sauerstoff; ständig zirkulieren Billionen roter Blutkörperchen durch den Körper – sie machen 99 Prozent aller Blutzellen aus.

Innerhalb der roten Blutkörperchen binden große Proteine – das Hämoglobin – den Sauerstoff, wo auch immer die Sauerstoffkonzentration hoch ist, und setzen ihn frei, wo die Sauerstoffkonzentration niedrig ist.

Die weißen Blutkörperchen identifizieren und vernichten eindringende Krankheitserreger; manchmal lassen sie sich aber auch durch »falschen Alarm« täuschen, dann kommt es zu einer Überreaktion. Es gibt drei Arten von weißen Blutkörperchen und davon wiederum verschiedene Unterarten: **Granulozyten:** Sie spüren Krankheitserreger auf und vernichten Zellen, die körperfremd oder in irgendeiner Hinsicht defekt zu sein scheinen.

Monozyten: Die größten und seltensten weißen Blutkörperchen machen drei bis sechs Prozent aller Leukozyten aus. Sie »verschlingen« Eindringlinge und können eine Lymphozytenreaktion auslösen. Monozyten zirkulieren in Blut und Lymphe, die Unterart der Makrophagen bewegt sich auch im Gewebe. **Lymphozyten:** Bei ihnen unterscheidet man T- und B-Zellen, die beide in Blut und Lymphe vorkommen. Eine weitere Untergruppe bilden die NK-Zellen (»natürliche Killerzellen«). Die B-Zellen produzieren große Eiweißmoleküle – Antikörper –, die darauf ausgerichtet sind, bestimmte Krankheitserreger unschädlich zu machen; deshalb stellen B-Zellen die Schlüsselelemente bei der sogenannten spezifischen Immunabwehr dar. Die Antikörper werden von rund 20 Plasmaproteinen, dem Komplementsystem, unterstützt. T-Zellen zerstören Krankheitserreger, verändern aber auch die Immunantwort, indem sie B-Zellen oder andere T-Zellen aktivieren oder deaktivieren. NK-Zellen bekämpfen bestimmte Krankheitserreger wie Viren oder Tumorzellen erfolgreicher; diese Zellen scheinen äußerlich normal und entgehen den anderen Lymphozyten.

Blutgerinnung

Bei der Blutgerinnung spielen die Blutplättchen (Thrombozyten) eine große Rolle. Kommt es zu einer Wunde, verkleben die Blutplättchen und dirigieren mithilfe bestimmter Plasmaanteile (Kalzium) sowie mehrerer Proteine und Enzyme – der sogenannten Gerinnungsfaktoren – den Blutgerinnungsprozess. Dabei wird das Plasmaprotein Fibrinogen zu Fibrin umgewandelt, das die Wunde großflächig bedeckt. Daraufhin schütten große Mutterzellen im Knochenmark Unmengen von Blutplättchen aus.

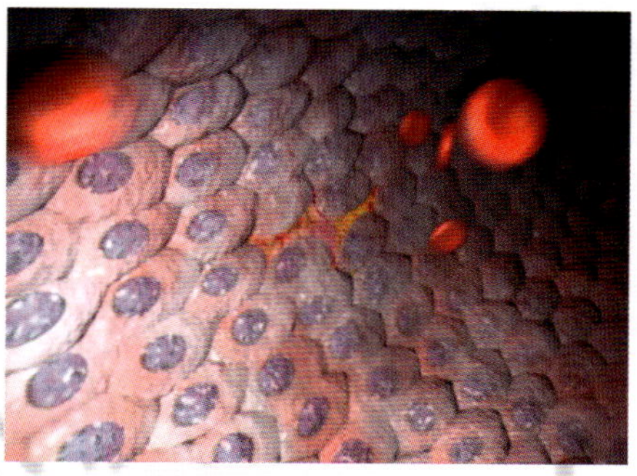

Ist ein Blutgefäß verletzt, kommt es darin zu einer ganz normalen Blutgerinnungsreaktion.

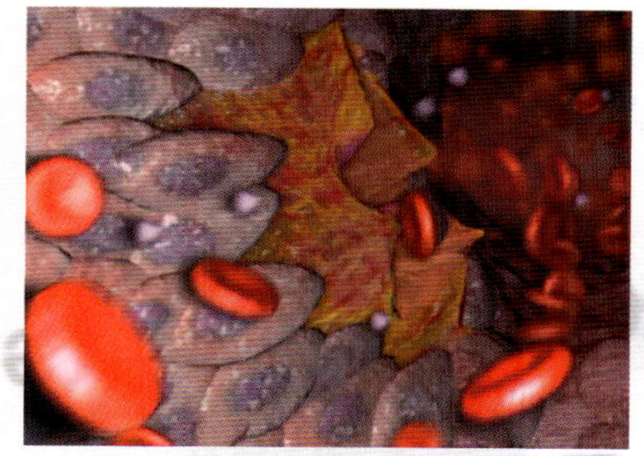

Manchmal nimmt die Blutgerinnung jedoch überhand. Löst sich dann ein Gerinnsel und dringt in ein kleineres Gefäß vor, kann es dieses verstopfen – man spricht von einer Embolie.

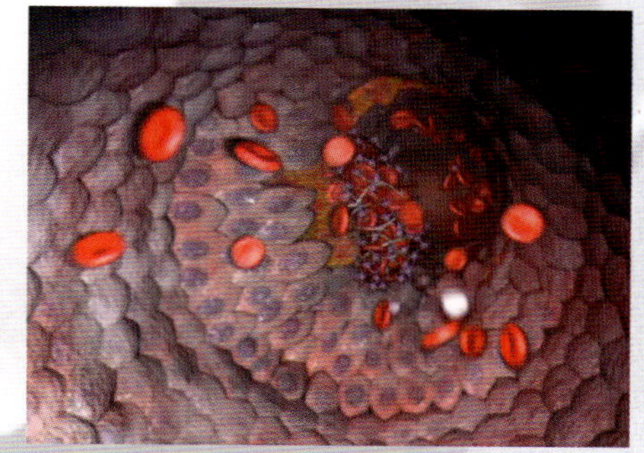

Ist das Blutgerinnsel so groß, dass es ein Gefäß teilweise oder vollständig blockiert, spricht man von einem Thrombus.

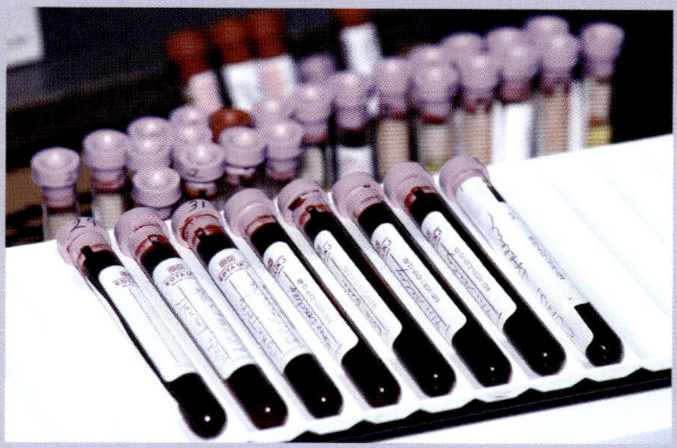

Blutgruppen

Blut besteht zwar immer aus den gleichen Grundelementen, dennoch ist Blut nicht gleich Blut. Es gibt acht verschiedene Blutgruppen, die sich durch das Vorhandensein oder Nichtvorhandensein bestimmter Antigene definieren. Antigene lösen eine Immunantwort auf Fremdkörper aus – leider auch auf das Blut aus Bluttransfusionen, weshalb man vor einer Bluttransfusion immer die Blutgruppe des Patienten bestimmen muss.

Die vier Hauptblutgruppen werden durch das Vorhandensein zweier Antigene – A und B – auf der Oberfläche der roten Blutkörperchen bestimmt:

Blutgruppe A: A-Antigen auf den Erythrozyten, B-Antikörper im Blutplasma

Blutgruppe B: B-Antigen auf den Erythrozyten, A-Antikörper im Blutplasma

Blutgruppe AB: sowohl A- als auch B-Antigene auf den Erythrozyten, weder A- noch B-Antikörper im Blutplasma

Blutgruppe 0: weder A- noch B-Antigene auf den Erythrozyten, sowohl A- als auch B-Antikörper im Blutplasma

Das Vorhandensein oder Nichtvorhandensein eines weiteren Antigens, des sogenannten Rhesusfaktors, bestimmt, ob man Rhesus-positiv (rh+) oder Rhesus-negativ (rh-) ist.

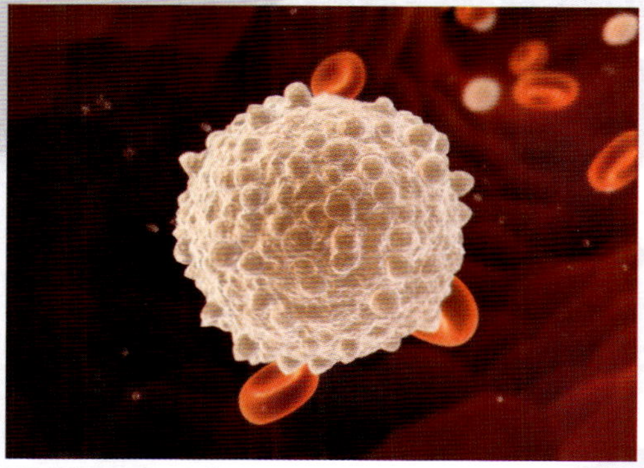

Weißes Blutkörperchen

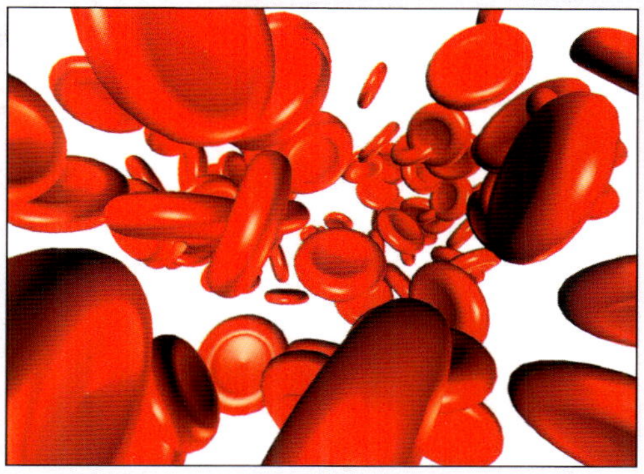

Rote Blutkörperchen haben eine durchschnittliche Lebensdauer von 120 Tagen. Das Knochenmark ist somit kontinuierlich damit beschäftigt, sie zu ersetzen.

Ähnlich wie der Blutkreislauf (siehe S. 142 f.) besteht auch das Lymphsystem aus einem Gefässnetz, das alle Körperteile durchzieht. Im Gegensatz zu den Blutgefässen beginnen die Lymphgefässe jedoch blind, und es gibt keine zentrale Pumpe wie das Herz. Zum Lymphsystem gehören ausserdem auch die Lymphorgane wie die Lymphknoten und die Milz (siehe unten und S. 160). Das Lymphsystem hat zwei verschiedene, jedoch einander überschneidende Aufgaben: Es ist erstens ein Drainagesystem, das die angesammelte Flüssigkeit aus den Geweben abtransportiert und in das Blut zurückführt, damit dessen Volumen und Konzentration konstant bleiben; zweitens wehrt es Krankheitserreger ab und zerstört sie.

DAS LYMPHSYSTEM

Drainagefunktion: Wenn Blut durch die Kapillaren fließt, tritt Flüssigkeit durch die Kapillarwand aus und umspült die Zellen im umliegenden Gewebe. Diese Flüssigkeit gibt Nährstoffe und Sauerstoff an die Zellen ab und beseitigt Abfälle, bevor sie in den Blutstrom zurückkehrt. Etwa ein Sechstel der Flüssigkeit wird jedoch nicht durch die Kapillarwand rückresorbiert, sondern verbleibt als Körperflüssigkeit (Interzellularflüssigkeit) im Gewebe. Alle Gewebe sind durchzogen von kleinen, blind beginnenden Lymphkapillaren. Die überschüssige Körperflüssigkeit – nun als Lymphe bezeichnet – geht durch winzige Klappen in diese Kapillaren über und wird abtransportiert. Die Lymphkapillaren vereinigen sich zu Lymphgefäßen mit zunehmender Weite und diese wiederum zu Lymphstämmen (Trunci lymphatici), die über zwei Lymphgänge (Ductus lymphaticus dexter und Ductus thoracicus, der Milchbrustgang) in die linke und rechte Unterschlüsselbeinvene münden. Die Lymphe wird durch die Kontraktion der Skelettmuskeln in der Umgebung der Lymphgefäße vorwärts geschoben; wie in den Venen verhindern auch in den Lymphgefäßen eingebaute Klappen den Rückstrom der Lymphe.

Die Lymphe ist eine helle Flüssigkeit und enthält auch Abfallstoffe und Erreger wie Bakterien und Viren. Eingeschaltet in den Verlauf der Lymphbahnen sind Verdickungen, die Lymphknoten. Sie enthalten eine Vielzahl von Lymphozyten und Makrophagen (siehe S. 160), die Krankheitserreger aufspüren und zerstören, Krebszellen vernichten, Abfälle beseitigen und so die Lymphe filtern, bevor sie in den Blutstrom zurückkehrt. Die im Dienst der Körperabwehr stehenden weißen Blutkörperchen (Lymphozyten, die Antikörper freisetzen, sowie Makrophagen, die Schädlinge verschlingen und zerstören) im Blutkreislauf und im Lymphsystem bilden gemeinsam das Immunsystem.

Weitere lymphatische Organe wie die Milz und die Mandeln spielen bei der Immunreaktion des Körpers ebenfalls eine Rolle.

Die Milz

Die Milz gehört zu den wichtigsten Organen, die den Körper in Ordnung halten; zudem ist sie das größte Lymphorgan des Körpers. Sie liegt in der Nähe des Zwerchfells und schmiegt sich hinten gegen die unteren Rippen auf der linken Körperseite. Sie übernimmt entscheidende Funktionen des Immunsystems und entfernt »erschöpfte« rote Blutkörperchen aus dem Blutkreislauf; einige Bestandteile der roten Blutkörperchen werden von der Milz recycelt, andere als Zellabfall entsorgt. Die Milz ist von einer fibrösen Kapsel umgeben, deren Fasern auch ins Innere dringen, wo sie das Organ stützen. In die Milzpforte (Hilum splenicum) an der Unterseite der Milz münden die Blutgefäße des Organs, die Milzarterie und die Milzvene. Das Milzgewebe lässt sich in zwei Arten unterteilen: in die Milzknötchen oder die weiße Pulpa und in die rote Pulpa, die die weiße Pulpa umgibt.

Die Lymphe ist eine klare Flüssigkeit, die auch Abfallprodukte des Zellstoffwechsels sowie Krankheitserreger wie Bakterien und Viren enthält. Entlang den Lymphgefäßen verteilen sich Verdickungen, die sogenannten Lymphknoten. Passiert die Lymphe die Lymphknoten, schüttet eine Vielzahl von Lymphozyten Antikörper und Makrophagen aus, die Krankheitserreger und Krebszellen aufspüren und vernichten, Abfallstoffe beseitigen und die Lymphe filtern, bevor sie in den Blutstrom zurückkehrt. Die Lymphozyten gehören zu den weißen Blutkörperchen und sind Teil des Immunsystems. Bei der Immunabwehr spielen aber auch andere Lymphorgane – etwa die Milz und die Mandeln – eine Rolle.

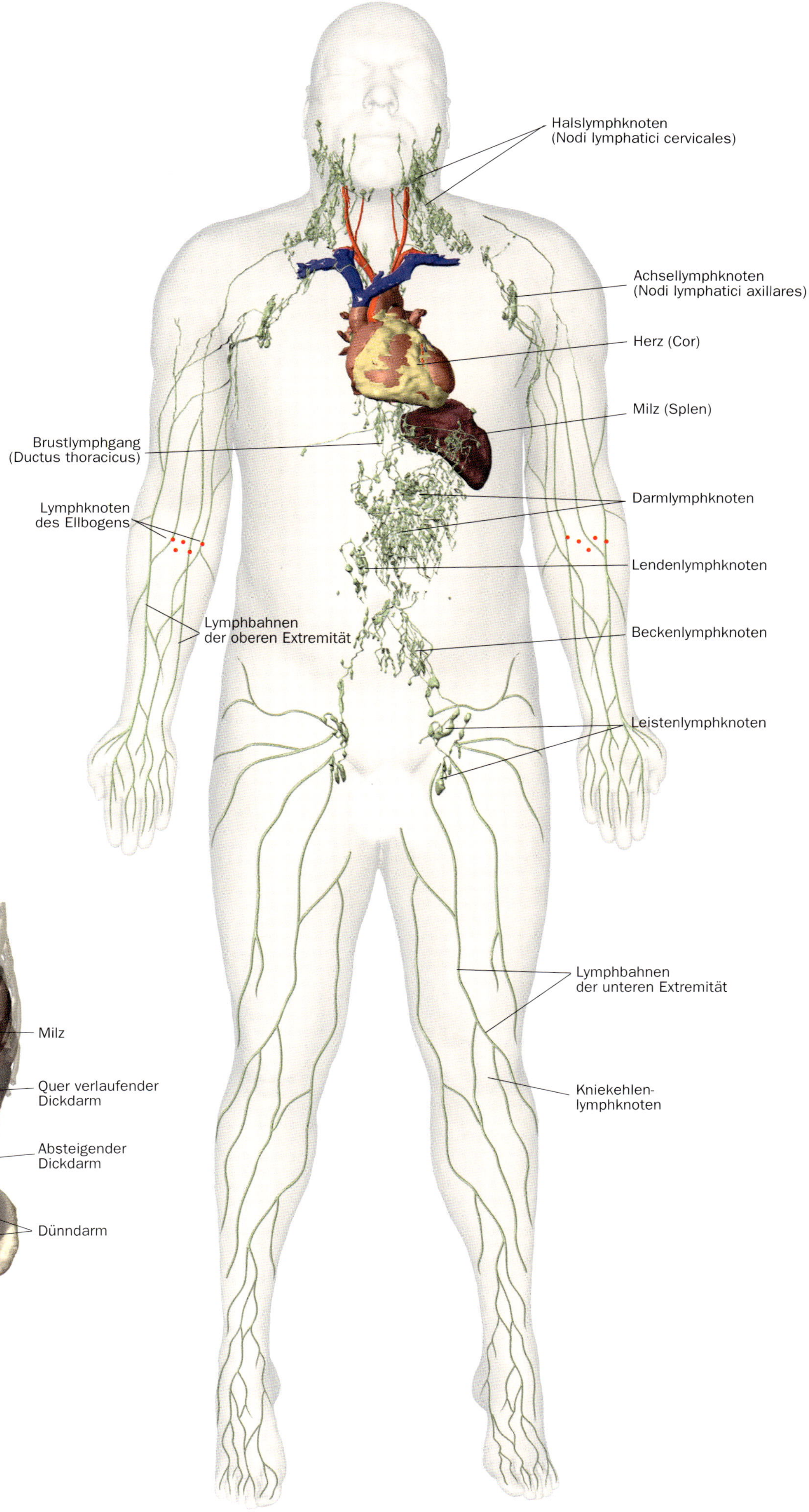

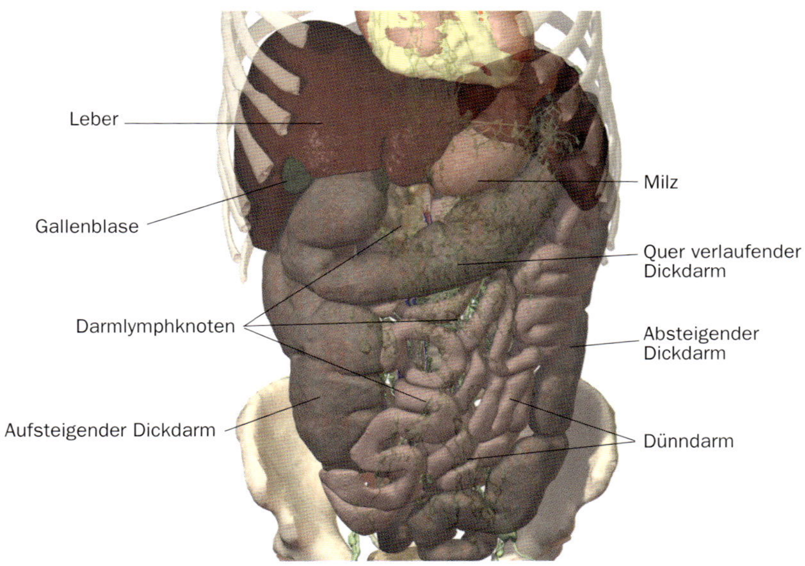

Die faustgrosse Milz liegt im linken Oberbauch knapp unter dem Zwerchfell. Mit rund 12 Zentimeter Länge ist sie das grösste der lymphatischen Organe. Sie ist das wichtigste Immunorgan und reinigt das Blut. Im Fötus bildet die Milz die roten Blutkörperchen, nach der Geburt jedoch nicht mehr. Die Milz ist umgeben von einer bindegewebigen Schutzkapsel und hat an der Unterseite eine Eindellung, die Milzpforte (Hilum), durch die die Blutgefässe ziehen. Versorgt wird die Milz von der Milzschlagader (aus dem Truncus coeliacus, der aus der Aorta abzweigt). Die Milzvene mündet in die Pfortader. Es gibt keine afferenten Lymphgefässe zur Milz, sodass sie – anders als die Lymphknoten – nicht als Lymphfilter arbeitet.

① Magen (Gaster)
② Milz (Splen)
③ Quer verlaufender Dickdarm (Colon transversum)
④ Ren (Niere)
⑤ Absteigender Dickdarm (Colon descendens)
⑥ Leerdarm (Jejunum)
⑦ Krummdarm (Ileum)
⑧ Sigmadarm (Colon sigmoideum)

DIE MILZ

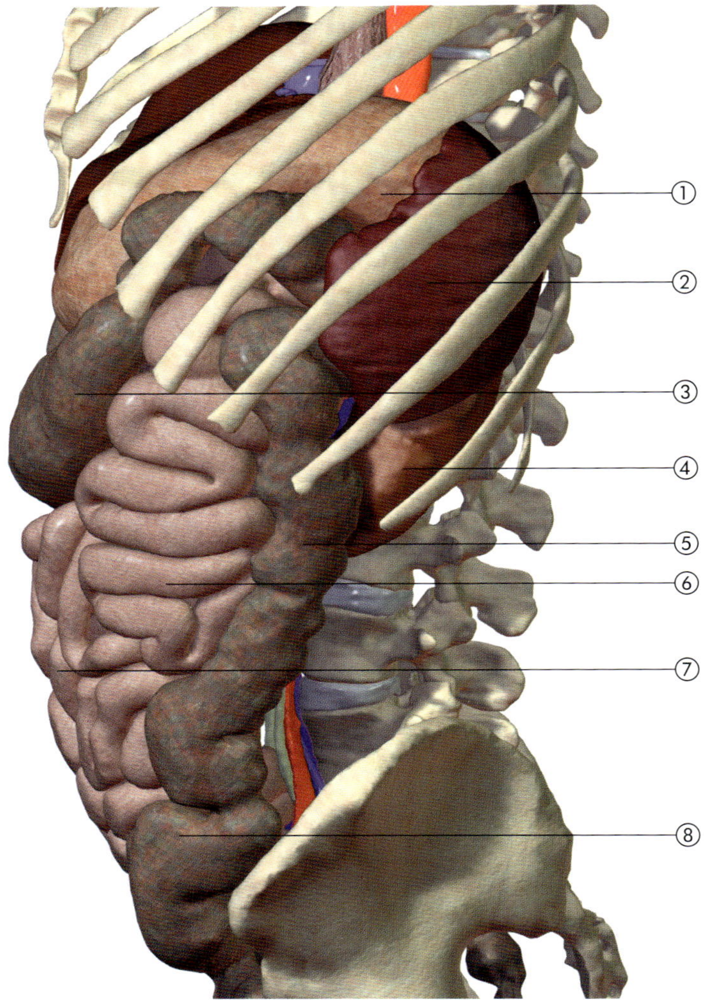

Bauchorgane mit Rippen; Ansicht von lateral (links). Dargestellt sind Milz, Nieren, Leber, Magen und Darm.

In der Milz unterscheidet man zwei Gewebetypen. Die kleinen Milzarterien werden von Haufen weißer Pulpa umgeben. Diese besteht aus weißen Blutkörperchen, die an Fasern hängen, und gehört zum Immunsystem. B-Lymphozyten vermehren sich hier kräftig und bilden die Antikörper produzierenden Plasmazellen, die spezifische pathogene Erreger aufs Korn nehmen und so markieren, dass sie dann zerstört werden.

Zwischen den »Inseln« weißer Pulpa liegt ein »Meer« aus roter Pulpa, ein Bereich aus Bindegewebe und Bluträumen (Milzsinus), der viele Phagozyten (Makrophagen) und rote Blutkörperchen (siehe S. 156 f.) enthält. Die Makrophagen ziehen mit dem Blut transportierte Krankheitserreger wie Bakterien und Viren aus dem Verkehr, indem sie diese schlucken und verdauen. Außerdem spielen sie eine wichtige Rolle bei der Erhaltung der Blutqualität, indem sie überalterte rote Blutzellen und Blutplättchen sowie Zelltrümmer und Giftstoffe aus dem Blut entsorgen (die Milz speichert auch Blutplättchen). Die Makrophagen speichern auch Substanzen, die beim Abbau roter Blutkörper anfallen und vom Knochenmark erneut für die Blutbildung verwendet werden können.

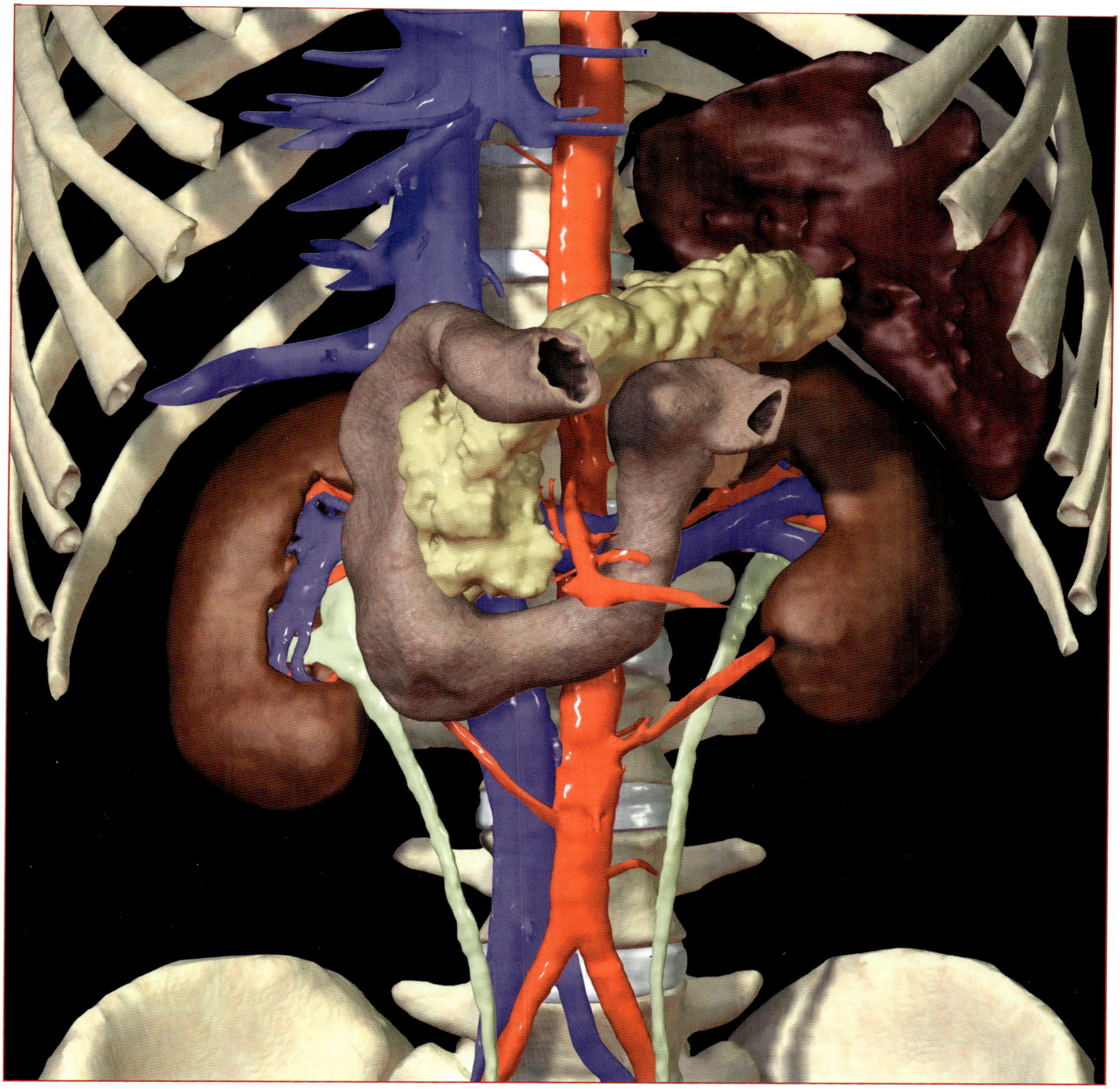

Milz und Nieren im Oberbauch; Ansicht von ventral. Leber, Magen sowie Dünn- und Dickdarm sind entfernt.

① Brustaorta (Aorta thoracica)
② Untere Hohlvene (Vena cava inferior)
③ Rechte Niere (Ren dexter)
④ Harnleiter (Ureter)
⑤ Becken (Pelvis)
⑥ Milz (Splen)
⑦ Nierenschlagader (A. renalis)
⑧ Nierenvene (V. renalis)
⑨ Linke Niere (Ren sinister)
⑩ Wirbelsäule (Columna vertebralis)
⑪ Gemeinsame Beckenschlagader (A. iliaca communis)
⑫ Gemeinsame Beckenvene (V. iliaca communis)

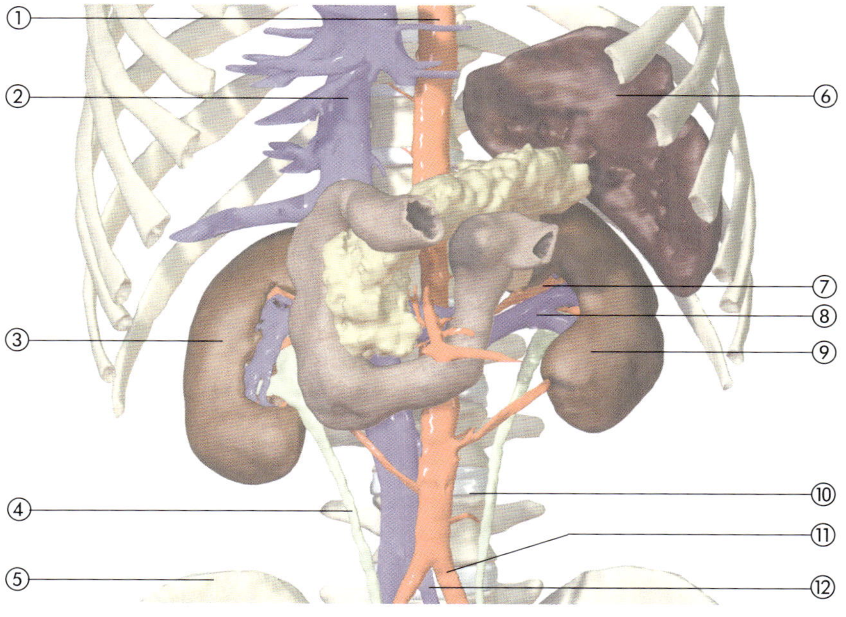

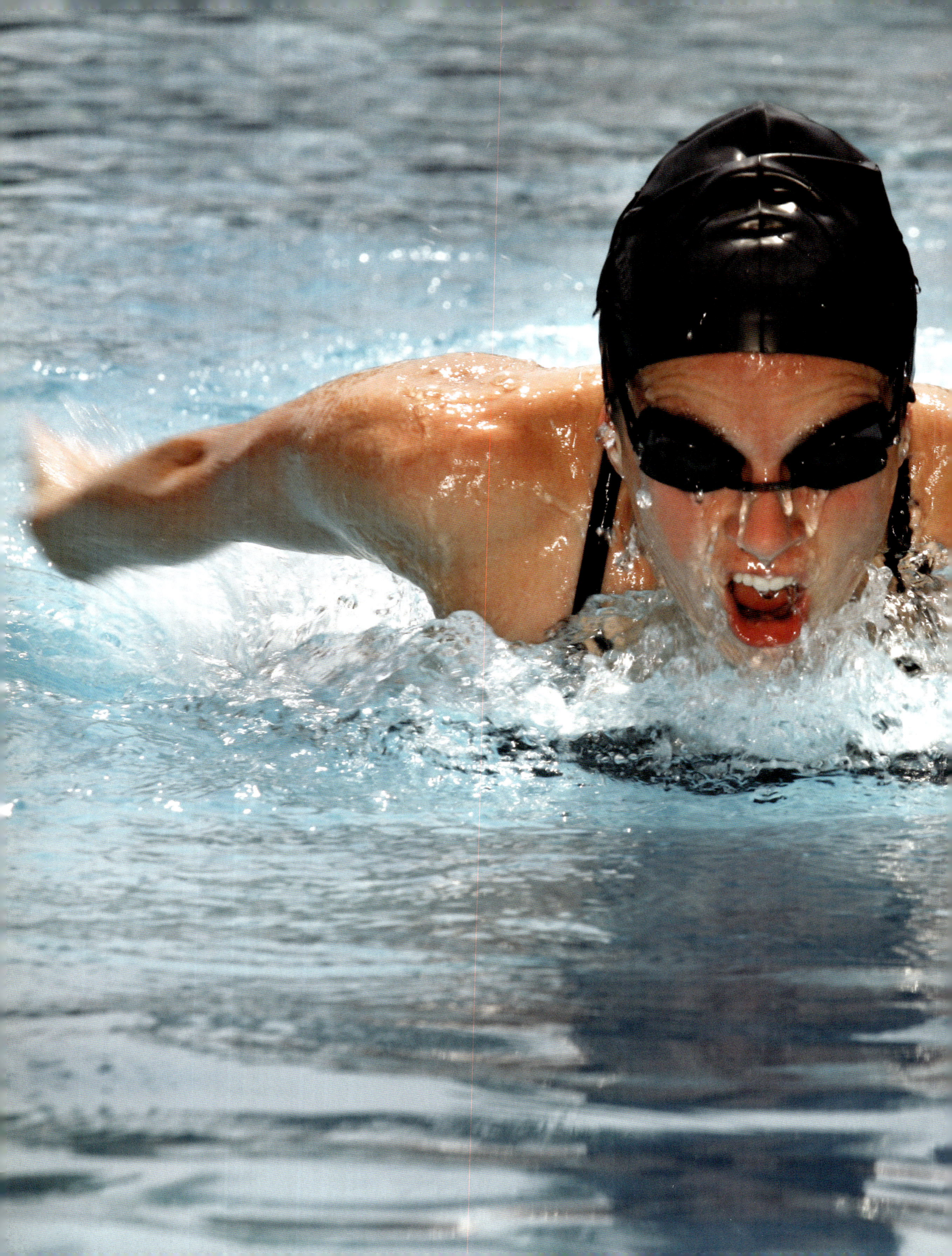

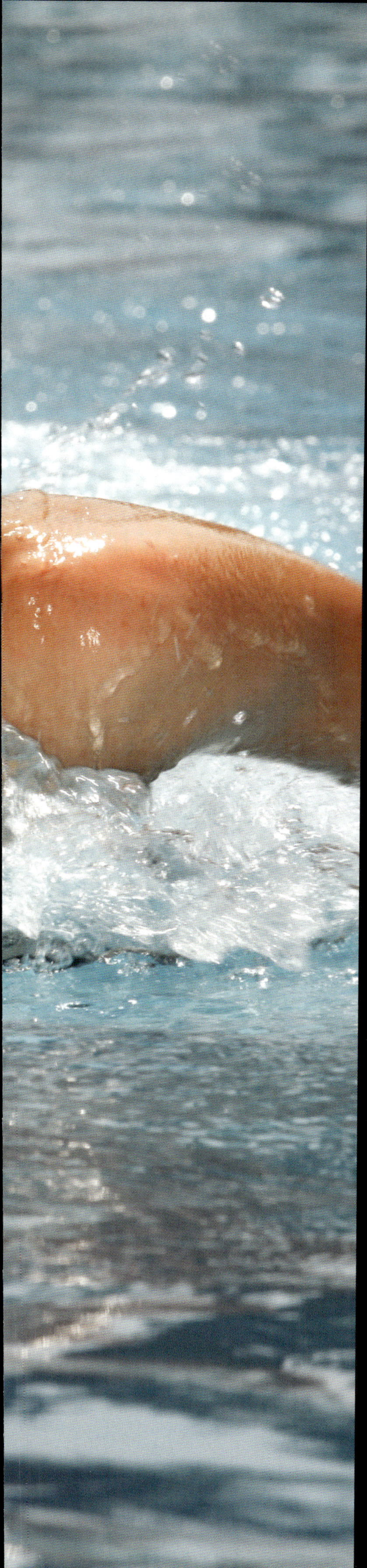

DIE ATEMWEGE

Der Körper wandelt seine Brennstoffvorräte in erster Linie auf aerobem Wege in Energie um, d.h., er braucht dazu Sauerstoff. Als Abfallprodukt dieses Stoffwechselvorgangs entsteht Kohlendioxid.

Das Atmungssystem versorgt den Körper unaufhörlich mit dem lebensnotwendigen Sauerstoff aus der Luft. Alle Zellen verbrauchen Sauerstoff bei der Energiegewinnung aus Brennstoffen wie Glukose; dieser Prozess wird als aerobe Energiegewinnung bezeichnet. Bei der Atmung fällt auch ein Abfallprodukt an: das Kohlendioxid, das über die Atemwege entsorgt werden muss, bevor es Schaden im Körper anrichtet.

ÜBERBLICK

Die bei der Atmung frei werdende Energie nutzen die Zellen dafür, eine Reihe von lebenserhaltenden chemischen Reaktionen in Gang zu setzen, die man insgesamt als Stoffwechsel bezeichnet. Für den Menschen ist Sauerstoff – wie für die meisten anderen Lebewesen auch – absolut lebenswichtig. Kleinste Lebewesen wie die Plattwürmer nehmen den Sauerstoff direkt durch die Körperoberfläche auf – man nennt diesen Vorgang »Diffusion« – und geben Kohlendioxid auf dem umgekehrten Wege ab. Bei größeren Tieren, wie auch beim Menschen, ist die Körperoberfläche nicht groß genug, sodass die Sauerstoffaufnahme über die Haut nicht ausreicht, um den aus Milliarden Zellen bestehenden Körper zu versorgen. Dafür hat der Mensch ein Atmungssystem, das aus zwei Teilen besteht: den oberen und den unteren Atemwegen. Die oberen Atemwege umfassen Nase, Mund und Rachen, die unteren Atemwege bestehen aus dem Kehlkopf, der Luftröhre, den Bronchien in der Lunge und den Lungenbläschen, den Alveolen.

Entwicklung des Atmungssystems

Im Mutterleib sind die Lungenflügel des Fötus mit Flüssigkeit gefüllt und am Gasaustausch unbeteiligt. Ihre Rolle übernimmt die Plazenta, die fest in der Schleimhaut des Uterus (siehe S. 222 f.) verankert ist und über die Sauerstoff aus dem Blutkreislauf der Mutter in den des Kindes gelangt. Bei der Geburt wird die Flüssigkeit aus den Atemwegen und den Lungenflügeln herausgepresst. Wenn bei der Geburt die Sauerstoffzufuhr aus der Plazenta aufhört, registriert das Atemzentrum im Gehirn die steigende Kohlendioxidkonzentration im Blut und löst den ersten Atemzug des Kindes aus. Ab diesem Zeitpunkt findet der Gasaustausch in den Lungenflügeln statt.

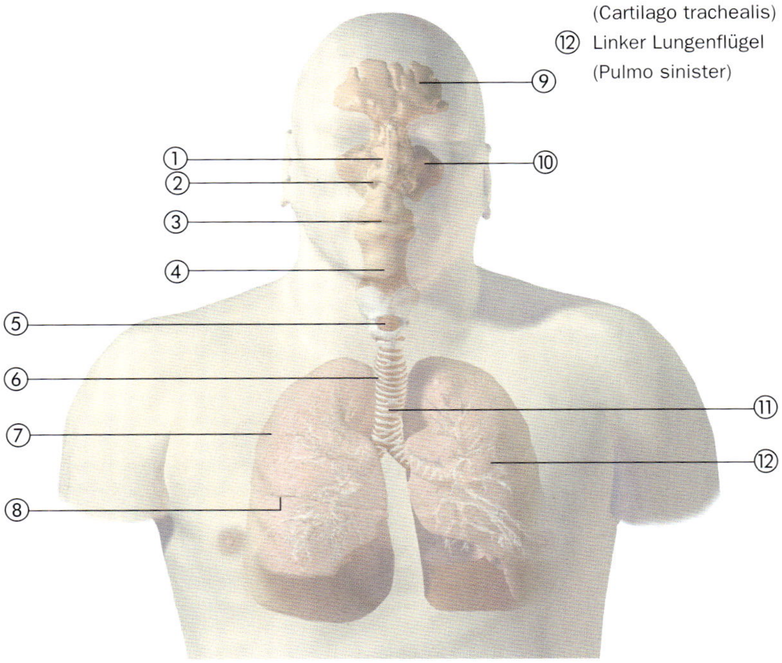

1. Nasenknorpel (Cartilagines nasi/nasales)
2. Nasenöffnungen (Nares)
3. Mundspalte (Rima oris)
4. Rachen (Pharynx)
5. Kehlkopf (Larynx)
6. Luftröhre (Trachea)
7. Rechter Lungenflügel (Pulmo dexter)
8. Fissura horizontalis pulmonis dextri
9. Stirnhöhle (Sinus frontalis)
10. Kieferhöhle (Sinus maxillaris)
11. Luftröhrenknorpel (Cartilago trachealis)
12. Linker Lungenflügel (Pulmo sinister)

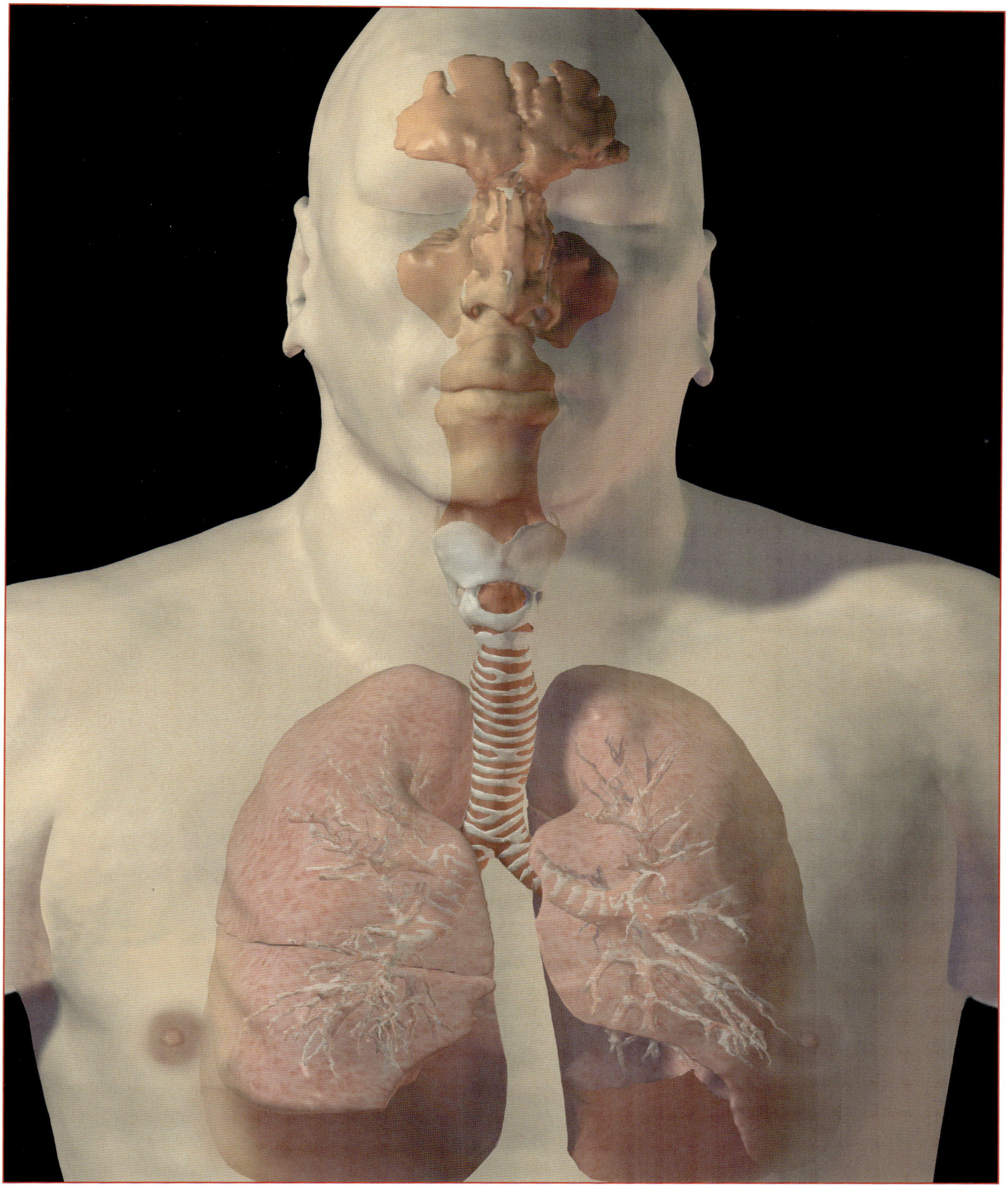

Kopf und Brust, Ansicht von ventral. Die Abbildung zeigt den Respirationstrakt sowie die Nasennebenhöhlen, Hohlräume in den Schädelknochen.

Über die Atemwege – zu denen Mund, Nase, Rachen (Pharynx), Kehlkopf (Larynx) und Luftröhre (Trachea) gehören – gelangt Luft in die Lunge und wieder heraus. Unterwegs wird die Atemluft angewärmt, befeuchtet und gefiltert. Kalte, trockene, Schmutz und Keime enthaltende Luft schädigt das empfindliche Lungengewebe.

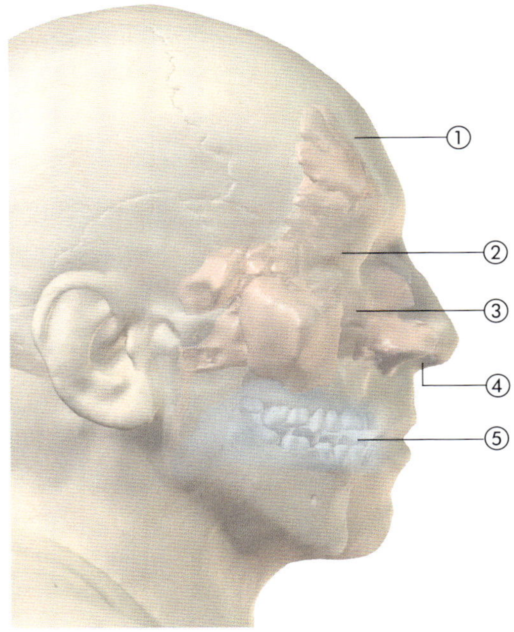

MUND, NASE & RACHEN

Im Naseninneren filtern die Nasenhaare (Vibrissae) größere Partikel aus der Atemluft heraus; die Schleimhaut, die nicht nur die Nasenhöhle, sondern auch den Großteil des Respirationstraktes auskleidet, befeuchtet und erwärmt die Luft; klebriger Schleim fängt Staub, Schmutz und Bakterien ein. Winzige haarähnliche Zilien auf der Riechschleimhaut bewegen sich rhythmisch hin und her, wie ein Weizenfeld im Wind, und befördern den schmutzbefrachteten Schleim rachenwärts, wo er geschluckt und mithilfe der Magensäure verdaut wird. Auch die Nasennebenhöhlen – Hohlräume in den Knochen, die die Nase umgeben – sind mit Schleimhaut ausgekleidet. Weitere Erwärmung und Befeuchtung erfährt die Atemluft im Rachen und in der Luftröhre. Auch in der Luftröhre befördern Zilien den schmutzigen Schleim nach oben in Richtung Rachen, wo er geschluckt wird.

Kehlkopf und Stimme

Nur der Mensch hat die Fähigkeit, sich mit anderen Menschen durch die gesprochene Sprache zu verständigen. Die Stimmlaute werden im Kehlkopf (Larynx) erzeugt, dem trichterförmigen Verbindungsstück zwischen dem Rachen (Pharynx) und der Luftröhre. Zwischen dem Schildknorpelbug (vorn) und den Stellknorpeln (hinten) spannen sich die paarigen Stimmbänder aus. Bei normaler Atmung sind die Stimmbänder weit offen, der Luftstrom kann ungehindert passieren. Beim Sprechen ziehen die Kehlkopfmuskeln die Stimmbänder wie Vorhänge zusammen und spannen sie. Die ausgeatmete, in kontrollierten Stößen durchströmende Luft versetzt sie in Schwingung und erzeugt Töne. Rachen, Mund, Nasenhöhle und Nasennebenhöhlen verstärken diese Töne, Zunge und Lippen formen sie zu verständlichen Sprachlauten um. Die Töne fallen umso höher aus, je straffer die Stimmbänder gespannt sind, und umso lauter, je kräftiger der Atemstoß ist. Bei Männern sind die Stimmbänder länger und dicker als bei Frauen, sie erzeugen daher tiefere Töne.

Die Lage der Nasennebenhöhlen; Ansicht von lateral (rechts).

① Stirnhöhle (Sinus frontalis)
② Keilbeinhöhle (Sinus sphenoidalis)
③ Kieferhöhle (Sinus maxillaris)
④ Nasenvorhof (Vestibulum nasi)
⑤ Mundhöhle (Cavitas oris)

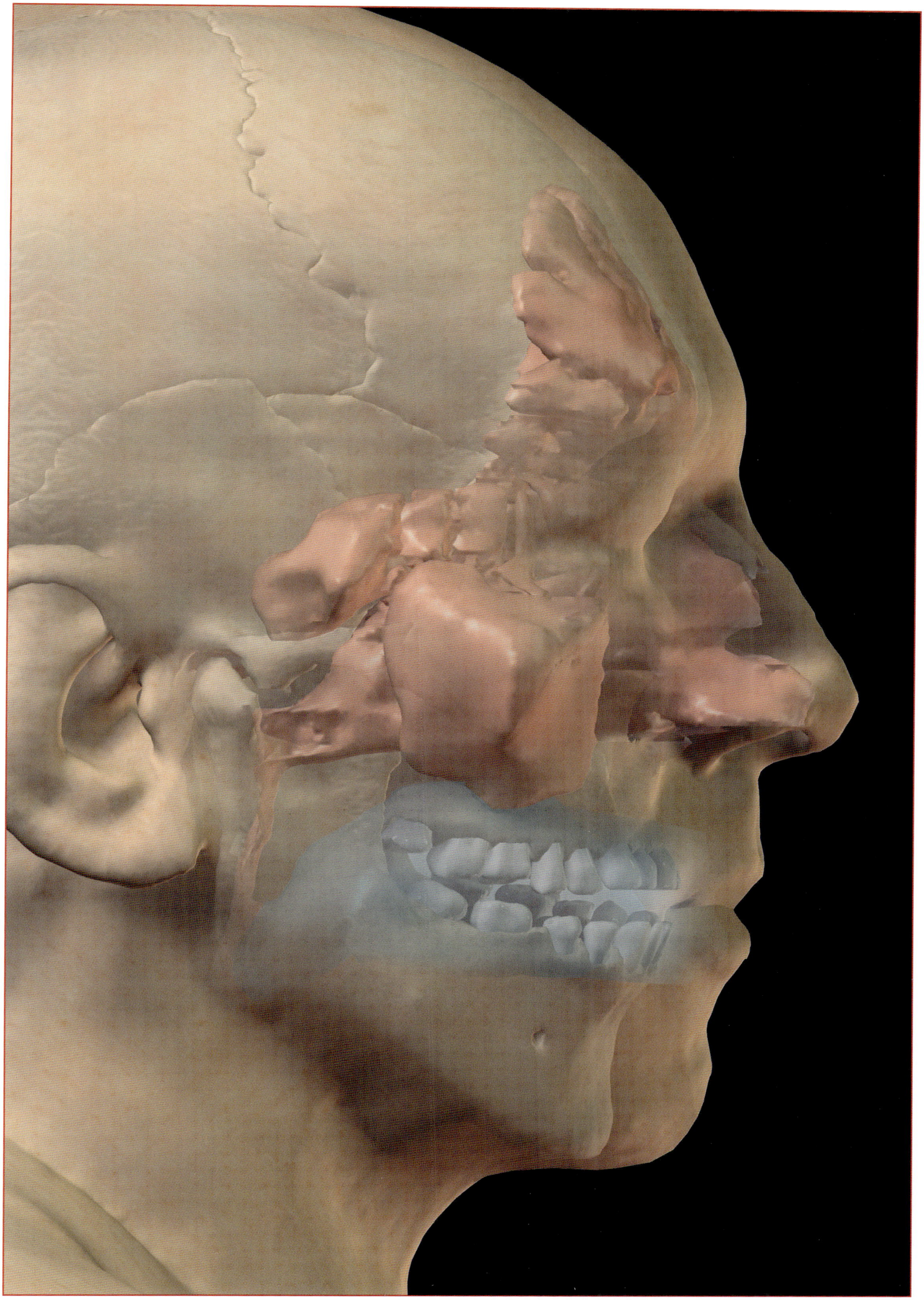

Die beiden kegelförmigen Lungenflügel füllen den Brustraum weitgehend aus. Ihre Unterseite liegt auf dem Zwerchfell auf, einer kuppelförmigen Muskel-Sehnen-Platte, die den Brustraum vom Bauchraum trennt. Durch die Atembewegungen der Rippen und des Zwerchfells wird etwa 20 000-mal täglich frische Luft in die Lunge und aus ihr heraus gepresst.

DIE LUNGE

Das Netzwerk aus Röhren und Bläschen im Inneren der Lunge wird manchmal als Bronchialbaum bezeichnet, weil es wie ein auf dem Kopf stehender Baum aussieht, dessen Stamm die Luftröhre bildet. Die Luftröhre gabelt sich in die beiden Hauptbronchien, die sich in der Lunge zu immer dünneren Bronchien und schließlich zu Bronchiolen verzweigen. Die Bronchiolen enden in Trauben von Lungenbläschen, in denen der Gasaustausch stattfindet.

Gasaustausch in der Lunge

Der Austausch des Leben spendenden Sauerstoffs gegen das Abfallprodukt Kohlendioxid findet in den Lungenbläschen (Alveolen) statt. Die eingeatmete Luft enthält etwa 21 Prozent Sauerstoff, die ausgeatmete Luft hingegen nur 16 Prozent; die übrigen fünf Prozent gehen über die Alveolen in den Blutstrom über. In der ausgeatmeten Luft ist der Kohlendioxidanteil über 100-mal höher als in der eingeatmeten.
Die etwa 300 Millionen Lungenbläschen sind in den Lungenflügeln grüppchenweise – wie Trauben – angeordnet. Wenn man ihre Innenflächen addiert, ergibt sich eine Gesamtfläche von rund 70 Quadratmetern, das ist etwa das 35-fache der Hautoberfläche. Diese riesige Fläche ist notwendig, damit genügend Sauerstoff auf schnellstem Wege aufgenommen und so der Sauerstoffbedarf des Körpers jederzeit gedeckt werden kann.
Die Lungenbläschen werden netzförmig umsponnen von den Kapillaren, die sauerstoffarmes Blut anliefern und sauerstoffreiches Blut abtransportieren. Die Wände der Lungenbläschen und der Kapillaren bilden zusammen eine dünne Membran – nur 0,001 Millimeter dick – zwischen den Alveolen, in denen die Sauerstoffkonzentration hoch ist, und dem Blutstrom mit niedriger O_2-Konzentration. Das Kohlendioxid diffundiert in umgekehrter Richtung. Die Innenfläche der Alveolen ist mit einem Film aus einer Flüssigkeit überzogen, in der sich der Sauerstoff löst, bevor er durch die Membran diffundiert; dadurch wird die Diffusion beschleunigt.

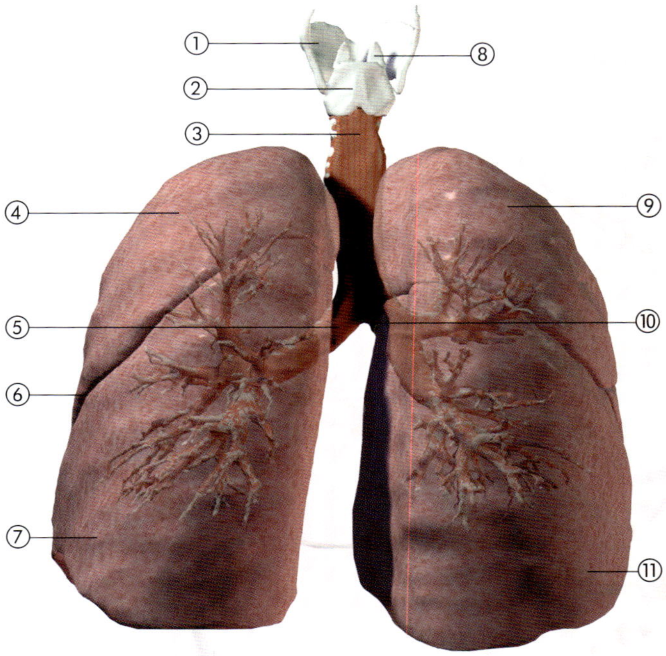

Larynx, Trachea und Lungenflügel; Ansicht von dorsal.

① Schildknorpel (Cartilago thyroidea)
② Ringknorpel (Cartilago cricoidea)
③ Luftröhre (Trachea)
④ Lobus superior pulmonis sinistri
⑤ Bronchus principalis sinister
⑥ Fissura obliqua
⑦ Lobus inferior pulmonis sinistri
⑧ Stellknorpel (Cartilago arytenoidea)
⑨ Lobus superior pulmonis dextri
⑩ Bronchus principalis dexter
⑪ Lobus inferior pulmonis dextri

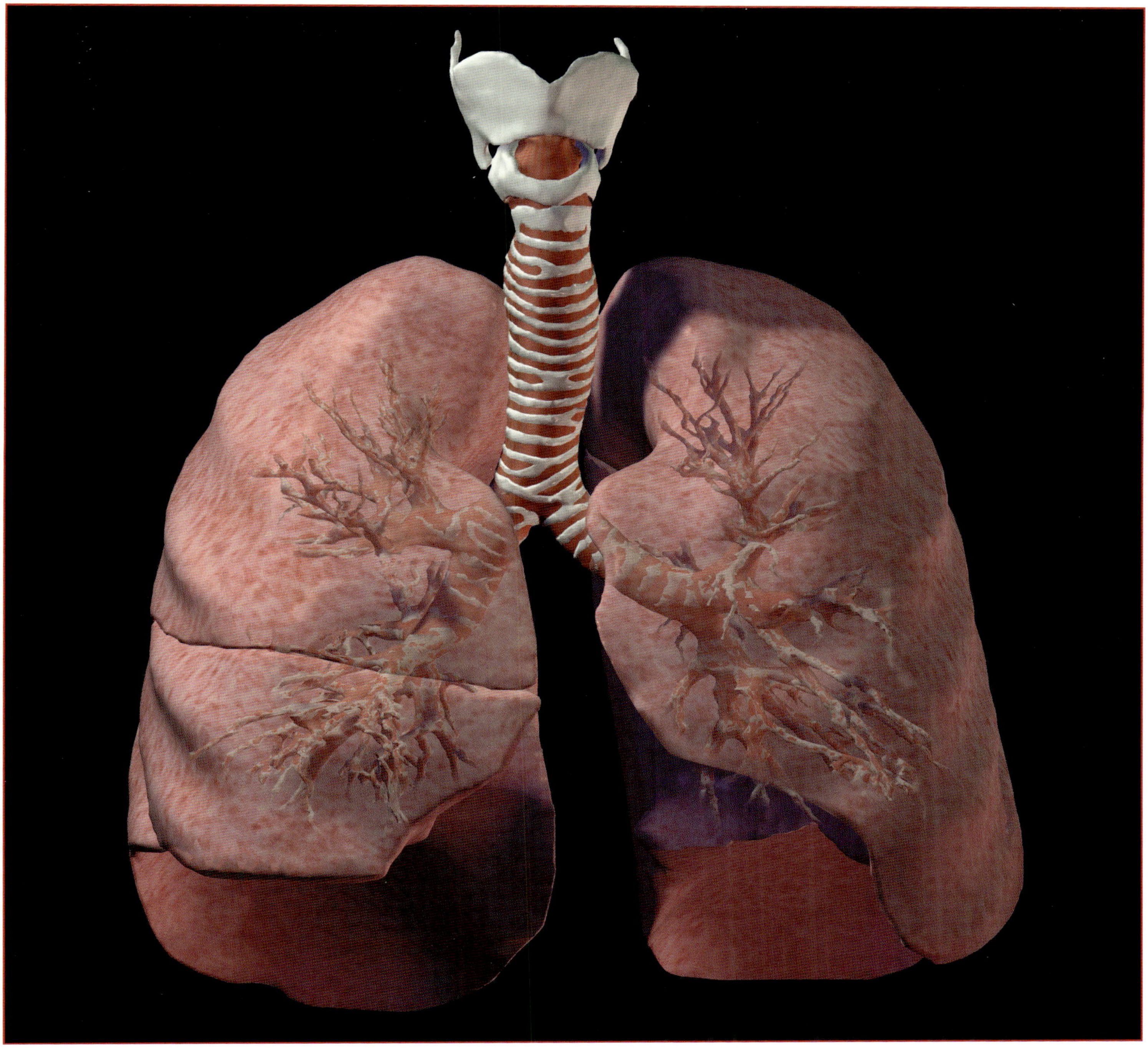

In der Lunge enden die verästelten Bronchiolen in winzigen Bläschen, in denen der Gasaustausch (Sauerstoff gegen Kohlendioxid) stattfindet.

① Kehlkopf (Larynx)
② Luftröhre (Trachea)
③ Oberlappen des rechten Lungenflügels (Lobus superior pulmonis dextri)
④ Rechter Hauptbronchus (Bronchus principalis dexter)
⑤ Horizontale Spalte (Fissura horizontalis)
⑥ Mittellappen des rechten Lungenflügels (Lobus medius pulmonis dextri)
⑦ Unterlappen des rechten Lungenflügels (Lobus inferior pulmonis dextri)
⑧ Oberlappen des linken Lungenflügels (Lobus superior pulmonis sinistri)
⑨ Linker Hauptbronchus (Bronchus principalis sinister)
⑩ Lappenbronchus (Bronchus lobaris)
⑪ Segmentbronchus (Bronchus segmentalis)
⑫ Unterlappen des linken Lungenflügels (Lobus inferior pulmonis sinistri)

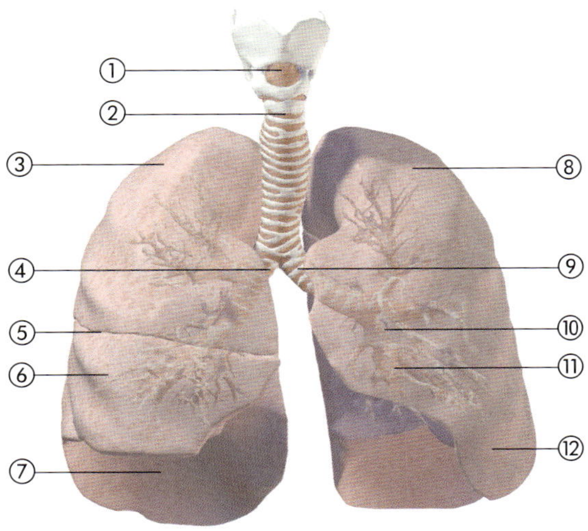

Larynx, Trachea und Lunge; Ansicht von ventral. Der rechte Lungenflügel wird durch zwei Spalten in drei Lappen unterteilt; der linke Lungenflügel hingegen besteht aus nur zwei Lappen.

Die Lunge ruht auf dem Zwerchfell, einer kuppelförmigen Muskelschicht, die den Brustraum vom Bauchraum trennt; zudem ist die Lunge vom Brustkorb – Rippen, Brustbein und Wirbelsäule – umgeben. Die Bewegung der Rippen und des Zwerchefells – die Atmung – presst rund 20 000-mal am Tag Luft in die und aus der Lunge, damit der Körper immer ausreichend mit Sauerstoff versorgt ist.

DIE LUNGE

Die Atmung

Durch die Atmung gelangt Luft in die und aus der Lunge; auf diese Weise wird der Körper mit Sauerstoff versorgt, während das Abfallprodukt Kohlendioxid entsorgt wird. Die Einatmung (Inhalation) und die Ausatmung (Exhalation) kann die Lunge nur mithilfe des Zwerchfells und der Zwischenrippenmuskultaur bewältigen. Die Muskeln weiten oder verengen den Brustkorb, die Lunge folgt dieser Bewegung passiv.

In der Einatmungsphase zieht sich das Zwerchfell zusammen und drückt die Organe im Bauchraum nach unten, während sich gleichzeitig die äußeren Zwischenrippenmuskeln kontrahieren und die Rippen dabei nach oben und außen ziehen. Gemeinsam weiten diese Bewegungen den Brustkorb und damit die darin befindliche Lunge. Der Druck in Brustkorb und Lunge lässt nach, von außen wird Luft eingesogen. In der Ausatmungsphase entspannt sich das Zwerchfell und wird von den Organen im Bauchraum nach oben in eine Kuppelform gedrückt; die Rippen bewegen sich nach unten und innen. Brustkorb und Lunge »sinken ein«, der Luftdruck in der Lunge nimmt zu, die Luft wird herausgepresst. Bei heftiger Atmung kontrahieren sich die inneren Zwischenrippenmuskeln, um die Rippen nach unten zu ziehen. Bei ruhiger Atmung gelangen mit jedem Atemzug rund 500 Milliliter Luft in den Körper. Etwas Restluft verbleibt immer in der Lunge – die frisch eingeatmete Luft verbessert die Qualität der Luft, die sich bereits in der Lunge befindet. Bei starker Bewegung wie etwa beim Sport atmen wir sowohl schneller als auch tiefer.

Atemzentren im Gehirn

Kontrolliert werden Atemfrequenz und Atemtiefe von den Atemzentren im Gehirn. Das Einatemzentrum sendet regelmäßig Nervenimpulse über die Zwerchfell- und Zwischenrippennerven, die jeweils die Zwerchfell- und Zwischenrippenmuskeln zur Kontraktion anregen. Hat sich der Brustkorb geweitet, stellt das Einatemzentrum kurzzeitig seine Aktivität ein, die Muskeln entspannen sich, und die Ausatmung findet statt. Die Botschaften des Atemzentrums sorgen für eine Atemfrequenz von 12 bis 18 Atemzügen pro Minute. Bewegen wir uns, spüren Chemorezeptoren erhöhte Kohlendioxidspiegel im Blut auf, Mechanorezeptoren die erhöhte Muskelaktivität. Die Rezeptoren erstatten dem Hirnstamm Meldung, das Einatemzentrum erhöht seine Aktivität, die Atemfrequenz steigt.

Lunge, Luftröhre und Herz, Ansicht von dorsal; sie zeigt, dass sich die Knorpelringe der Luftröhre nicht bis an ihre hintere Oberfläche erstrecken, wo sie an der Speiseröhre anhängt.

1. Linker Lungenflügel
2. Luftröhre (Trachea)
3. Herz (Cor)
4. Rechter Lungenflügel

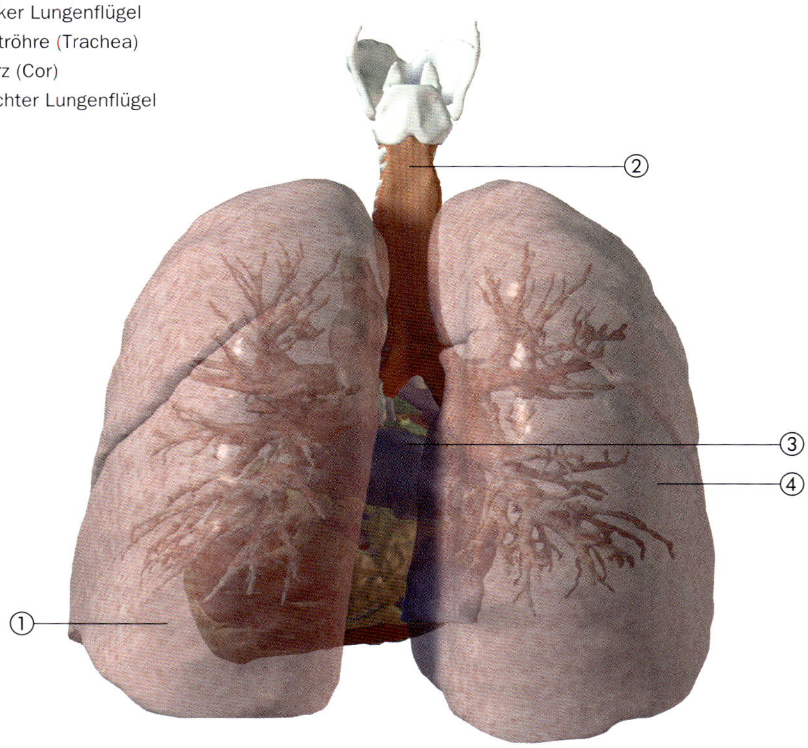

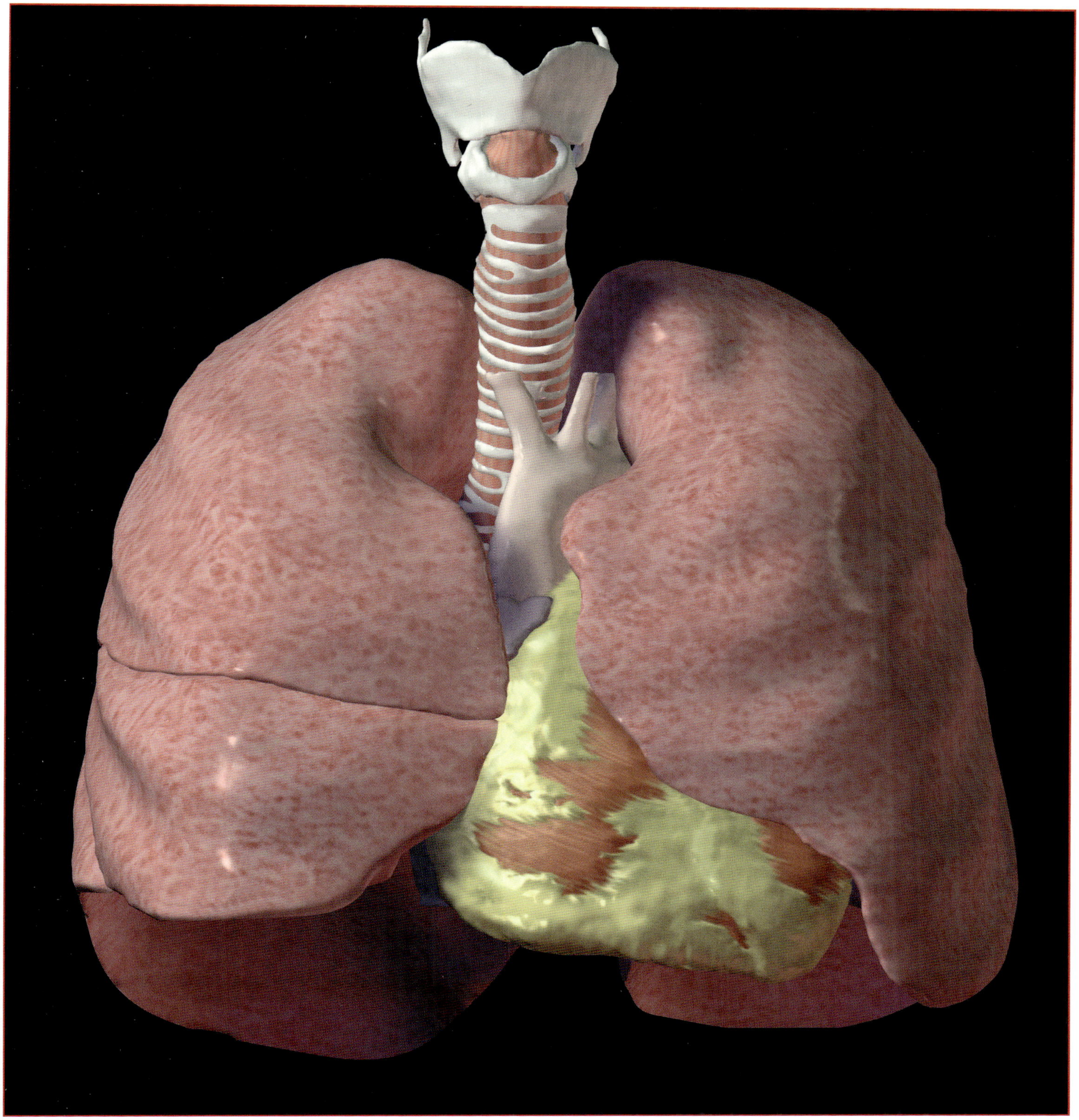

Lunge, Luftröhre und Herz, Ansicht von ventral. Der linke Lungenflügel hat zwei Lappen, der rechte drei. Zudem ist der linke Lungenflügel kleiner als der rechte und beherbergt in einer Höhlung das Herz, das nach links geneigt ist.

① Luftröhre (Trachea)
② Rechter Lungenflügel
③ Aortenbogen
④ Oberer Lappen des rechten bzw. linken Lungenflügels
⑤ Fissura horizontalis
⑥ Mittlerer Lappen des rechten Lungenflügels
⑦ Fissura obliqua
⑧ Unterer Lappen des rechten bzw. linken Lungenflügels
⑨ Knorpelring
⑩ Linker Lungenflügel
⑪ Herz (Cor)
⑫ Höhlung für das Herz

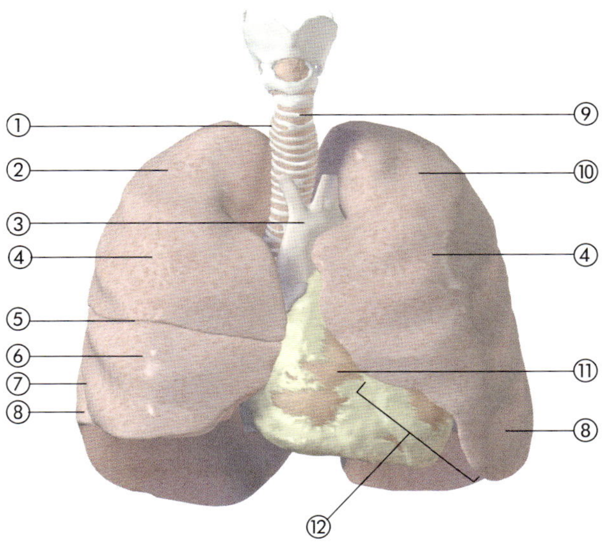

LUNGENFUNKTION

Das rhythmische Sichfüllen und Entleeren der Lunge mit Luft - die Atmung - findet 12- bis 18-mal pro Minute statt, also rund 20 000-mal am Tag.

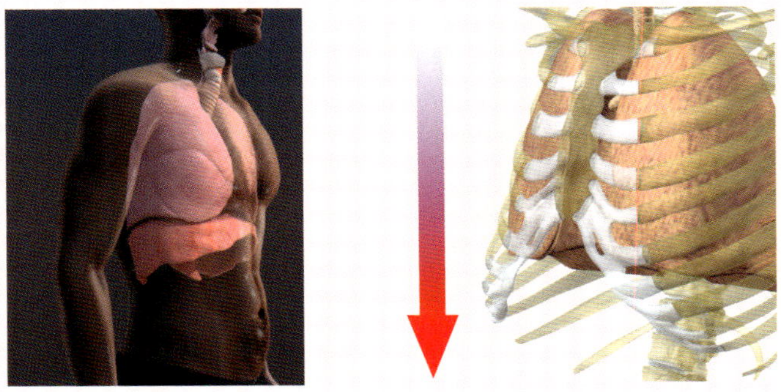

Ist es entspannt, wölbt sich das Zwerchfell nach oben und bildet über den darunter liegenden Organen im Bauchraum eine Kuppel. Zieht es sich zusammen, drückt es die Organe nach unten und schafft so Platz im Brustkorb.

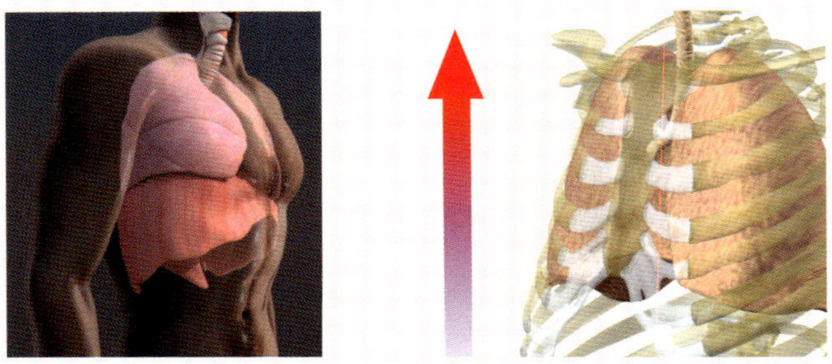

Gleichzeitig bewegen die äußeren Zwischenrippenmuskeln die Rippen nach oben und außen. Der Luftdruck weitet die Lunge, die den nun freien Platz füllt. Entspannen sich die Muskeln wieder, nehmen Brust und Bauch wieder ihren Platz ein und pressen die Luft aus der Lunge.

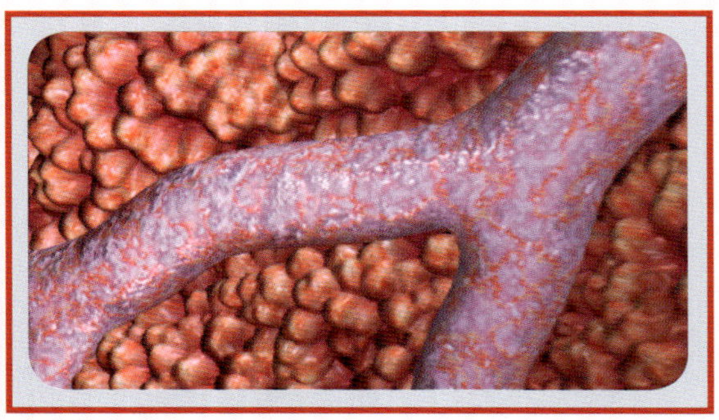

Die Luft gelangt durch die Hauptbronchien, die sich mehrfach zu kleineren Bronchien und schließlich zu noch kleineren Bronchiolen verzweigen.

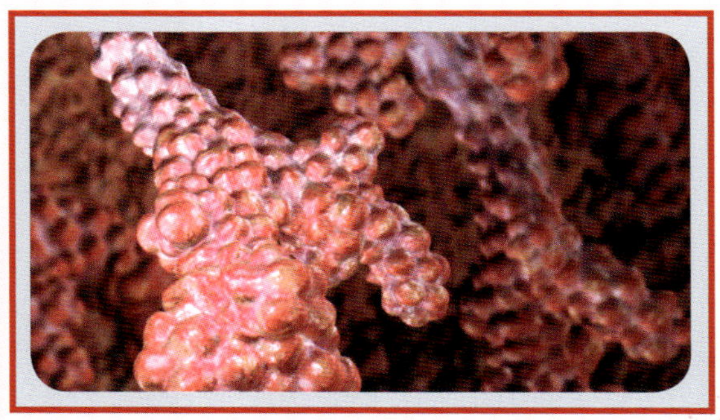

Die Bronchiolen münden in winzige Luftbläschen, die Alveolen, die teilweise nur einen Durchmesser von einem Millimeter oder weniger aufweisen.

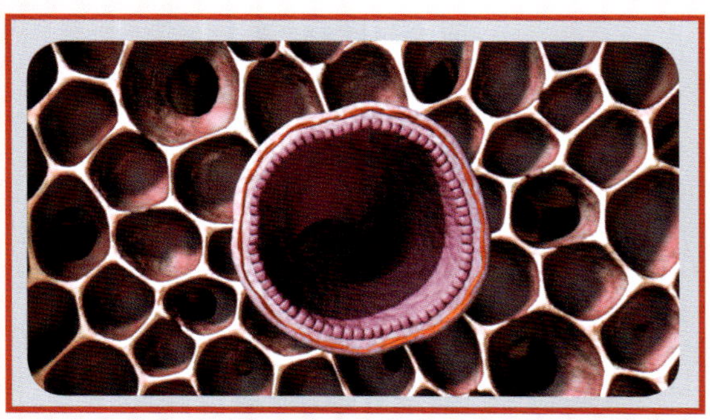

In den Alveolen befinden sich kurze Gänge, die zu den gebündelten Alveolensäckchen führen. Die rund 300 Millionen Alveolen in der Lunge bedecken eine Fläche von rund 70 Quadratmetern.

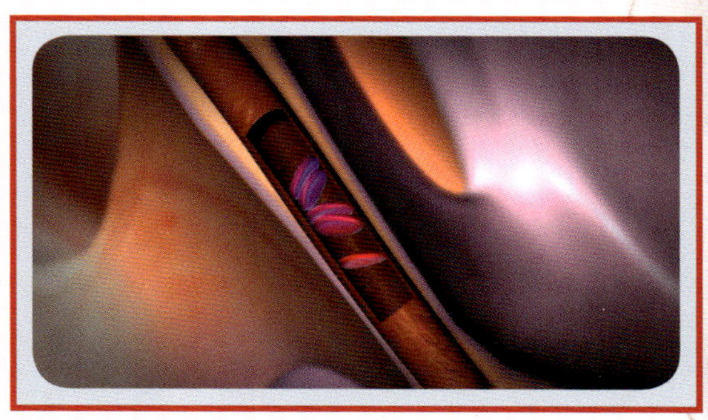

Umgeben sind die Alveolen von Kapillaren, in denen über eine nur 0,001 Millimeter dicke Membran das Blut mit Sauerstoff angereichert wird. Ein flüssiger Film im Inneren der Kapillaren hilft beim Gasaustausch.

LUNGENSCHÄDEN

Die Bronchienwände bestehen aus Knorpelgewebe mit einem hohen Anteil an elastischen Fasern, unterlegt mit Muskelsträngen. Innen sind die Bronchien mit einer stets feuchten Schleimschicht ausgekleidet. In den Bronchiolen gibt es kein Knorpelgewebe und nur wenige Muskelfasern; ihre Wände bestehen hauptsächlich aus Kollagen. Die hoch komplexe Struktur kann leicht durch Schmutzpartikel in der Luft – etwa Zigarettenrauch – geschädigt werden. Die Folge: chronisch obstruktive Lungenerkrankung, auch als Raucherhusten bekannt.

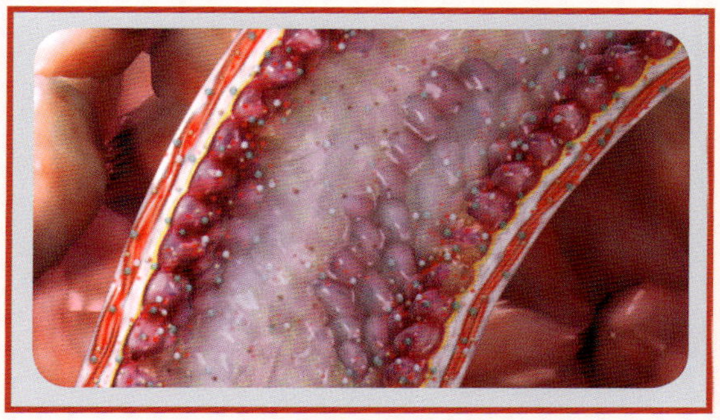

Mit der Luft gelangt Zigarettenrauch in die Atemwege.

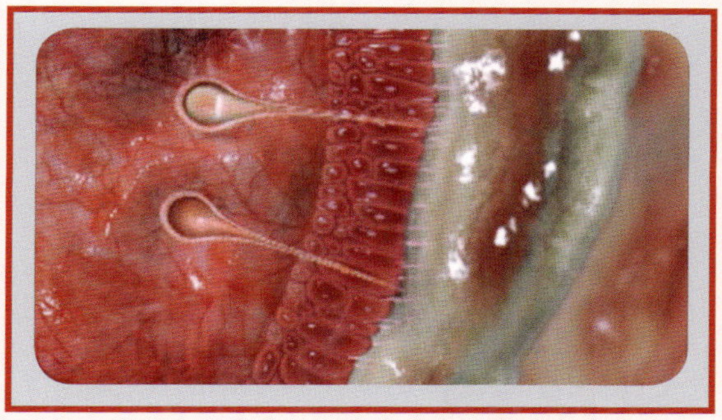

Sogenannte Becherzellen in den Atemwegen schwellen an und produzieren wesentlich mehr Schleim als üblich.

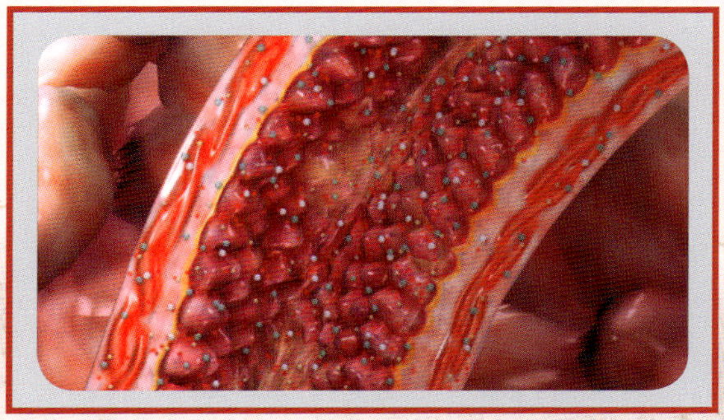

Die Bronchienwände werden beschädigt und verdicken sich, was den Luftstrom weiter einengt.

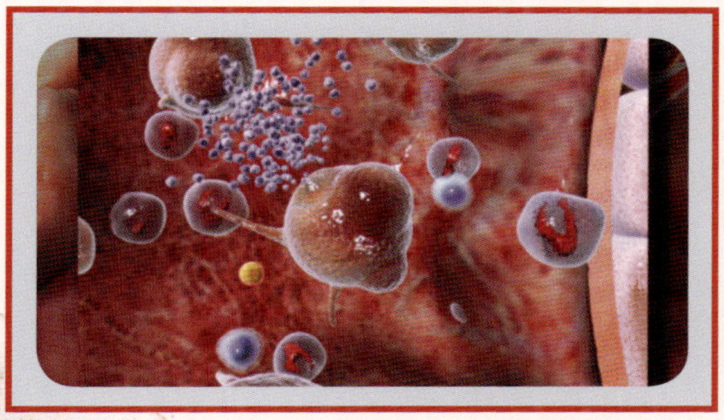

Auch die kleineren Bronchien reagieren auf die Giftstoffe und Gase; sie schwellen an und füllen sich mit Makrophagen, T-Zellen sowie Neutrophilen. Diese Zellen schütten ebenfalls entzündliche Substanzen in die Wände der kleineren Bronchien aus.

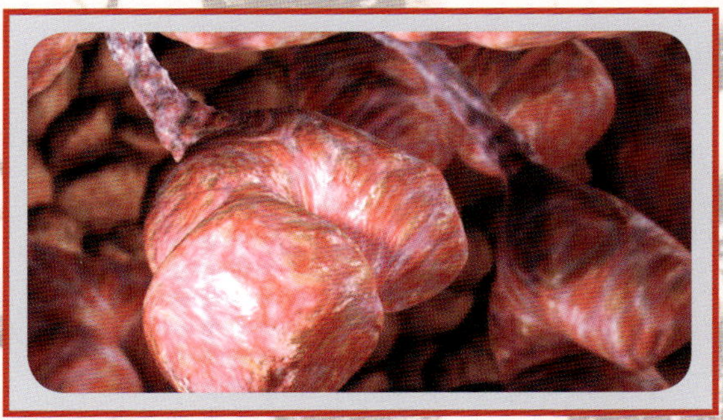

Meist kommt es zur großflächigen Zerstörung der Alveolarwände, was zu einem Elastizitätsverlust der Lunge führt. Die übrig gebliebenen Alveolen vergrößern sich.

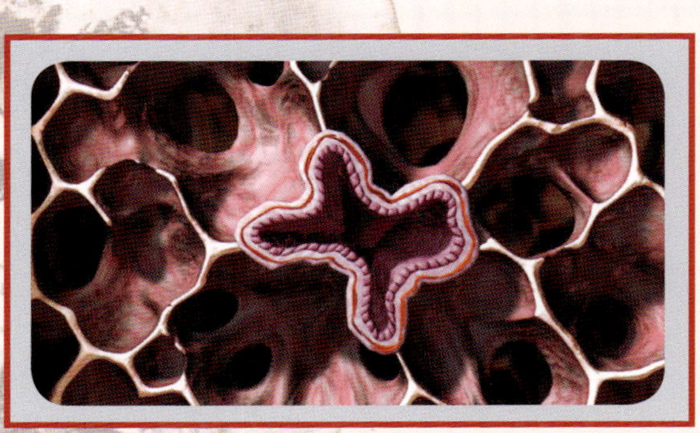

Was ein solcher Elastizitätsverlust bedeutet, wird bei diesem Schnitt durch die Bronchiolen sichtbar: Sie kleben zusammen, da ihnen das stützende Knorpelgewebe fehlt.

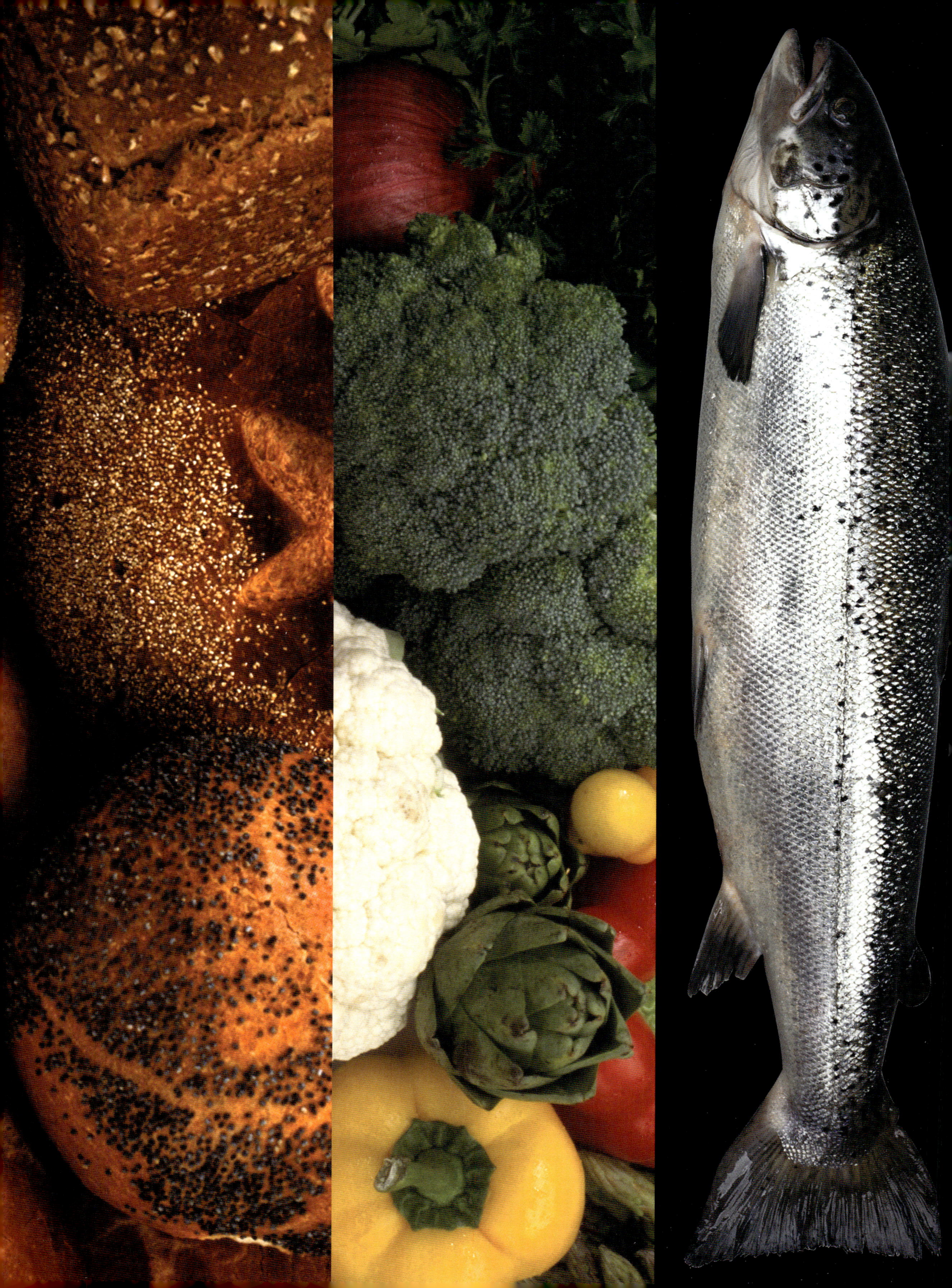

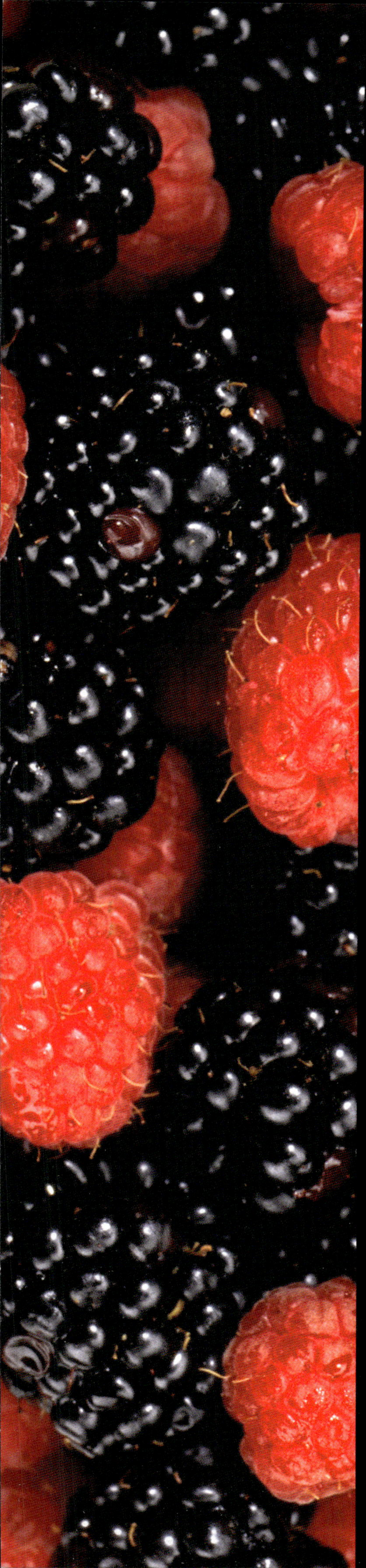

DER VERDAUUNGS-TRAKT

UNSER KÖRPER MUSS IN DER LAGE SEIN, AUS EINEM BREIT GEFÄCHERTEN NAHRUNGSANGEBOT ALLE NÄHRSTOFFE MÖGLICHST EFFEKTIV AUFZUNEHMEN – UND DAS OBWOHL MENGE UND KOMBINATION OFT NICHT ANNÄHERND OPTIMAL FÜR IHN SIND. ANSCHLIESSEND MUSS ER DIE NAHRUNGSRÜCKSTÄNDE ENTSORGEN UND DABEI TROTZDEM DAS GLEICHGEWICHT DER KÖRPERFUNKTIONEN AUFRECHTERHALTEN.

ESSEN IST LEBENSWICHTIG. DIE IN DEN SPEISEN ENTHALTENEN NÄHRSTOFFE ERHALTEN DIE ZELLEN FUNKTIONSTÜCHTIG, DENN SIE LIEFERN IHNEN ENERGIE UND ROHMATERIAL FÜR DAS WACHSTUM UND FÜR REPARATUREN. DIE MEISTEN DIESER LEBENSWICHTIGEN NÄHRSTOFFE SIND JEDOCH IN DEN NAHRUNGSMITTELN, DIE WIR ZU UNS NEHMEN, »EINGESPERRT«. KOMPLEXE MOLEKÜLE MÜSSEN ZERLEGT BZW. VERDAUT WERDEN, DAMIT DER KÖRPER IHRE EINFACHEREN BAUSTEINE – WIE GLUKOSE UND AMINOSÄUREN – VERWERTEN KANN. DIESEN ABBAUPROZESS ERLEDIGT DIE VERDAUUNG.

ÜBERBLICK

Die meisten Nahrungsmittel – z.B. eine Scheibe Brot oder ein Stück Hähnchenfleisch – stellen ein Gemisch aus verschiedenen Nährstoffen dar, zu denen vor allem Kohlenhydrate, Proteine, Fette, Vitamine, Mineral- und Faserstoffe gehören. Zu den Kohlenhydraten gehören einfache Zucker wie Glukose und komplexe Kohlenhydrate wie die Stärken, die aus Ketten von Glukosemolekülen bestehen. Durch den Verdauungsprozess werden komplexe Kohlenhydrate zu einfachen Zuckern abgebaut, die Energie liefern. Die Proteine werden in ihre molekularen Bausteine, die Aminosäuren, zerlegt, die von den Zellen zu neuen Proteinen zusammengebaut werden. Sie werden für das Zellwachstum sowie für Zellreparaturen und für die Bildung von Enzymen (siehe Kasten S. 182) benötigt. Fette spaltet die Verdauung in Fettsäuren und Glyzerin auf, die entweder zur Erzeugung von Energie verbraucht oder zu Körperfett (für Isolierzwecke) umgebaut werden. Vitamine (z.B. Vitamin C) und Mineralstoffe (z.B. Kalzium und Eisen) sind für den normalen Ablauf der Stoffwechselreaktionen notwendig. Die unverdaulichen Fasern pflanzlicher Gewebe, die Faser- oder Ballaststoffe, regen die Darmtätigkeit an.

Der Verdauungsprozess

Der Verdauungstrakt benötigt 24 bis 48 Stunden für die Verwertung der Nahrung. Man unterscheidet dabei vier Phasen:

Nahrungsaufnahme (Ingestion) durch den Mund

Verdauung (Digestion): Dabei werden viele unterschiedliche Nahrungsmittel zu einfachen Nährstoffmolekülen abgebaut. Dies kann durch mechanische Zerkleinerung (z.B. durch die Zähne beim Kauen oder die zerkleinernde Wirkung der Magenwand) oder Enzymeinwirkung geschehen.

Absorption: Einfache Nährstoffmoleküle werden vom Blutstrom absorbiert, d.h. aufgenommen, und dorthin gebracht, wo sie gebraucht werden.

Ausscheidung (Egestion): Die unverdauten Nahrungsreste werden als Stuhl aus dem After (Anus) ausgeschieden.

① Leber (Hepar)
② Gallenblase (Vesica biliaris)
③ Dickdarm (Intestinum crassum)
④ Becken (Pelvis)
⑤ Speiseröhre (Ösophagus)
⑥ Milz (Splen)
⑦ Magen (Gaster)
⑧ Bauchspeicheldrüse (Pankreas)
⑨ Dünndarm (Intestinum tenue)
⑩ Mastdarm/Enddarm (Rektum)

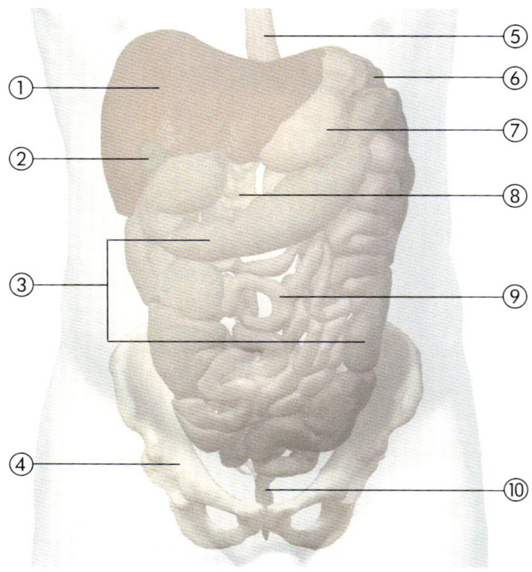

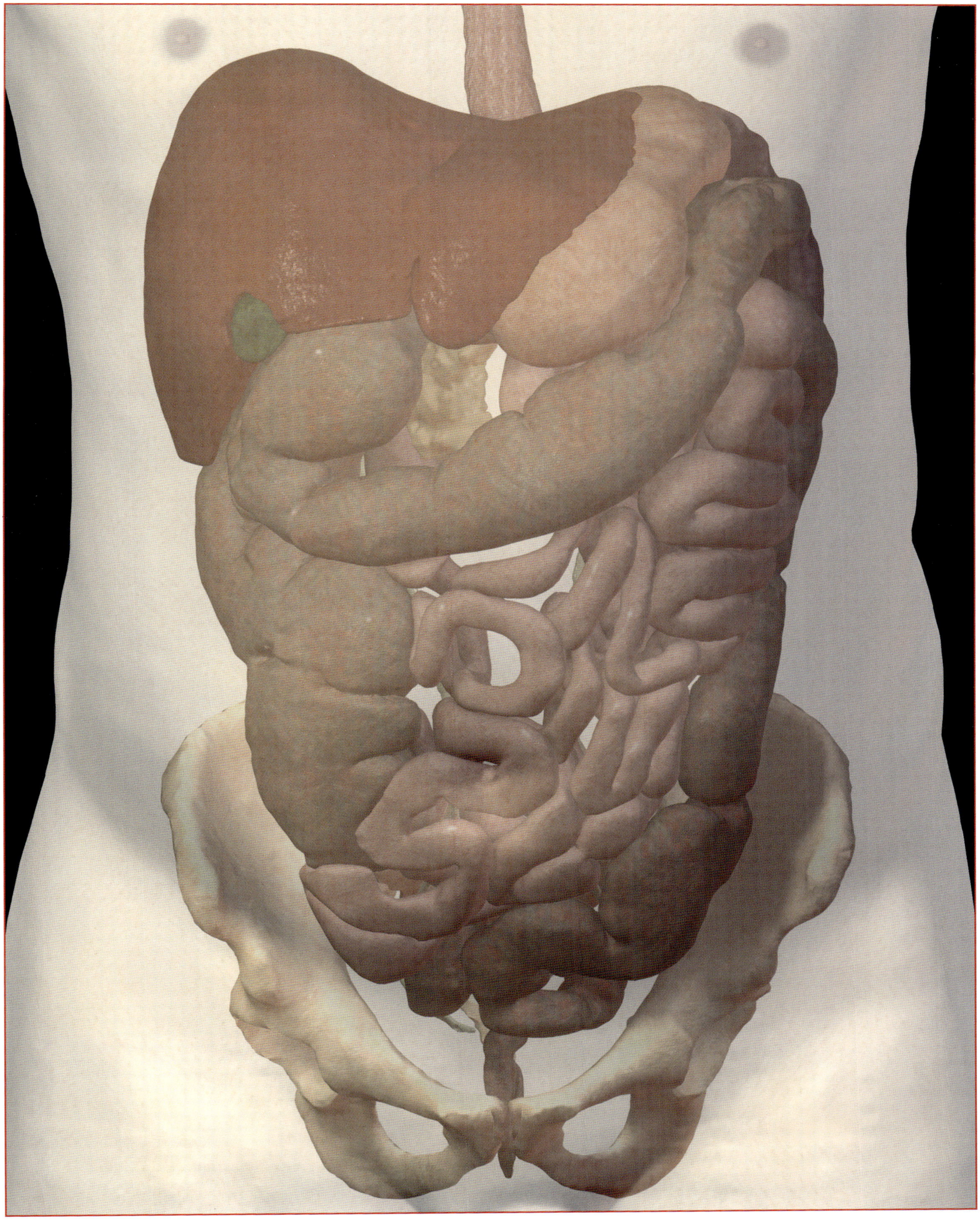

Abdomen (Bauch) mit Verdauungsorganen; Ansicht von ventral. Die Lage der einzelnen Verdauungsorgane im Ober- bzw. Unterbauch ist aus dieser Abbildung ersichtlich.

VERDAUUNG

Als Verdauung bezeichnet man den Prozess, bei dem die Nahrung zerlegt wird, damit die Zellen die Nährstoffe aufnehmen können. Dabei wird sorgfältig danach sortiert, was der Körper verwerten kann – entweder zur Energiegewinnung oder zum Aufbau von Gewebe – und was nicht. Letzteres wird in flüssiger oder fester Form wieder ausgeschieden.

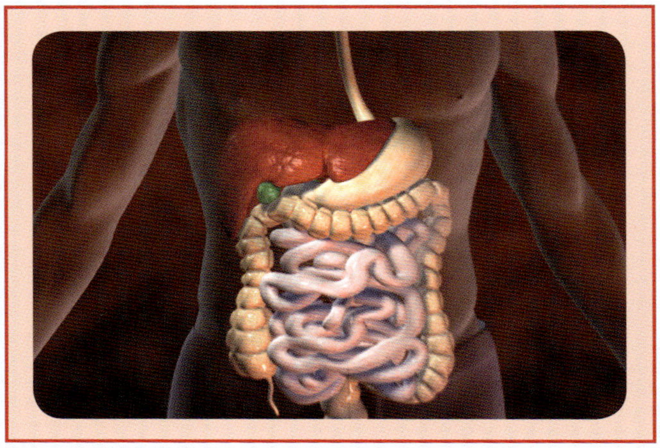

Den meisten Platz im Bauchraum nehmen die Verdauungsorgane ein.

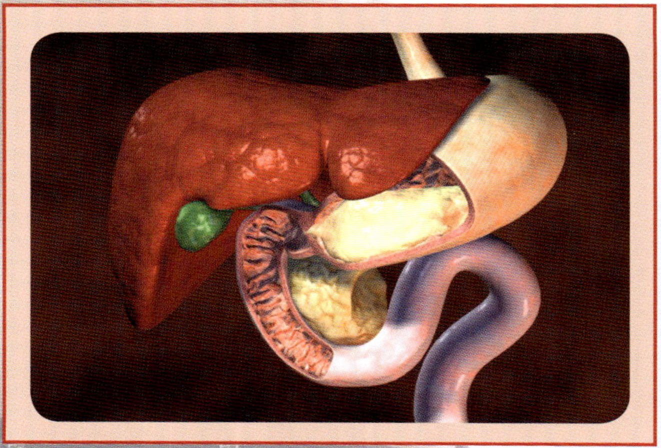

Zunächst gelangt die Nahrung in den Magen, wo sie mit Magensäure und Enzymen vermengt wird, die sie in ihre einzelnen Bestandteile aufspalten.

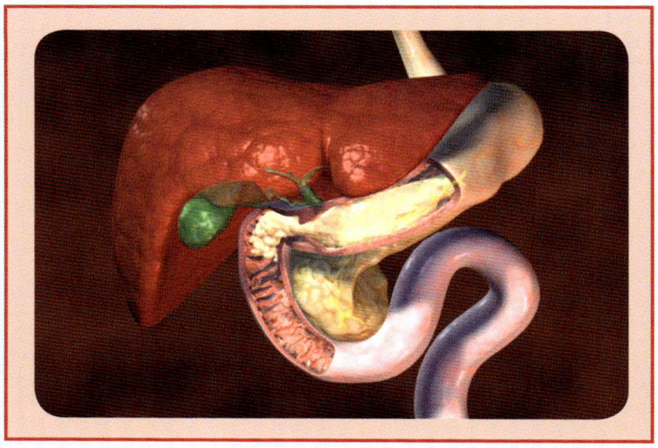

Diese nun halbflüssige Nahrung, der Speisebrei (Chymus), wird dann zur weiteren Aufspaltung in den ersten Abschnitt des Dünndarms transportiert.

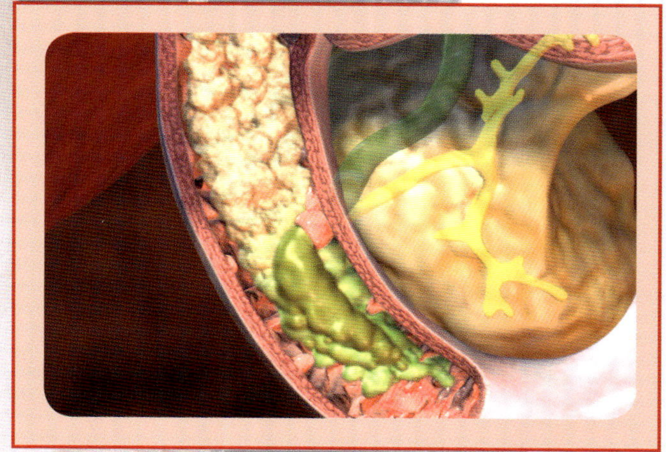

Zur leichteren Verdauung wird der Speisebrei mit Gallenflüssigkeit vermischt, die in der Leber produziert und in der Gallenblase gespeichert wird. Sie gelangt durch Gänge in den Zwölffingerdarm (Duodenum), den ersten Abschnitt des Dünndarms, reduziert den hohen Säuregehalt des Speisebreis und macht Fette verdaulicher.

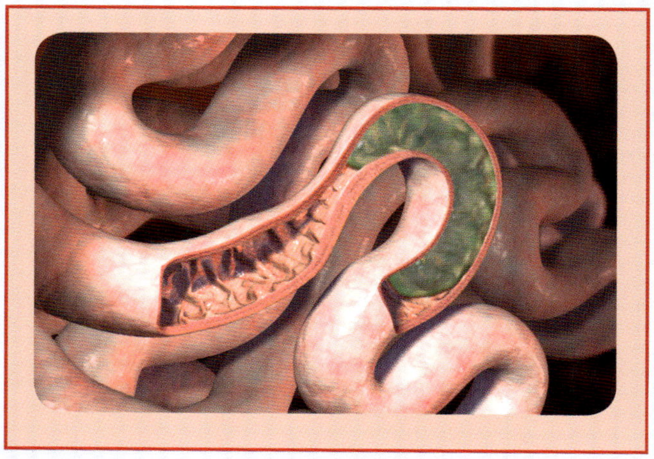

Aus dem Dünndarm werden die Abfallprodukte des Speisebreis nach oben durch den aufsteigenden Dickdarm (Colon), quer über den Bauchraum und nach unten in Richtung Mast- oder Enddarm (Rektum) transportiert.

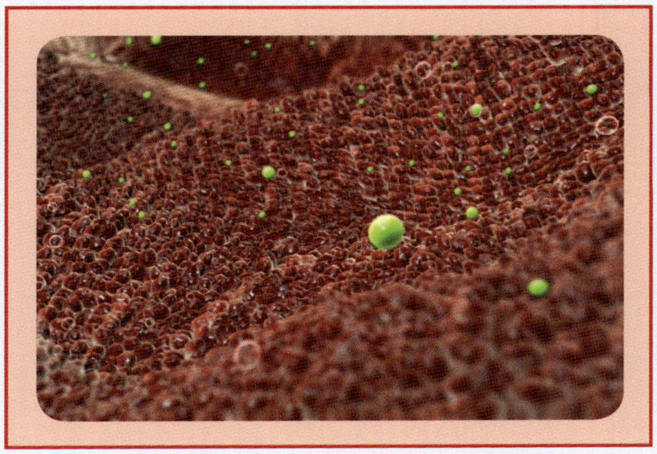

Das Innere des Darms ist mit kleinen Knötchen, den Zotten, ausgekleidet, die die Innenfläche des Darms um mindestens das 50-fache vergrößern.

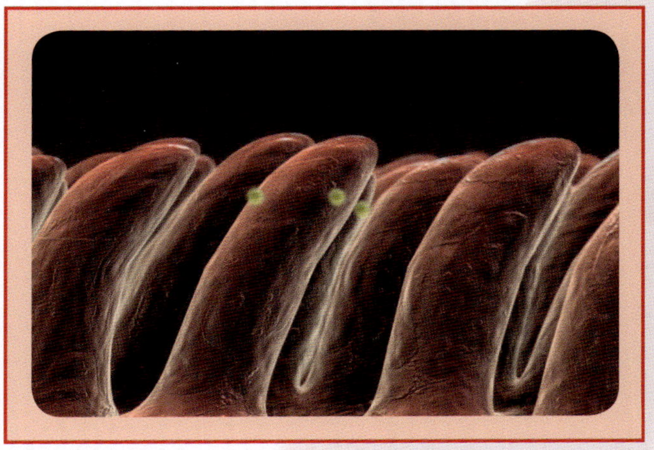

Die Zotten helfen bei der Aufnahme der Nährstoffe; da sie die Darmfläche vergrößern, gelangen mehr Nährstoffe in die Kapillaren in der Darmwand.

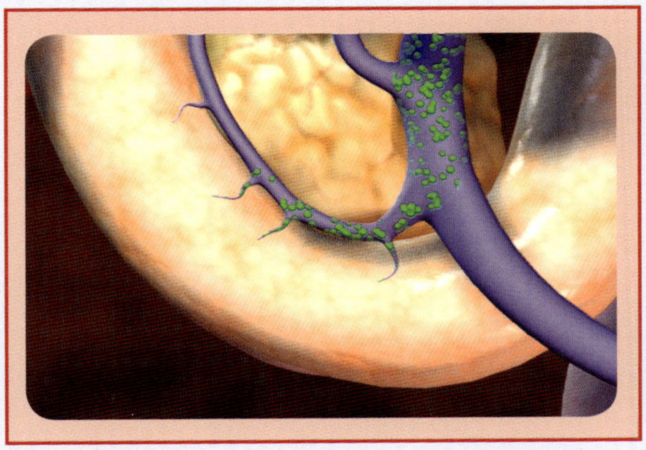

Einige Nährstoffe wie Aminosäuren und Glukose gelangen direkt in den Blutstrom. Andere werden durch die Pfortader zur weiteren Verarbeitung und Lagerung in die Leber transportiert.

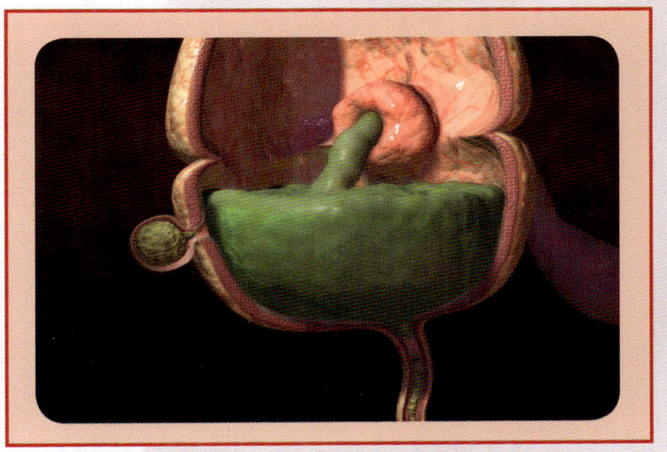

Verlässt die verdaute Nahrung den Dünndarm und gelangt in den Dickdarm, sind ihr fast alle Nährstoffe entzogen. Im Dickdarm werden nur noch Wasser und Salz extrahiert; übrig bleibt festes Material, das zur Ausscheidung bestimmt ist.

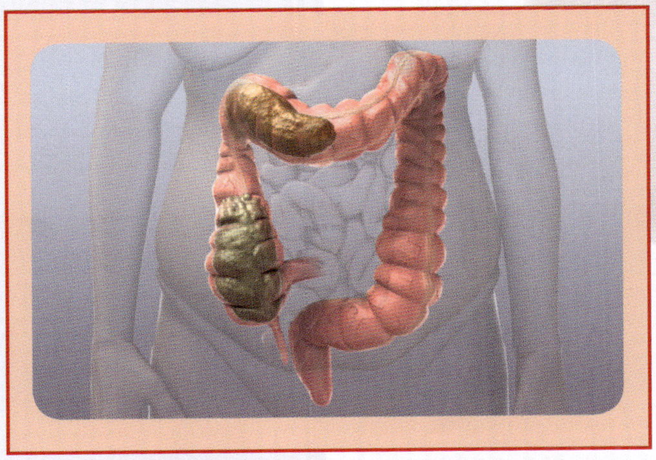

Nach dem Dünndarm gelangt der Stuhl in den auf-, dann in den absteigenden Dickdarm und schließlich in den Mast- oder Enddarm. Dabei werden ihm beständig Wasser und Salze entzogen. Wird zu wenig Wasser entzogen, kommt es zum Durchfall; wird zu viel Wasser entzogen, ist Verstopfung die Folge.

CHOLESTERIN & FETT

Zu viel Cholesterin kann zwar tödlich sein, doch ist es auch ein essenzieller Baustein des Lebens. Das meiste Cholesterin im Körper wird in der Leber aus Kohlenhydraten, Proteinen und Fetten hergestellt. Rund 25 Prozent stammen aus tierischem Eiweiß, das mit der Nahrung z.B. in Form von Fleisch oder Eigelb aufgenommen wird. Im LDL-Cholesterin ist das Fett-Eiweiß-Verhältnis ungünstig, es lagert sich auch schneller in den Zellen ab. Diese Ablagerungen können die Gefäße verengen und den Blutfluss zum Herzen und zum Gehirn behindern. Das »gute« HDL-Cholesterin wird in der Regel zur Leber transportiert, wo es verwertet und als Gallensäure ausgeschieden wird. Diese wiederum unterstützt den Körper bei der Fettverdauung.

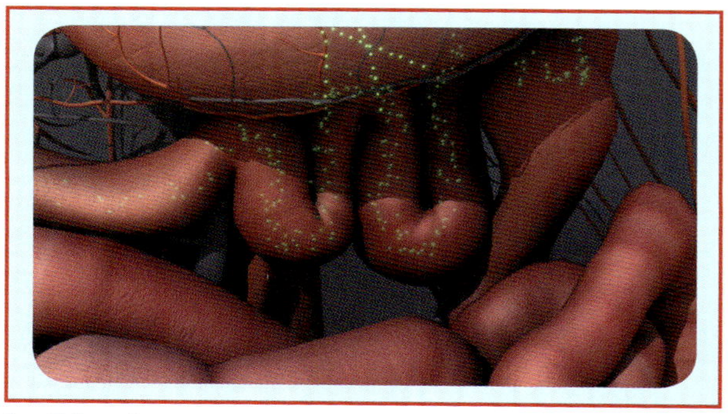

Im Dünndarm werden Fette (Lipide) aufgespalten, damit sie über die Darmwand vom Körper aufgenommen werden können. In den Darmwandzellen wird das Cholesterin zu kleinen Tröpfchen umgebaut; dies geschieht in einer Schicht aus Lipoproteinen, den Chylomikronen.

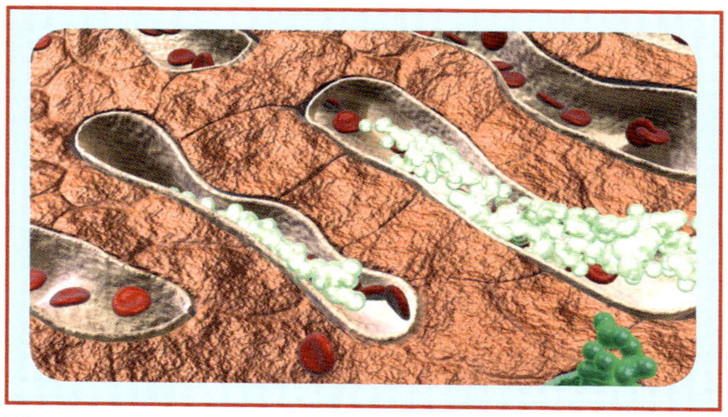

Die Chylomikronen gelangen in das Lymphsystem und werden über dieses ins Blut und weiter in die Leber transportiert, wo sie von bestimmten Zellen, den Hepatozyten, absorbiert werden.

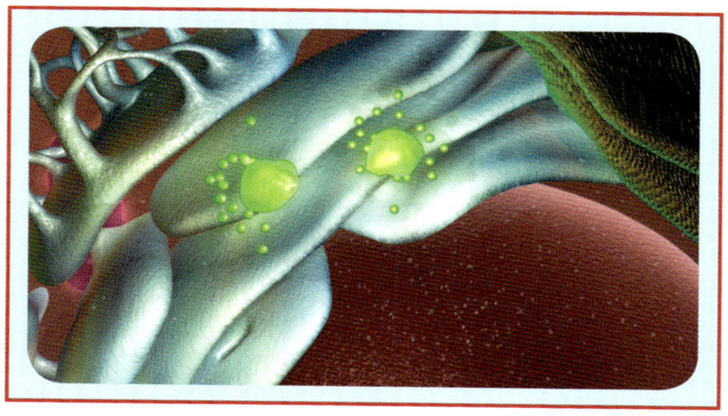

In den Hepatozyten wird das Cholesterin erneut umgebaut, damit es der Körper verwerten kann. Diese Cholesterinpäckchen, die Lipoproteine, bestehen aus Eiweiß, Fetten und Cholesterin.

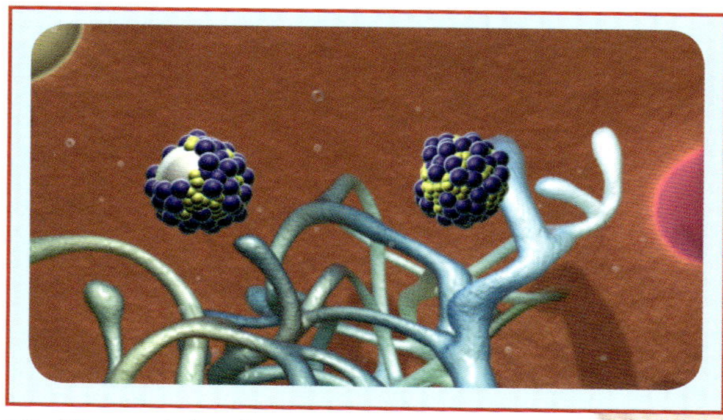

Die Lipoproteine im Blut verteilen das Fett im ganzen Körper, wo es zum Aufbau der Zellmembrane gebraucht wird; sie sammeln umgekehrt aber auch Fett ein und transportieren es wieder zur Leber.

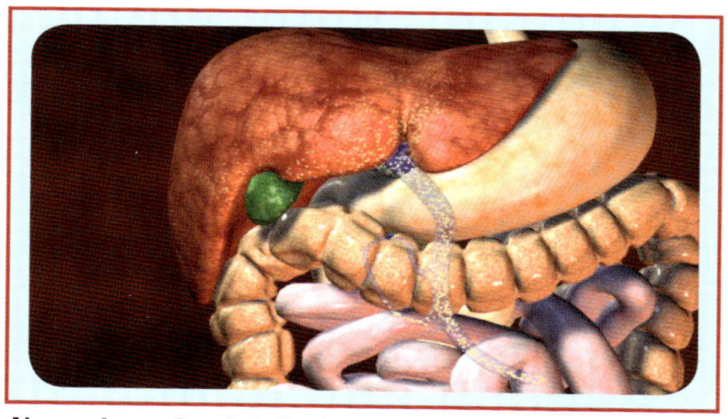

Normalerweise ist die Leber dunkelrot; lagert sich jedoch zu viel Fett darin an, bekommt sie eine weißliche Färbung. Man spricht dann von der Fettleber.

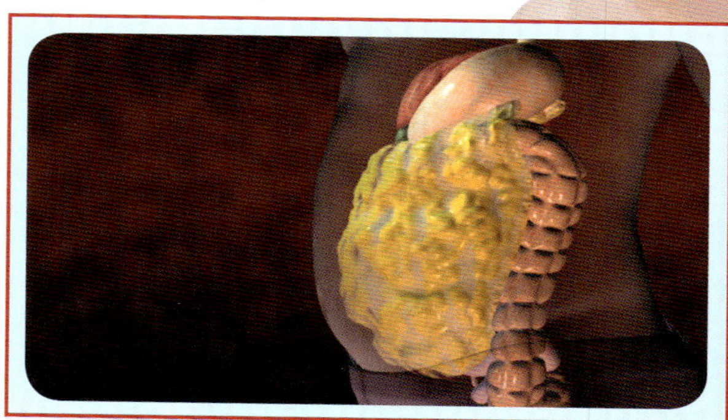

Diese Fettablagerungen können auch zu Übergewicht und Fettleibigkeit führen; man sieht das in der Regel am »großen Netz« (Omentum majus), einer fett- und bindegewebsreichen Struktur, die vom Bauchfell überzogen wird.

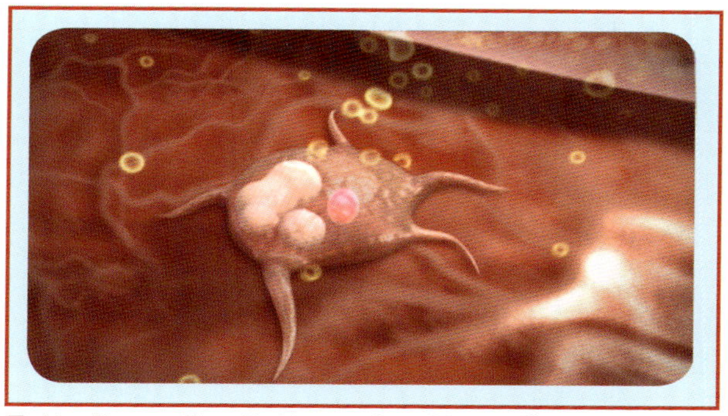

Fettzellen sollen Fett aus den Blutgefäßen speichern, die den Körper mit Sauerstoff und Nährstoffen versorgen.

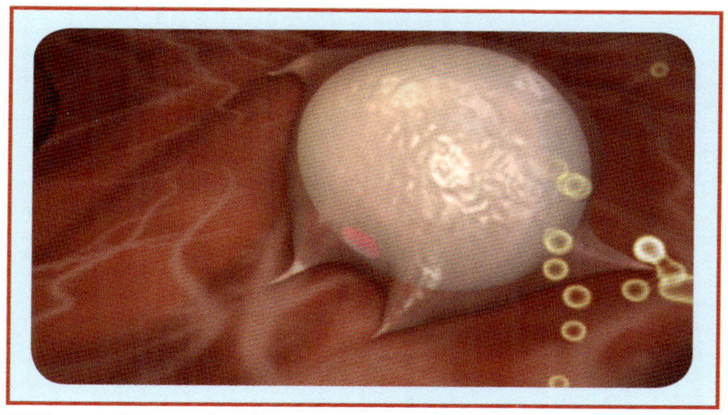

Mit zunehmender Fettmenge können sich diese Zellen vergrößern.

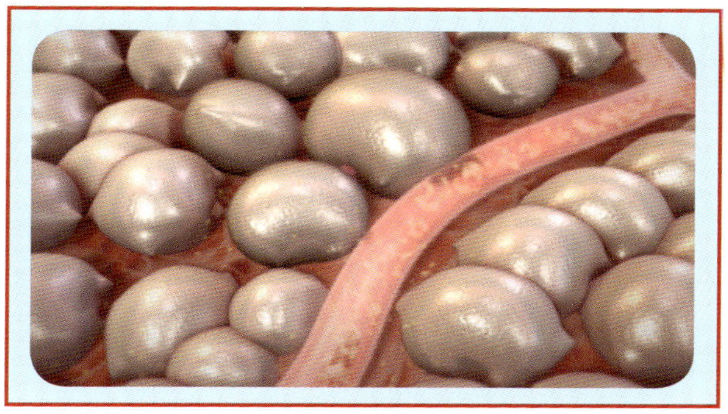

Wachsen die Zellen weiter, wird der Zellkern an den Rand gedrängt und die Zellen berühren einander.

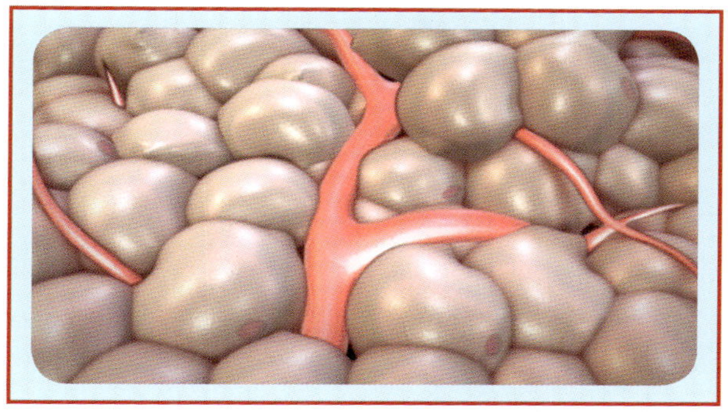

Schließlich bilden sie eigene Blutgefäße aus, um das Wachstum weiter sicherzustellen.

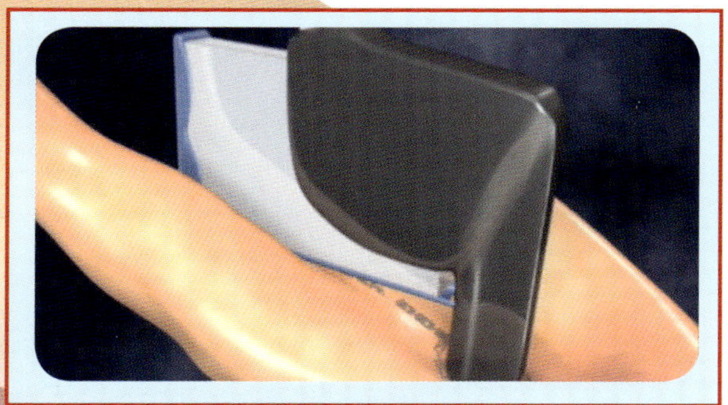

Bei sehr schweren Fällen von Fettleibigkeit kann ein chirurgischer Eingriff – eine Magenverkleinerung (Gastroplastik) – vorgenommen werden. Dabei wird ein Bereich des Magens mithilfe chirurgischer Klammern knapp unterhalb der Stelle, an der die Speiseröhre in den Magen mündet, abgetrennt.

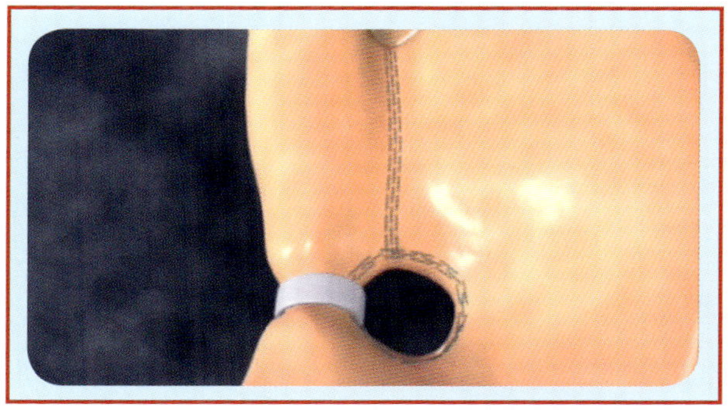

Zudem kann bei diesem Eingriff auch ein Magenband eingesetzt werden. Das kleinere Magenvolumen kann weniger Nahrung aufnehmen, was in der Regel zu einem Gewichtsverlust führt.

VERDAUUNGSKANAL & AKZESSORISCHE ORGANE

Der Verdauungskanal ist ein langer Schlauch aus verbundenen Organen – Mund, Rachen (Pharynx), Speiseröhre, Magen, Dünndarm und Dickdarm – zwischen Mund und After. Der Oberbegriff »Verdauungsapparat« schliesst auch die Zunge und die Zähne mit ein, die die Nahrung bewegen und zerkleinern; ausserdem die Speicheldrüsen, die Leber und die Bauchspeicheldrüse, die ihre Sekrete über Ausführungsgänge in den Verdauungskanal entleeren; und die Gallenblase als Sammelorgan für die Lebersekrete.

Verdauungsorgane des Bauchraums; Ansicht von lateral (rechts). Die Vorderseite des Körpers bildet den rechten Rand der Abbildung.

① Speiseröhre (Ösophagus)
② Leber (Hepar)
③ Gallenblase (Vesica biliaris)
④ Dickdarm (Intestinum crassum)
⑤ Aufsteigender Grimmdarm (Colon ascendens)
⑥ Rechte Niere (Ren dexter)
⑦ Becken (Pelvis)
⑧ Dünndarm (Intestinum tenue)
⑨ Mastdarm (Rectum)

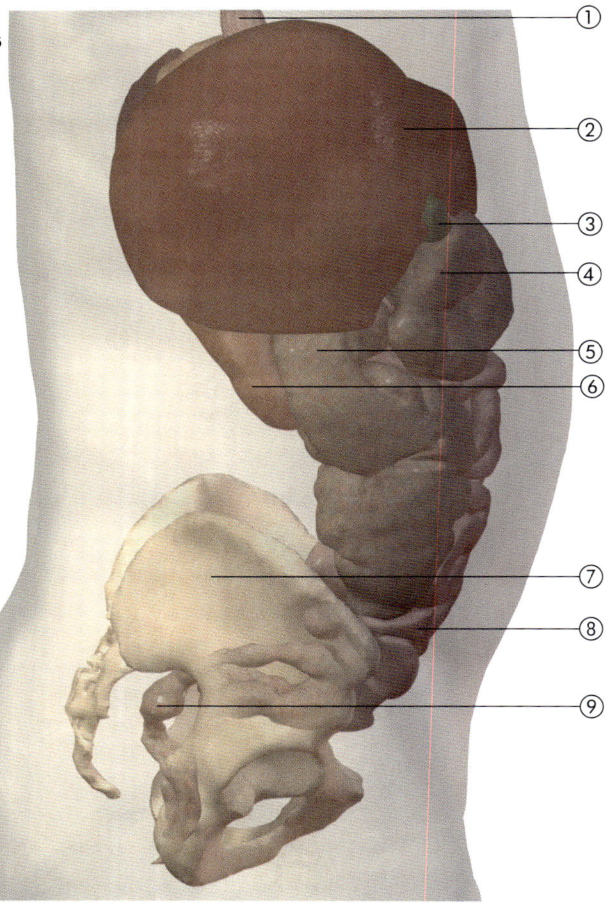

Was sind Enzyme?

Enzyme sind Eiweißkörper, die als Biokatalysatoren wirken, d.h., sie beschleunigen die chemischen Reaktionen im Körper auf Milliardstel der sonst dafür benötigten Zeit, ohne sich selbst zu verändern. Intrazellulär wirkende Enzyme beschleunigen die Stoffwechselvorgänge innerhalb von Zellen. Die Verdauungsenzyme sind extrazellulär wirkende Enzyme, die von Zellen in den Speicheldrüsen, im Magen, in der Bauchspeicheldrüse und im Dünndarm in den Verdauungskanal ausgeschüttet werden. Ohne diese Enzyme würde die Verdauung zu langsam ablaufen.

Enzyme wirken spezifisch auf bestimmte Substratmoleküle. Das Substrat passt genau in einen bestimmten Bereich des Enzyms, das sogenannte aktive Zentrum, wie ein Schlüssel in ein Schloss passt. Die Produkte der ausgelösten Reaktion werden vom aktiven Zentrum freigesetzt, und das unverändert gebliebene Enzym lagert sich anderen Substratmolekülen an. Verdauungsenzyme beschleunigen Reaktionen, bei denen eine Hydrolyse (die chemische Spaltung mit Wasser) stattfindet, also der Abbau organischer Nahrungsbestandteile durch Einwirkung von Wasser. Das Enzym Amylase (im Speichel) z.B. baut Stärke zu Maltose ab, und Maltase (im Bauchspeicheldrüsensekret) spaltet Maltose in Glukose.

Die Wand des Verdauungskanals besteht aus zwei charakteristischen Schichten glatter Muskeln: einer inneren Ringmuskelschicht und einer äußeren Längsmuskelschicht. Wellenartige Muskelkontraktionen (Peristaltik) befördern die Nahrung afterwärts. Die Bewegungen im Verdauungskanal sowie die Abgabe der Verdauungssäfte werden automatisch vom vegetativen Nervensystem (siehe S. 95) sowie von Hormonen (siehe S. 126) gesteuert. Die einzige willentlich kontrollierbare Phase der Verdauung ist die Nahrungsaufnahme.

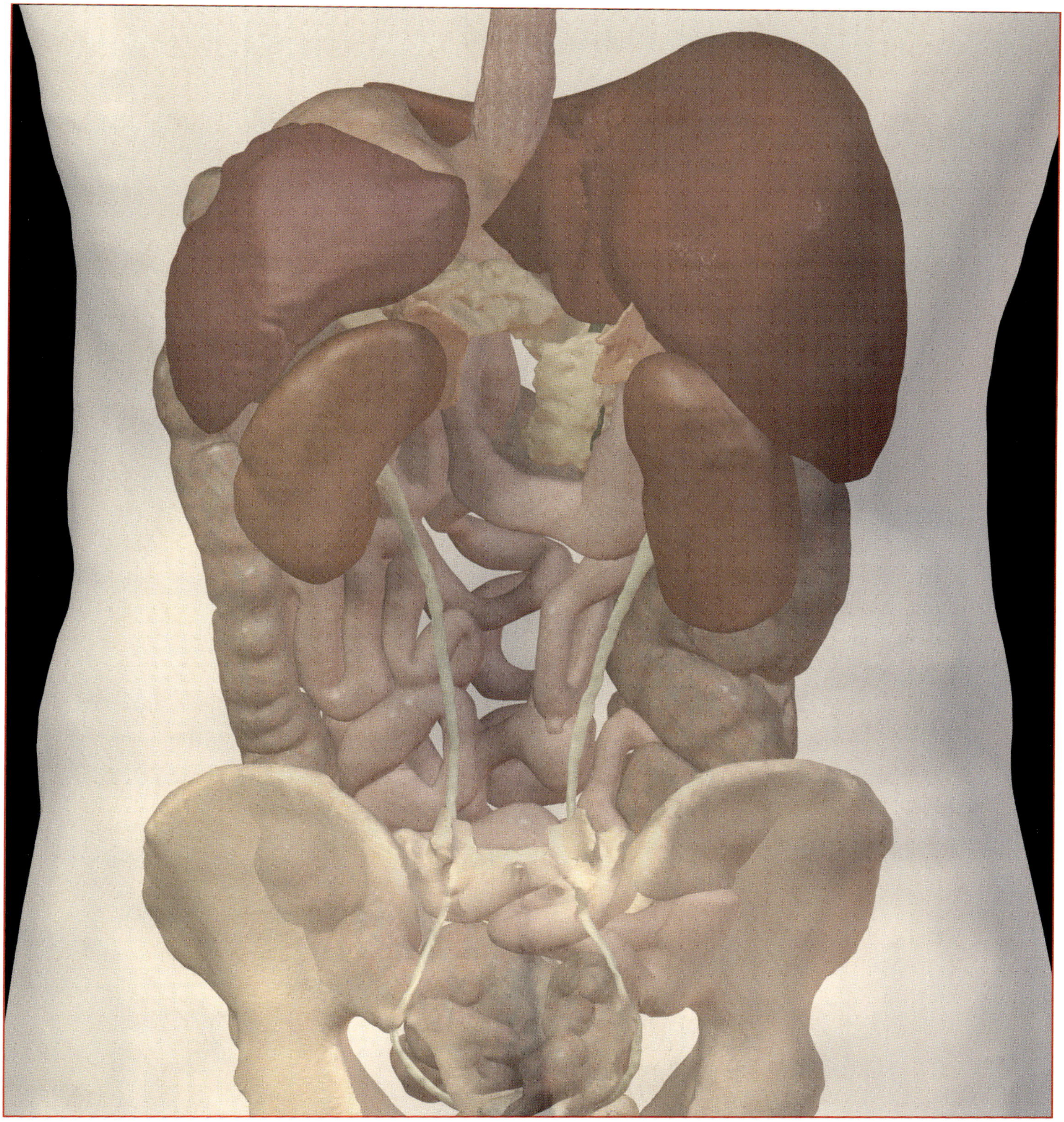

Bauch und Verdauungsorgane; Ansicht von dorsal. Die Abbildung zeigt die Lage der Verdauungsorgane in Bezug auf die Nieren.

① Speiseröhre (Ösophagus)
② Milz (Splen)
③ Linke Niere (Ren sinister)*
④ Dickdarm (Intestinum crassum)
⑤ Dünndarm (Intestinum tenue)
⑥ Linker Harnleiter (Ureter sinister)*
⑦ Becken (Pelvis)
⑧ Leber (Hepar)
⑨ Bauchspeicheldrüse (Pankreas)
⑩ Rechte Niere (Ren dexter)*
⑪ Rechter Harnleiter (Ureter dexter)*
⑫ Zwölffingerdarm (Duodenum)
* = Teil des Harntrakts

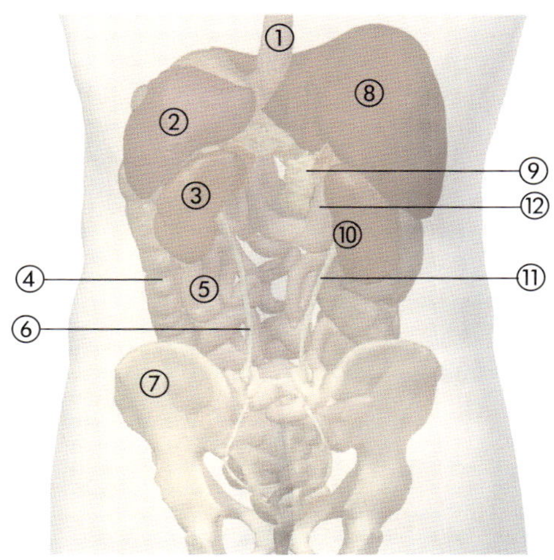

Die Verdauung beginnt im Mund, wo die Nahrung gekaut und vor dem Schlucken vorverdaut wird. Die Mundhöhle wird vorn von den Lippen, oben vom harten und weichen Gaumen, unten von der Zunge und hinten vom Racheneingang begrenzt. Im Ober- und Unterkiefer stecken in den Zahnfächern je 16 Zähne: vier Schneidezähne, zwei Eckzähne, vier Backenzähne und sechs Mahlzähne.

MUND & RACHEN

1. Weicher Gaumen (Palatum molle)
2. Nasenhöhle (Cavum nasi)
3. Harter Gaumen (Palatum durum)
4. Unterkieferknochen
5. Unterkiefer-speicheldrüse
6. Kehldeckel, geschlossen (Epiglottis)
7. Kehlkopf (Larynx)
8. Kinn-Zungen-Muskel (M. genioglossus)
9. Speiseröhre (Ösophagus)

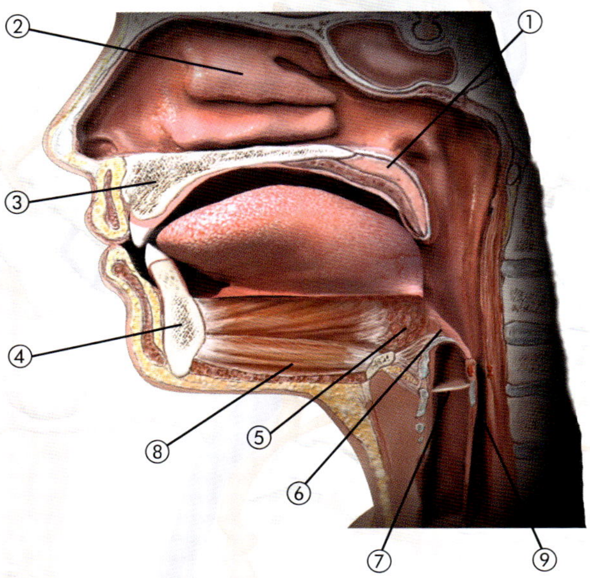

Jeder im Mund ankommende Bissen wird gekaut. Die Lippen sind dabei geschlossen, die Wangenmuskeln drücken einwärts und ziehen den Unterkiefer nach oben. Durch die Kieferbewegungen zerschneiden und zermalmen die Zähne den Bissen, damit er geschluckt werden kann und die Angriffsfläche für die Aktivität der Enzyme vergrößert wird. Gleichzeitig produzieren die drei paarigen Speicheldrüsen deutlich mehr Speichel als sonst (es wird laufend Speichel gebildet, um die Mundhöhle feucht zu halten). Die Absonderung von Speichel wird durch einen Reflex ausgelöst, und zwar beim Gedanken an bzw. beim Anblick und Geruch von Speisen. Der Speichel ist eine wässrige Flüssigkeit, bestehend aus Schleim und Amylase (Enzym, das Stärke vorverdaut). Während des Kauens vermischt die Zunge, ein beweglicher Skelettmuskelkörper, die Nahrung mit Speichel. Wenn sich die Nahrungsmoleküle im Speichel lösen, registrieren Geschmacksknospen auf der Zungenoberfläche vier Hauptgeschmacksarten: süß, sauer, salzig und bitter. Nach etwa 60 Sekunden Kauen schiebt die Zunge den zerkleinerten, eingespeichelten Bissen (Bolus) in den Rachen, damit er verschluckt wird.

Der Rachen reicht von der Hinterseite der Nasenhöhle bis etwa zur halben Höhe des Halses und hat keine Verdauungsfunktion. Wenn zerkaute Nahrung den Rachen seitlich und hinten berührt, löst dies einen Reflex aus: Muskeln in der Rachenwand ziehen sich zusammen und drücken den Bolus nach unten in die Speiseröhre. Gleichzeitig hebt sich der Kehlkopf, und eine Knorpelplatte, der Kehlkopfdeckel, legt sich über seinen Eingang, damit der Bolus nicht den falschen Weg nimmt und in die Luftröhre gelangt.

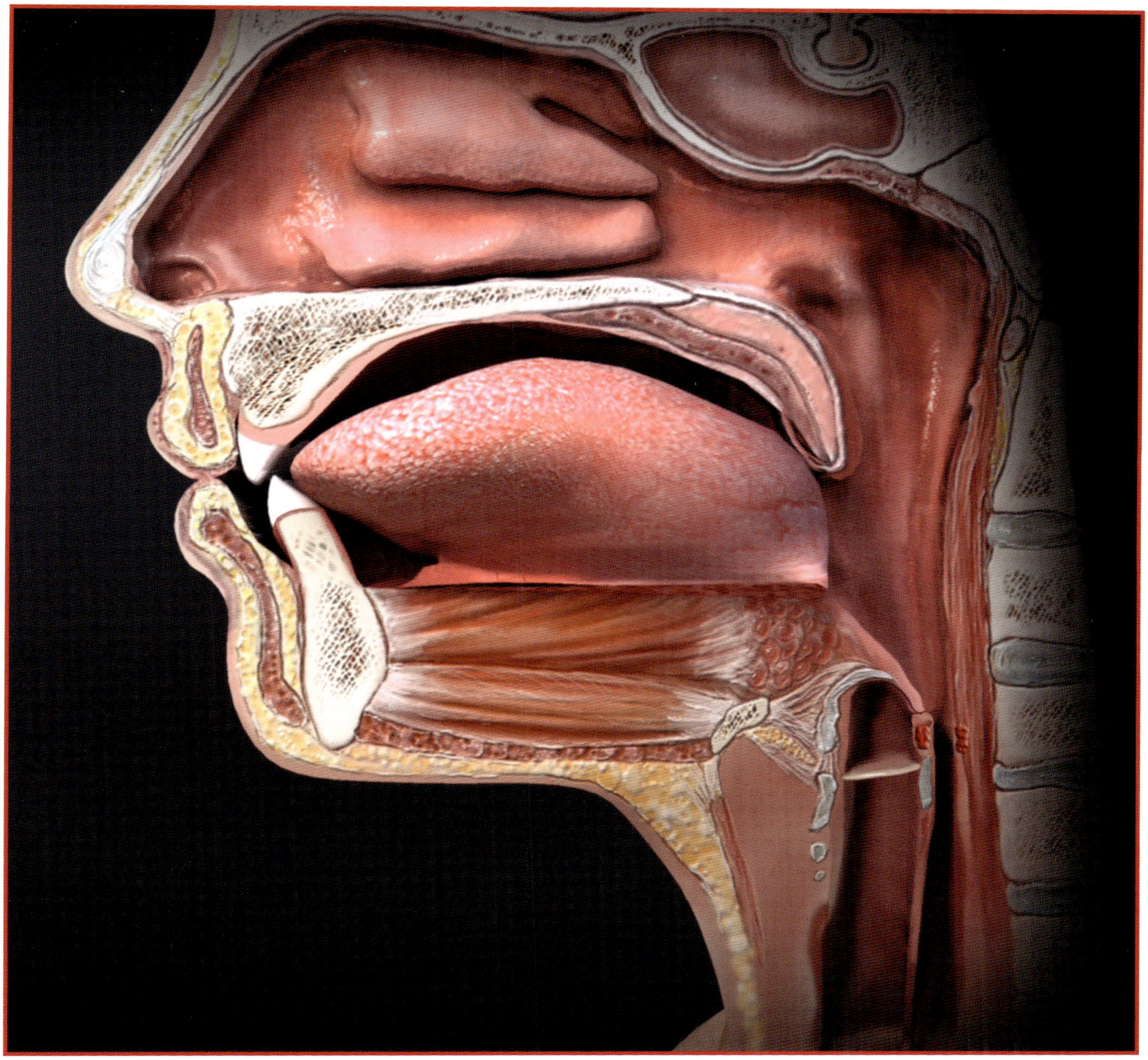

Die Zähne

Die Zahnoberfläche besteht aus Zahnschmelz, dem härtesten Material im Körper. Aufgrund ihrer Form sind die beiden Schneidezähne für das Abbeißen und Zerschneiden, die Eckzähne für das Zerreißen, die Backenzähne und die Mahlzähne für das Zerkleinern und Zermahlen der Nahrung besonders geeignet.

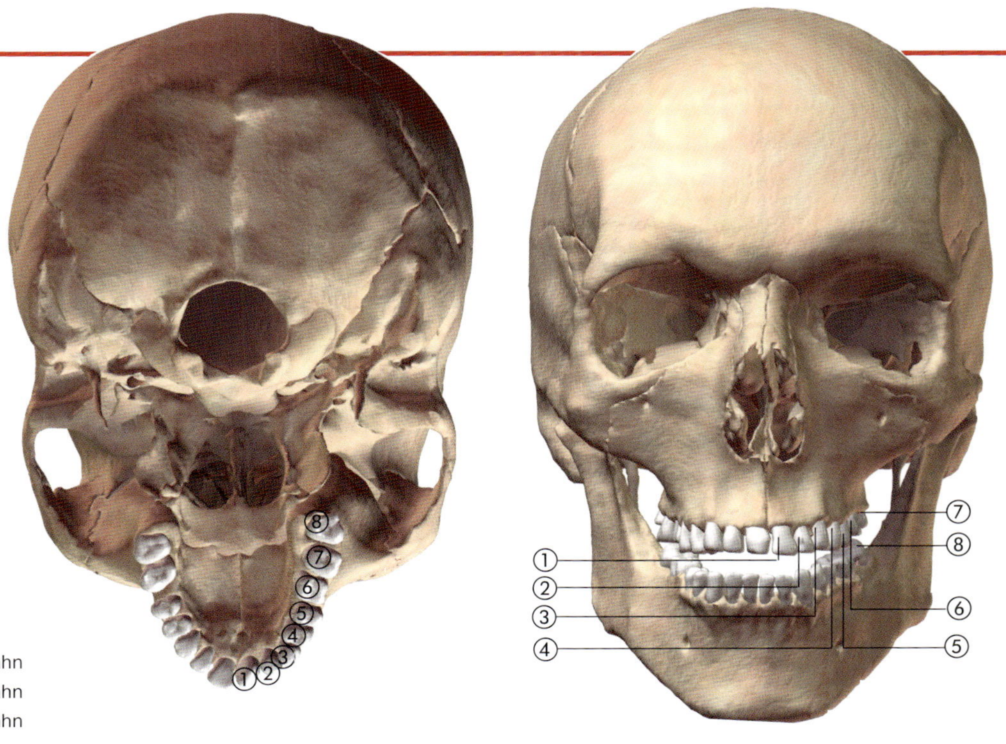

① Mittlerer Schneidezahn
② Seitlicher Schneidezahn
③ Eckzahn
④ 1. Backenzahn
⑤ 2. Backenzahn
⑥ 1. Mahlzahn
⑦ 2. Mahlzahn
⑧ 3. Mahlzahn

MUND & ZUNGE

Der Mund bietet Zugang sowohl zum Verdauungstrakt als auch zu den Atemwegen. Er ist mit einer Schleimhaut ausgekleidet und mit der Nasenhöhle verbunden; sowohl bei der Atmung als auch bei der Verdauung arbeiten Nase und Mund eng zusammen. Der Geschmackssinn allein ist schon sehr wichtig – wobei wir nur sauer, süß, salzig, bitter und umami (»fleischig-herzhaft«) unterscheiden können –; doch in Verbindung mit dem viel komplexeren Geruchssinn können wir zwischen Tausenden von Geschmackskombinationen differenzieren.

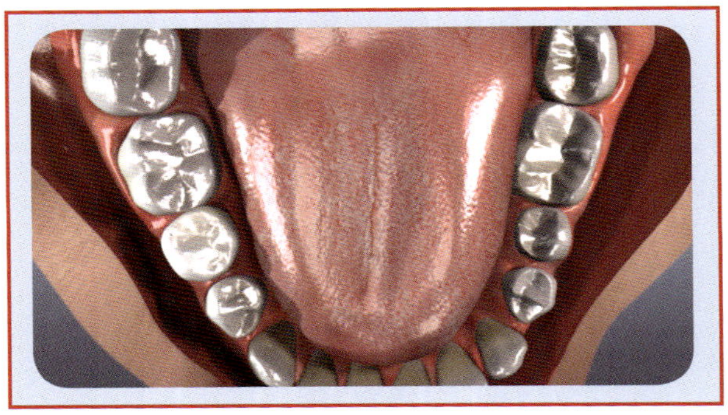

Die Zunge ruht locker auf dem Boden der Mundhöhle und dient dazu, gekaute Nahrung zu schmecken und sie mit Speichel zu vermischen.

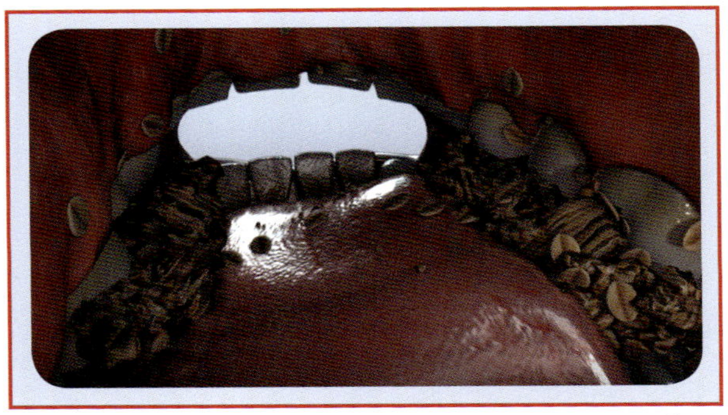

Der Speichel hilft bei der Verdauung, indem er die Nahrung zu Klümpchen formt und sie vom Mund leichter durch die Speiseröhre rutschen lässt.

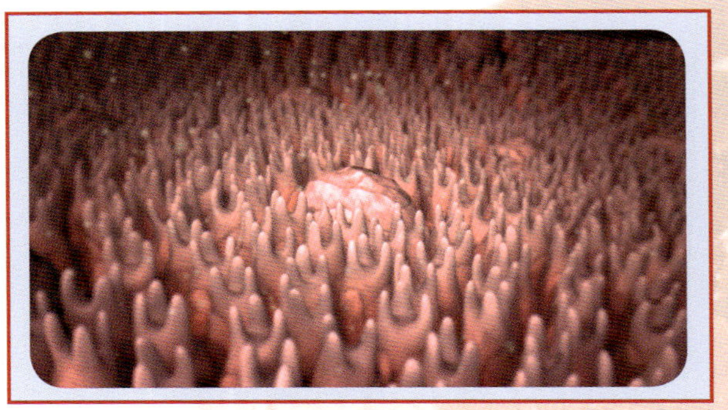

Die Zungenoberfläche ist nicht glatt, sondern von Papillen bedeckt. Die meisten dieser Papillen sind fadenförmig (filiform) und enthalten keine Geschmacksknospen.

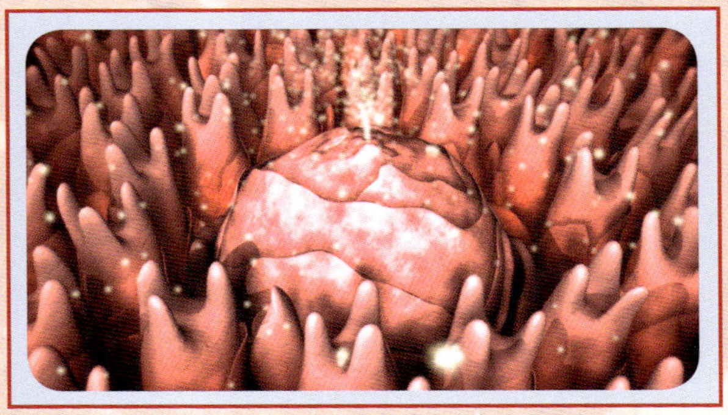

Die Geschmacksknospen – Chemorezeptoren, die Signale an das Gehirn übermitteln – finden sich in den größeren Wallpapillen (Papillae vallatae).

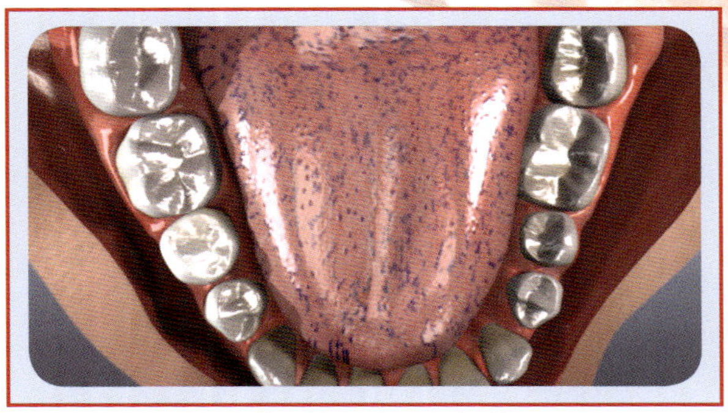

Jeder Mensch besitzt durchschnittlich rund 10 000 Geschmacksknospen, die sich auf verschiedene Bereiche der Zunge verteilen.

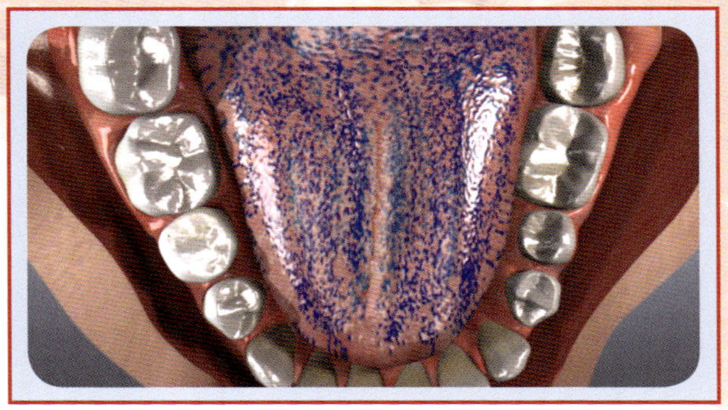

Manche Menschen werden mit einer größeren Anzahl von Wallpapillen geboren. Sie besitzen einen extrem ausgeprägten Geschmackssinn und reagieren besonders empfindlich auf Bitterstoffe.

ZÄHNE

Die Gesundheit der Zähne hängt wesentlich von der Gesundheit des Gaumens ab. Die Hauptursache für den Verlust eines Zahns ist die Gingivitis, eine bakteriell bedingte Entzündung des Zahnfleischs.

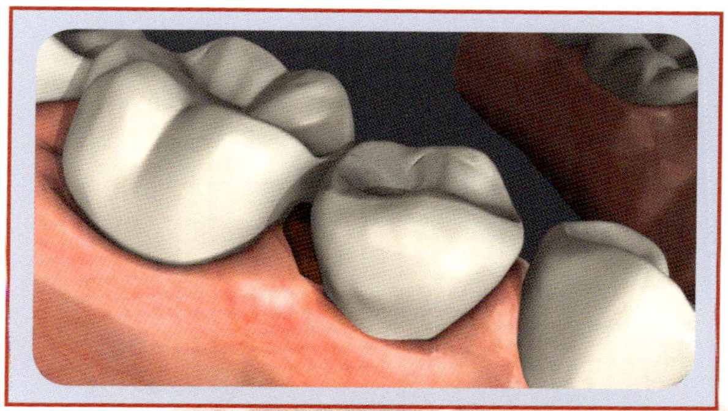

Zu einer Erkrankung des Zahnfleischs kommt es, wenn sich in den Zahnzwischenräumen und am Zahnhals mit Speichel vermischte Speisereste ablagern, die Bakterien einen idealen Nährboden bieten.

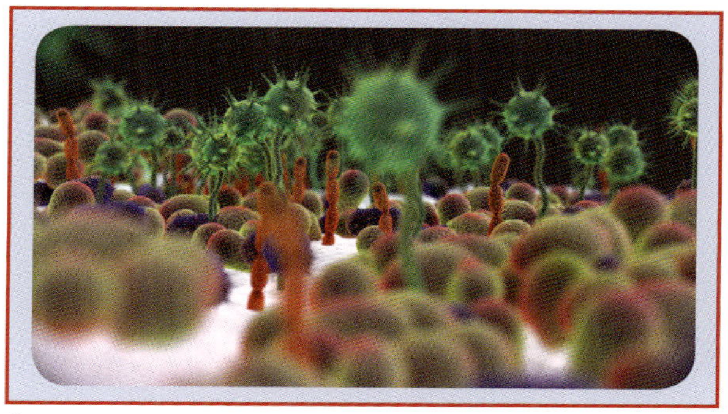

Überhaupt ist die Mundhöhle ein wahrer Tummelplatz für Bakterien; nehmen sie überhand, nisten sie sich bevorzugt unter dem Zahnfleisch ein.

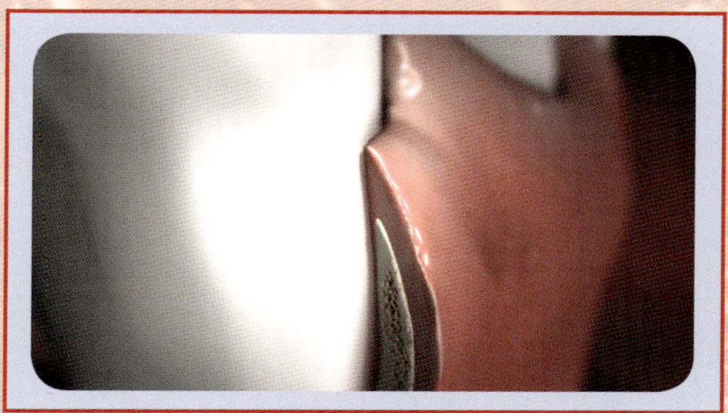

Die Zähne werden vom Gewebe um den Kieferknochen an ihrem Platz gehalten. Bei einer Parodontitis wird der Raum zwischen Zahn und Zahnfleisch angegriffen.

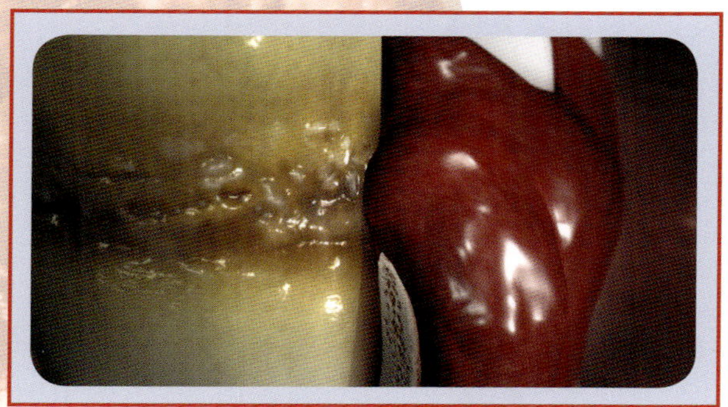

Bei der Zahnfleischentzündung bilden sich Taschen zwischen Zahn und Zahnfleisch; in der Folge kann das Knochengewebe, das den Zahn verankert, absterben.

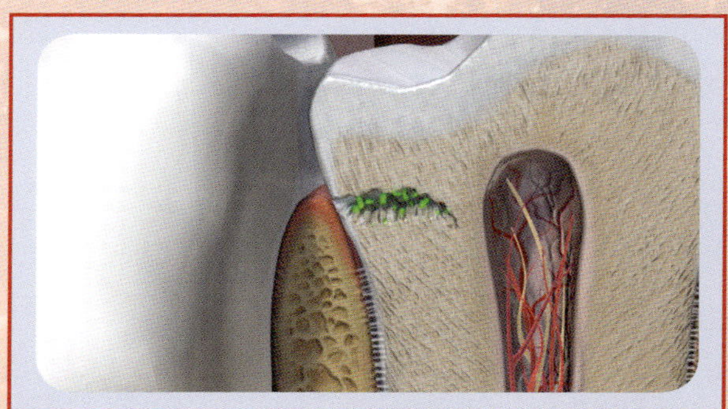

Darüber hinaus können Zahnfleischerkrankungen zu Karies beitragen. Die Bakterien dringen in den Hohlraum zwischen Zahn und Zahnfleisch ein und beschädigen den Zahn selbst.

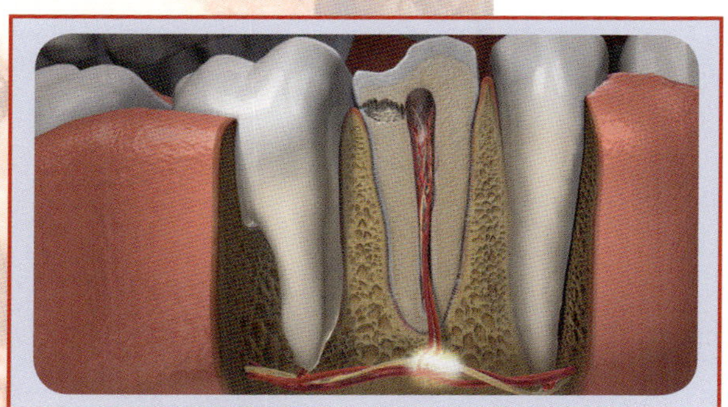

Ist das Kariesloch sehr groß, kann es auch bis zum Zahnmark (Pulpa) im Zahninneren reichen. Die Zahnmarkhöhle ist von feinen Nerven durchzogen, die sich mit größeren Nerven im Kieferknochen verbinden und Schmerzsignale senden.

SPEISERÖHRE & MAGEN

Die Muskeln in der Magenwand zerkleinern und durchmischen die Nahrung durch kräftige Kontraktionen, sodass sie durch die Enzyme wirksamer verdaut werden kann.

Die Speiseröhre ist ein etwa 25 Zentimeter langer, mit Schleimhaut ausgekleideter Muskelschlauch, der die Speisen vom Mund-Rachen-Raum zum Magen befördert. Die letzte Phase des Schluckakts ist die Abwärtsbewegung des Bissens in der Speiseröhre. In der Speiseröhrenwand zieht sich die innere Ringmuskelschicht knapp hinter dem Bolus zusammen und drückt dadurch den Bolus abwärts; gleichzeitig kontrahiert die äussere Längsmuskelschicht vor dem Bolus, um den nächsten Abschnitt der Speiseröhre zu erweitern. Wellen aufeinander folgender Kontraktionen (Peristaltik) laufen durch die Speiseröhrenwand und schieben den Bolus in den Magen. Vom Rachen zum Magen dauert das vier bis acht Sekunden, bei flüssigen oder sehr weichen Speisen nur eine Sekunde.

Die Speiseröhre verbindet die Mundhöhle mit dem Magen.

Die Magensäfte (Magensäure)

Schleimhautzellen in der Magenwand sondern Magensäfte ab. Sie bestehen zum Großteil aus konzentrierter Salzsäure, die Keime und Bakterien abtötet und die Nahrung keimfrei macht. Die Magensäure enthält auch Wasser und das eiweißspaltende Enzym Pepsin; zusammen mit der Salzsäure wirkt Pepsin beim Abbau der chemischen Nahrungsbestandteile mit und aktiviert einige Magenenzyme. Der Magen enthält bei Erwachsenen durchschnittlich 1 bis 1,5 Liter Magensäure und bildet in 24 Stunden dieselbe Menge neu. Die Magensaftsekretion steuern der Vagusnerv, der vom verlängerten Mark im Hirnstamm ausgeht; das Hormon Gastrin, das von Zellen im oberen Bereich der Magenwand als Antwort auf Nervenstimulation ausgeschüttet wird; und Histamin, ein in der Magenschleimhaut synthetisch gebildetes Hormon.
Der Vagusnerv sendet Impulse zu den Zellen in der Magenschleimhaut und regt sie – als Antwort auf Speisengeruch oder Geschmacksreize – zur Magensaftsekretion an.

Der Magen ist ein j-förmiger, dehnbarer Abschnitt des Verdauungskanals, der die Nahrung teilweise verdaut und zwei bis vier Stunden lang speichert. Die Magenwand enthält drei Schichten aus glatten Muskeln – äußere Längsschicht, mittlere Ringschicht und innere Schicht aus schrägen Fasern –, deren Kontraktionen die Nahrung zerkleinern und zermahlen. In der Magenschleimhaut befinden sich Millionen winziger Magengrübchen. Drüsen auf dem Grund dieser Grübchen erzeugen rund zwei Liter sauren Magensaft pro Tag. Die Magensaftsekretion wird angeregt, wenn wir Nahrung sehen, riechen oder an sie denken bzw. wenn Nahrung im Magen eintrifft. Der Magensaft enthält das Enzym Pepsin, das Proteine in kleinere Moleküle, die Peptide, spaltet. Die Salzsäure im Magensaft aktiviert das Pepsin und sorgt für den richtigen pH-Wert, damit es seine Wirkung optimal entfalten kann; sie spielt auch eine Rolle im Abwehrsystem, weil sie schädliche Bakterien in der Nahrung abtötet. Ein Schutzfilm aus Magenschleim überzieht die Magenschleimhaut, damit sie sich nicht selbst verdaut.

Die mechanische Zerkleinerung durch die Muskelwand des Magens sowie die Einwirkung des Magensafts wandelt den Bolus in ein breiartiges Gemisch (Chymus) um. Die Kontraktionen der Magenmuskeln befördern den Speisebrei aus dem Magenmundbereich (Kardia) über den Fundus (Magengrund; oberer Bereich) und Corpus (in der Mitte) in den trichterförmigen Magenpförtnerbereich, der mit dem Zwölffingerdarm in Verbindung steht. Den Magenausgang verschließt ein Ringmuskel, der M. sphincter pylori, in der Magenwand. Wenn der Speisebrei auf den Sphinkter drückt, öffnet er sich ein wenig und lässt kleine Portionen des Speisebreis in den Zwölffingerdarm passieren.

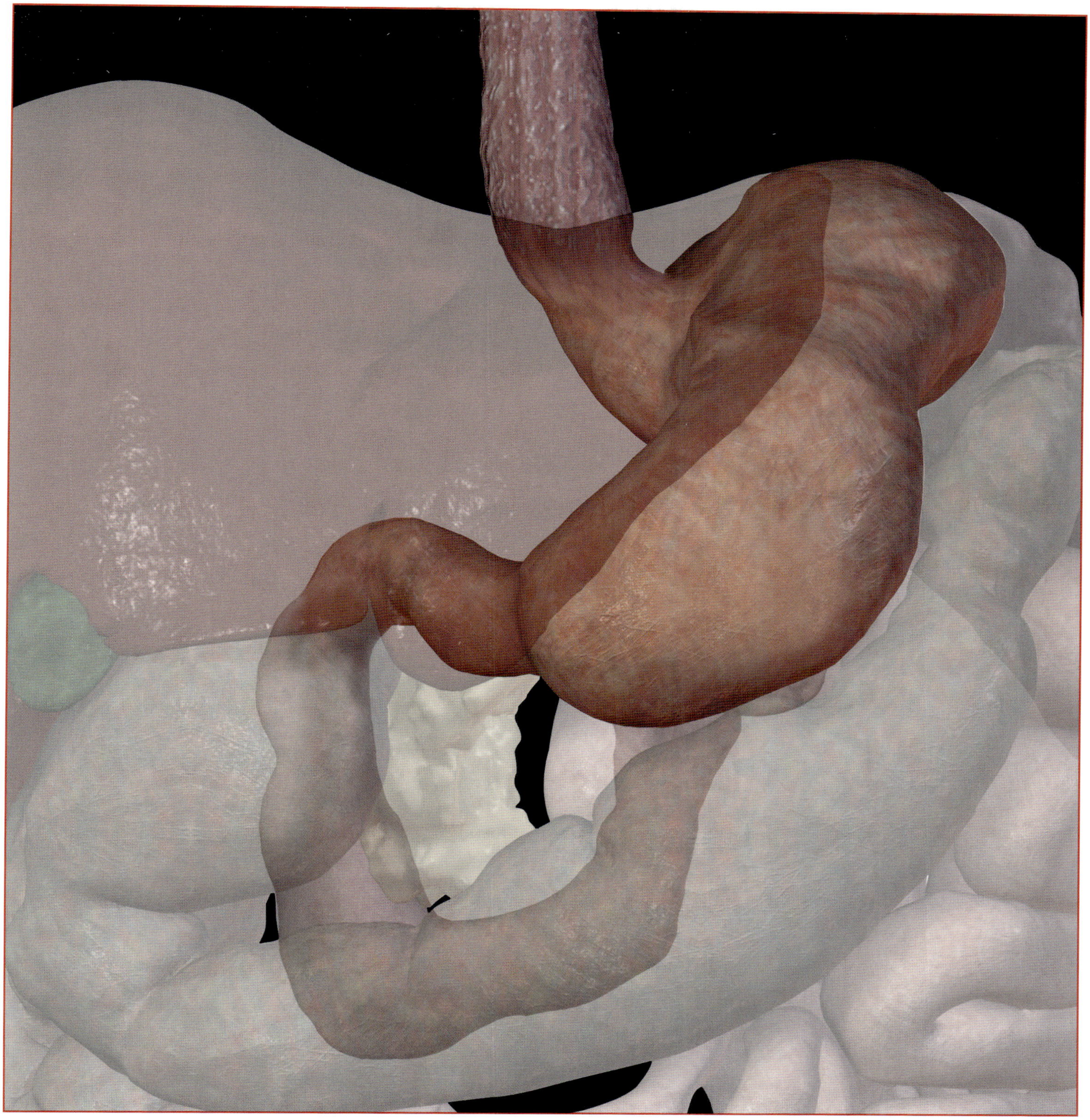

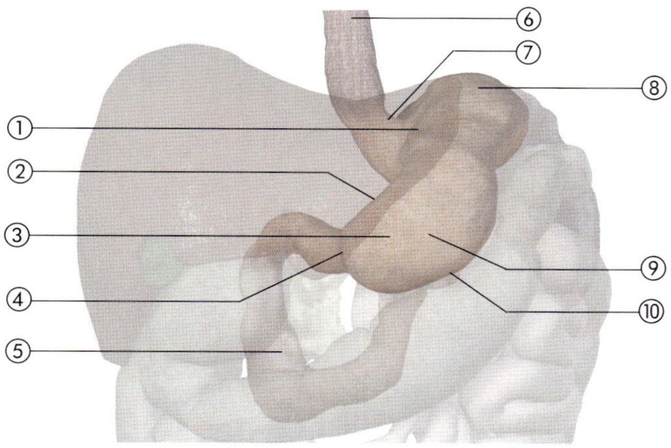

① Magenmundbereich; Kardia (Pars cardiaca)
② Kleine Magenkrümmung (Curvatura gastrica minor)
③ Pförtnervorhof (Antrum pyloricum)
④ Magenpförtner (M. sphincter pyloricus)
⑤ Zwölffingerdarm (Duodenum)
⑥ Speiseröhre (Ösophagus)
⑦ Oberer Magenmund (Ostium cardiacum)
⑧ Magengrund (Fundus gastricus)
⑨ Magenkörper (Corpus gastricum)
⑩ Große Magenkrümmung (Curvatura gastrica major)

DER MAGEN IST EIN ERWEITERTER TEIL DES VERDAUUNGSKANALS, IN DEM DIE NAHRUNG, DIE GERADE GESCHLUCKT WURDE, VORÜBERGEHEND »ZWISCHENGELAGERT« WIRD. DIES IST DESHALB SO WICHTIG, WEIL WIR NAHRUNG DURCH DEN MUND VIEL SCHNELLER AUFNEHMEN ALS WIR SIE VERDAUEN UND IM DÜNNDARM ABSORBIEREN KÖNNEN. WÜRDE DER MAGEN DEN WEITERTRANSPORT DER NAHRUNG NICHT VERZÖGERN, WÜRDE DIESE DEN VERDAUUNGSTRAKT ZU SCHNELL PASSIEREN UND DABEI NICHT EFFEKTIV VERDAUT WERDEN.

DER MAGEN

Im oberen Teil bildet der Magen die konkave kleine Magenkrümmung, im unteren Teil die konvexe große Magenkrümmung. Mit anderen Organen sowie mit der Bauchdecke ist der Magen über zwei Bauchfellmembrane oder Mesenterien verbunden – das Omentum majus bzw. minus. Ersteres erstreckt sich von der großen Magenkrümmung über den Dünndarm und ist oben an der hinteren Bauchwand aufgehängt. In seiner Form erinnert es an ein Netz; neben Fett enthält es auch viele Lymphknoten, die die Bauchorgane vor Infektionen schützen. Das »kleine Netz« (Omentum minus) erstreckt sich von der Leber zur kleinen Magenkrümmung.

Der Magen liegt auf der linken Seite des Bauchraums und wird teilweise von der Leber und vom Zwerchfell verdeckt. Er ist in vier größere Bereiche aufgeteilt. Der obere Bereich, die Kardia, umschließt die Mündung der Speiseröhre. Daran schließt sich der kuppelförmige Magengrund an. Den mittleren Teil bildet der Magenkörper, und der Magenpförtner schließlich verbindet den Magen mit dem Zwölffingerdarm. Der Magenausgang wird von einem ringförmigen Muskel, dem M. sphincter pyloricus, umschlossen. Während Magenmund und Magenpförtner relativ unbeweglich sind, dehnen sich Magengrund und Magenkörper aus, wenn sie mit Nahrung gefüllt werden. Durch die Kontraktion ihrer Muskeln wird die Nahrung zerkleinert. In leerem Zustand fasst der Magen rund 50 Milliliter; dann fältelt sich die Magenwand in sogenannte Rugae. In vollem Zustand verschwinden die Rugae, und der Magen fasst bis zu vier Liter.

Die Innenaufnahme des Magens zeigt die Magenwand mit ihren Fältelungen (Rugae). Dadurch kann sich das Volumen des Magens deutlich vergrößern; nach einer Mahlzeit fasst er bis zu vier Liter.

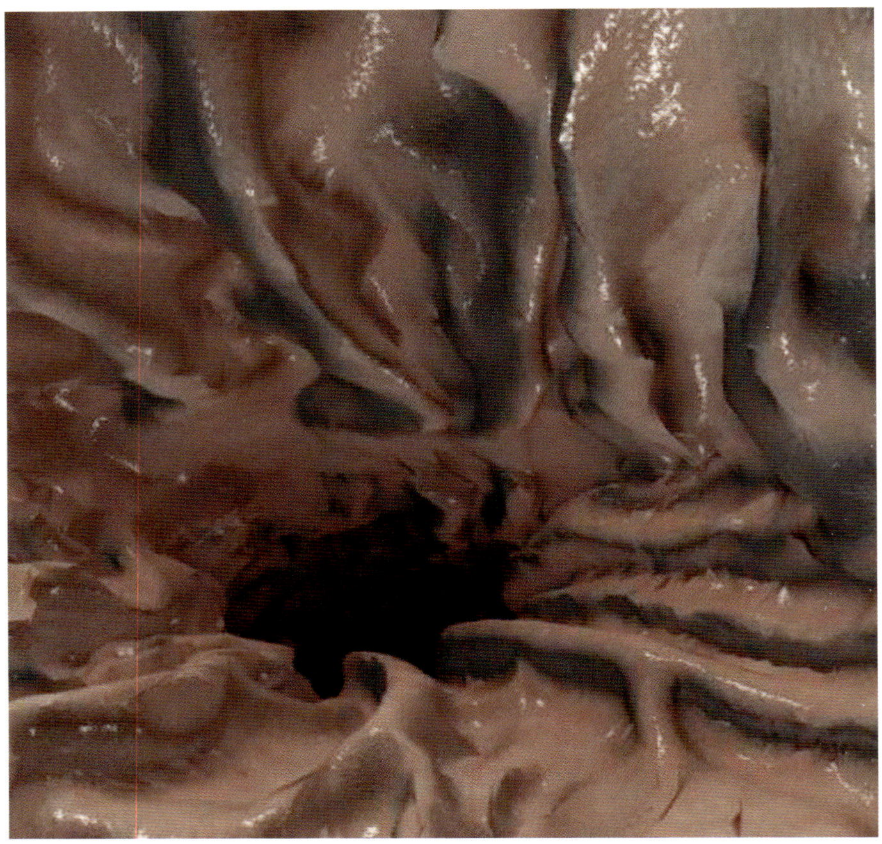

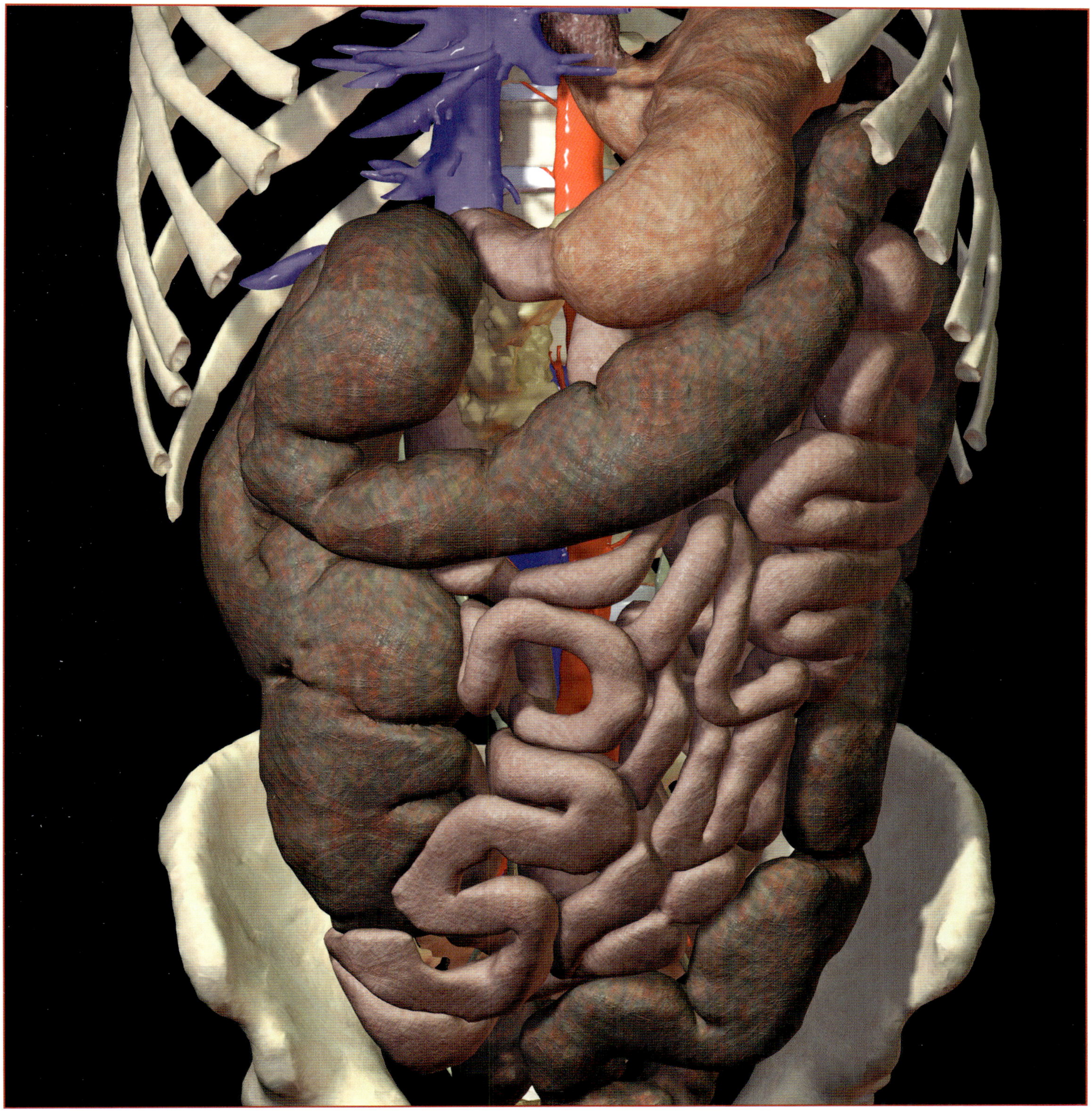

Vorderansicht des Bauchs ohne Leber und Rippenknorpel

① Kleine Magenkrümmung
② Zwölffingerdarm
③ Magenpförtnermuskel
④ Bauchspeicheldrüse
⑤ Quer verlaufender Dickdarm
⑥ Aufsteigender Dickdarm
⑦ Becken
⑧ Krummdarm
⑨ Speiseröhre
⑩ Magen
⑪ Große Magenkrümmung
⑫ Leerdarm
⑬ Absteigender Dickdarm
⑭ Sigmadarm
⑮ Untere Hohlvene
⑯ Aorta

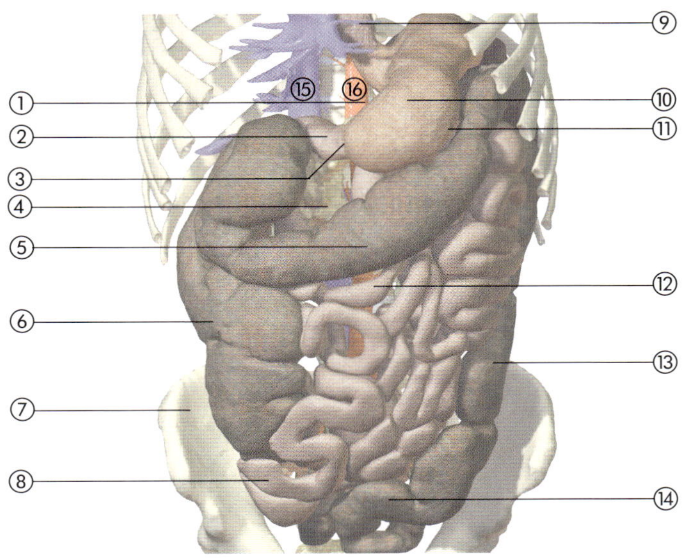

Der Zwölffingerdarm (Duodenum) ist der erste Abschnitt des Dünndarms, des längsten Teilstücks und wichtigsten Verdauungsorgans im Verdauungskanal. In das Duodenum schütten die Bauchspeicheldrüse und die Leber ihre alkalischen Sekrete aus, die – gemeinsam mit den Dünndarmsekreten – den durch den Magenpförtner eintreffenden sauren Speisebrei neutralisieren.

LEBER, GALLENBLASE, BAUCH-SPEICHELDRÜSE & DUODENUM

Die Bauchspeicheldrüse (Pankreas) ist voller Zellhaufen, sogenannte Acini, die Verdauungssäfte in den Bauchspeicheldrüsengang absondern; von dort entleeren sie sich in den Zwölffingerdarm. Täglich werden etwa 1,5 Liter Bauchspeichel produziert; angeregt wird die Produktion durch das Eintreffen von Speisebrei im Zwölffingerdarm. Das Pankreassekret enthält mehrere Enzyme: Amylase zum Abbau von Stärke; Trypsin, Chymotrypsine und Carboxypeptidasen zum Abbau von Proteinen; Lipase zum Fettabbau; und Nukleasen, die Nukleinsäuren wie DNA spalten. Das Pankreas enthält auch endokrine Zellen (siehe S. 126 ff.); die von diesen endokrinen Zellen erzeugten Hormone regulieren den Glukosespiegel im Blut.

Die Leber sondert eine grünliche Flüssigkeit ab, die Galle, die zum Teil für die Verdauung gebraucht wird; mit der Galle werden aber auch Substanzen aus der Leber abtransportiert. In der Gallenblase, einem kleinen Muskelsack an der rückwärtigen Unterseite der Leber, wird die Galle gesammelt und eingedickt. Bei der Ankunft von Speisebrei wird die Ausschüttung von Galle in den Gallengang ausgelöst, der in den Bauchspeicheldrüsengang mündet und sich über diesen in den Zwölffingerdarm entleert. Salze in der Galle emulgieren Fette, d.h., sie machen daraus feinste Tröpfchen, damit die vom Pankreas produzierten Lipasen sie besser verdauen können.

Die Funktionen der Leber

Milliarden von Leberzellen (Hepatozyten) erledigen Hunderte von Aufgaben und steuern die Zusammensetzung des Blutes. Die einzige Verdauungsfunktion der Leber ist die Bildung von Galle, eines Gemischs aus Wasser, Salzen und Farbstoffen. Zu den Funktionen, die mit der Verdauung in Zusammenhang stehen, gehören die folgenden:

Regulierung des Glukosespiegels im Blut
Umwandlung von Aminosäuren und Fetten
Speicherung von Vitaminen und Mineralstoffen

Diese Nahrungsverarbeitung durch die Leber verhindert, dass das Blut nach einer Mahlzeit mit Nährstoffen überfrachtet wird. Weitere Aufgaben der Leber sind:

Reinigung des Blutes von Giften, z.B. Drogen und Toxinen
Aufbau von Plasmaproteinen
Wärmeerzeugung; dadurch Beitrag zur Warmhaltung des Körpers

Ungewöhnlich an diesem großen und wichtigen Organ ist, dass es zwei Blutzuflüsse hat: Die Leberarterien versorgen es mit sauerstoffreichem Blut; die Pfortader (V. portae) liefert direkt vom Dünndarm kommendes Blut, das reich an frischen Nährstoffen ist. Diese Verbindung unterstützt die zahlreichen Stoffwechselfunktionen der Leber.

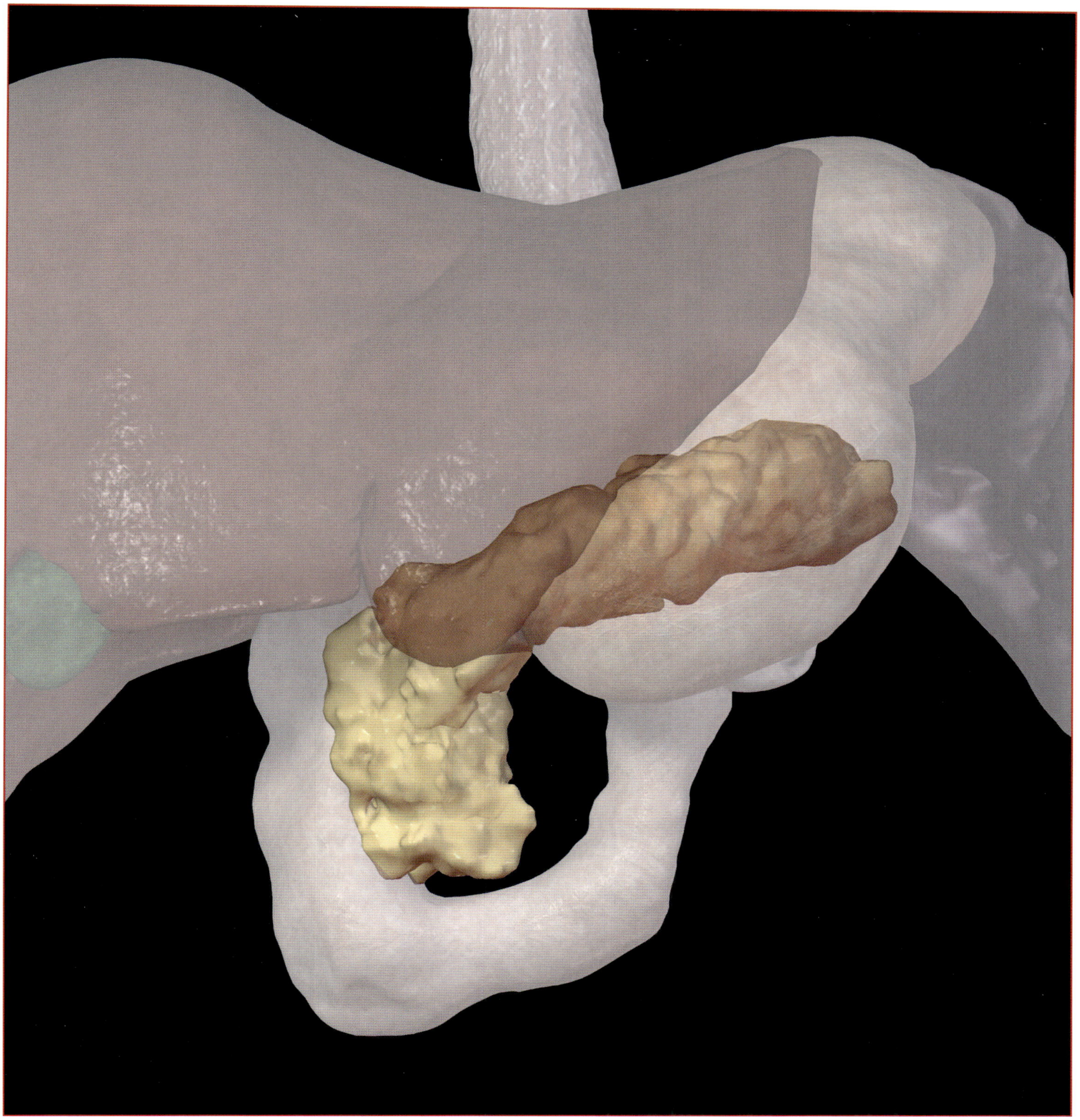

① Rechter Leberlappen (Lobus hepatis dexter)
② Gallenblase (Vesica biliaris)
③ Zwölffingerdarm (Duodenum)
④ Kopf der Bauchspeicheldrüse (Caput pancreatis)
⑤ Linker Leberlappen (Lobus hepatis sinister)
⑥ Schwanz der Bauchspeicheldrüse (Cauda pancreatis)
⑦ Corpus pancreatis
⑧ Leerdarm (Jejunum)
⑨ Abschnitt des Zwölffingerdarms, in den die Ausführungsgänge der Leber, der Gallenblase und der Bauchspeicheldrüse münden

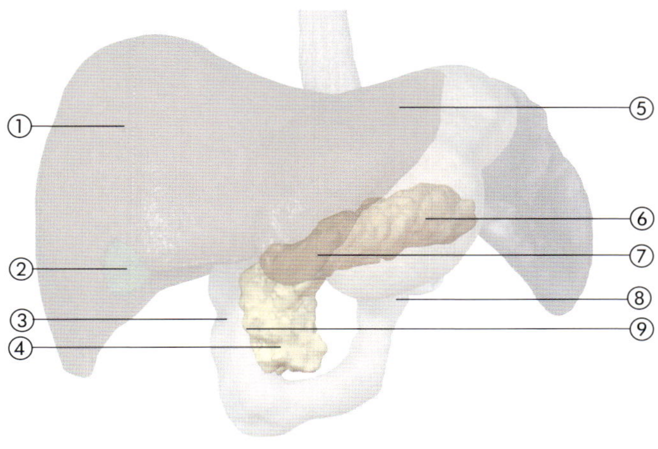

Leber, Gallenblase und Bauchspeicheldrüse entleeren ihre Sekrete in den Zwölffingerdarm, wo sie bei der Verdauung mitwirken.

Die Leber hat eine lebenswichtige Aufgabe, weil sie die Blutzusammensetzung konstant hält. Das Sichelband (Bauchfellfalte, die die Leber an der vorderen Bauchwand anheftet) unterteilt sie in einen rechten und einen linken Lappen. Hinten an der Unterseite befindet sich die Leberpforte, die Eintrittsstelle der Pfortader (Lebervene, die nährstoffreiches Blut vom Dünndarm bringt) und der Leberschlagader (Arterie, die von dem aus der Aorta abgehenden Truncus coeliacus abzweigt und sauerstoffreiches Blut zuführt) sowie die Austrittsstelle des gemeinsamen Lebergallengangs. Oberhalb der Leberpforte münden die rechte und die linke Lebervene, die beiden Blutabflüsse aus der Leber, direkt in die untere Hohlvene, die an der Hinterseite der Leber senkrecht verläuft.

LEBER & GALLENBLASE

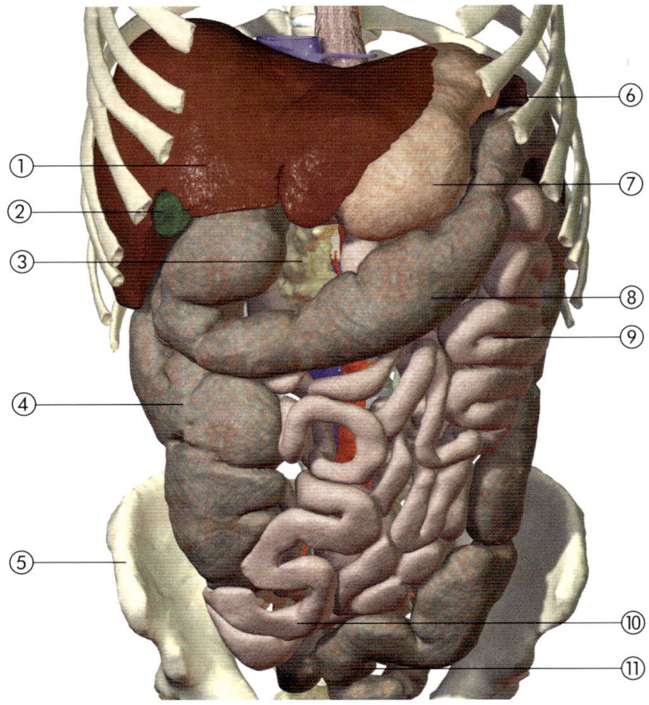

Bauchorgane, Ansicht von ventral. Im Oberbauch sind Leber, Gallenblase, Bauchspeicheldrüse, Milz, Zwölffingerdarm und Nieren zu sehen.

① Leber (Hepar)
② Gallenblase (Vesica fellea)
③ Bauchspeicheldrüse (Pankreas)
④ Aufsteigender Dickdarm (Colon ascendens)
⑤ Becken (Pelvis)
⑥ Milz (Splen)
⑦ Magen (Gaster)
⑧ Quer verlaufender Dickdarm (Colon transversum)
⑨ Leerdarm (Jejunum)
⑩ Krummdarm (Ileum)
⑪ Sigmadarm (Colon sigmoideum)

In der Leber verarbeiten Millionen von Leberepithelzellen (Hepatozyten) die frisch resorbierten Nährstoffe, entsorgen Gifte, bilden Proteine, setzen Nährstoffe aus gespeicherten Substanzen frei und bilden Galle. In Tausenden von sechseckigen Leberläppchen mit einem Millimeter Durchmesser sind die Hepatozyten in einschichtigen Platten fächerförmig um eine Zentralvene angeordnet, die in die Lebervene mündet. Diese Zellplatten sind durchzogen von feinsten Blutkanälchen, den Sinusoiden. An den Ecken der Sechsecke befinden sich Äste der Pfort-ader sowie der Leberarterie, die den Leberzellen das Blut zuführen, das sie – wie eine Kläranlage – filtern, während es durch die Sinusoide zur Zentralvene fließt. Die von den Leberzellen abgesonderte Galle – teils Ausscheidungsprodukt, teils Verdauungssaft – fließt über feine Gallenkanälchen in die Gallengänge ab.

Gallenblase (Vesica fellea)

In einer kleinen Mulde an der Unterseite des rechten Leberlappens liegt die Gallenblase. Sie ist ein etwa zehn Zentimeter langer, grüner Muskelsack und durch den gemeinsamen Lebergallengang mit der Leber verbunden. Ihre Aufgabe ist es, die in der Leber gebildete Galle (täglich etwa ein Liter) zu speichern und einzudicken. Wenn sich die Gallenblase füllt, dehnt sie sich aus, und ihre in Falten gelegte Innenauskleidung wird glatt. Wenn Chymus (halbfester Speisebrei) aus dem Magen im Zwölffingerdarm ankommt, sondert die Dünndarmschleimhaut das Hormon Cholezystokinin ab, das die Gallenblase zur Kontraktion veranlasst. Dadurch wird Galle über den Gallenblasengang (Ductus cysticus) und den Hauptgallengang (Ductus choledochus) in den Zwölffingerdarm entleert, wo sie den Fettabbau unterstützt.

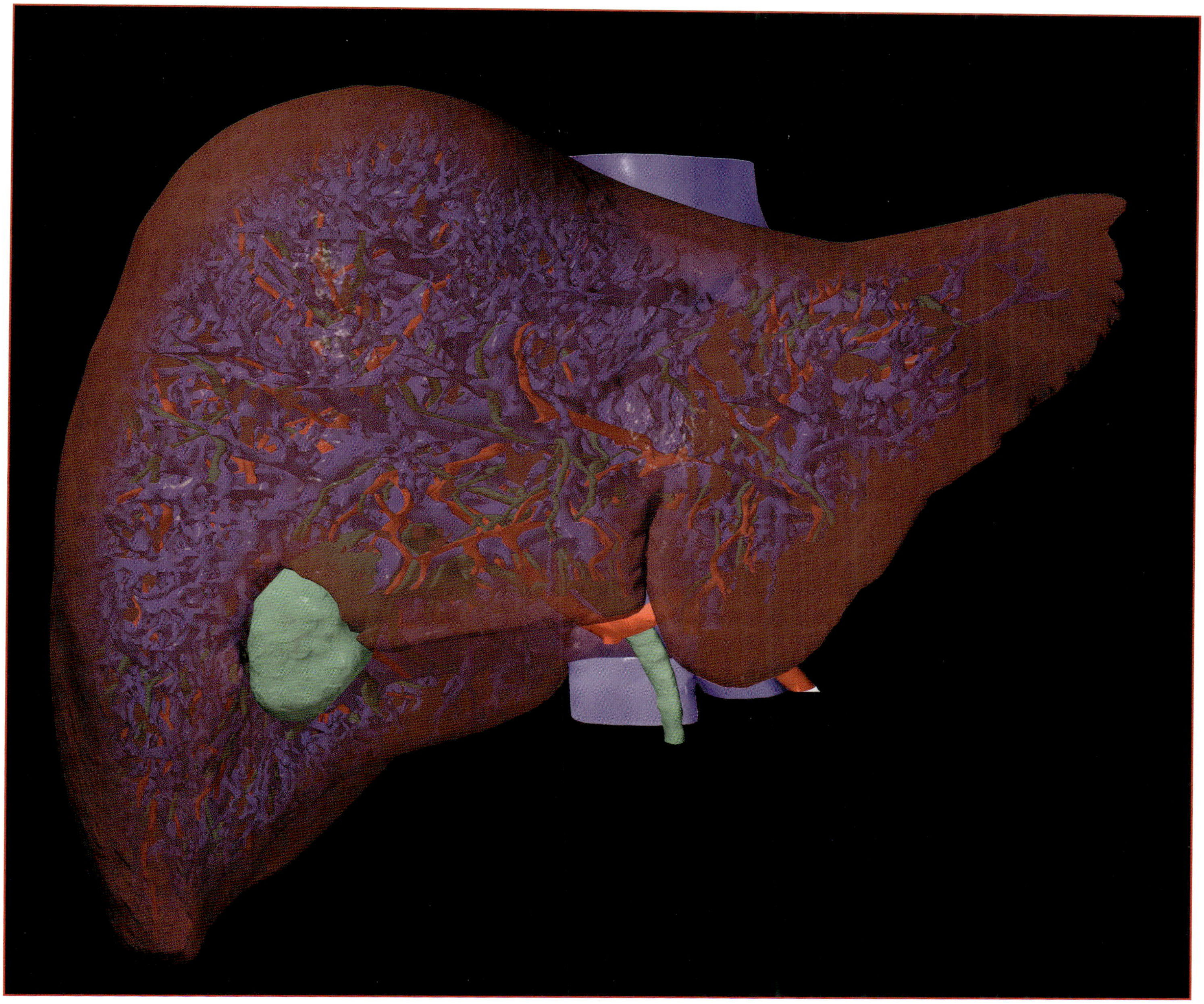

Leber, Ansicht von ventral. Zu erkennen sind die Gallenblase sowie das verzweigte Netz der Leberarterien und -venen im Inneren der Leber.

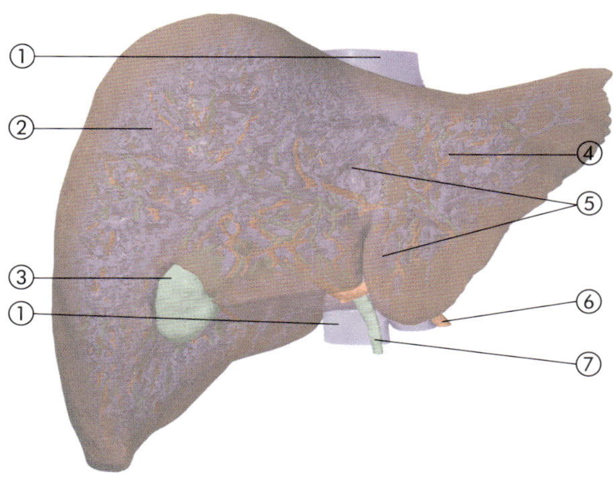

① Untere Hohlvene (Vena cava inferior)
② Rechter Leberlappen (Lobus dexter hepatis)
③ Gallenblase (Vesica fellea)
④ Linker Leberlappen (Lobus sinister hepatis)
⑤ Äste der Pfortader und der Leberschlagader
⑥ Leberschlagader (A. hepatica)
⑦ Hauptgallengang (Ductus choledochus)

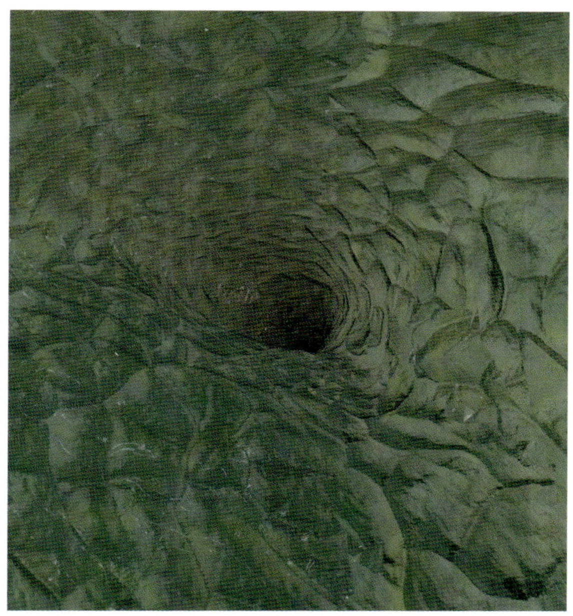

Innenansicht der Gallenblase und ihres Ausgangs zum Gallenblasengang. Die hier sichtbaren Schleimhautfalten verschwinden, wenn die Gallenblase sich füllt und dehnt.

Der Dünndarm mit seinen Schlingen reicht vom Pylorus (Magenausgang) bis zur Ileozäkalklappe am Übergang zum Dickdarm (siehe S. 198). Mit einer Länge von drei Metern bei lebenden und sieben Metern bei toten Menschen (wo er wegen der Erschlaffung der Muskeln länger ist) bildet der Dünndarm den längsten und wichtigsten Abschnitt des Verdauungskanals und füllt den Großteil des Unterbauchs aus. Hier finden die letzten Verdauungsschritte statt. Die dabei erzeugten einfachen Nährstoffe werden durch die Dünndarmwand in die Blut- oder in die Lymphbahn aufgenommen (resorbiert).

DER DÜNNDARM

Der Dünndarm besteht aus drei Teilen: dem Zwölffingerdarm (Duodenum; siehe S. 192), Leerdarm (Jejunum) und Krummdarm (Ileum). Der Zwölffingerdarm ist etwa 25 Zentimeter lang und nimmt die Sekrete der Leber und der Bauchspeicheldrüse auf. An ihn schließt sich der Leerdarm und an diesen der – längere – Krummdarm an, der bis zur Ileozäkalklappe reicht. Wie eine Wurstkette hängen sie – zum Großteil durch das fächerförmige, zwei Falten bildende Gekröse (Mesenterium) daran befestigt – an der hinteren Bauchwand. Das Gekröse fixiert nicht nur den Dünndarm, es enthält auch die Gekröseschlagadern (Verzweigungen der oberen Gekrösearterie, die aus der Aorta entspringt), die alle Teile des Dünndarms mit sauerstoffreichem Blut versorgen. Sauerstoffarmes, aber dafür nährstoffreiches Blut gibt der Dünndarm an die obere Gekrösevene ab, die in die Pfortader mündet und somit das Blut direkt zur Leber transportiert.

Die Innenfläche des Dünndarms wird durch Ringfalten stark vergrößert und ist somit gut gerüstet für ihre doppelte Aufgabe: Verdauung und Resorption. Die Ringfalten sind übersät mit winzigen, fingerähnlichen Zotten (Villi), die wie der Flor eines Frotteehandtuchs aussehen und die Oberfläche weiter vergrößern. Die Dünndarmwände enthalten sowohl eine Ringmuskel- als auch eine Längsmuskelschicht für die rhythmischen Darmbewegungen, die den Speisebrei durchmischen und in Richtung Dickdarm weiterbefördern (Peristaltik, siehe S. 182).

Dünndarmschlingen; Ansicht von ventral. Der Dickdarm ist entfernt. Der Dünndarm ist der längste Abschnitt des Verdauungskanals.

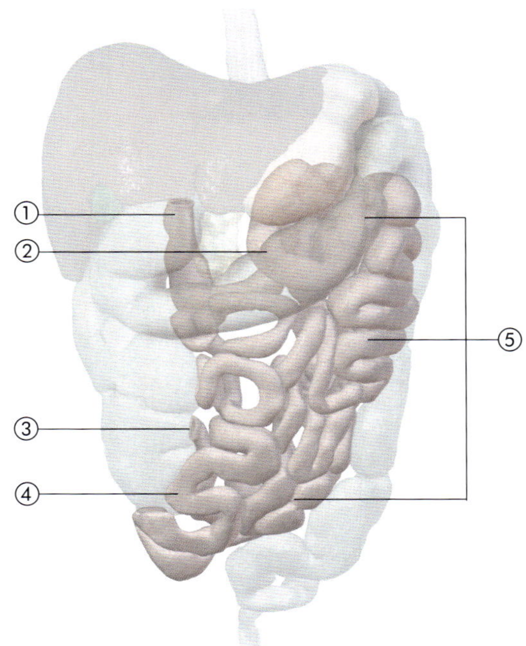

① Zwölffingerdarm (Duodenum)
② Leerdarm (Jejunum)
③ Anschluss an den Dickdarm
④ Krummdarm (Ileum)
⑤ Dünndarm

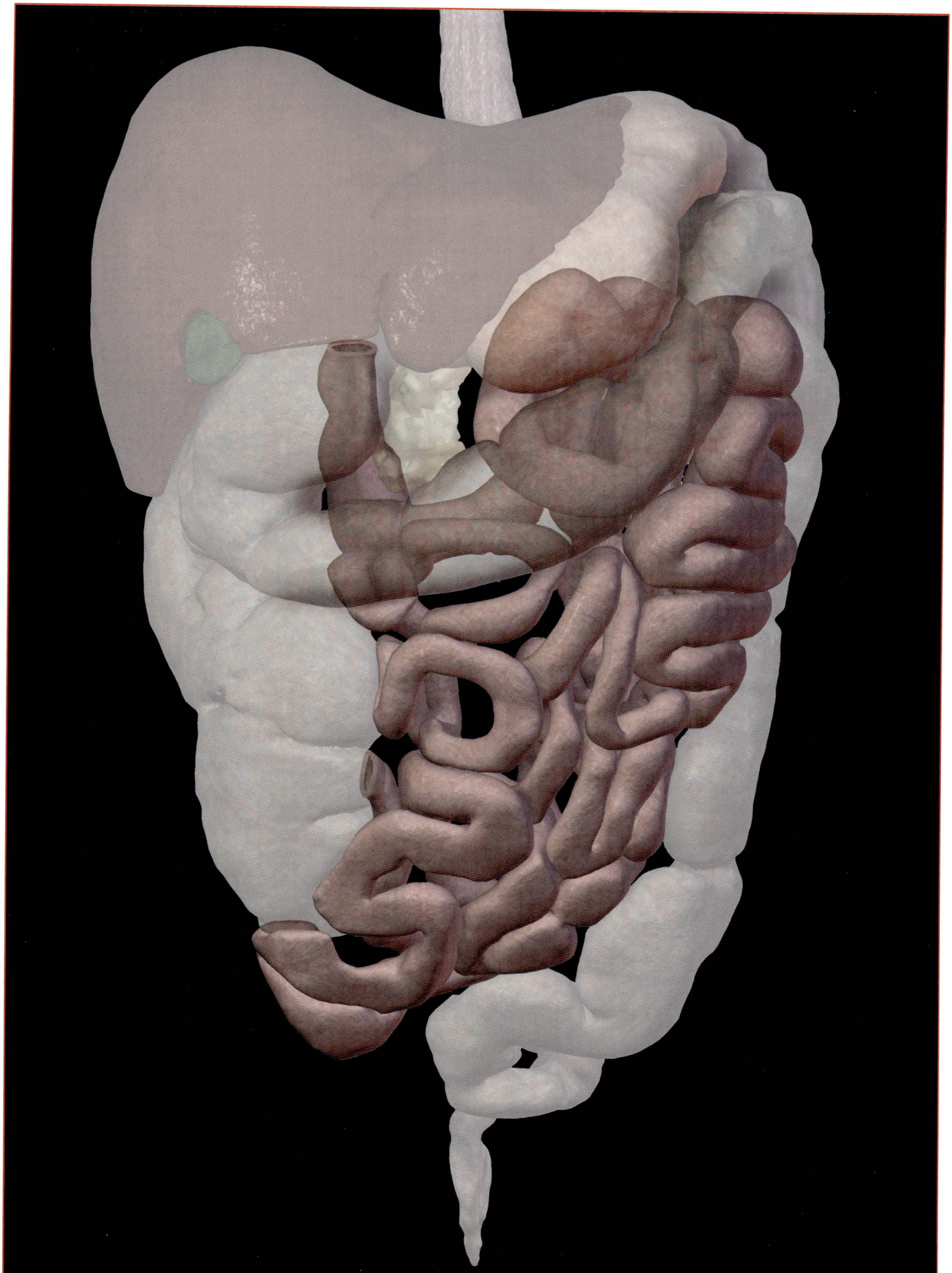

Etwa 1,5 Meter ist der Dickdarm bei Lebenden lang und deutlich dicker als der Dünndarm. Er reicht von der Ileozäkalklappe bis zum After, der Öffnung am unteren Ende des Verdauungskanals. Die Hauptaufgabe des Dickdarms ist es, flüssige, nichtresorbierbare Nahrungsabfälle aus der Ileozäkalklappe mit rhythmischen Kontraktionen weiterzubefördern, ihnen dabei Wasser und Mineralsalze zu entziehen und aus dem Rest halbfesten Stuhl zu bilden, der durch den After ausgeschieden wird. Täglich gelangen 1,5 Liter flüssigen Abfalls in den Dickdarm und werden dort innerhalb von zwölf Stunden zu 450 Gramm Stuhl eingedickt.

DER DICKDARM

Der Dickdarm, der den Dünndarm an drei Seiten umrahmt, besteht aus vier Teilen: Blinddarm (Caecum), Grimmdarm (Colon), Mastdarm (Rektum) und Analkanal (Canalis analis). Gleich unterhalb der Ileozäkalklappe zieht der Blinddarm abwärts; der fingerförmige Wurmfortsatz (Appendix vermiformis) hängt von ihm herab. Auf den Blinddarm folgt der längste Abschnitt des Dickdarms, der Grimmdarm (Colon), der in vier Abschnitte gegliedert ist. Das Colon ascendens zieht an der rechten Bauchseite empor und geht an der rechten Dickdarmbiegung rechtwinkelig in den quer verlaufenden Teil (Colon transversum) über. An der linken Dickdarmbiegung beginnt das an der linken Seite absteigende Colon descendens. Der letzte Teil, die s-förmige Schleife (Colon sigmoideum; Sigmoid), zieht in das Becken. Colon sigmoideum und transversum sind durch das Dickdarmgekröse (Mesocolon) an der hinteren Bauchwand befestigt; die übrigen Teile des Grimmdarms liegen hinter dem Bauchfell. Die Grimmdarmwand enthält zwar – wie viele andere Organe des Verdauungstrakts – zwei Muskelschichten, doch ist hier die äußere Längsmuskelschicht zu drei Muskelstreifen (Tänien) reduziert, deren Muskelspannung das Colon in Aussackungen (Haustren) zieht. Der 20 Zentimeter lange Mastdarm weist in seinem Verlauf drei Krümmungen und im Inneren drei diesen entsprechende Querfalten auf. Diese Querfalten teilen die Darmgase (durch Bakterien im Dickdarm gebildete Gase) vom Stuhl ab. Dies ermöglicht, dass die im Tagesdurchschnitt erzeugten 500 Milliliter Darmgas als Blähungen (Flatus) durch den After entweichen können, ohne dass gleichzeitig auch eine Stuhlentleerung stattfindet. Der Analkanal (mit dem After als Öffnung nach außen) enthält einen inneren und einen äußeren Schließmuskel, die nur während des Stuhlgangs erschlaffen.

Der Dickdarm verläuft nach oben, quer durch und nach unten durch den Bauchraum, bevor er im After mündet.

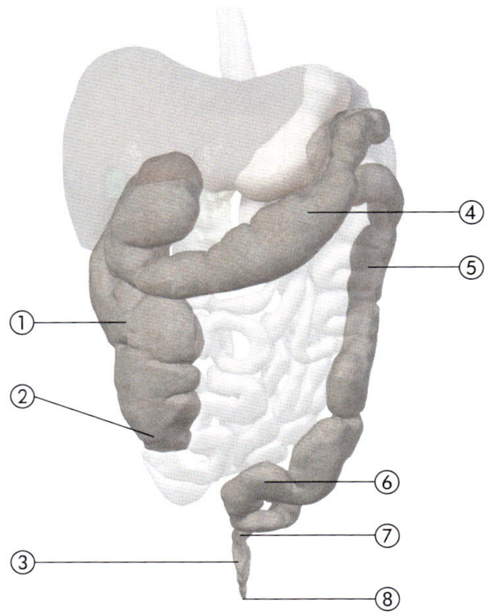

① Aufsteigender Dickdarm (Colon ascendens)
② Blinddarm (Caecum)
③ Analkanal
④ Quer verlaufender Dickdarm (Colon transversum)
⑤ Absteigender Dickdarm (Colon descendens)
⑥ Sigmadarm (Colon sigmoideum)
⑦ Mastdarm (Rektum)
⑧ After (Anus)

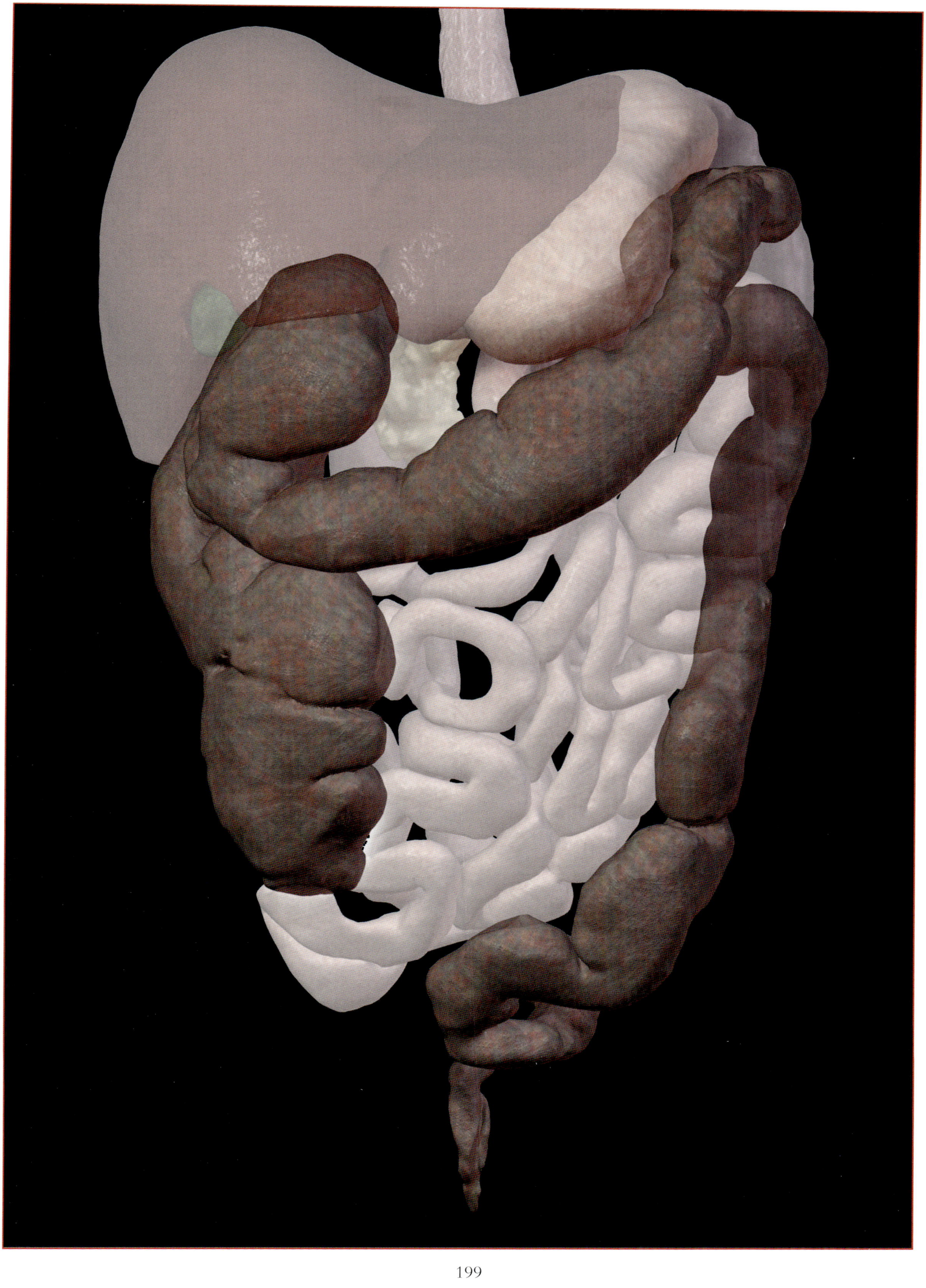

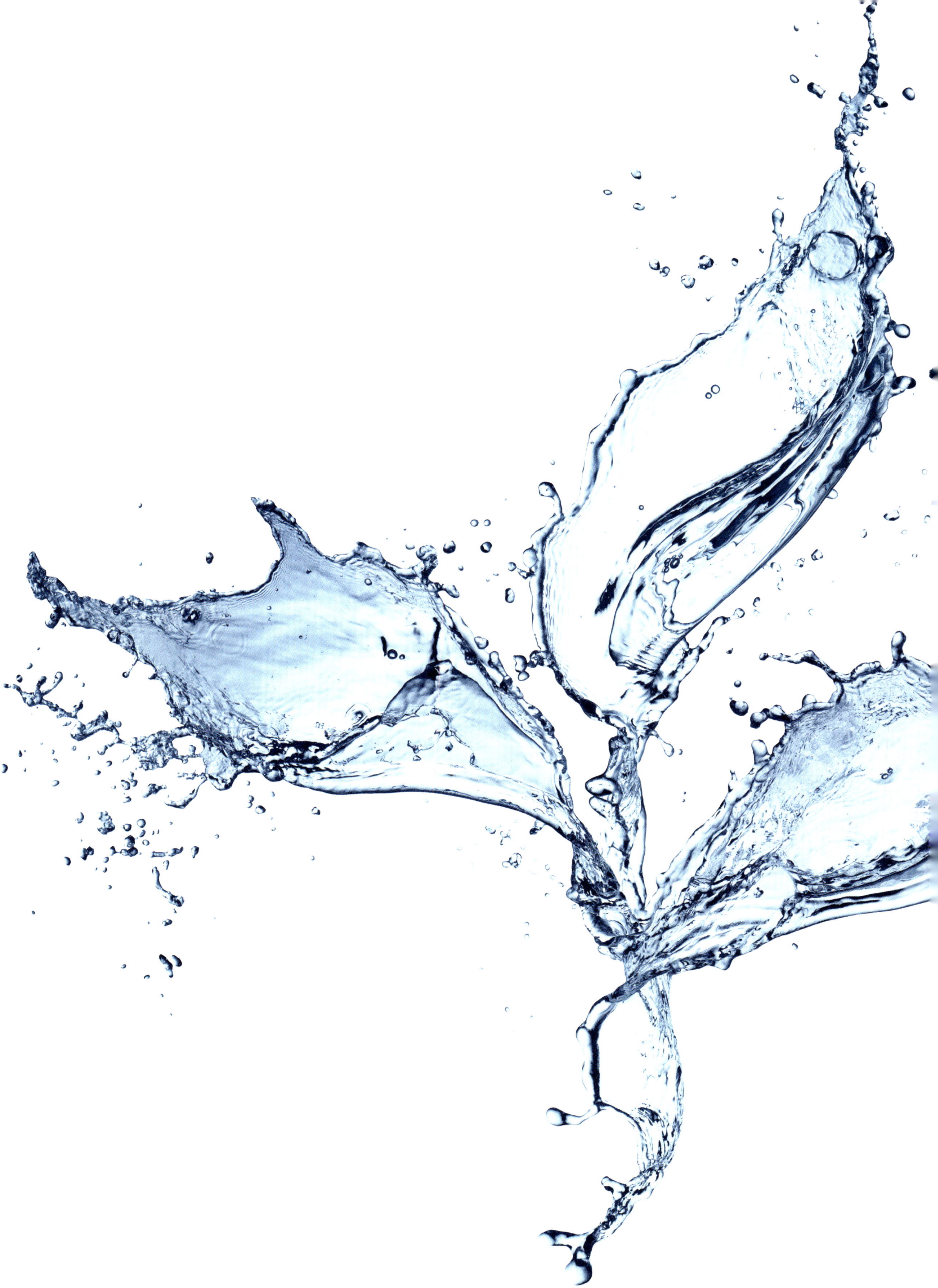

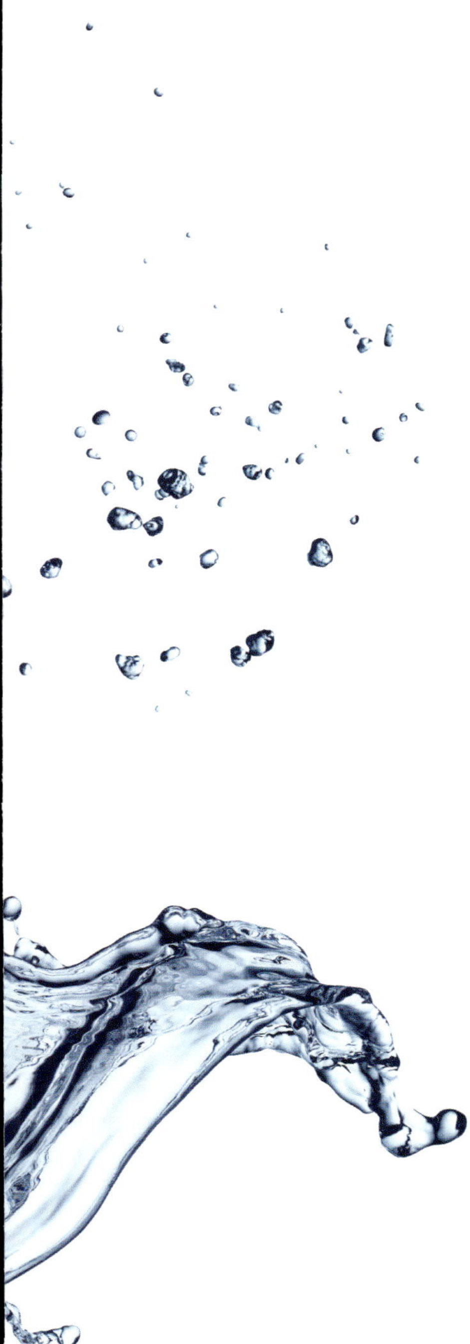

DIE HARNWEGE

Wasser macht mehr als die Hälfte unseres Körpergewicht
Fast 190 Liter Flüssigkeit werden pro Tag durch die Körpe
nen Filter geschleust; ein Grossteil davon kehrt gereinigt
den Blutkreislauf zurück, der Rest wird mitsamt Giftstof
und Stoffwechselabfallprodukten als Urin ausgeschieden.

Die Harnwege sind die Sanitäranlage des Körpers. Über sie werden unerwünschte Substanzen aus dem Blut entsorgt, womit deren Konzentration im Blut und in der Gewebsflüssigkeit niedrig gehalten wird. Diese wichtige homöostatische Funktion ist unerlässlich, damit die Vorgänge in den Milliarden Zellen nicht durch lebensbedrohliche Schwankungen im umgebenden Gewebe unterbrochen werden.

ÜBERBLICK

Die Schlüsselrolle im Harnsystem spielen die beiden Nieren. Die braunen, bohnenförmigen Organe, die etwa zwölf Zentimeter lang und sechs Zentimeter breit sind, liegen im Oberbauch beidseits der Wirbelsäule. Die Nieren erhalten über die Nierenarterien rund 25 Prozent der vom Herzen kommenden Blutmenge – etwa 1800 Liter Blut täglich – und schicken über die Nierenvenen das gefilterte Blut in den Kreislauf zurück.

Das Endprodukt des Klärungsprozesses in den Nieren ist der Urin (Harn). Er enthält gelöste Schlacken, die schnell ausgeschieden werden müssen, bevor sie Unheil anrichten können. Die meisten Abfälle entstehen bei Stoffwechselvorgängen innerhalb der Zellen. Das Hauptabfallprodukt ist der stickstoffhaltige Harnstoff, der in der Leber aus überschüssigen Aminosäuren (Eiweißbausteinen) in der Nahrung gebildet wird. Der stickstoffhaltige Anteil in den überschüssigen Aminosäuren – Ammoniak – ist hoch giftig und kann nicht gespeichert werden. Stattdessen wird er mit Kohlendioxid in den weniger giftigen Harnstoff umgewandelt, der dann ausgeschieden werden kann. Zu den ausgeschiedenen Stoffen zählen auch Drogen und Toxine, die vorher von der Leber verarbeitet wurden.

Die Nieren scheiden auch überschüssiges Wasser und Salze wie Natrium und Kalium aus dem Blut aus und regulieren so das Volumen und die Salzkonzentrationen im Blut und in der Gewebsflüssigkeit – unabhängig davon, wie viel Wasser mit der Nahrung und Getränken aufgenommen wird. Zusätzlich sind die Nieren auch an der Regulierung des Blutdrucks beteiligt; sie schütten das Hormon Erythropoietin aus, das die Bildung von roten Blutkörperchen stimuliert, und aktiviert das von der Haut gebildete Vitamin D, wenn es von Sonnenlicht bestrahlt wird.

Der Urin fließt durch zwei lange Schläuche, die Harnleiter, ab. Die Harnleiter ziehen in das Becken und münden in die hintere obere Wand der Harnblase, eines Hohlorgans, das als Speicher fungiert. Die Wände der Harnblase sind sowohl elastisch als auch muskulös. Die Harnblase öffnet sich nach außen über die Harnröhre. Bei Frauen ist die Harnröhre kurz und mündet im Scheidenvorhof (siehe S. 219); bei Männern ist sie länger, verläuft durch den Penis und öffnet sich an der Penisspitze.

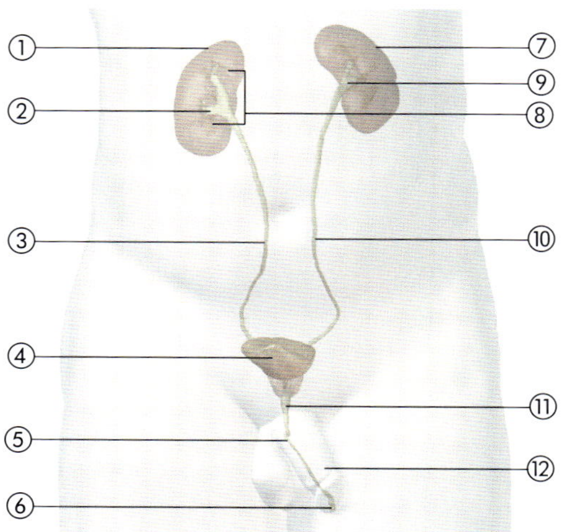

① Rechte Niere (Ren dexter)
② Nierenkelch (Calix)
③ Rechter Harnleiter (Ureter dexter)
④ Harnblase, entleert (Vesica urinaria)
⑤ Harnröhre (Urethra)
⑥ Äußere Harnröhrenöffnung (Ostium urethrae externum)
⑦ Linke Niere (Ren sinister)
⑧ Nierenstiel (Hilum renale)
⑨ Nierenbecken (Pelvis renalis)
⑩ Linker Harnleiter (Ureter sinister)
⑪ Äußerer Harnröhrenschließmuskel
⑫ Penis

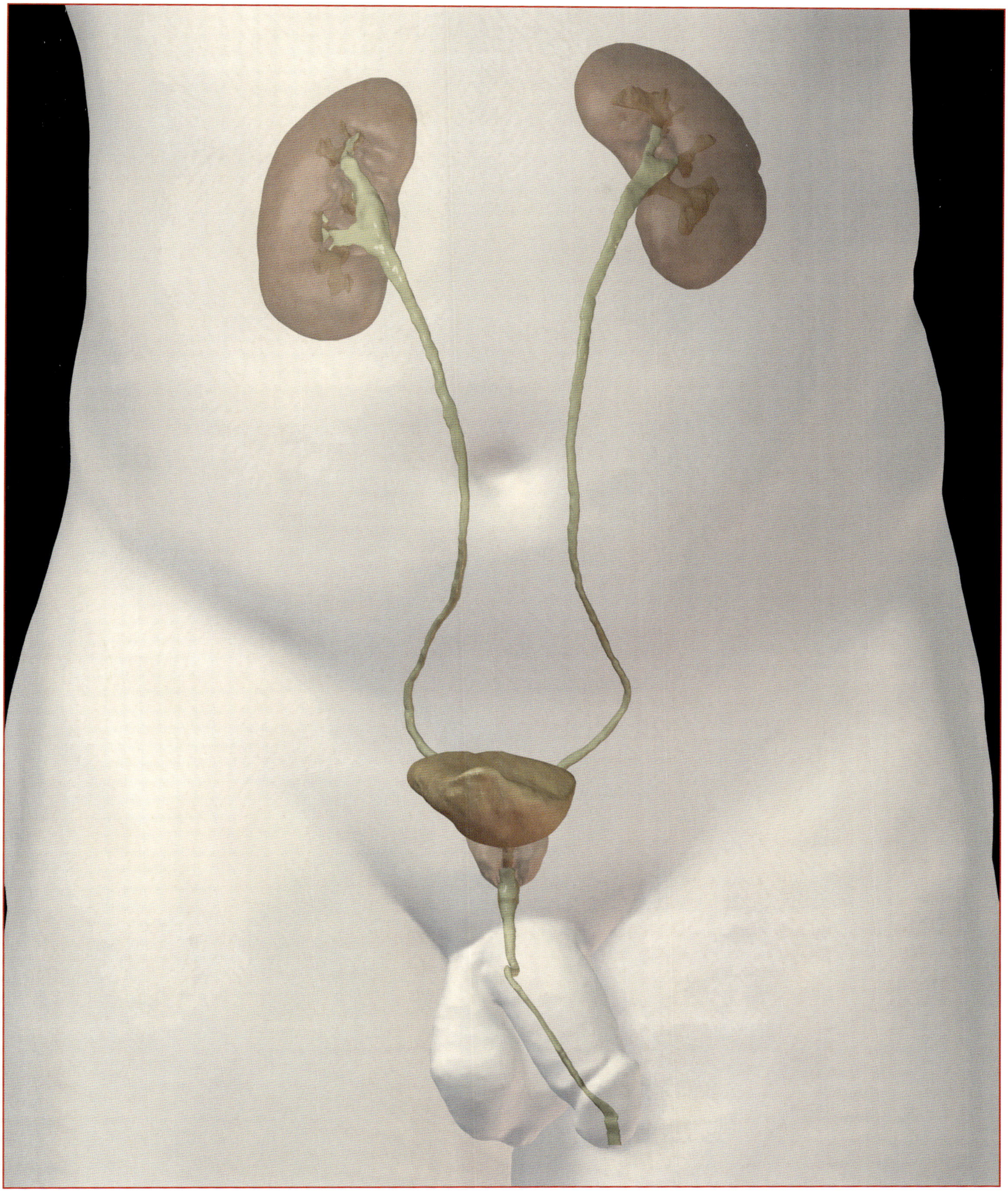

Die Harnblase, die als Sammelreservoir für den von den Nieren gebildeten Urin dient, liegt gut geschützt im knöchernen Becken.

Die Nieren sind die Schlüsselorgane des Harntrakts. Zu ihren Hauptaufgaben gehört es, einen Grossteil der Abfallprodukte, die beim Zellstoffwechsel anfallen, zu entsorgen. Zudem beseitigen sie überschüssiges Wasser und Salze, damit Zusammensetzung und Menge des Blutes und anderer Körperflüssigkeiten gewährleistet bleiben.

DIE NIEREN

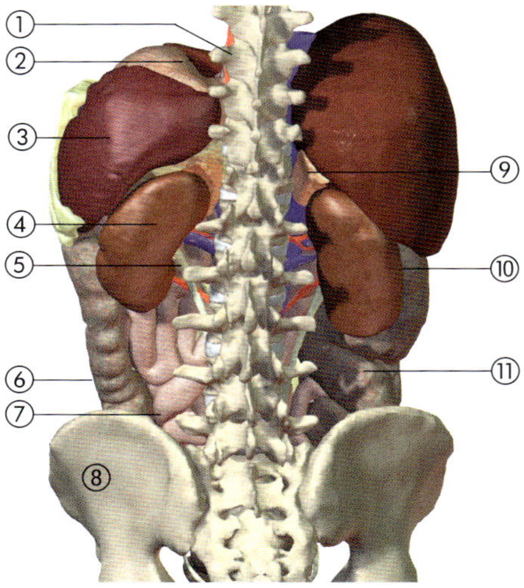

Ansicht des Bauchraums – ohne Rippen – von dorsal. Die rechte Niere ist an der hinteren Bauchwand aufgehängt und liegt typischerweise weiter unten als die linke Niere.

① Wirbelsäule
② Magen
③ Milz
④ Linke Niere (Ren sinister)
⑤ Linker Harnleiter (Ureter sinister)
⑥ Absteigender Dickdarm
⑦ Krummdarm
⑧ Becken
⑨ Nebenniere (Glandula adrenalis)
⑩ Rechte Niere (Ren dexter)
⑪ Aufsteigender Dickdarm

Die beiden bohnenförmigen Nieren liegen im hinteren Bereich des Bauchraums zwischen den beiden Blättern des Bauchfells (Peritoneum viscerale und Peritoneum parietale) beidseits der oberen Lendenwirbelsäule. So werden sie zumindest etwas durch die untersten Rippen geschützt. Die rechte Niere liegt typischerweise weiter unten als die linke. An der Innenseite jeder Niere befindet sich eine Eindellung (Hilus), die zur Nierenbucht (Sinus renalis) führt; diese Bucht ist von Blut- und Lymphgefäßen sowie Nerven durchzogen, die die Nieren versorgen. Das Nierenmark (Medualla renalis) enthält Millionen von Nephronen, die mikroskopisch kleinen Filtereinheiten der Nieren.

Die Nephronen filtern das Blut und geben nützliche und wichtige Stoffe an den Blutstrom zurück, während sie aus Abfallstoffen sowie überschüssigem Wasser und Salzen Harn bilden. Die glatte Muskulatur in den Wänden des Nierenkelchs (Calix renalis), des Nierenbeckens (Pelvis renalis) und der Harnleiter drückt durch rhythmische Kontraktionen den Harn in Richtung Harnblase. Mit Blut werden die Nieren über die Nierenarterie – eine Verzweigung der Aorta – versorgt, die sich ihrereseits zu kleineren Gefäßen bis in die Nierenrinde (Cortex renalis) verzweigt. Die Venen aus der Nierenrinde vereinigen sich zur Nierenvene (V. renalis), die sich in die untere Hohlvene entleert. Jede Niere ist von drei schützenden und stützenden Gewebsschichten umgeben. Die innerste Schicht, die Nierenkapsel (Capsula fibrosa renis), schließt an die Nierenbucht an und schützt die Nieren vor Infektionen. Das Nierenfettlager (Capsula adiposa renis) schützt das Organ vor Erschütterungen und Schlägen, und die äußerste Schicht schließlich, die Gerota-Faszie (Fascia renalis), verankert die Nieren an der Bauchwand.

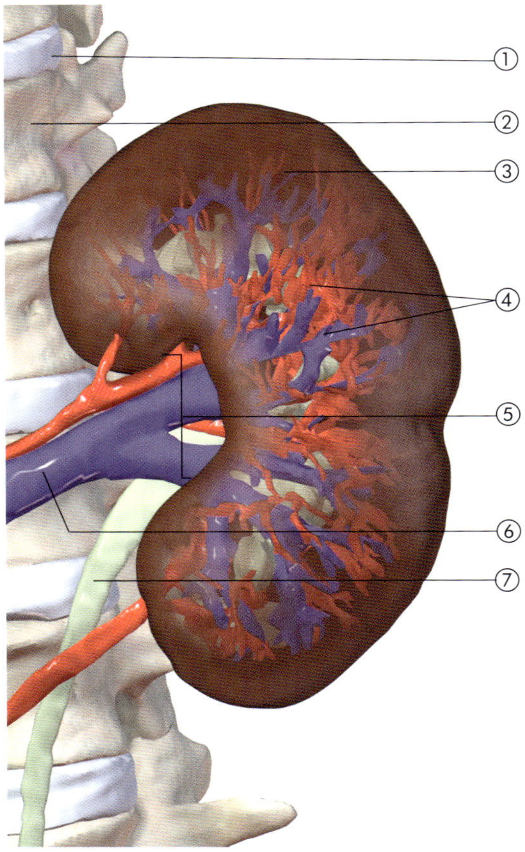

Nahaufnahme der linken Niere. Zur Verdeutlichung des ausgeprägten Gefäßsystems im Inneren der Niere wurde diese transparent gemacht.

① Bandscheibe
② Wirbelsäule
③ Linke Niere (Ren sinister)
④ Zweige der Nierenarterie und Nierenvene
⑤ Eindellung (Hilus renalis)
⑥ Nierenvene (V. renalis)
⑦ Linker Harnleiter (Ureter sinister)

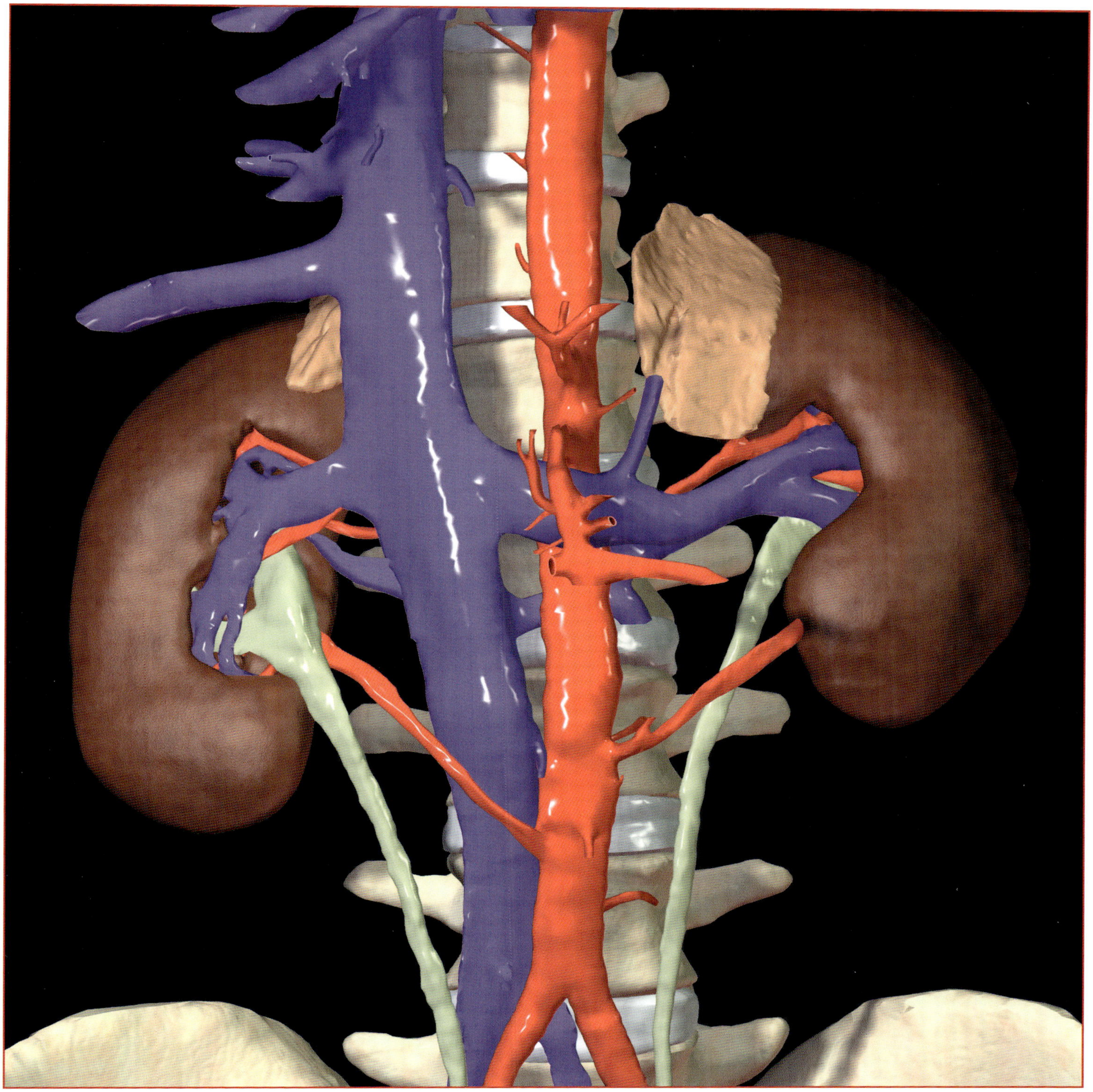

Nahaufnahme der Nieren und Nebennieren ohne die umgebenden Organe. Da die Nieren als »Filterstation« des Körpers fungieren, werden sie sehr gut mit Blut versorgt.

① Untere Hohlvene (V. cava inferior)
② Wirbelsäule
③ Bandscheibe
④ Bauchschlagader (Aorta abdominalis suprarenalis)
⑤ Linke Nebenniere (Glandula adrenalis sinistra)
⑥ Linke Niere (Ren sinister)
⑦ Linke Nierenarterie (A. renalis)
⑧ Linke Nierenvene (V. renalis)
⑨ Linker Harnleiter (Ureter sinister)

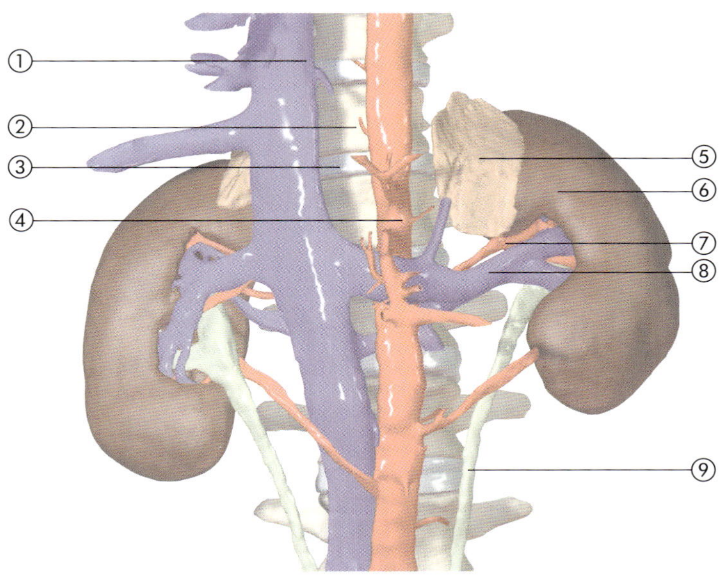

Im Inneren der Nieren unterscheidet man drei Zonen: die Rinde (aussen), das dunklere Mark und das Nierenbecken (flacher Trichter, der zum Harnleiter führt).

DIE NIEREN

1. V. cava inferior
2. A. hepatica communis
3. A. splenica
4. Truncus coeliacus
5. A. mesenterica superior
6. Brustwirbel (Vertebra thoracica)
7. Discus intervertebralis
8. Bauchaorta (Aorta abdominalis/Pars abdominalis aortae)
9. Äste der Nierenarterie und -vene innerhalb der Niere
10. A. renalis sinistra
11. Linke Niere
12. V. renalis sinistra
13. Linker Harnleiter (Ureter sinister)

In der Rinde und im Mark beider Nieren befinden sich rund eine Million mikroskopisch kleiner Einheiten: die Nephrone (Sing.: Nephron), die das Blut filtern und Harn bilden. Jedes Nephron besteht aus zwei Teilen: dem Nierenröhrchen (Tubulus nephroni) und dem Glomerulus, einem Knäuel aus Blutkapillaren. Das Nierenröhrchen verläuft zwischen Rinde und Mark stark gewunden, bis es in ein Sammelrohr mündet, das zum Nierenbecken zieht. Hoher Druck im Gefäßknäuel drückt Flüssigkeit – das Filtrat – aus dem Blut heraus und in die das Gefäßknäuel umhüllende Bowman-Kapsel, das tassenförmige Anfangsstück des Nierenröhrchens. Während dieser sogenannte Primärharn durch das Nierenröhrchen fließt, werden Wasser, Salze und andere Wertstoffe wie Glukose und Aminosäuren durch die Wände in das Blut rückresorbiert. Die unerwünschten Stoffe (Schlacken), überschüssiges Wasser und Salze verbleiben jedoch in der Flüssigkeit, die nun als Sekundärharn bezeichnet wird und ins Nierenbecken abfließt. Tagtäglich erzeugen die Nephronen rund 180 Liter Primärharn; der Großteil davon wird aus den Nierenröhrchen rückresorbiert. Nur etwa 1,5 Liter werden als Urin ausgeschieden.

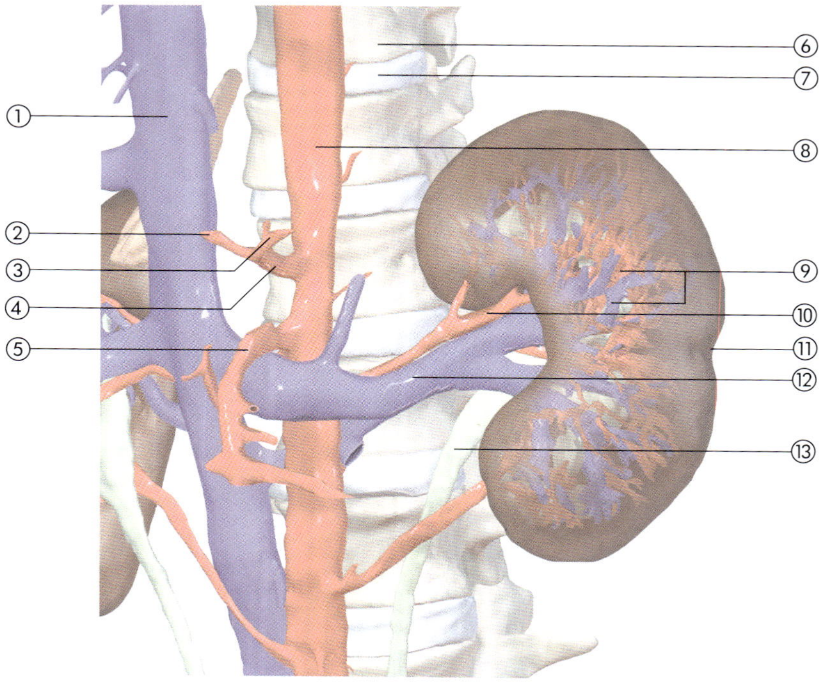

Die Blasenentleerung

Am Ausgang der Harnblase – des aus Muskeln bestehenden Sammelbehälters – zur Harnröhre verhindert ein unwillkürlicher Schließmechanismus (innerer Sphinkter) das Durchsickern von Urin nach außen. Darunter bilden die Beckenbodenmuskeln einen zweiten Harnröhrenschließmuskel, der willentlich entspannt werden kann – den äußeren Sphinkter. Die Harnblasenwand selbst enthält drei Schichten glatter Muskeln.

Etwa ein Milliliter (¼ Teelöffel) Urin wird pro Minute gebildet und mit peristaltischen Wellen in die Harnblase transportiert. Wenn sich dort 300 bis 400 Milliliter Urin angesammelt haben, dehnt sich die Blasenwand und veranlasst damit Rezeptoren, sensorische Nervenimpulse zum Rückenmark zu senden. Die vom Rückenmark zurückgesendeten Nervenimpulse veranlassen den inneren Sphinkter, sich zu öffnen, und der Urin wird in den obersten Harnröhrenabschnitt gepresst. Über das Rückenmark laufen weitere Botschaften zum Gehirn, und man verspürt Harndrang. Der äußere Harnröhrenschließer wird willentlich entspannt, die Blasenmuskeln ziehen sich zusammen, und der Urin wird durch die Harnröhre herausgepresst.

Linke Niere mit Blutgefäßen; Ansicht von ventral

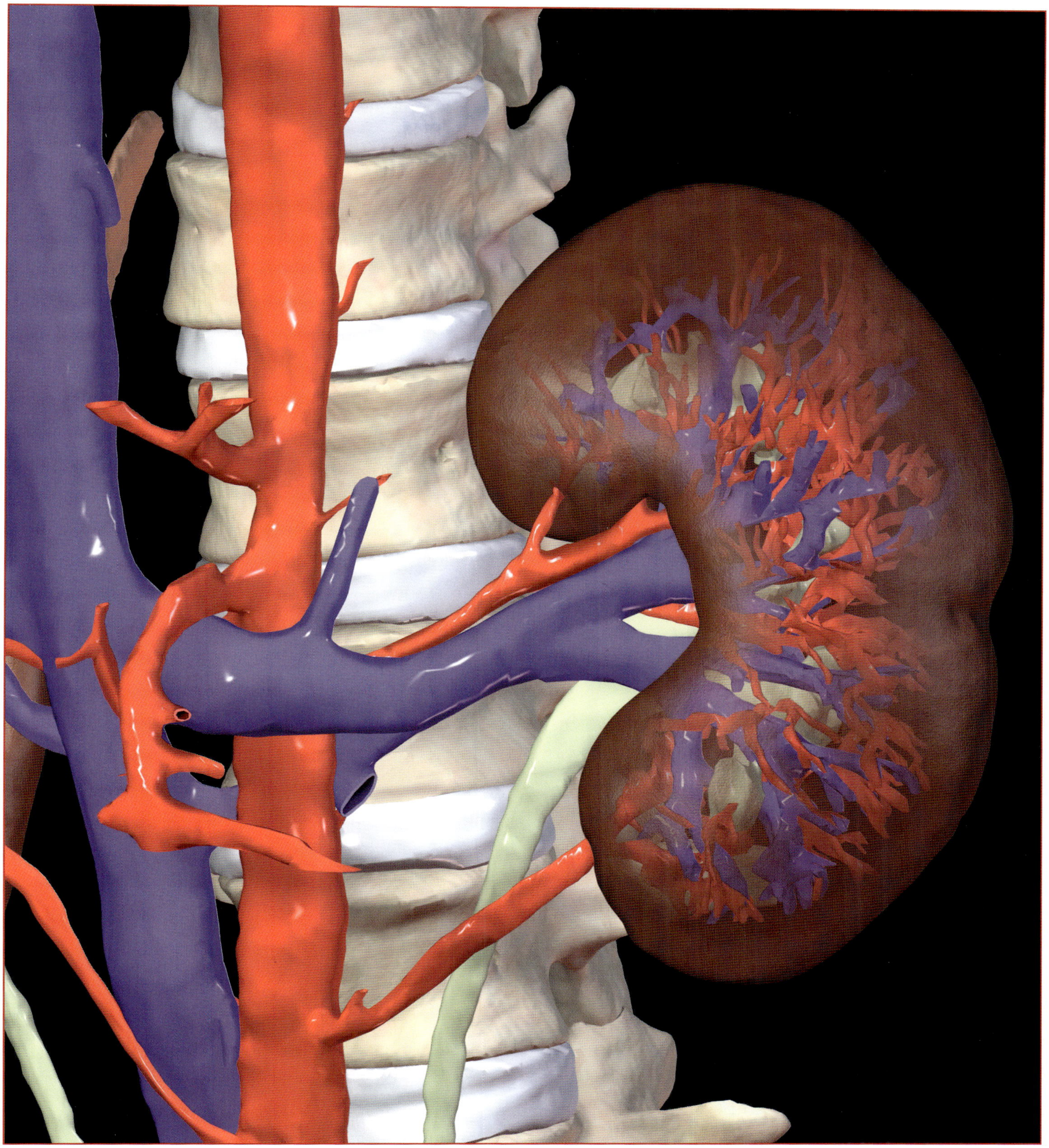

Die paarigen Nieren sind zwar nur etwa zwölf Zentimeter groß, filtern jedoch gemeinsam das gesamte Blutvolumen rund 20-mal pro Stunde, und zwar rund um die Uhr. Pro Minute bilden sie etwa einen Milliliter Urin (¼ Teelöffel).

DIE NIEREN

Die Nieren machen zwar nur etwa 0,5 Prozent des gesamten Körpergewichts aus, erhalten aber zu jeder Zeit direkt bis zu 25 Prozent des Blutes, das im Blutkreislauf zirkuliert. Da die Nieren stündlich die gesamte Blutmenge rund 20-mal filtern, kann man die Funktion dieses Organs mit Recht als überlebensnotwendig bezeichnen.

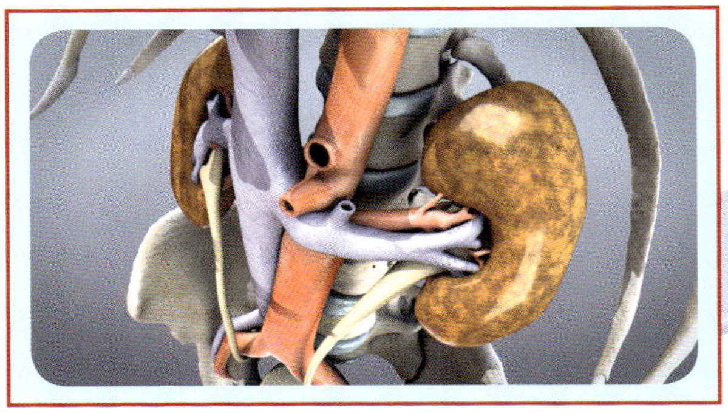

Die bohnenförmigen Nieren liegen im hinteren Bereich des Bauchraums unterhalb der Rippen.

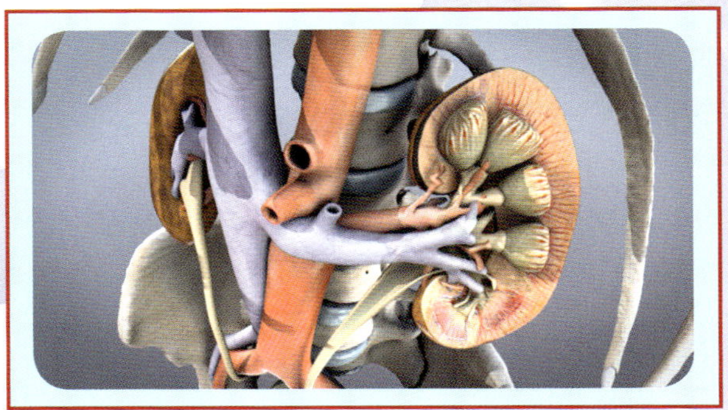

Im Inneren der Nieren bedecken die Nierenkelche die Spitzen der Markkegel (Pyramides renales) im Nierenmark.

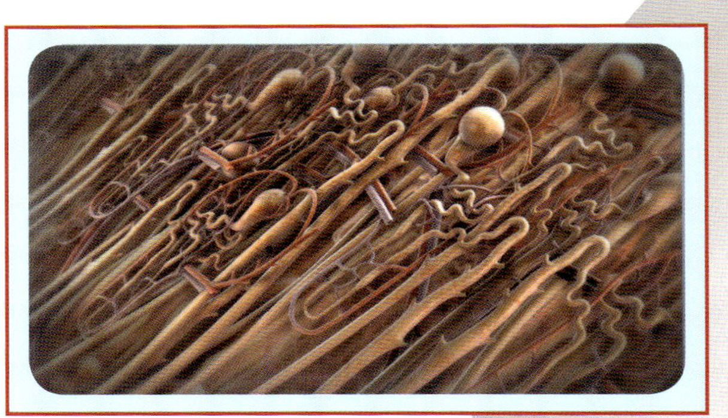

Im Nierenmark befinden sich Millionen mikroskopisch kleiner Nephrone.

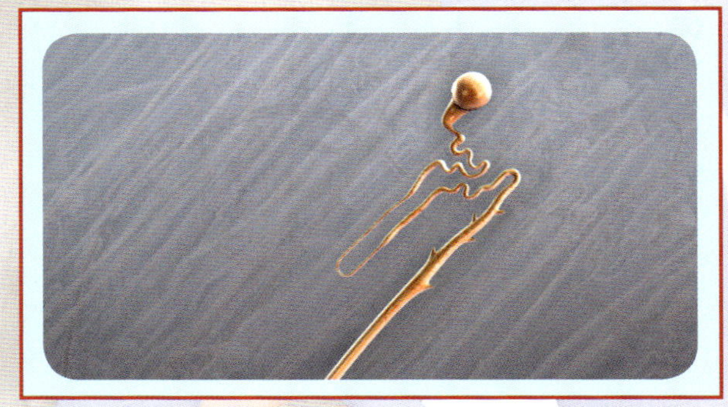

Jedes Nephron verfügt über ein Nierenröhrchen (Tubulus renalis), das an einer Seite offen und an der anderen geschlossen ist.

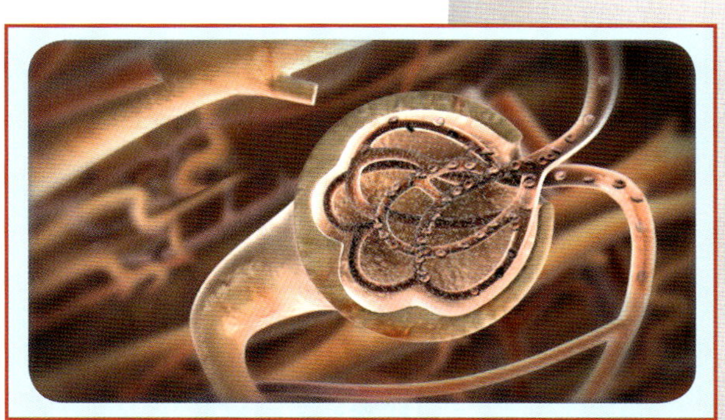

Fließt Flüssigkeit durch den geschwungenen Teil des Röhrchens, das Nierenknäuelchen (Glomerulus), werden Abfallstoffe zurückgehalten, Glukose, Aminosäuren, ein Großteil der Flüssigkeiten und Salze jedoch vom Blut reabsorbiert.

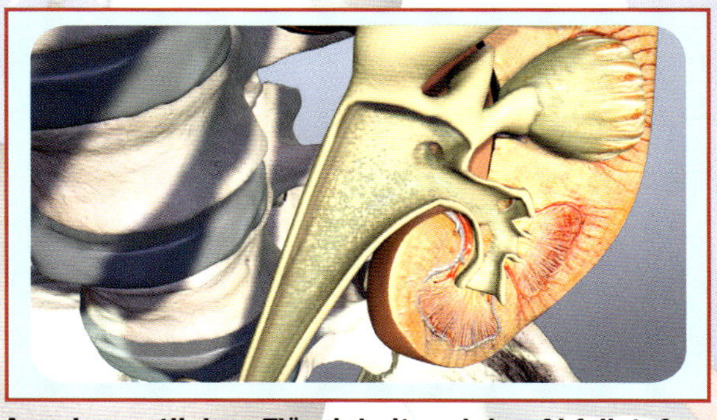

Aus der restlichen Flüssigkeit und den Abfallstoffen wird Harn gebildet; dieser fließt ins Nierenbecken und anschließend durch die Harnleiter in die Harnblase.

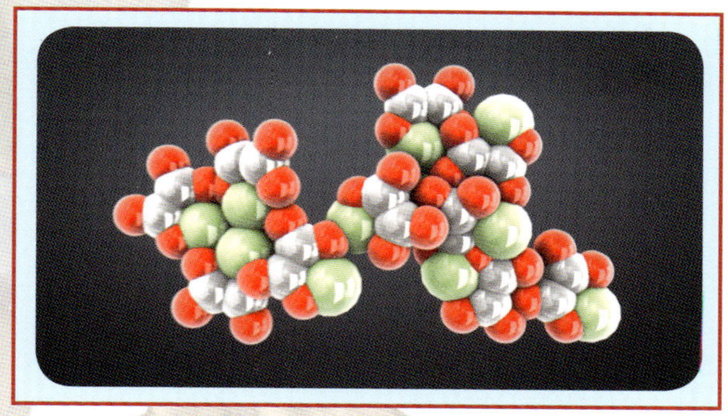

Nierensteine (Calculi renalis) bestehen überwiegend aus mineralischen (vor allem Kalzium-) und Salzablagerungen, die sich im Nierenknäuelchen bilden.

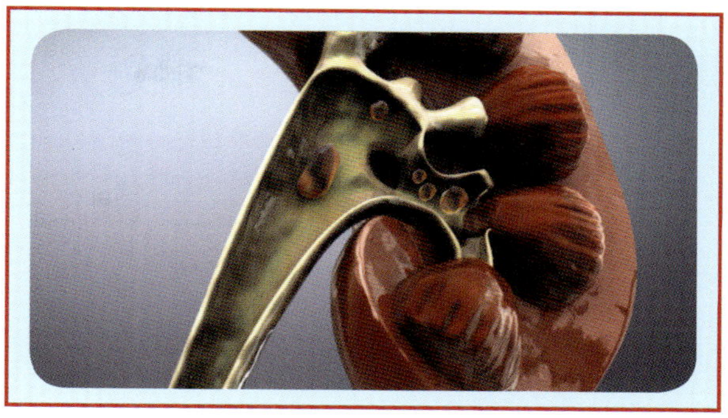

Sie entstehen schichtweise im Laufe der Zeit und können die Größe eines Sandkorns, einer Perle oder sogar eines Golfballs erreichen. Kleinere Steine können in der Niere verbleiben bzw. werden problemlos ausgeschieden.

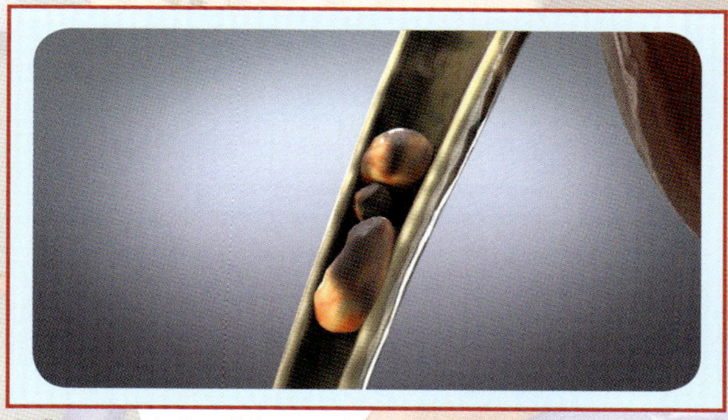

Größere Steine können im Harnleiter, in der Harnblase oder in der Harnröhre stecken bleiben und dort den Harnabfluss blockieren. Dies ist extrem schmerzhaft.

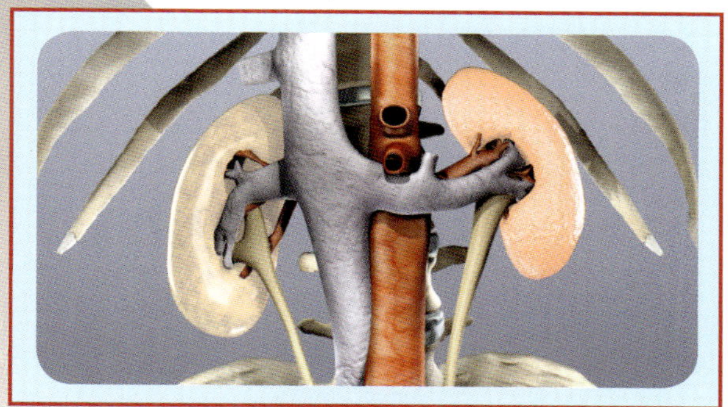

Bei einem Nierenversagen kann der Körper nur einige Tage lang überleben.

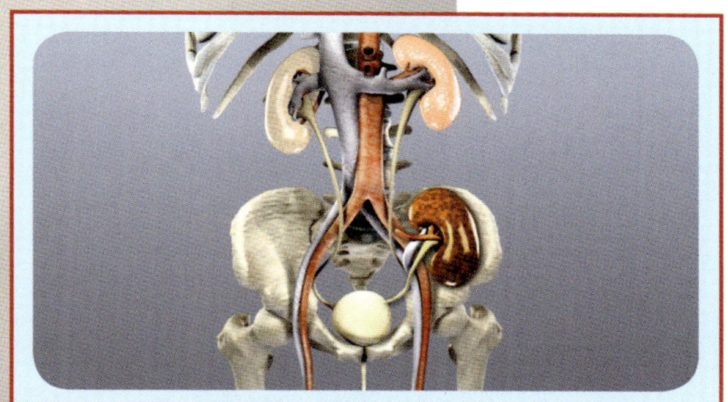

Deshalb wird nach Möglichkeit eine neue Niere eingepflanzt; dabei wird die Spenderniere an die Nierenvenen und -arterien sowie an den Harnleiter angeschlossen.

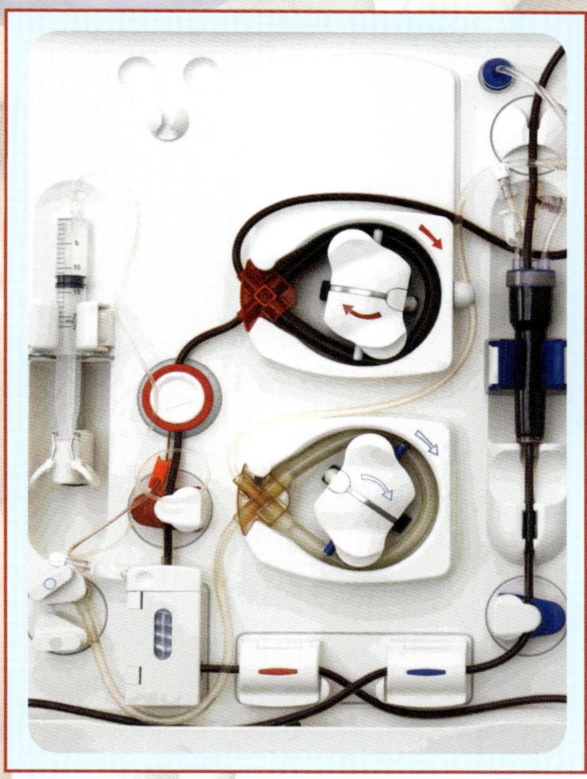

Die Alternative zu diesem operativen Eingriff ist die Dialyse. Dabei wird alle paar Tage das Blut durch eine Maschine außerhalb des Körpers gefiltert.

Das Fortpflanzungssystem

Die meisten unserer Körpersysteme sind dafür zuständig, dass wir tagtäglich funktionieren – eines jedoch ist auf die Erhaltung der Art ausgerichtet. Mit dem genetischen Code, den jeder von uns in sich trägt, können wir über Sperma oder Eizelle des Partners bzw. der Partnerin ein neues und einzigartiges Individuum erschaffen, das dann wiederum seinen Beitrag zum stetig wachsenden Genpool leisten kann.

Im Gegensatz zu anderen Körpersystemen ist das Fortpflanzungssystem beim Mann anders ausgebildet als bei der Frau, und bei beiden arbeitet es erst ab der Pubertät. Die primären Geschlechtsorgane – die Hoden beim Mann und die Eierstöcke bei der Frau – bilden Geschlechtszellen. Im Körper der Frau kann es nach Geschlechtsverkehr zur Empfängnis kommen, d.h., ein Spermium (männliche Geschlechtszelle) vereinigt sich mit einer Eizelle (weibliche Geschlechtszelle). Die befruchtete Eizelle (Zygote) entwickelt sich in der Gebärmutter zum Fötus.

Aufgabe der männlichen Geschlechtsorgane ist die Erzeugung von Samenzellen und deren Einbringung in den weiblichen Körper.

DIE MÄNNLICHEN GESCHLECHTSORGANE

Der Geschlechtsapparat des Mannes besteht aus den Hoden (Testes), dem Glied (Penis), das auch Teil des Harnsystems ist, den Verbindungsgängen zwischen Hoden und Penis sowie den akzessorischen Geschlechtsdrüsen. Der zwischen den Beinen hängende Hodensack (Scrotum) enthält die beiden eiförmigen Hoden. Die darin gebildeten Spermien (Samenzellen) sind gut ausgerüstet für ihre Aufgabe: schwimmend nach einer Eizelle zu suchen, um sie zu befruchten. Sie sind stromlinienförmig gebaut und bestehen aus einem Kopf, der das Erbgut enthält, und einem peitschenähnlichen Schwanz (Flagellum), mit dessen Hilfe sie schwimmen. Am Hinterrand des Hodens liegt langgestreckt der Nebenhoden (Epididymis), in dessen stark gewundenem Gang die noch unreifen Samenzellen aus den Hoden 14 bis 20 Tage lang heranreifen.

Der Penis ist ein rohrförmiges Organ, das beim Geschlechtsverkehr die Spermien in die Scheide der Frau überträgt. Seine Wurzel ist innen am Schambein verankert, der Penisschaft endet distal in der Eichel (Glans). Die drei zylinderförmigen Schwellkörper darin befähigen den Penis zur Erektion. Der unpaare untere Zylinder, der Harnröhrenschwellkörper (Corpus spongiosum), verläuft an der Schaftunterseite bis zur Eichel und umgibt die Harnsamenröhre, die den Urin und das Sperma nach außen transportiert. Die paarigen Gliedschwellkörper (Corpora cavernosa penis) durchziehen parallel die Oberseite des Penisschafts. Der Samenleiter (Ductus deferens) transportiert die reifen Spermien vom Nebenhoden zur Harnröhre, in die er knapp unterhalb der Harnblase einmündet.
In jeden der beiden Samenleiter entleert sich knapp hinter der Harnblase je ein Samenbläschen. Diese sowie die kastaniengroße Vorsteherdrüse (Prostata), die den blasennahen Abschnitt der Harnröhre umgibt, geben Sekrete ab, die sich mit dem Samen zum Sperma (Samenflüssigkeit) vermischen. Das Sperma enthält die Samenzellen, aktiviert sie und versorgt sie mit dem nötigen »Treibstoff« für ihre bevorstehende Reise.

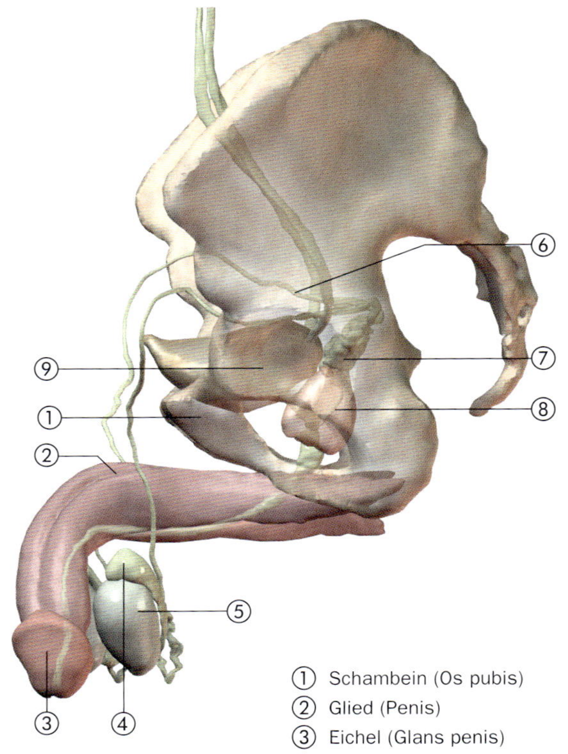

1. Schambein (Os pubis)
2. Glied (Penis)
3. Eichel (Glans penis)
4. Nebenhoden (Epididymis)
5. Hoden (Testis)
6. Samenleiter (Ductus deferens)
7. Samenbläschen (Vesicula seminalis)
8. Vorsteherdrüse (Prostata)
9. Harnblase (Vesica urinaria)

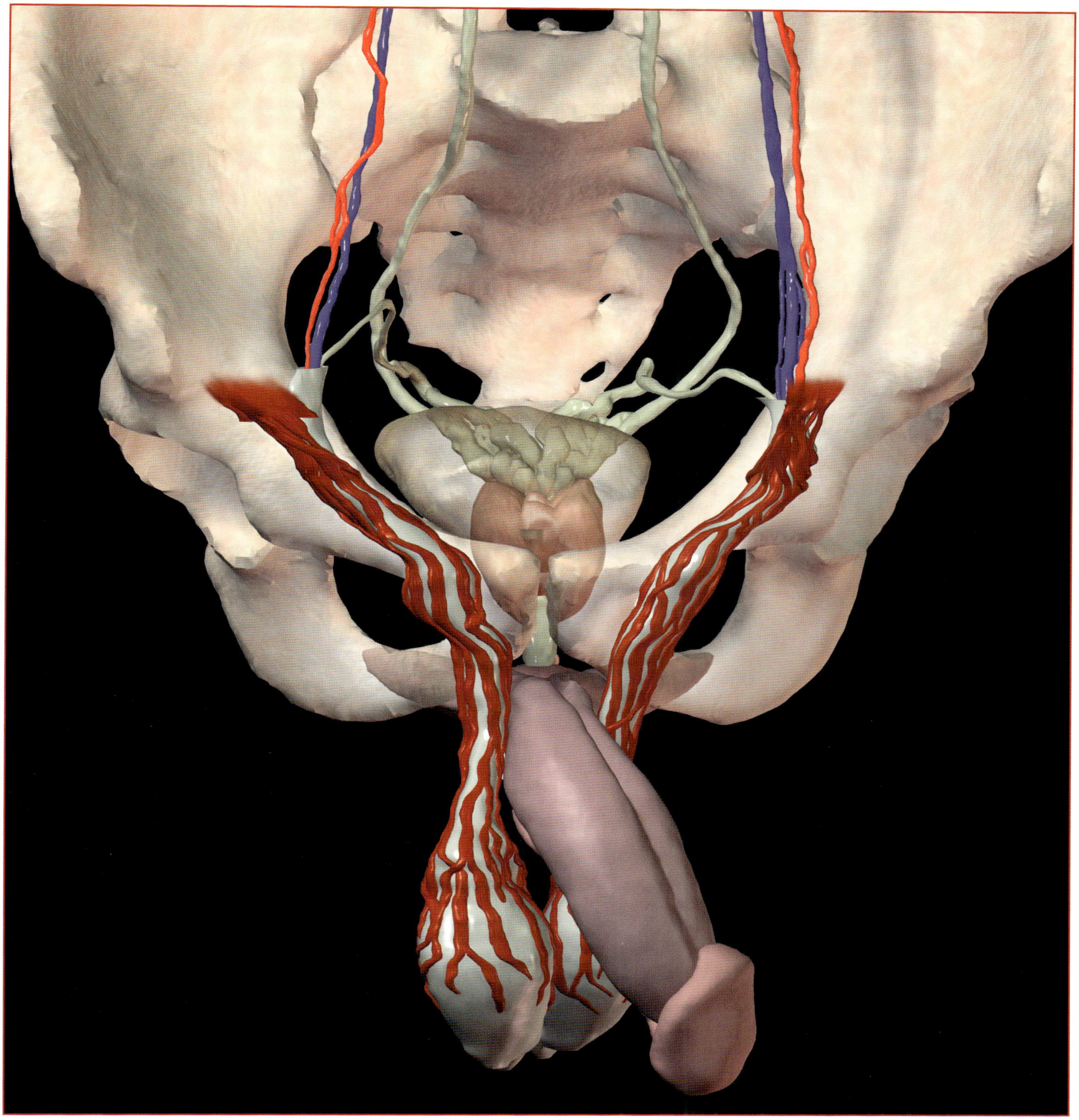

Die Hoden sind außerhalb der Bauchhöhle im Hodensack untergebracht, wo eine für die Samenproduktion ideale Temperatur aufrechterhalten wird.

① Harnblase (Vesica urinaria)
② Samenbläschen (Vesicula seminalis)
③ Vorsteherdrüse (Prostata)
④ Samenleiter (Ductus deferens)
⑤ Glied (Penis)
⑥ Hoden (Testis)
⑦ Schambeinfuge (Symphysis pubica)
⑧ Eichel (Glans penis)

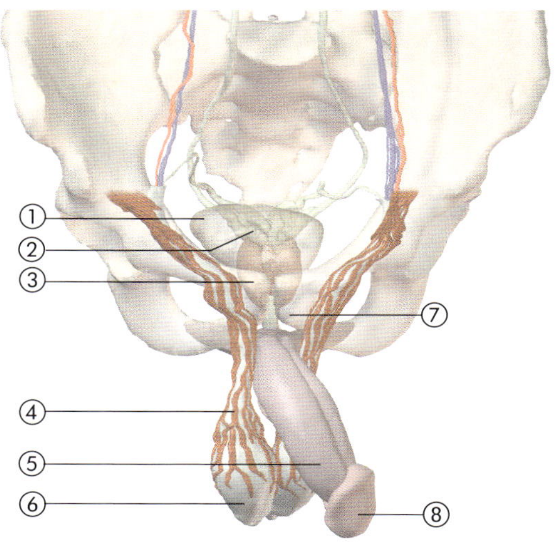

Damit es zur Fortpflanzung kommt, muss sich der Penis aufrichten (Erektion), um in die Scheide eingeführt werden zu können, und es muss ein Samenerguss (Ejakulation) stattfinden. Bei der Erektion wird der sonst schlaffe Penis steif und länger. Die Erektion kommt durch einen Reflex zustande, der vom vegetativen Nervensystem gesteuert wird. Bei sexueller Erregung erweitern sich die Arteriolen. Dadurch gelangt mehr Blut in die Schwammgewebe des Penisschafts und der Eichel, der Penis wird länger und steif.

DIE MÄNNLICHEN GESCHLECHTSORGANE

Wie die Erektion ist auch die Ejakulation ein vom vegetativen Nervensystem (siehe S. 93) gesteuerter Reflex. Sie wird dann ausgelöst, wenn die sexuelle Erregung ihren Höhepunkt erreicht hat, und erfolgt in zwei Phasen. In der ersten Phase kontrahieren sich die Samenleiter und pressen die Spermien zur Gliedwurzel; die Vorsteherdrüse und die Samenbläschen entleeren ihre Sekrete, die sich mit den Spermien zur Samenflüssigkeit vermischen. An diesem Punkt weiß der Mann, dass der Samenerguss nicht mehr aufzuhalten ist, und die zweite Phase beginnt. Die Muskeln in der Gliedwurzel ziehen sich rhythmisch im Abstand von 0,8 Sekunden zusammen und schleudern das Sperma stoßweise (in bis zu fünf Stößen) aus dem Penis heraus. Insgesamt werden etwa vier Milliliter Sperma mit durchschnittlich 160 Millionen Samenzellen darin ausgestoßen. Nach dem Samenerguss endet die Erektion, der Penis erschlafft.

Die Samenproduktion

Da die Hoden im Hodensack hängen, bleibt ihre Temperatur ständig etwa 3 °C unter Körpertemperatur. Diese niedrigere Temperatur ist ideal für die Samenproduktion – Samenzellen sterben bei höherer Temperatur ab. Ein gesunder Mann erzeugt von der Pubertät bis ins hohe Alter täglich mehrere Hundert Millionen Spermien. Die Entstehung und Reifung einer Samenzelle dauert länger als zwei Monate.

Die Spermien entstehen in den stark aufgeknäuelten Hodenkanälchen (Tubuli seminiferi) in jedem der etwa 250 Hodenläppchen pro Hoden. Die in den Wänden der Hodenkanälchen untergebrachten Keimzellen teilen sich und bilden Millionen unreifer Spermien pro Sekunde, die über die Samenkanälchen in den Nebenhoden wandern, wo sie heranreifen. Die Samenproduktion wird durch zwei Hypophysenhormone gesteuert: Luteinisierungshormon (LH) und follikelstimulierendes Hormon (FSH). LH stimuliert die interstitiellen Zellen zwischen den Hodenkanälchen zur Ausschüttung des männlichen Geschlechtshormons Testosteron; FSH und Testosteron regen die Hodenkanälchen zur Spermienbildung an.

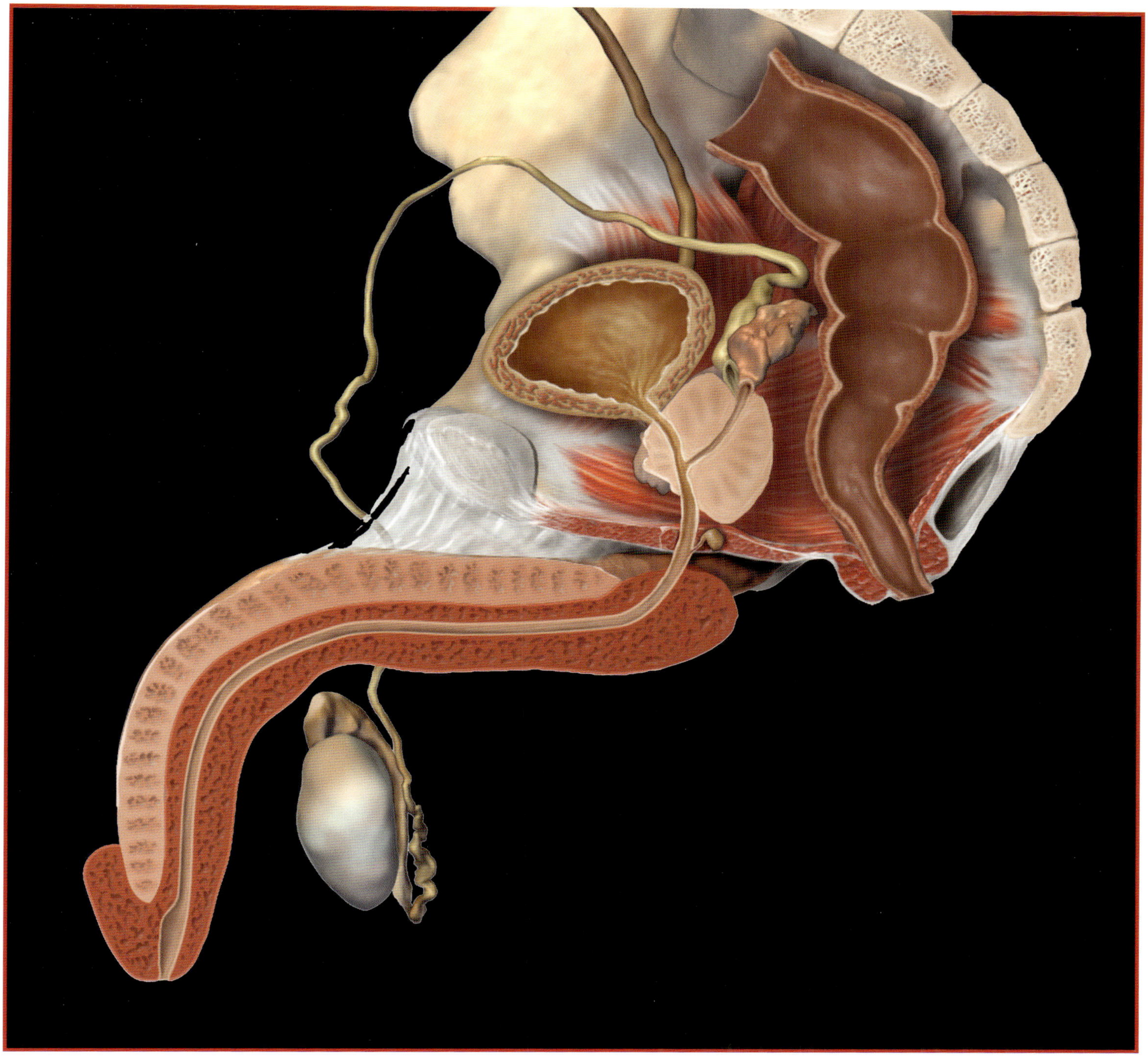

Mediansagittalschnitt durch das männliche Becken. Die Hoden, in denen die Samenzellen gebildet werden, stehen über den Samenleiter mit der Harnröhre in Verbindung, deren Öffnung nach außen in der Eichel liegt. In die Harnröhre entleeren sich die akzessorischen Geschlechtsdrüsen – die Samenbläschen, die Vorsteherdrüse und die Cowper-Drüse.

① Harnblase (Vesica urinaria)
② Symphysis pubica
③ Harnröhre (Urethra)
④ Gliedschwellkörper (Corpus cavernosum)
⑤ Harnröhrenschwellkörper (Corpus spongiosum)
⑥ Glied (Penis)
⑦ Eichel (Glans penis)
⑧ Samenleiter (Ductus deferens)
⑨ Mastdarm (Rektum)
⑩ Samenbläschen (Vesicula seminalis)
⑪ Vorsteherdrüse (Prostata)
⑫ Cowper-Drüse (Glandula bulbourethralis)
⑬ After (Anus)
⑭ Nebenhoden (Epididymis)
⑮ Hoden (Testis)

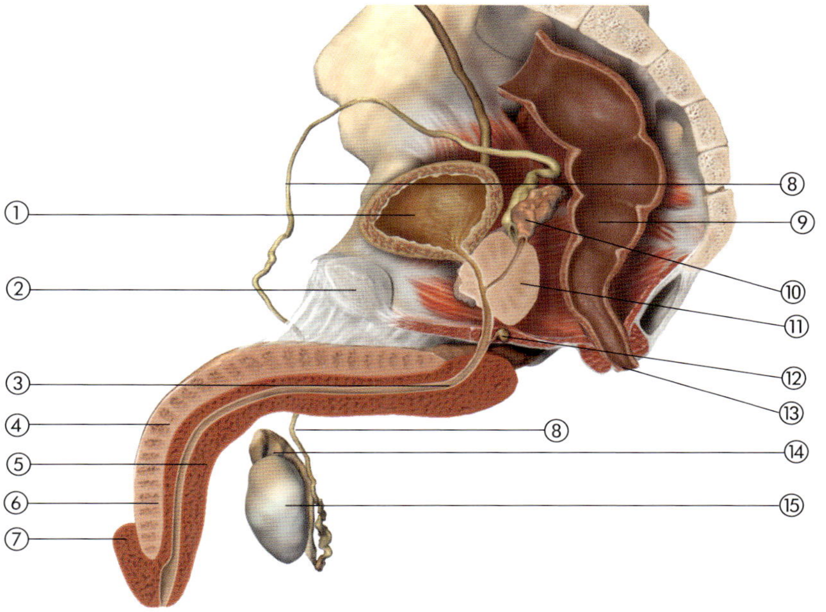

Die weiblichen Fortpflanzungsorgane erfüllen eine doppelte Aufgabe: Sie bilden weibliche Geschlechtszellen, die Eizellen oder Ova, und stellen geeignete Bedingungen für die Entwicklung des Fötus her, falls eine Eizelle von einer Samenzelle befruchtet wird. Zu den weiblichen Geschlechtsorganen zählen ausser den Eierstöcken, den primären Geschlechtsorganen, noch die Eileiter, die Gebärmutter, die Scheide und das äussere Genitale (Vulva).

DIE WEIBLICHEN GESCHLECHTSORGANE

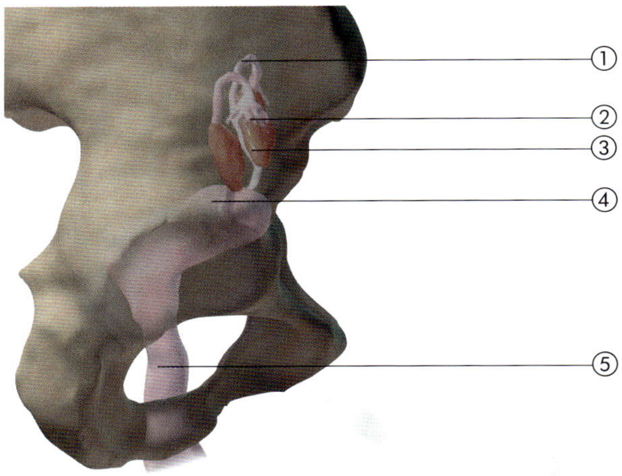

Anders als beim Mann liegen die Geschlechtsorgane der Frau allesamt im Unterleib.

① Eileiter (Tuba uterina/Salpinx)
② Fimbrien, Fransen (Fimbriae)
③ Eierstock (Ovarium)
④ Gebärmutter (Uterus)
⑤ Scheide (Vagina)

Die Eierstöcke (Ovarien)

Die paarigen Eierstöcke liegen beidseits der Gebärmutter und werden zum Teil vom trichterförmigen Ende des Eileiters umfasst, der den Eierstock mit der Gebärmutter verbindet. Jede Frau ist bereits bei der Geburt mit dem kompletten Vorrat an Eizellen bzw. deren Vorstufen – bis zu zwei Millionen Oozyten – ausgestattet. Ab der Pubertät und bis zur Menopause reift allmonatlich eine Eizelle heran und wird freigesetzt. Die Eierstöcke schütten selbst die weiblichen Geschlechtshormone Östrogen und Progesteron aus, die den Menstruationszyklus sowie die Entwicklung der sekundären Geschlechtsmerkmale (z.B. der Brüste) steuern.

Ovarial- und Menstruationszyklus

Ein Zyklus ist eine sich wiederholende Abfolge von Ereignissen in bestimmter Reihenfolge. Allmonatlich sorgen zwei aufeinander abgestimmte Zyklen – der Ovarialzyklus und der Menstruationszyklus – dafür, dass aus einem Eierstock ein Ei freigesetzt und die Gebärmutter so vorbereitet wird, dass sie das Ei, falls es befruchtet wird, aufnehmen kann. Beide Zyklen dauern durchschnittlich 28 Tage. Der Ovarialzyklus wird von zwei Hypophysenhormonen gesteuert: Luteinisierungshormon (LH) und follikelstimulierendes Hormon (FSH). FSH stimuliert das Wachstum und die Reifung einiger Eierstockfollikel, die unreife Eier enthalten. Ein Follikel und das Ei darin werden viel größer als alle anderen. In der Zyklusmitte steigen die LH-Spiegel und lösen den Eisprung aus: Der Follikel platzt und entlässt sein Ei in den Eileiter. Wenn dieses Ei nicht befruchtet wird, beginnt 14 Tage nach dem Eisprung ein neuer Zyklus.

In der ersten Phase des Menstruationszyklus regt FSH den Eierstock zur Ausschüttung von Östrogen an; dadurch beginnt die Gebärmutterschleimhaut zu wachsen. Nach dem Eisprung schüttet der Eierstock auch Progesteron aus, das mit dem Östrogen zusammen eine weitere Verdickung der Schleimhaut bewirkt. Wenn die Eizelle unbefruchtet bleibt, sinken die Progesteron- und Östrogenspiegel, die Gebärmutterschleimhaut wird abgestoßen und die Regelblutung setzt ein. Schwankungen der Hormone FSH, LH, Östrogen und Progesteron, die sich gegenseitig beeinflussen, regeln das Zyklusgeschehen.

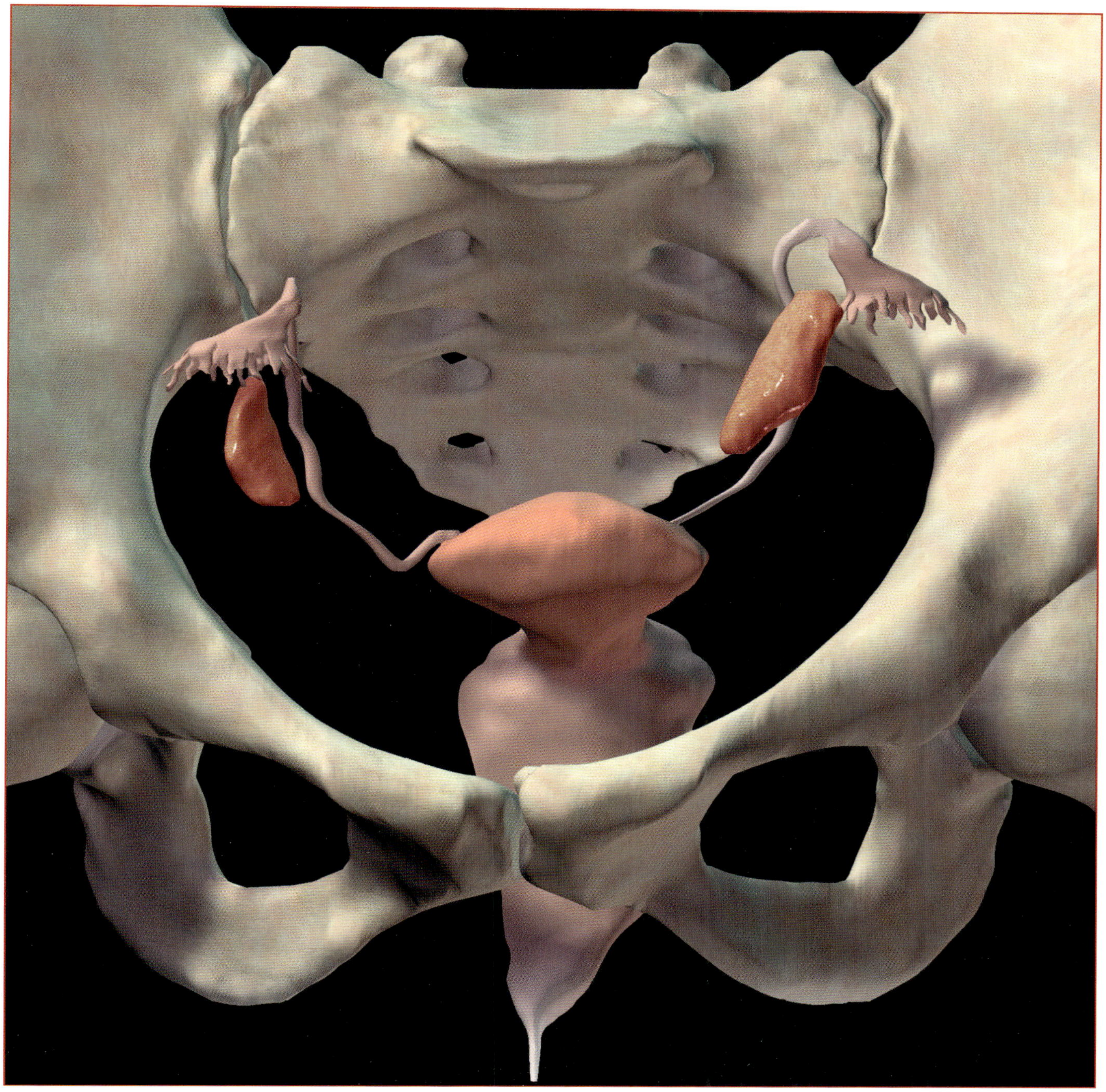

Zu den weiblichen Geschlechtsorganen zählen die paarigen Eierstöcke beidseits der Gebärmutter, die beiden Eileiter, die Gebärmutter, die Scheide und der Kitzler (hier nicht zu sehen).

① Becken (Pelvis)
② Eileiter (Tuba uterina/Salpinx)
③ Eierstock (Ovarium)
④ Fimbrien, Fransen (Fimbriae)
⑤ Gebärmutter (Uterus)
⑥ Gebärmutterhals (Cervix uteri)
⑦ Scheide (Vagina)

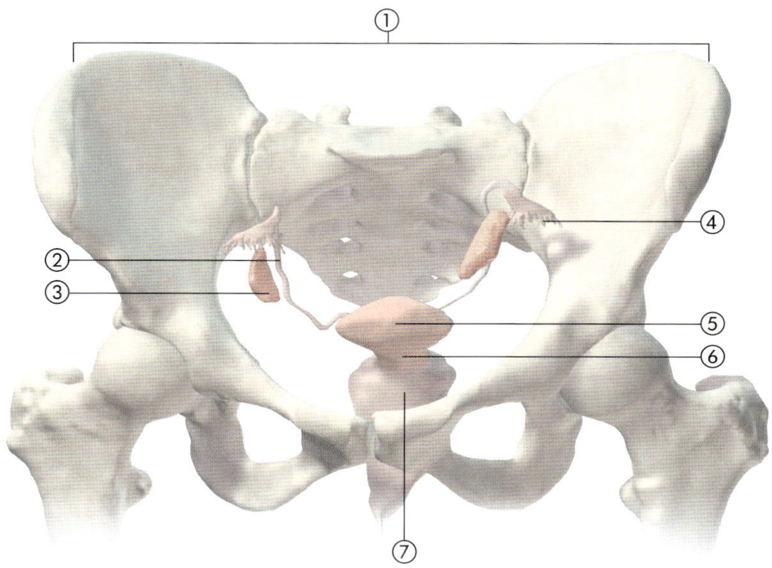

Während die Eierstöcke die Eizellen bilden, sind andere Teile des weiblichen Fortpflanzungssystems dafür zuständig, die Vereinigung von Eizelle und Samenzelle zu ermöglichen und die Versorgung der Eizelle sicherzustellen, falls sie befruchtet wird.

DIE WEIBLICHEN GESCHLECHTSORGANE

Die Eileiter nehmen die bei der Ovulation aus dem Eierstock freigesetzten Eizellen auf. Hier findet die Vereinigung von Eizelle und Samenzelle statt. Durch den Eileiter wandert das befruchtete Ei in die Gebärmutter. Dieses Hohlorgan birgt und schützt den Fötus während seiner Entwicklung. Die Gebärmutterwand enthält eine dicke Schicht glatter Muskeln, das Myometrium, das sich während der Schwangerschaft weit dehnt und sich bei der Geburt zusammenzieht, um das Baby hinauszuschieben. Innen ist die Gebärmutter mit dem samtigen Endometrium ausgekleidet, in dem sich das befruchtete Ei einnistet, um sich zu entwickeln.

Die Gebärmutter steht mit der Scheide über den Gebärmutterhals (Cervix uteri) in Verbindung. Die Scheide ist ein acht bis zehn Zentimeter langer Muskelschlauch, in den der Penis beim Geschlechtsverkehr eingeführt wird und über den bei der Regelblutung die abgestoßene Gebärmutterschleimhaut sowie bei der Geburt das Baby nach außen gelangt.

Das äußere Genitale, auch Vulva genannt, besteht aus den großen und kleinen Schamlippen (Labia majora und minora), die den Scheideneingang bzw. die Öffnung der Harnröhre umgeben, sowie dem Kitzler (Clitoris). Der Kitzler spielt – ähnlich wie der Penis – bei der sexuellen Erregung eine wichtige Rolle. Eichel und Schaft sind beim Kitzler zwar viel kleiner als beim Penis, doch die anatomische Binnenstruktur – über die erst in jüngster Zeit Näheres bekannt wurde – ist hier ähnlich komplex.

Entwicklung der äußeren Geschlechtsorgane

Sechs Wochen nach der Empfängnis ist der Embryo in der Gebärmutter etwa so groß wie eine Weinbeere. In diesem Stadium sind die äußeren Geschlechtsorgane bei beiden Geschlechtern gleich. Wie sich die Genitalien weiterentwickeln, hängt davon ab, ob der Embryo genetisch durch XY-Chromosomen als männlich oder durch XX-Chromosomen als weiblich definiert ist. Beim männlichen Embryo sendet das Y-Chromosom eine Botschaft aus, die den Befehl zur Entwicklung von Hoden enthält; die daraufhin entstehenden Hoden schütten das Hormon Testosteron aus, das die Urogenitalfalten anweist, sich zu Penis und Hodensack zu entwickeln. Wenn kein Y-Chromosom vorhanden ist, entwickelt sich ein Kitzler anstelle des Penis, und statt des Hodensacks entstehen Schamlippen. In der zwölften Entwicklungswoche sind die unterschiedlich ausgebildeten Geschlechtsorgane bereits zu erkennen, und bei der Geburt ist das Baby eindeutig ein Junge oder ein Mädchen.

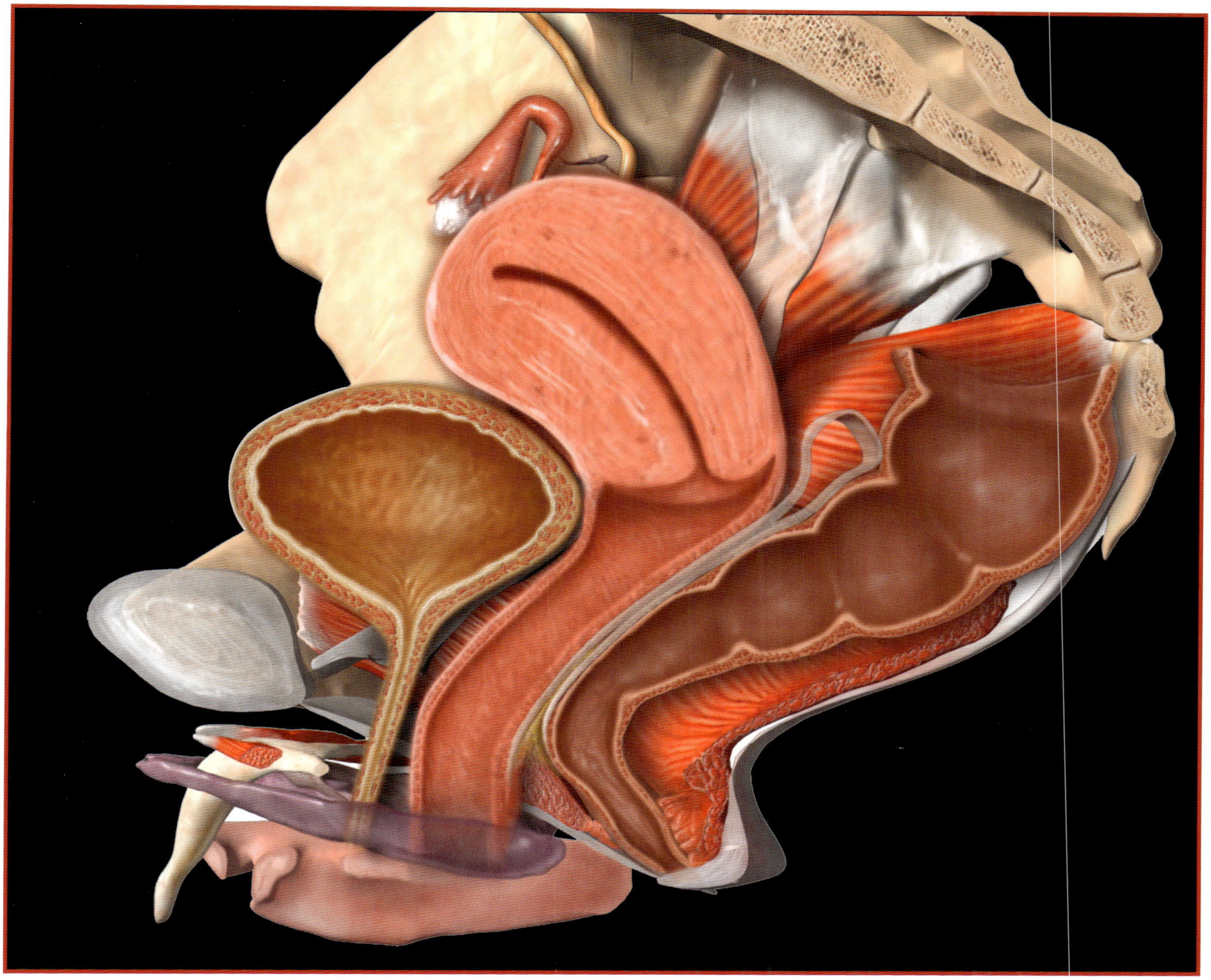

Mediansagittalschnitt durch das weibliche Becken; Ansicht von links. Die Abbildung zeigt sowohl die inneren Fortpflanzungsorgane – den rechten Eierstock und Eileiter, die Gebärmutter und die Scheide – als auch das äußere Genitale einschließlich des Kitzlers.

① Eileiter (Tube)
② Ovariale Fransen (Fimbrien)
③ Eierstock
④ Gebärmutter (Uterus)
⑤ Harnblase (Vesica urinaria)
⑥ Schambeinfuge (Symphysis pubica)
⑦ Harnröhre (Urethra)
⑧ Kitzler (Clitoris)
⑨ Kleine Schamlippen (Labium minus)
⑩ Scheide (Vagina)
⑪ Gebärmutterhals (Cervix uteri)
⑫ Mastdarm (Rektum)

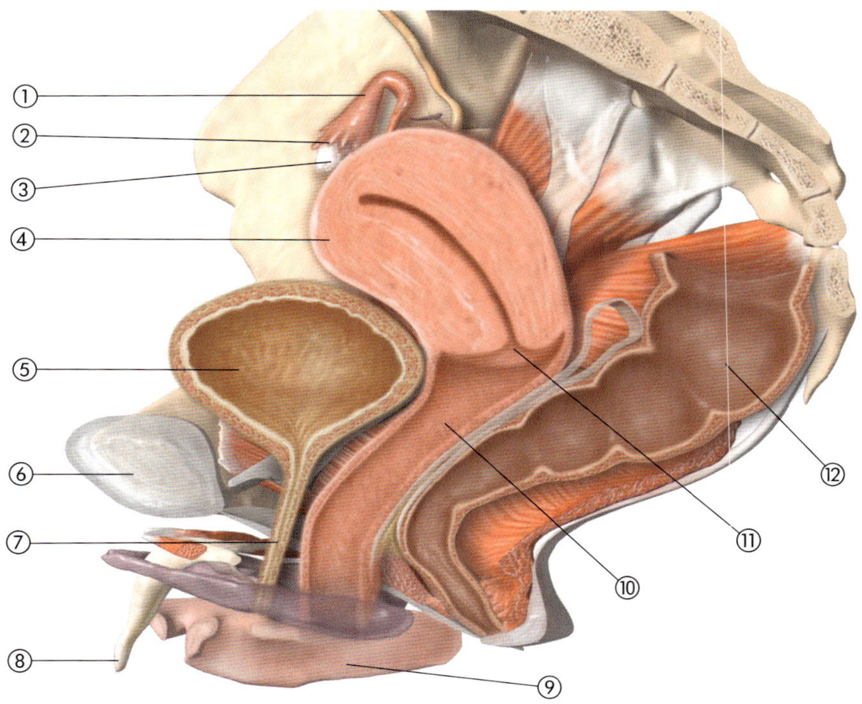

BEFRUCHTUNG

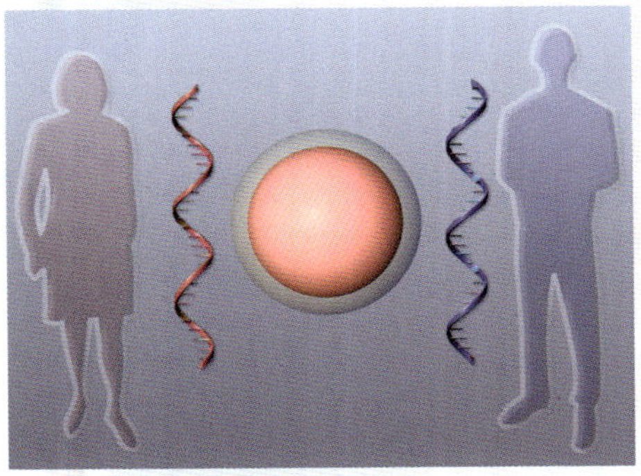

Die Eizelle der Frau und das Spermium des Mannes enthalten jeweils einen Strang der Gene des menschlichen Genoms – erst gemeinsam können sie neues Leben erschaffen, und zusammen bilden sie den kompletten Gensatz, der die vollständige DNA enthält.

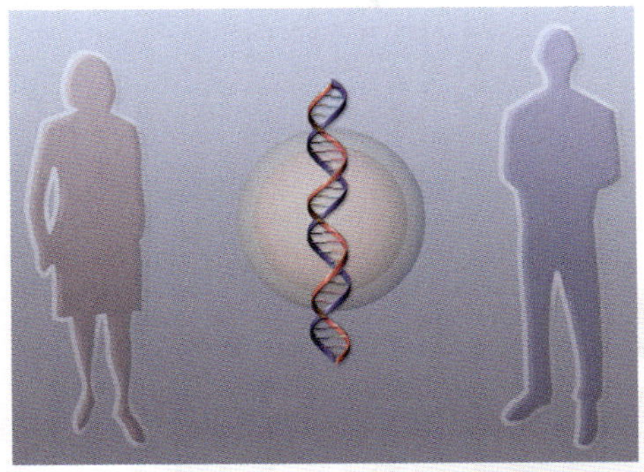

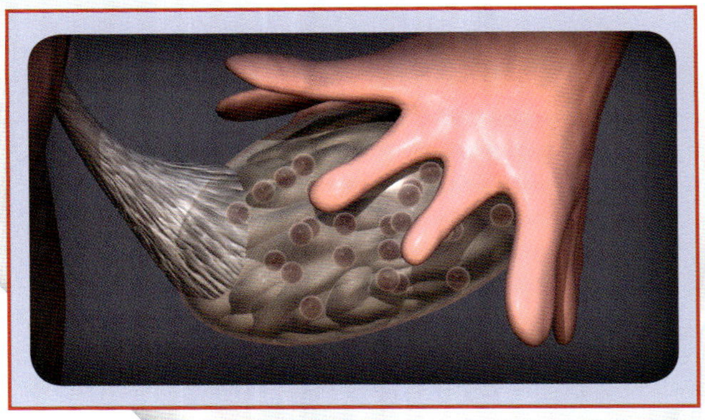

Bei Frauen beginnt der Prozess in den Eierstöcken, wo ab der Pubertät etwa alle 28 Tage eine Eizelle heranreift. Das follikelstimulierende Hormon (FSH) lässt die Eizelle in den Eileiter wandern, wo sie befruchtet werden kann.

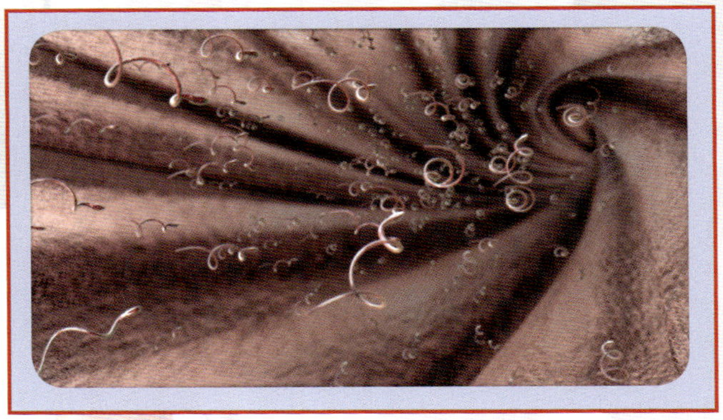

Bei Männern werden in den Hodenkanälchen (Tubuli seminiferi) Spermien gebildet, die mehrere Wochen in den Nebenhoden heranreifen, bevor sie in den Samenleiter gelangen.

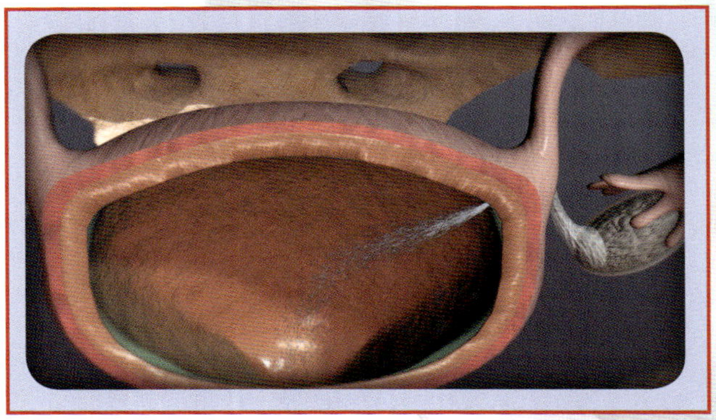

Bei einem Samenerguss gelangen Millionen von Spermien in die Gebärmutter, doch nur wenige sind befähigt, die Eizelle zu erreichen und zu befruchten.

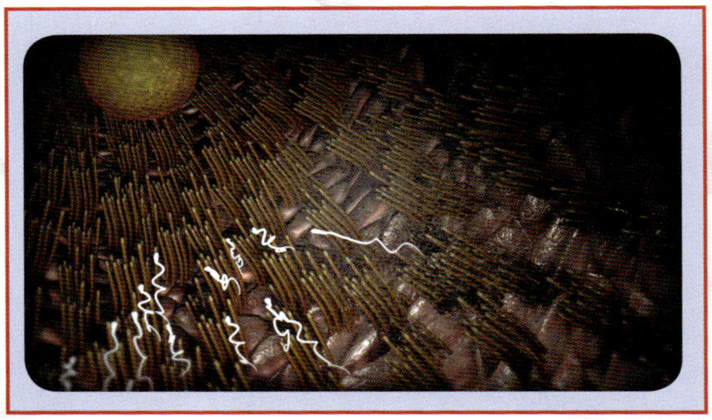

Die anderen Spermien übernehmen z. T. Hilfsfunktionen; so verhindern sie z. B., dass wieder andere Spermien die Eizelle erreichen.

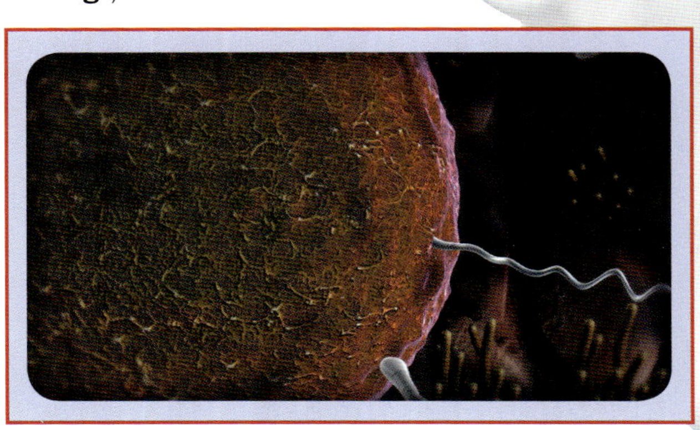

So gelangen von den Millionen von Spermien nur einige in den Eileiter, und nur ein einziges Spermium dringt in die Eizelle ein.

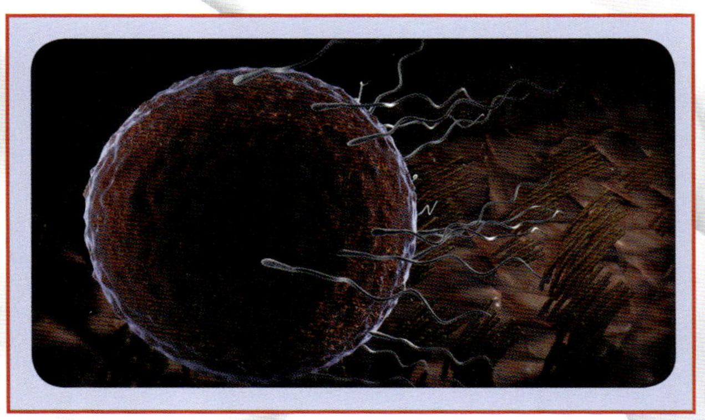

Nachdem das Spermium in die Eizelle eingedrungen ist, verändert diese ihre äußere Membran, sodass kein weiteres Spermium eindringen kann.

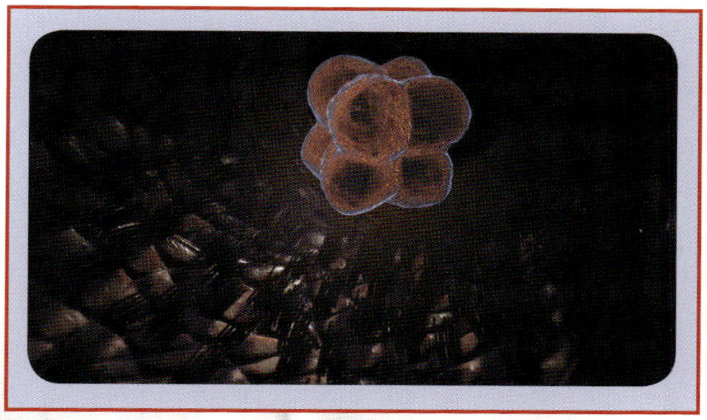

Etwa 24 Stunden nach der Befruchtung beginnt die Eizelle mit der Teilung – zunächst in zwei, dann vier, dann in acht Zellen und so weiter.

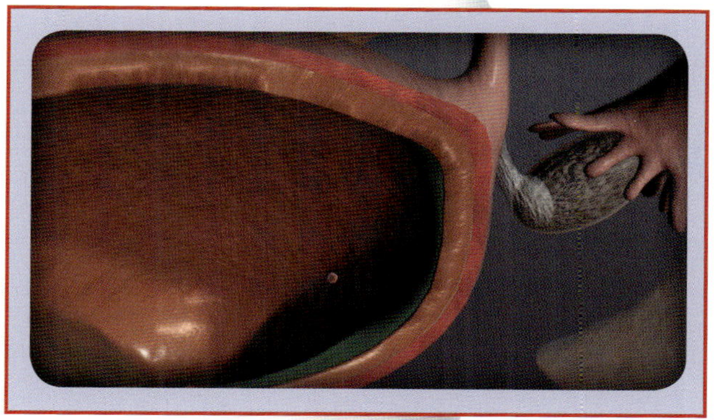

Die befruchteten Zellen fügen sich zu einem hohlen Gebilde zusammen, das sich in der Schleimhaut der Gebärmutterwand einnistet. Man spricht nun vom Embryo.

Der Menstruationszyklus

Ebenso wie der Ovarialzyklus allmonatlich eine Eizelle zur potenziellen Befruchtung hervorbringt, bereitet der Menstruationszyklus die Gebärmutter auf eine potenzielle befruchtete Eizelle vor.

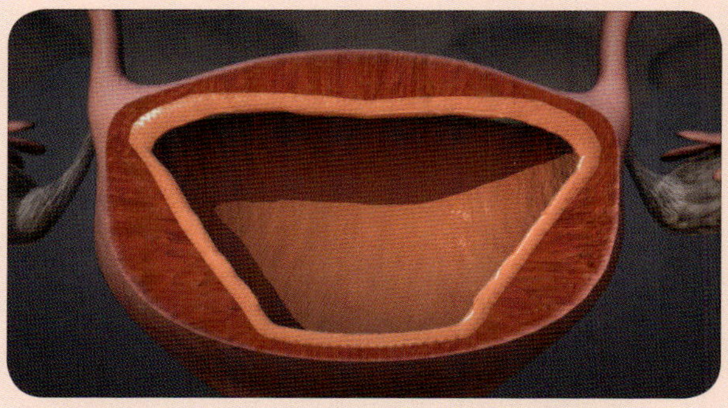

Der Menstruationszyklus beginnt mit der Verdickung des Endometriums, der Gebärmutterschleimhaut.

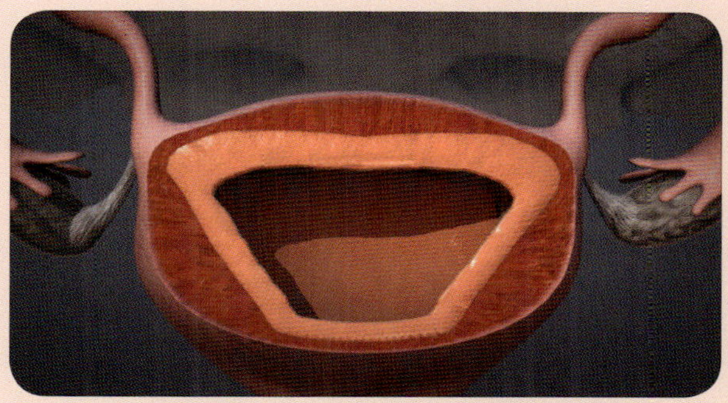

Nach dem Eisprung schütten die Eierstöcke Progesteron aus, das die Gebärmutterschleimhaut dazu anregt, sich noch weiter zu verdicken.

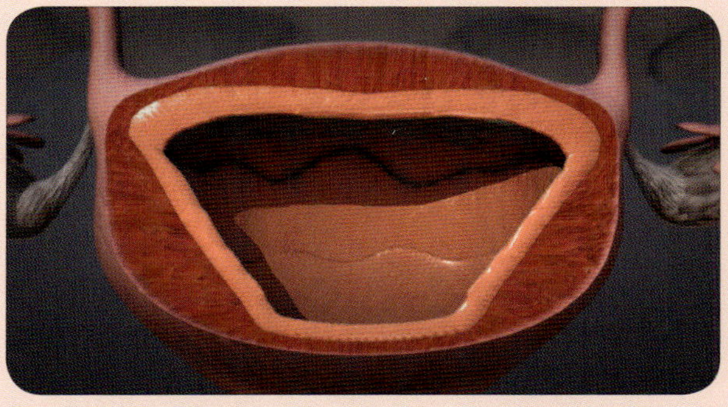

Findet keine Befruchtung statt, sinkt der Hormonspiegel, und die Gebärmutterschleimhaut wird abgestoßen und über die Menstruationsblutung ausgeschieden.

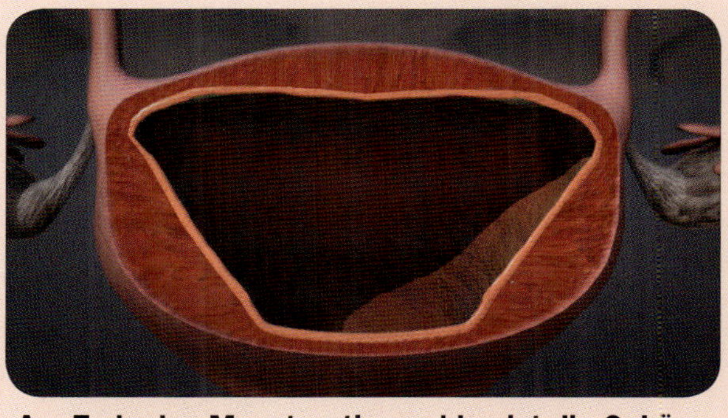

Am Ende des Menstruationszyklus ist die Gebärmutterwand wieder so, wie sie vor vier Wochen war.

FÖTUSENTWICKLUNG

Nach der Empfängnis beginnt die noch einzellige befruchtete Eizelle rasch mit der Zellteilung.

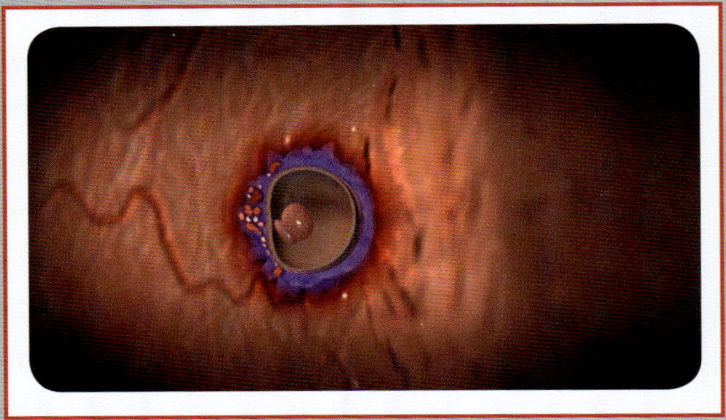

Die Zellansammlung gelangt in die Gebärmutter und nistet sich in der Gebärmutterschleimhaut ein. Dies ist der Beginn der embryonalen Phase, die bis zur 8. Woche nach der Empfängnis bzw. bis zur 10. Schwangerschaftswoche dauert.

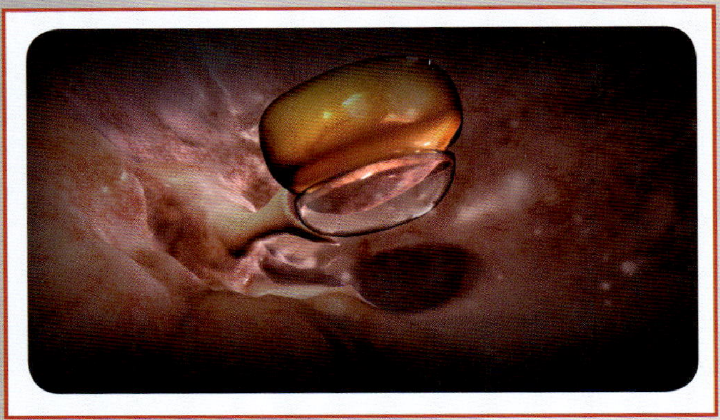

Die sich rasch teilenden Zellen innerhalb der Zellansammlung organisieren sich zu einer Scheibe, die aus drei Schichten besteht. Jede dieser Schichten wird sich zu Geweben und Organen entwickeln und von der Umgebung genährt und geschützt.

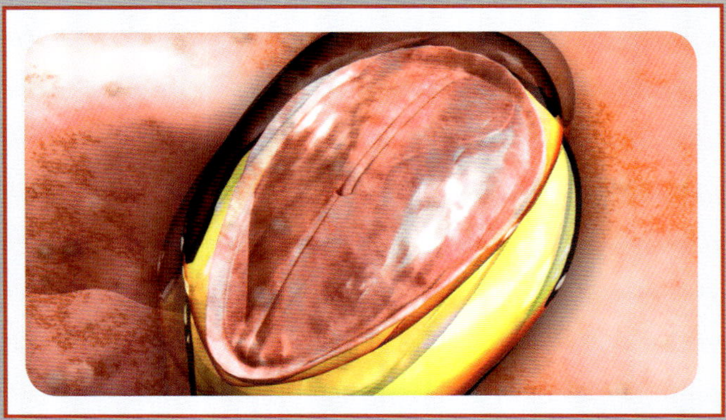

In der Mitte der Scheibe bildet sich eine Rinne, die Scheibe hat nun ein Oben und Unten, Vorn und Hinten, Rechts und Links. Diese Neuralrinne (Sulcus neuralis) vertieft sich und bildet eine Röhre, die sich zu Gehirn und Rückenmark entwickelt.

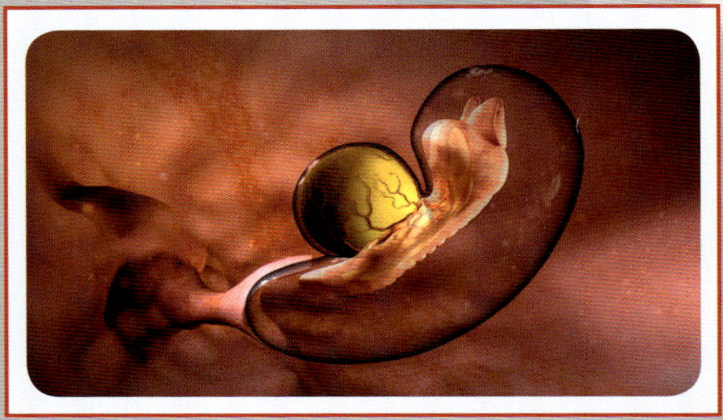

Aus Röhren beidseits der Rinne entwickelt sich ein frühes Blutkreislaufsystem. Die Röhren verschmelzen und bilden die Herzkammern, das Herz beginnt zu schlagen.

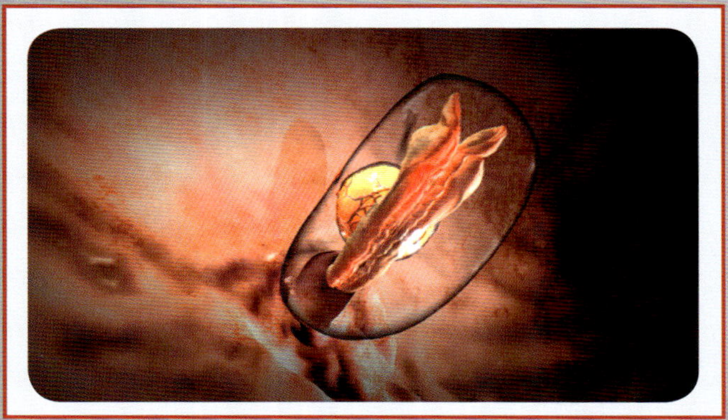

Etwa zu dieser Zeit entwickelt sich auch das Zentralnervensystem. Die Neuralrinne schließt sich wie ein Reißverschluss und bildet eine Röhre, aus der sich Rückenmark und Gehirn entwickeln.

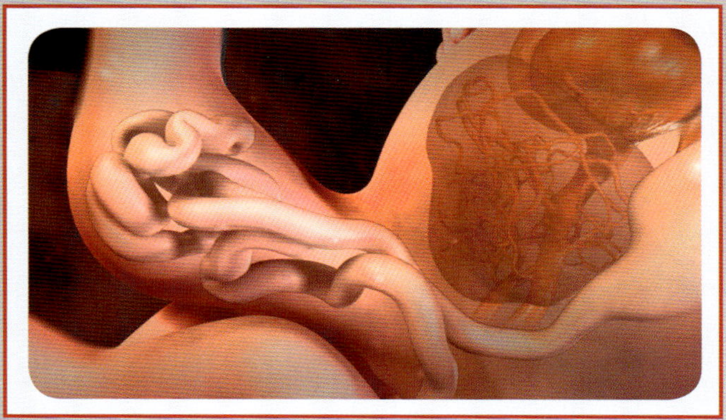

Anschließend entwickeln sich andere Organe wie die Leber. Es bilden sich Arm- und Beinknospen. Unterstützt wird das Wachstum durch Nährstoffe, die der Fötus von der Mutter über die Plazenta und die Nabelschnur erhält. Allmählich entwickelt sich der Darm.

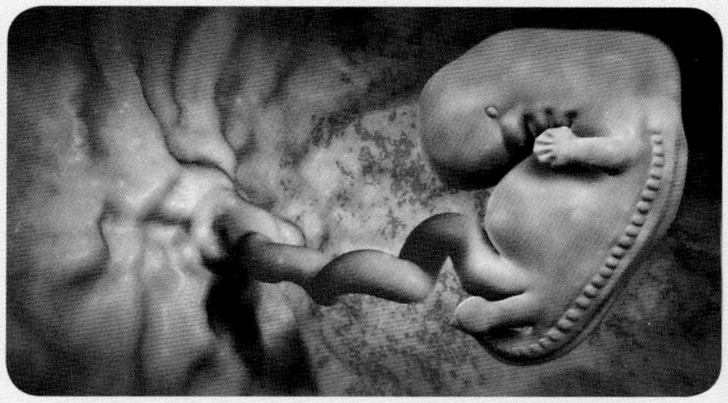

Arme und Beine wachsen weiter, anstelle der Hände und Füße sind noch paddelähnliche Gebilde zu sehen. Doch auch diese entwickeln sich weiter, und bald kann sich der Arm am Ellbogen beugen. Finger und Zehen erscheinen, ebenso die ersten Gesichtszüge. Das Gehirn wächst und bildet Seh- und Hörvermögen aus.

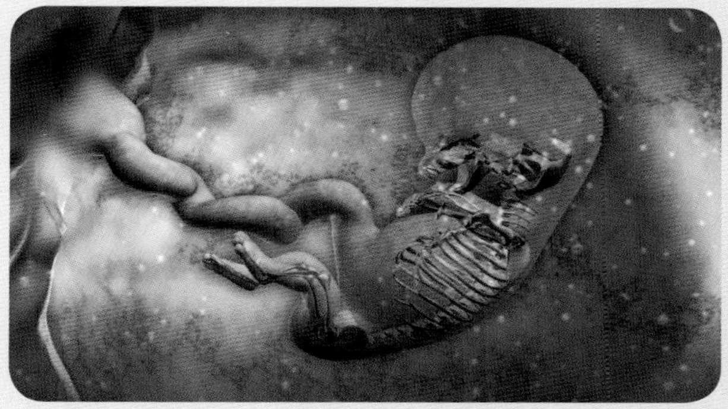

Nun erscheinen Muskeln und Knochen. Die Gliedmaßen »wandern« von der Mitte an die Seite, die Knie bilden sich. Die Gesichtszüge verfeinern sich. Leber und Schilddrüse funktionieren bereits. Ab der 14. Woche ist der Fötus schon ein Mensch »en miniature«.

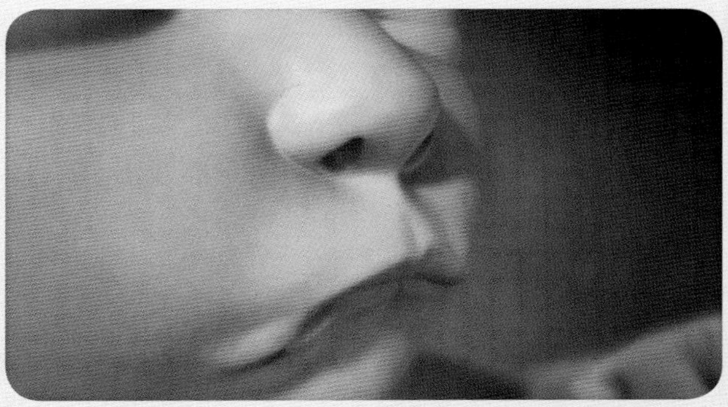

In der 24. Woche kann der Fötus Geräusche wahrnehmen. Augenbrauen und Wimpern sind zu sehen, die Lunge simuliert Atembewegungen.

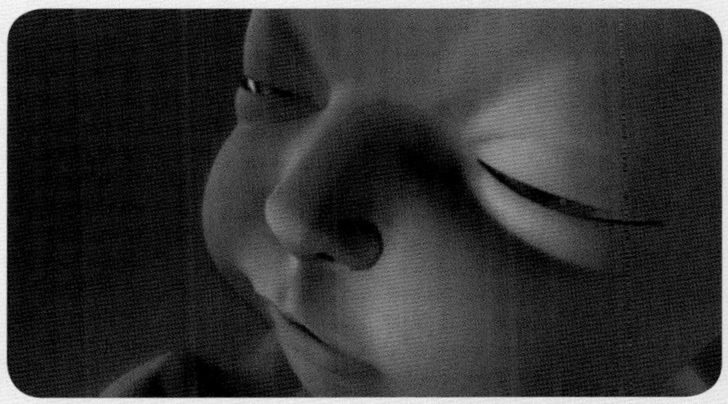

In der 28. Woche öffnen sich die Augenlider, die Augen können nun Licht wahrnehmen. Auch der Geruchssinn funktioniert, der Fötus kann saugen und schlucken.

Entwicklungsstadien

Das Rückenmark bildet sich etwa zwei Wochen, nachdem das Spermium die Eizelle befruchtet hat. Kopf und Körper des Fötus entwickeln sich ab etwa der 6. Schwangerschaftswoche. Dann bilden sich auch Herz, Augen, Gehirn, Mund, Innenohr und Verdauungssystem. Aus winzigen Knospen werden Arme und Beine. Im 2. Monat schreitet die Entwicklung rasch voran, es bilden sich Lunge, Leber und Magen, Ohren und Augenlider, Knöchel, Zehen, Handgelenke, Finger und Geschlechtsorgane. Am Ende des 2. Monats gleicht der Fötus schon einem Baby, ist etwa 3 Zentimeter lang und wiegt rund 28 Gramm.

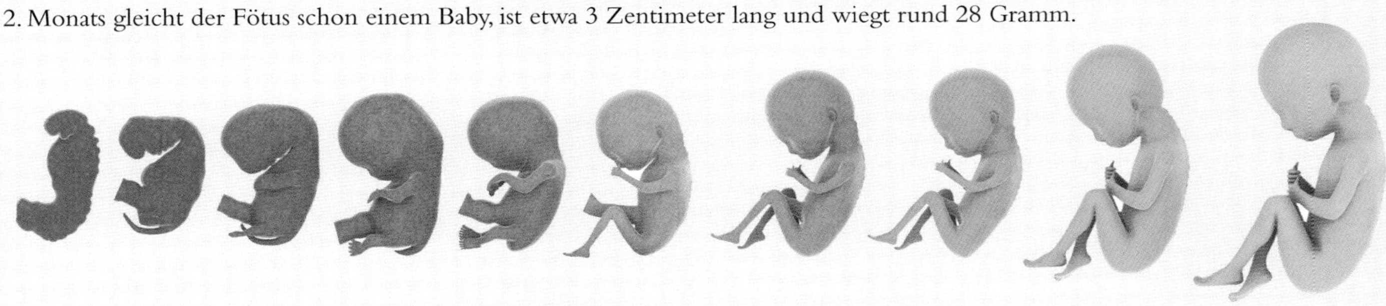

In zehn Schritten vom Embryo zum Fötus und Baby: 3. Woche, 4. Woche, 5. Woche, 7. Woche, 8. Woche, 9. Woche, 12. Woche, 16. Woche, 30. Woche, 38. Woche

DIE GEBURT

Der Geburtsvorgang dauert bei Frauen, die zum ersten Mal schwanger sind, durchschnittlich 12 bis 14 Stunden von den ersten Wehen bis zur eigentlichen Geburt und bei Frauen, die schon ein Kind zur Welt gebracht haben, rund acht Stunden.

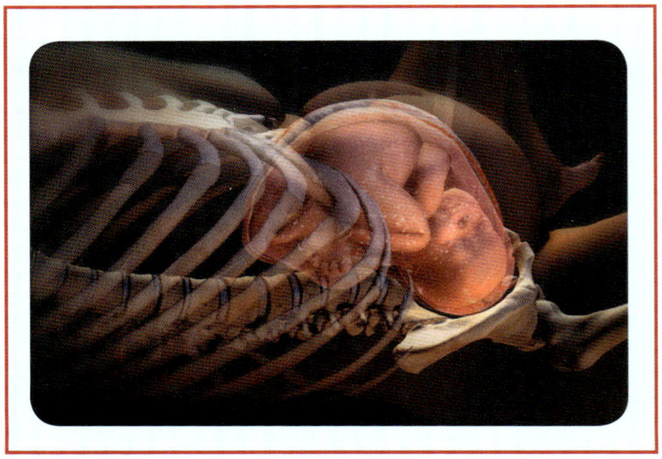

Der Fötus hat sich in der mit Fruchtwasser gefüllten Fruchtblase entwickelt. Diese enthält am Ende des dritten Schwangerschaftstrimesters rund einen Liter Flüssigkeit.

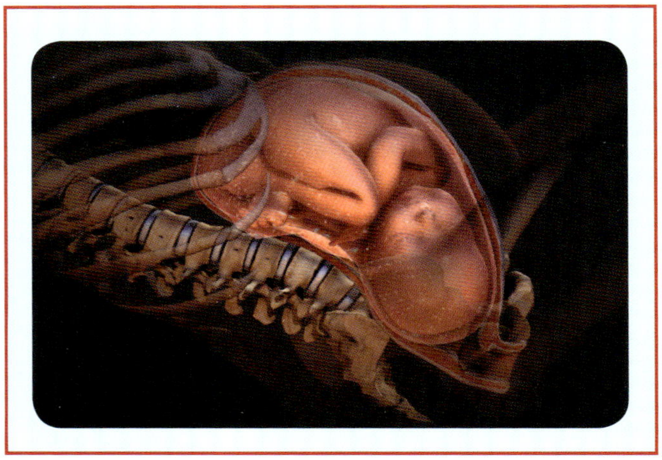

Um in den Geburtskanal zu gelangen, muss der Fötus die Fruchtblase verlassen. Diese platzt kurz vor der Geburt, das Fruchtwasser entleert sich über die Vagina.

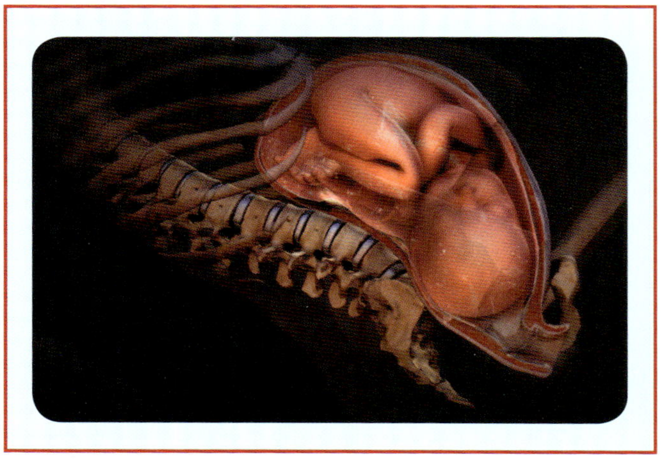

Normalerweise geschieht dies von selbst, manchmal muss ein Geburtshelfer nachhelfen. Die Reste der Fruchtblase schützen den Kopf des Kindes im sich nun öffnenden Gebärmutterhals.

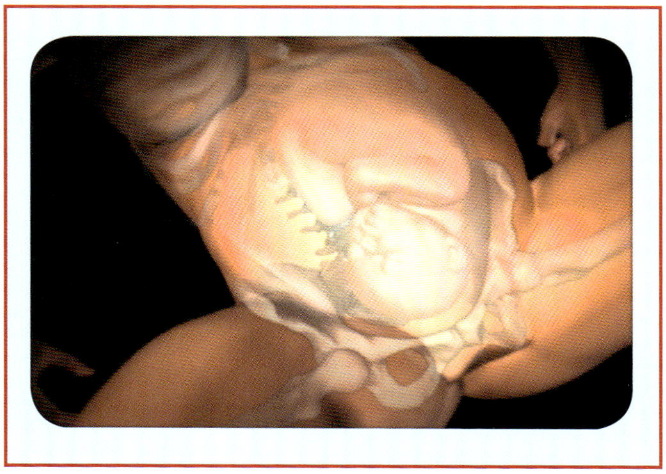

Der Geburtsprozess beginnt mit regelmäßigen Wehen, Kontraktionen der Gebärmutter. Der Muttermund – die Passage zwischen Gebärmutter und Vagina – weitet sich.

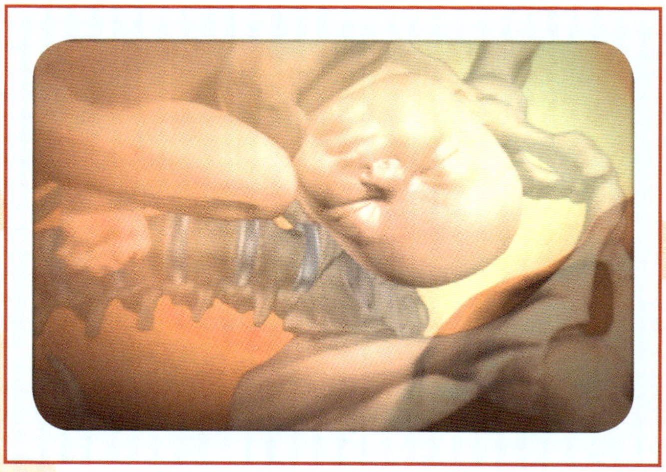

Die Wehen finden in drei Phasen statt, die von Frau zu Frau unterschiedlich sind und von mehreren Faktoren abhängen. In der ersten Phase beginnt sich der Muttermund zu weiten. Dies kann mehrere Stunden dauern.

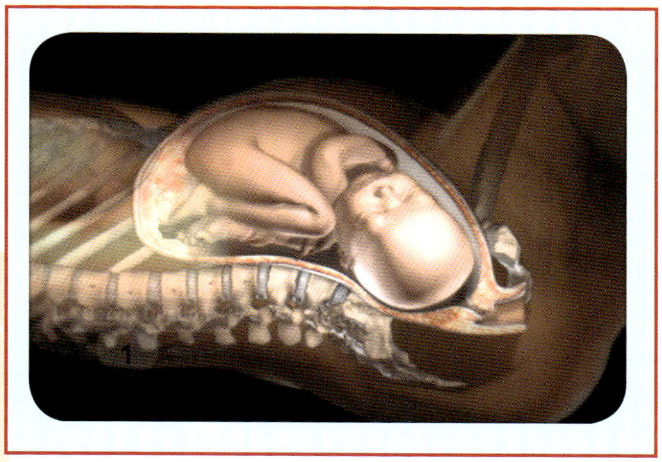

In der zweiten Phase weitet sich der Muttermund stärker, die Wehen werden heftiger und häufiger.

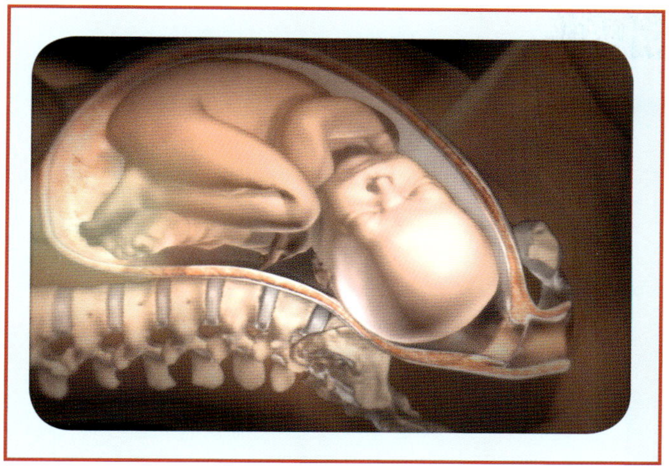

Ist der Muttermund vollständig geöffnet – etwa zehn Zentimeter –, verstärken sich die Wehen noch mehr. Das Baby verändert passiv seine Lage, der Kopf bewegt sich nach unten.

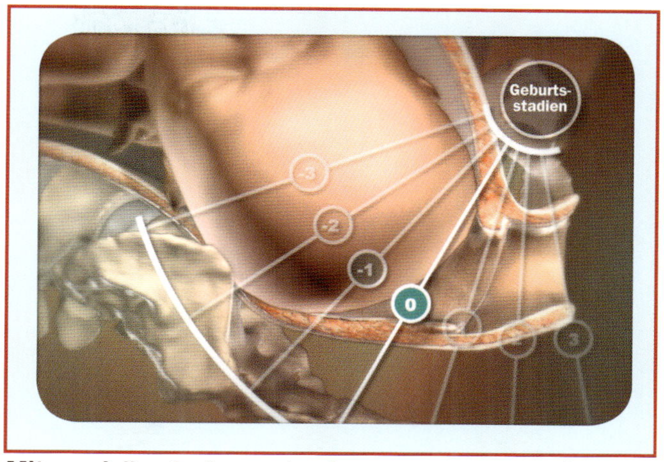

Mit speziellen Instrumenten kann gemessen werden, wie tief der Kopf des Babys im Becken der Mutter liegt.

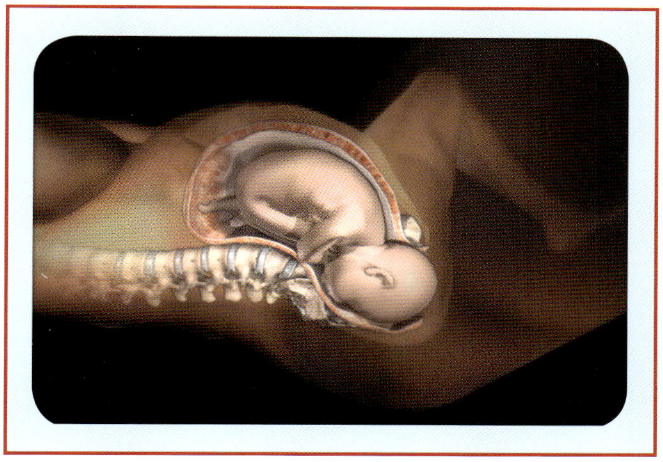

Das Baby wird nun durch den Geburtskanal in Richtung Vagina gedrückt. Dabei dreht sich der Kopf um 90 Grad.

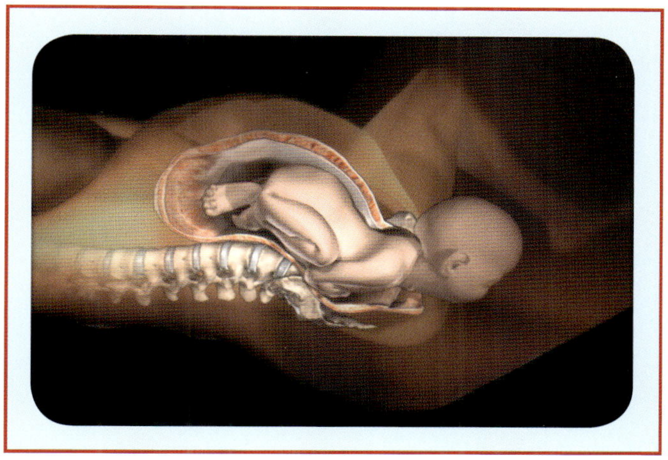

Verläuft die Geburt normal, kann man nun bald den Kopf des Kindes sehen.

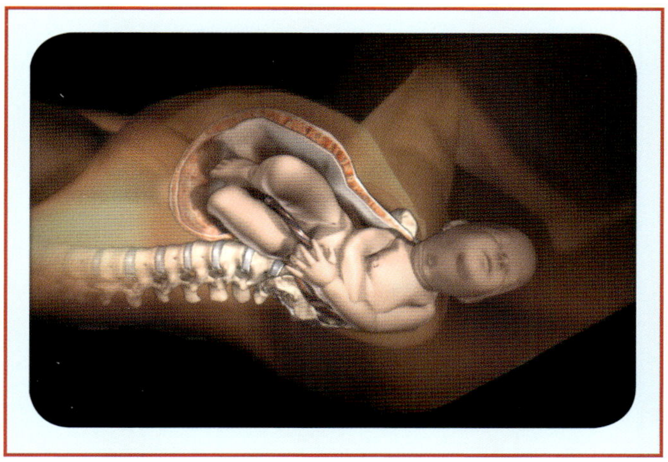

Er dreht sich zur Seite; auch die Schultern drehen sich, damit sie den Geburtskanal verlassen können.

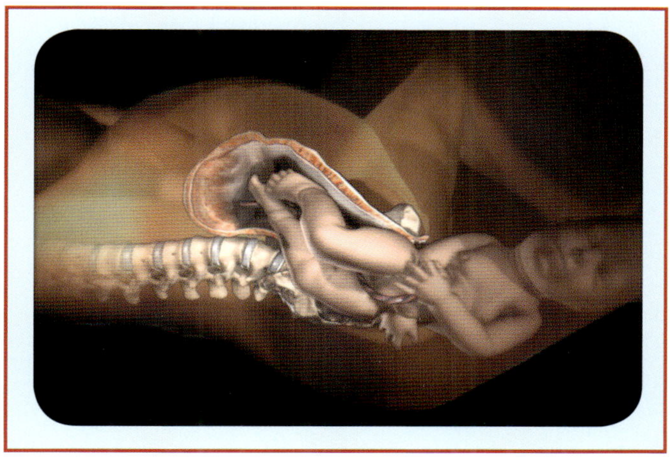

Die Schultern werden nacheinander sichtbar, dann folgt der Rest des Körpers. Die Nabelschnur wird durchtrennt, das Baby ist auf der Welt. Kurz nach der Geburt wird die Plazenta abgestoßen.

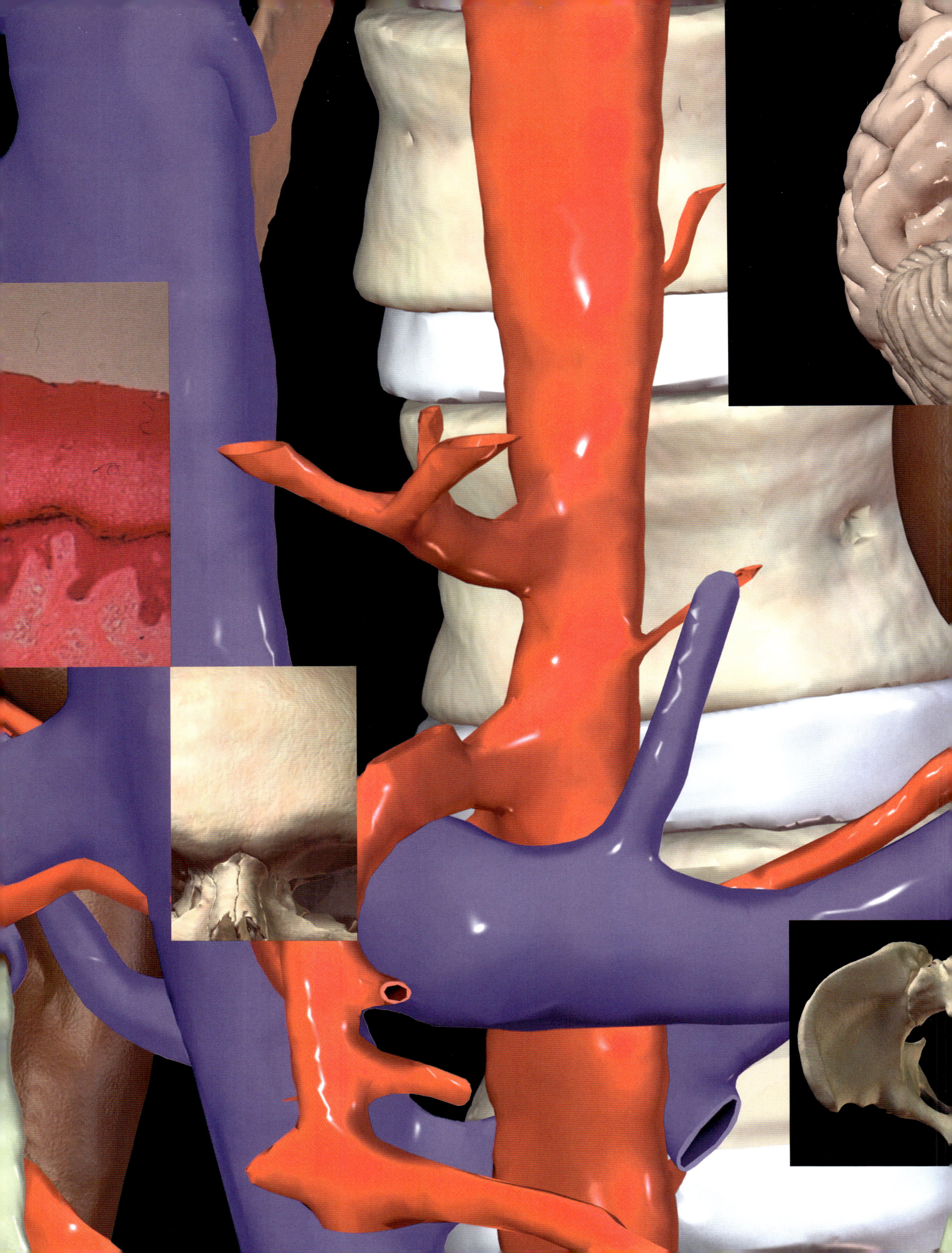

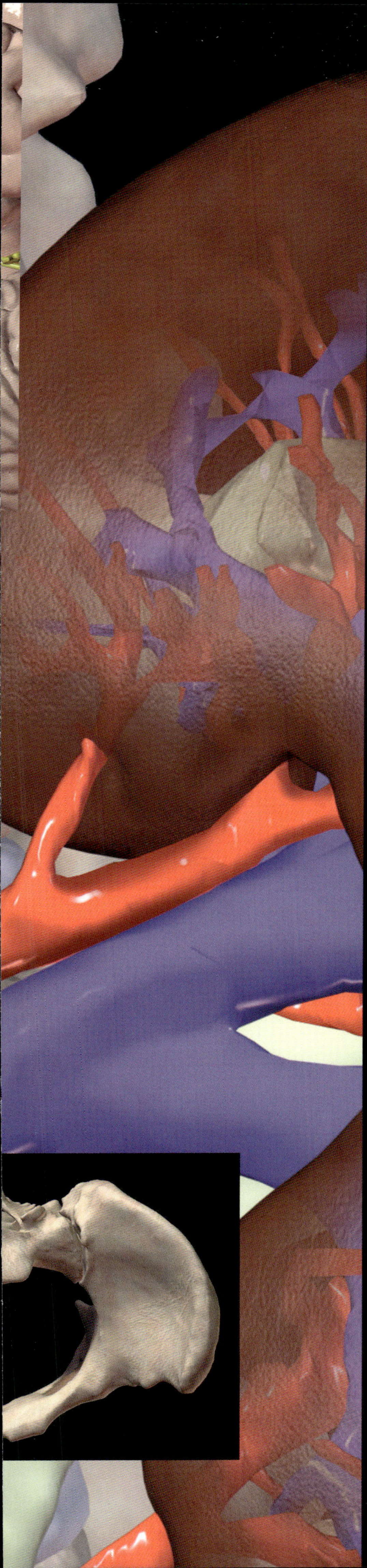

ÜBERBLICK ÜBER DIE KÖRPERREGION

Bislang wurde der Blick auf die einzelnen Systeme des Kö
gelenkt; in einem letzten Schritt betrachten wir nun die
und Weise, wie die einzelnen Systeme in einem bestimmten I
des Körpers zusammenhängen. Nur so wird deutlich, wie
Teile dieser einzigartigen »Maschine« ein Ganzes ergeben.

Im Kopf sind das Kontrollzentrum und die wichtigsten Sinnesorgane untergebracht. Das Skelett des Kopfes besteht aus dem Hirnschädel, dessen Knochen das kuppelförmige Schädeldach bilden und das Gehirn schützen, und dem Gesichtsschädel (siehe S. 34 ff.). Zu den Sinnesorganen im Kopf gehören die Augen in den Augenhöhlen, die in Hohlräumen der Schläfenbeine untergebrachten Gehör- und Gleichgewichtsorgane, die Zunge in der Mundhöhle und die Geruchsrezeptoren in der Nase. Mund und Nase lassen Luft herein, der Mund ist zudem die Einlasspforte für Essen und Trinken.

KOPF & HALS

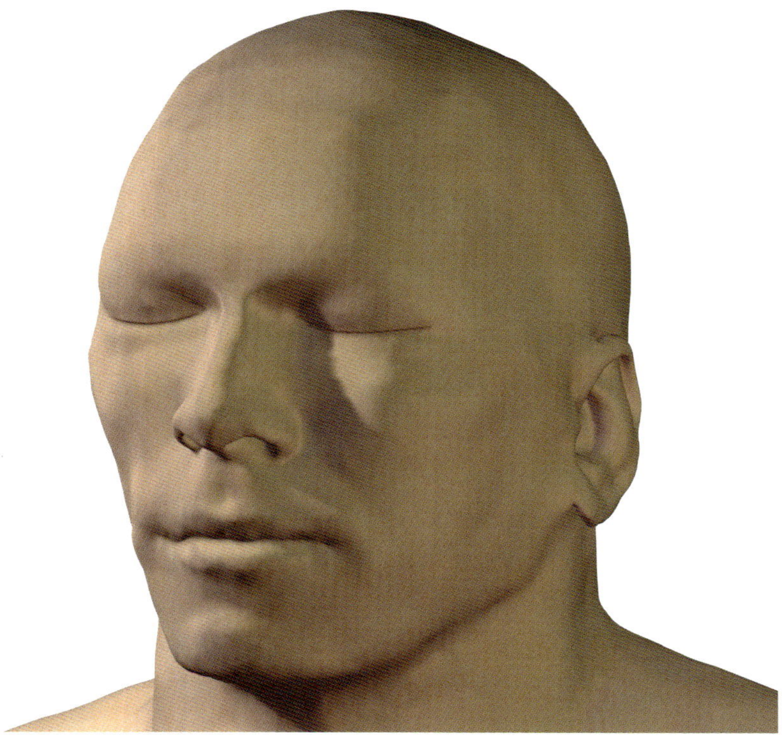

Der Kopf enthält das Gehirn, die Augen und Ohren und bietet mit Mund und Nase Einlassöffnungen. Der Hals verbindet Kopf und Rumpf miteinander.

Der Hals trägt den Kopf, macht ihn beweglich und verbindet ihn mit dem Rumpf. Das Halsskelett besteht aus den sieben Halswirbeln; die beiden obersten ermöglichen das horizontale Kopfschütteln und vertikale Nickbewegungen (siehe S. 38). Durch den Hals ziehen auch die großen Blutgefäße, die Kopf und Gehirn versorgen; die Luftröhre (Trachea, siehe S. 164), die Speiseröhre (Ösophagus, siehe S. 188) und schließlich das Rückenmark im Wirbelkanal, das Gehirn und peripheres Nervensystem verbindet (siehe S. 104).

Blutversorgung von Kopf und Hals

Mit sauerstoffreichem Blut versorgen vier Arterienpaare, die direkt oder indirekt vom Aortenbogen ausgehen, den Kopf und den Hals.

Die rechte und linke gemeinsame Halsschlagader (A. carotis communis) teilen sich in je zwei Endäste: Der äußere versorgt den Großteil der Kopfgewebe außer Gehirn und Augenhöhle, der innere die Augenhöhle und den Großteil des Gehirns.

Die Wirbelschlagadern (Aa. vertebrales) versorgen den Hals, das Kleinhirn und einen Teil des Großhirns.

Der Schilddrüsen-Hals-Schlagaderstamm (Truncus thyrocervicalis) und der Rippen-Hals-Schlagaderstamm (Truncus costocervicalis) versorgen den Hals.

Den Abtransport des Blutes aus Kopf und Hals besorgen drei Venenpaare, die – meist über andere Venen – in die obere Hohlvene münden:

Äußere Drosselvenen (Vv. jugulares externae): aus der Oberfläche des Kopfes

Innere Drosselvenen (Vv. jugulares internae): aus dem Gehirn

Wirbelvenen (Vv. vertebrales): aus dem Hals

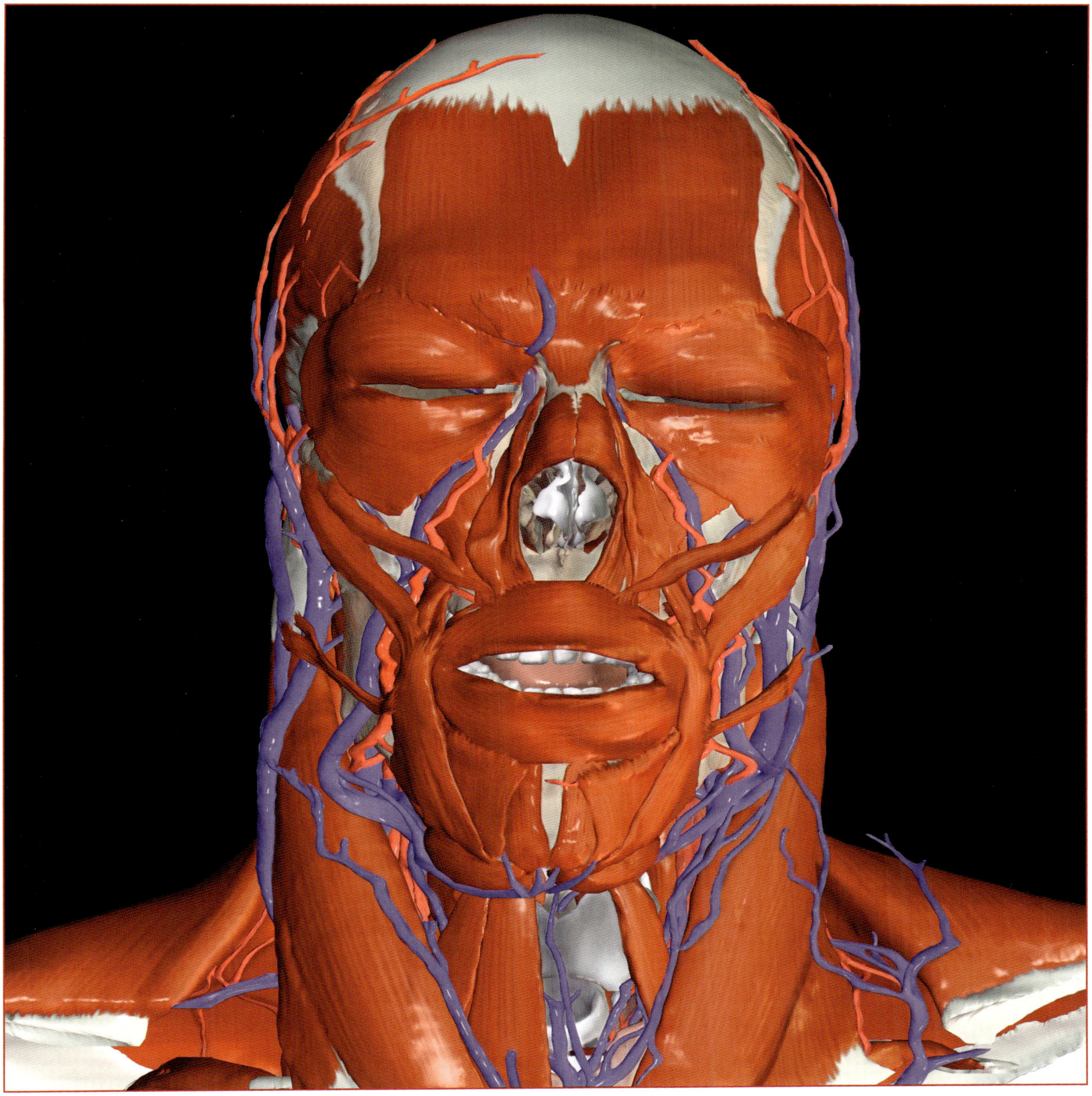

① Scheitelbein (Os parietale)
② Schläfenbein (Os temporale)
③ Nasenknorpel (Cartilago nasi)
④ V. jugularis externa
⑤ V. jugularis interna
⑥ M. mentalis
⑦ A. carotis externa
⑧ M. sternocleidomastoideus
⑨ M. frontalis
⑩ M. orbicularis oculi
⑪ M. levator labii superioris
⑫ Kleiner Jochbeinmuskel (M. zygomaticus minor)
⑬ Großer Jochbeinmuskel (M. zygomaticus major)
⑭ M. orbicularis oris
⑮ M. depressor anguli oris
⑯ M. depressor labii inferioris
⑰ Brustbein-Zungenbein-Muskel (M. sternohyoideus)
⑱ Kehlkopf (Larynx)

Oberflächliche Muskeln und Blutgefäße von Kopf und Hals; Ansicht von ventral. Die Gesichtsmuskeln bewirken den Gesichtsausdruck; die Halsmuskeln ermöglichen Halsbewegungen oder sind am Schluckakt beteiligt. Die Blutgefäße versorgen die Muskeln, die Sinnesorgane und das Gehirn.

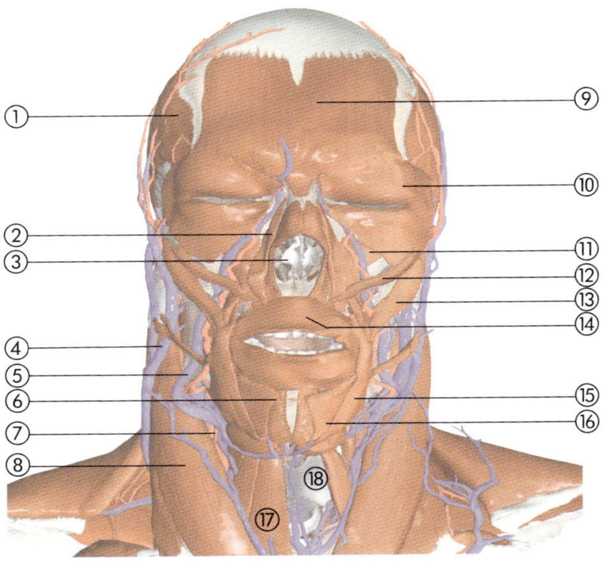

Verschiedene Muskelgruppen sind für die Kopf- und Halsbewegungen zuständig. Die meisten von ihnen werden von Nervenimpulsen aus den Hirnnerven (siehe S. 96) gesteuert.

KOPF & HALS

Schädel- und Halsskelett; Ansicht von ventrolateral (rechts). Muskelgewebe und Blutgefäße sind entfernt.

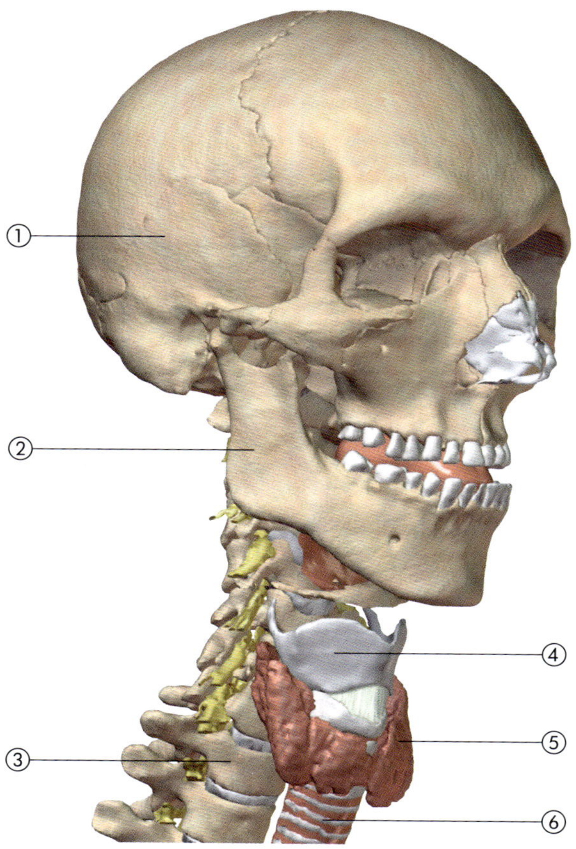

① Hirnschädel (Cranium)
② Unterkiefer (Mandibula)
③ Wirbelsäule (Columna vertebralis)
④ Schildknorpel (Cartilago thyroidea)
⑤ Schilddrüse (Glandula thyroidea)
⑥ Luftröhre (Trachea)

Oberflächliche Schädel- und Gesichtsmuskeln – z.B. der Stirnmuskel und der große Jochbeinmuskel – sind für die Mimik zuständig. Ungewöhnlich an ihnen ist, dass sie ihren Ansatz in der Haut haben und sie verziehen.

Die äußeren Augenmuskeln (siehe S. 110) bewegen die Augäpfel in der Augenhöhle.

Vier Paar Kaumuskeln, darunter der M. masseter und der M. temporalis, ziehen den Unterkiefer nach oben. Andere, kleinere Muskeln bewegen den Unterkiefer seitwärts.

Die äußeren Zungenmuskeln (siehe unten) ziehen die Zunge nach vorn bzw. hinten.

Die Muskeln an der Vorderseite des Halses sind zum Großteil am Schlucken beteiligt.

Die Kopfwender neigen den Hals und drehen ihn zur Seite.

Die Nackenmuskeln neigen den Kopf nach hinten und stützen ihn.

Die Zunge

Die rosige, muskulöse Zunge erfüllt eine Vielzahl von Aufgaben auf den Gebieten der Verdauung, des Geschmacks und der Sprache. Zum Großteil besteht sie aus Skelettmuskeln. Die äußeren Zungenmuskeln, die am Unterkiefer und am Zungenbein befestigt sind, verändern die Lage der Zunge, ziehen sie nach vorn, nach hinten und bewegen sie seitwärts. Die inneren Zungenmuskeln, die nicht an Knochen befestigt sind, verändern die Zungenform (breiter oder schmaler). Die Zungenbewegungen durchmischen den Bissen beim Kauen mit Speichel und befördern ihn in den Rachen, um die Schluckbewegung auszulösen. Außerdem sind unterschiedliche Zungenpositionen auch an der Umformung der Kehlkopflaute in verständliche Sprachlaute beteiligt.

Die Zungenoberseite ist von winzigen Papillen übersät. Zahlreiche Fadenpapillen (Papillae filiformes) machen die Zunge rau; die Pilzpapillen (Papillae fungiformes), die großen Wallpapillen (Papillae vallatae) hinten im Mund sowie die Blätterpapillen (Papillae foliatae) im hintersten Teil des Zungenrands enthalten die Geschmacksknospen. Die sensorischen Chemorezeptoren können vier Hauptgeschmacksrichtungen erkennen: süß, salzig, sauer und bitter – je nachdem, welche Geschmacksstoffe im Speichel gelöst sind. Sie senden Impulse in die gustatorische Großhirnrinde (primäres Geschmackszentrum).

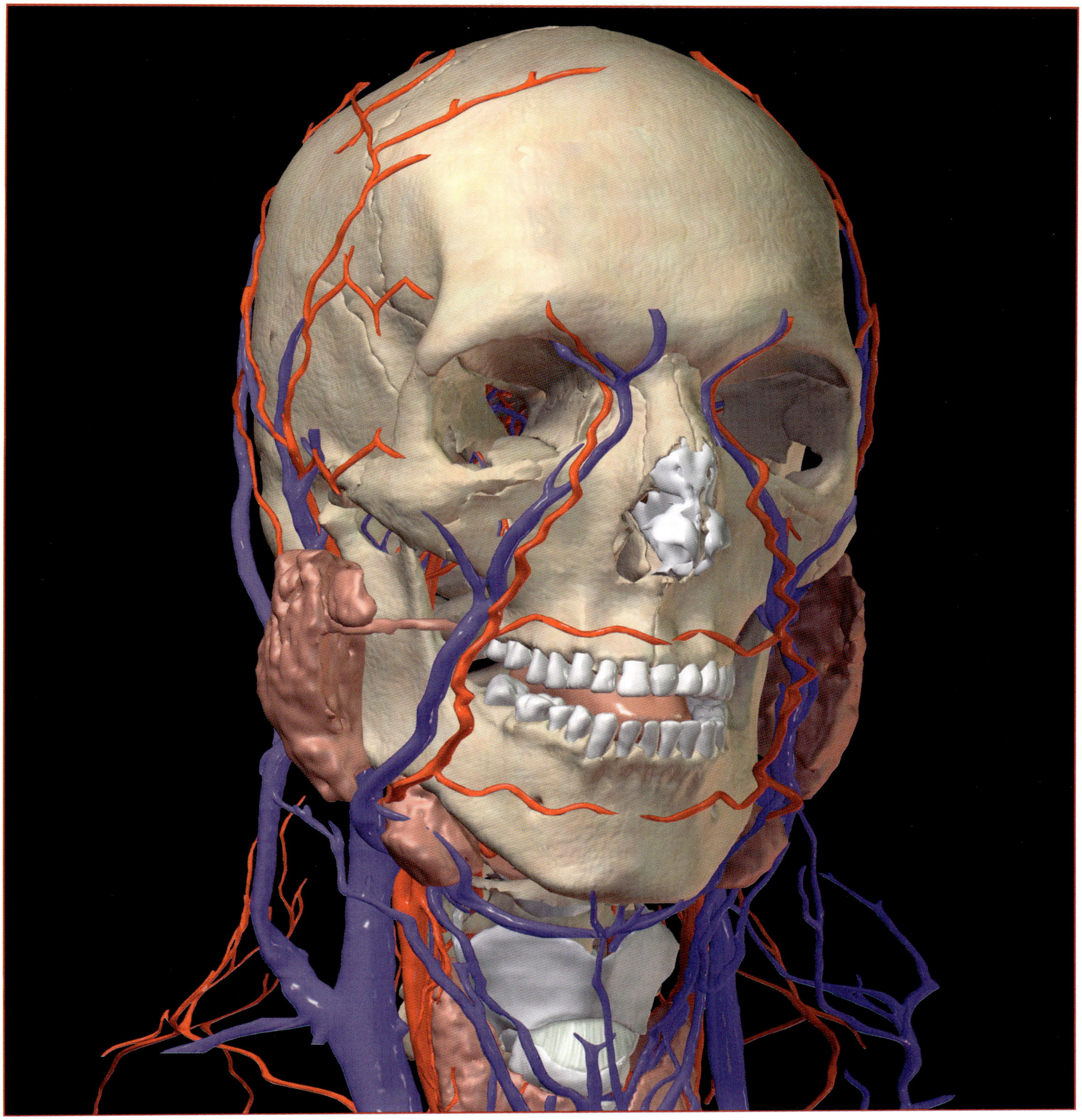

Kopf und Hals; Ansicht von ventrolateral (rechts). Die Muskeln sind entfernt, sodass die großen Blutgefäße sichtbar sind.

① Schläfenbein (Os parietale)
② Keilbein (Os sphenoidale)
③ Oberflächliche Schläfenschlagader (A. temporalis superficialis)
④ Jochbein (Os zygomaticum)
⑤ V. retromandibularis
⑥ V. auricularis posterior
⑦ Ohrspeicheldrüse (Glandula parotidea)
⑧ A. facialis
⑨ V. facialis
⑩ Unterkieferspeicheldrüse (Glandula submandibularis)
⑪ V. jugularis interna
⑫ V. jugularis externa
⑬ A. carotis communis
⑭ Os frontale
⑮ Os nasale
⑯ Maxilla
⑰ Zunge (Lingua)
⑱ Unterkiefer (Mandibula)
⑲ Kehlkopf (Larynx)
⑳ Schilddrüse (Glandula thyroidea)

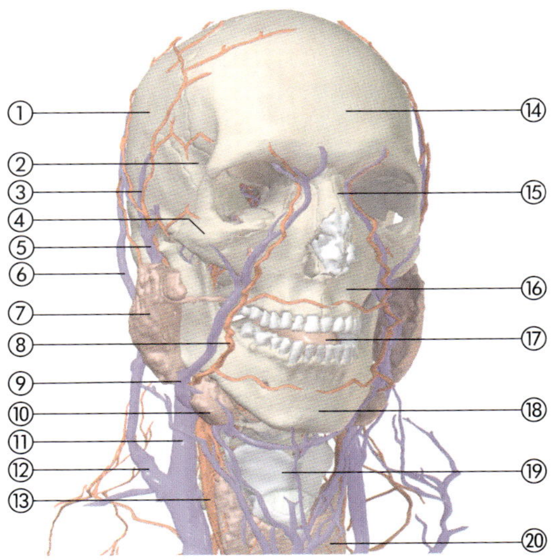

Am Rumpf (Mittelteil des Körpers) unterscheidet man den Brustkorb (Thorax) und den Bauch (Abdomen). Beide Abschnitte bergen in ihrem Inneren abgeschlossene Hohlräume: die Brusthöhle und die Bauchhöhle, die die inneren Organe (Sammelbezeichnung: Viscera) enthalten. Die Wände der beiden Höhlen sowie die Oberfläche der inneren Organe überzieht eine dünne, schlüpfrige Membran, die seröse Haut (Tunica serosa). Sie ermöglicht das schmerzlose Übereinandergleiten der Organe bei Bewegungen. Der unterste Rumpfabschnitt, das Becken, wird auf S. 240 f. behandelt.

DIE BRUSTWAND

Oberflächliche Rückenmuskeln; Ansicht von dorsal. Die darunter liegenden zwölf Rippen sind gelenkig mit der Wirbelsäule verbunden. Die tiefe Schicht der Rückenmuskulatur übt Zug auf die Wirbelsäule aus und richtet sie auf.

Der Thorax reicht vom Hals bis zum Bauch, von dem er durch das Zwerchfell (Diaphragma) getrennt wird. Zu den Orientierungspunkten an der Thoraxoberfläche zählen die Ränder der großen Brustmuskeln, die Rippen und die Brustwarzen. Die Brustwarzen sind beim Mann klein und rudimentär; bei der weiblichen Brust, die die auf dem großen Brustmuskel aufliegenden Brustdrüsen enthält, sind sie größer. Die Thoraxwand bilden die Rippen, Rippenknorpel und das Brustbein (siehe S. 42), die zwölf Brustwirbel der Wirbelsäule (siehe S. 38) sowie die Brustmuskeln und die Zwischenrippenmuskeln (siehe S. 72 ff.). All diese Knochen und Muskeln stützen nicht nur den Brustkorb, sie schützen auch die Organe im Brustraum.

An der vorderen Brustwand befinden sich mehrere größere oberflächliche Muskeln. Der große Brustmuskel entspringt am Schlüsselbein, Brustbein und den Rippen und setzt am Oberarmknochen an (siehe S. 76 ff.). Er zieht den Arm nach vorn und zum Körper hin. Sowohl der vordere Sägemuskel als auch der kleine Brustmuskel ziehen von den Rippen zu ihrem Ansatz am Schulterblatt. Der vordere Sägemuskel zieht das Schulterblatt nach außen und hebt die Schulter an, der kleine Brustmuskel sichert die Schulter und zieht sie nach unten.

Die tiefen Muskeln der vorderen Brustwand – die Zwischenrippenmuskeln – spielen gemeinsam mit dem Zwerchfell (siehe S. 172) eine wichtige Rolle bei den Atembewegungen. Die Zwischenrippenmuskeln sind kurze Muskeln, die vom Unterrand einer Rippe zum Oberrand der Nachbarrippe darunter reichen. Die äußeren Zwischenrippenmuskeln heben den Brustkorb beim Einatmen, die inneren – die unter und rechtwinkelig zu den äußeren verlaufen – senken ihn beim kräftigen Ausatmen.

① Schulterblatt (Scapula)
② Oberarmknochen (Humerus)
③ M. latissimus dorsi
④ M. trapezius
⑤ M. infraspinatus
⑥ M. teres major
⑦ M. rhomboideus
⑧ M. erector spinae

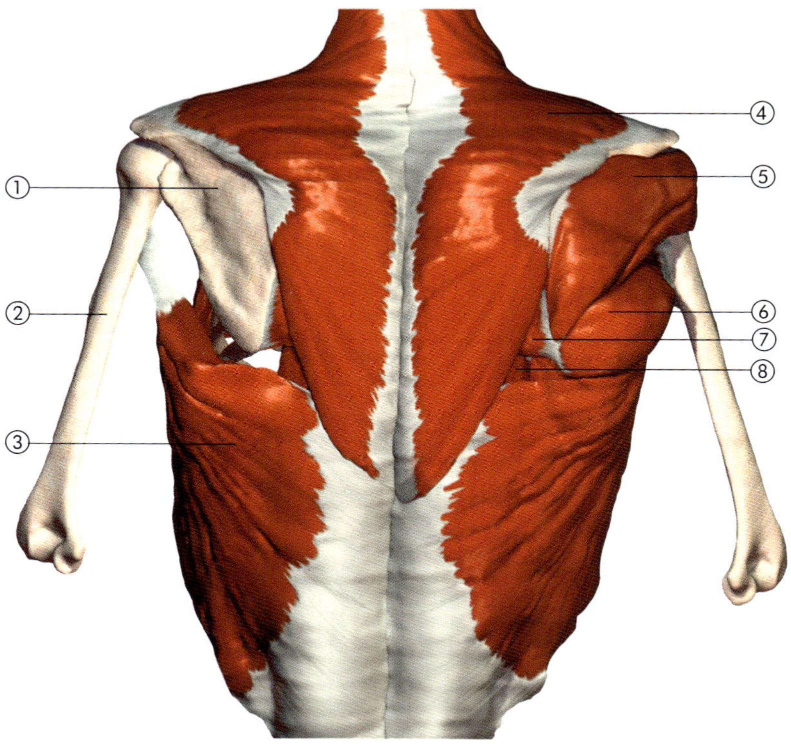

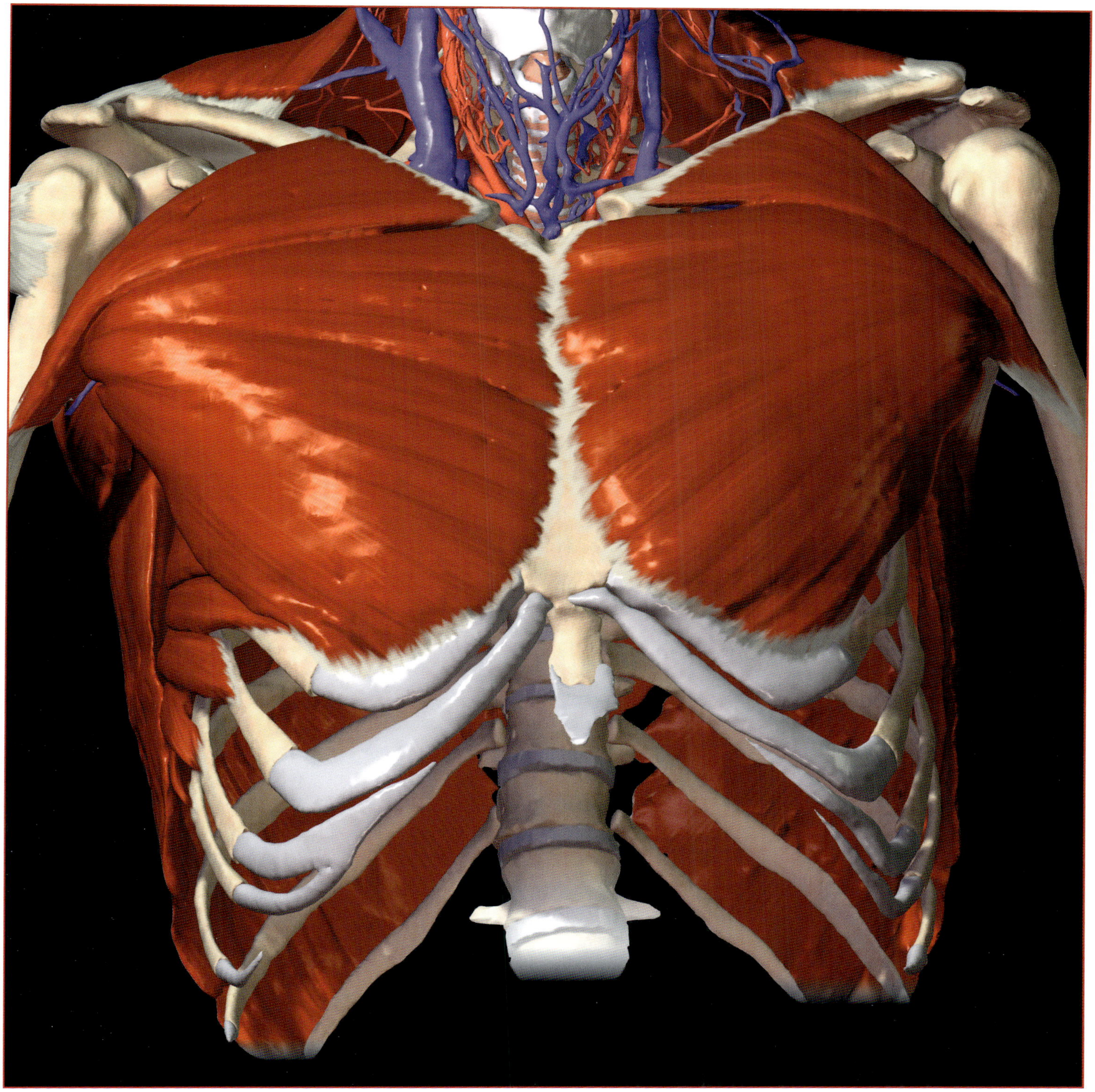

1. Schlüsselbein (Clavicula)
2. Brustbein (Sternum)
3. Vorderer Sägemuskel (M. serratus anterior)
4. Breiter Rückenmuskel (M. latissimus dorsi)
5. 12. Brustwirbel (Vertebra thoracica XII)
6. Schulterblatt (Scapula)
7. Luftröhre (Trachea)
8. Oberarmknochen (Humerus)
9. Großer Brustmuskel (M. pectoralis major)
10. 6. Rippe (Costa VI)
11. Rippenknorpel

Brustkorb und große Brustmuskeln; Ansicht von ventral. Der Brustkorb umgibt schützend die Lunge und das Herz. Die großen Brustmuskeln sind zuständig für die Armbeugung. Die Lichtung der Luftröhre wird durch c-förmige Knorpelspangen offen gehalten.

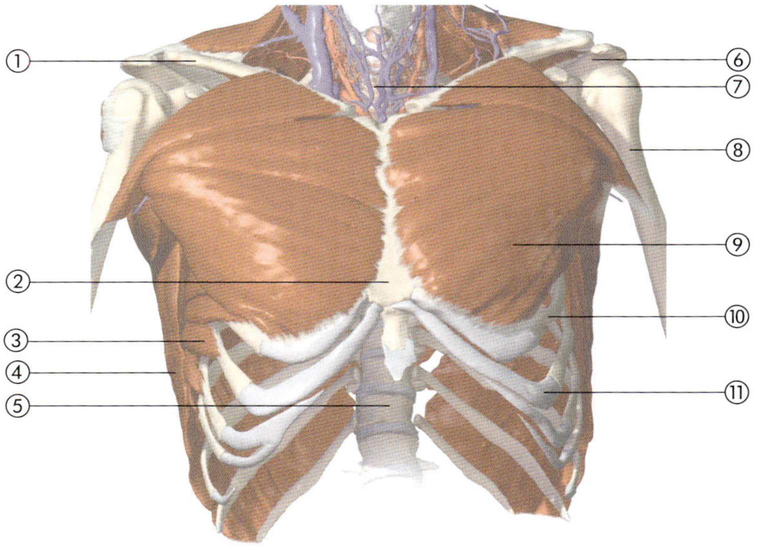

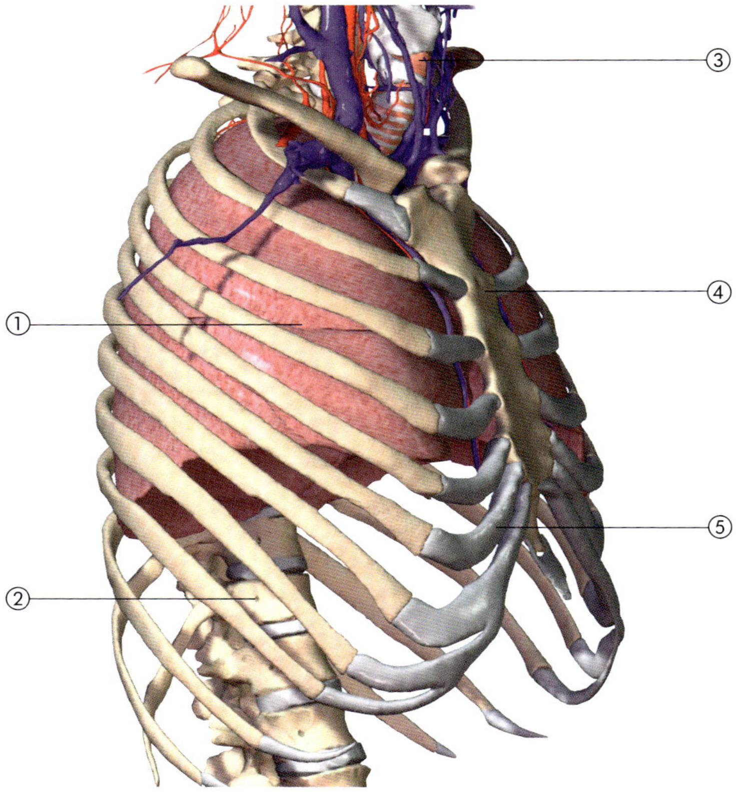

Brustkorb mit Lunge; Ansicht von ventrolateral (rechts). Der knöcherne Brustkorb umgibt schützend Herz und Lunge. Die Blutgefäße, die den Kopf, den Hals, die Arme und die Luftröhre versorgen, ziehen durch die enge obere Thoraxapertur.

① Rechter Lungenflügel (Pulmo dexter)
② 12. Brustwirbel (Vertebra thoracica XII)
③ Luftröhre (Trachea)
④ Brustbein (Sternum)
⑤ Rippenknorpel (Cartilago costalis)

DIE BRUSTHÖHLE

In der Brusthöhle liegen die wichtigsten Organe des Atmungs- und Kreislaufsystems. Diese Organe werden vom Rippenkäfig, bestehend aus den Rippen, dem Brustbein und der Wirbelsäule, geschützt. Die Brusthöhle ist in kleinere Hohlräume unterteilt. Die beiden lateralen Pleurahöhlen enthalten je einen Lungenflügel, sind mit Flüssigkeit gefüllt und liegen zwischen den Pleurae, serösen Häuten, die die Wand der Brusthöhle innen auskleiden und die Lunge überziehen. Die Pleuraflüssigkeit, die in den schmalen, spaltförmigen Raum zwischen den Häuten abgesondert wird, sorgt dafür, dass diese Membranen beim Atmen aufeinander gleiten können. Ihre starke Oberflächenspannung bewirkt, dass die Lungenflügel an der Brusthöhlenwand eng anliegen und sich ausdehnen oder verkleinern, wenn das Brustraumvolumen grösser bzw. kleiner wird.

Der Mittelfellraum (Mediastinum) zwischen den Lungenflügeln enthält die Speiseröhre, die Luftröhre sowie größere Blut- und Lymphgefäße. Er umschließt auch die Herzbeutelhöhle (Cavitas pericardialis), einen flüssigkeitsgefüllten Hohlraum zwischen den beiden Blättern des Perikards, den serösen Häuten, die den Herzbeutel innen auskleiden und das Herz überziehen, sodass es im Herzzyklus (siehe S. 152) ohne Reibung kontrahieren und sich ausdehnen kann.

Das Zwerchfell (Diaphragma)

Das Zwerchfell ist ein breiter Skelettmuskel und bildet die Scheidewand (griech. Diaphragma = Scheidewand) zwischen Brust- und Bauchraum. Es entspringt am Unterrand des Rippenkäfigs und des Brustbeins, an den unteren Rippenknorpeln und den Lendenwirbeln. In der Mitte weist es eine bumerangförmige Sehne auf. Das Zwerchfell ist der Hauptmuskel der Atembewegungen und wird von den Zwischenrippenmuskeln unterstützt. In entspanntem Zustand wölbt es sich kuppelförmig, weil die Bauchorgane es nach oben drücken. Wenn es sich zusammenzieht, flacht es ab, drückt den Bauchinhalt nach unten, dehnt den Brustkorb und lässt Luft in die Lunge einströmen; wenn es erschlafft, nimmt es wieder Kuppelform an und presst die Luft aus den Lungenflügeln heraus. Der N. phrenicus leitet sensorische Impulse vom Zwerchfell fort und motorische Impulse zu ihm hin. Im Zwerchfell und seiner Sehne befinden sich drei Öffnungen für den Durchtritt der Aorta, der unteren Hohlvene und der Speiseröhre.

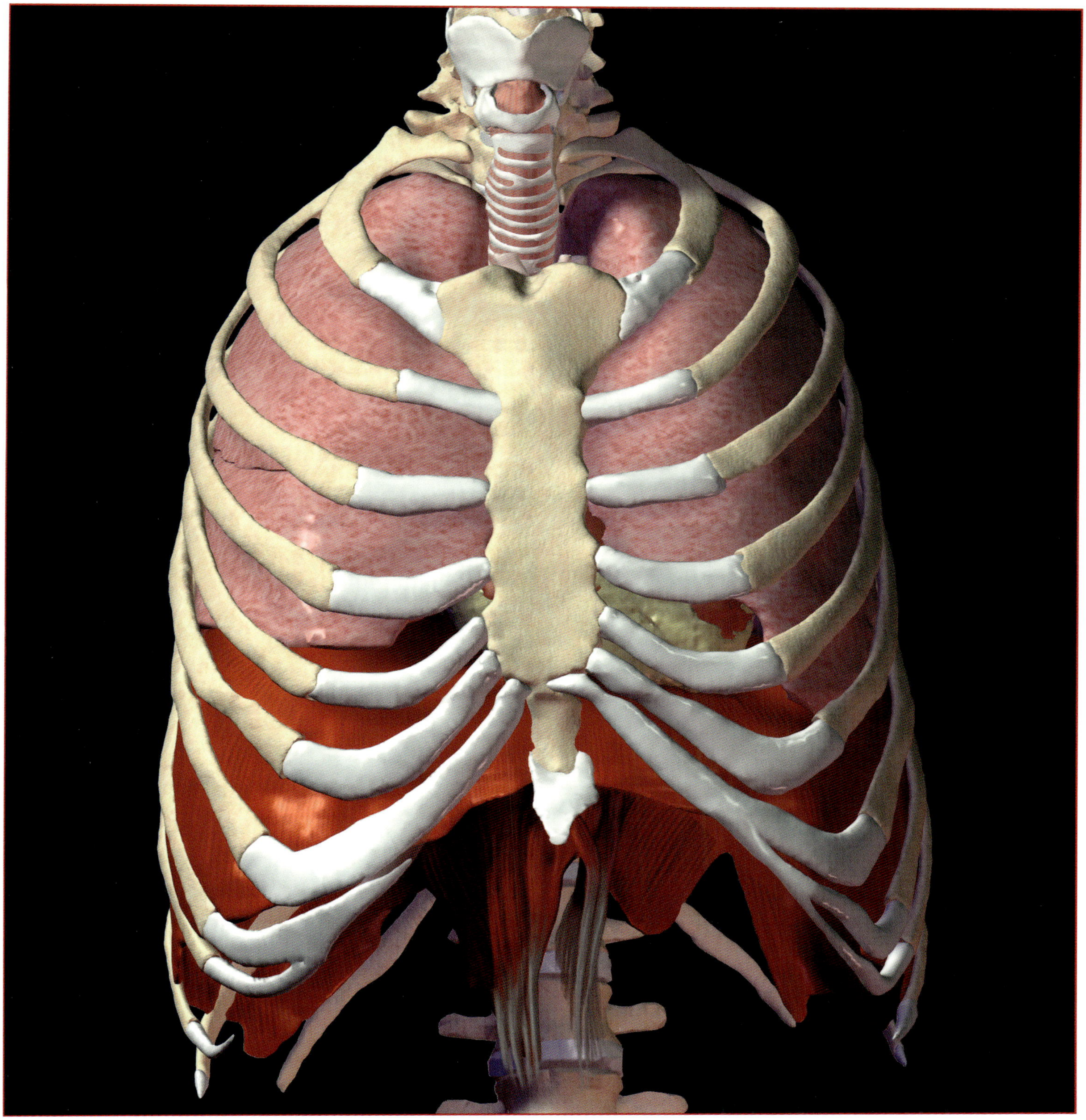

Skelett des Brustkorbs, Ansicht von ventral. Am Aufbau des Brustkorbs sind das Brustbein, die Rippen und die Brustwirbel beteiligt.

① Rechter Lungenflügel (Pulmo dexter)
② Brustbein (Sternum)
③ Rippenknorpel (Cartilago costalis)
④ Schwertfortsatz des Brustbeins (Processus xiphoideus)
⑤ Linker Lungenflügel (Pulmo sinister)
⑥ 6. Rippe (Costa VI)

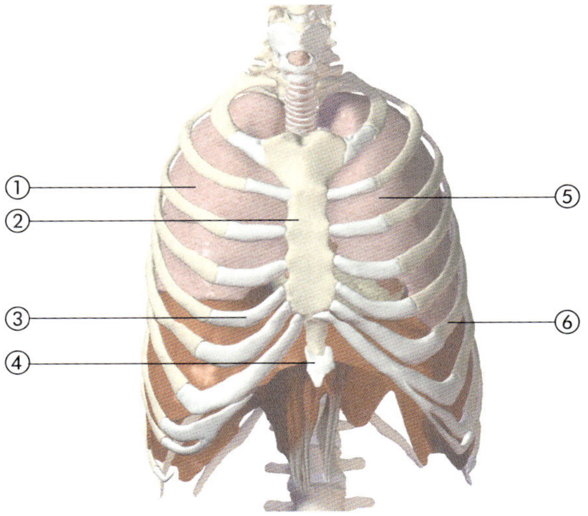

DER BAUCHRAUM (CAVUM ABDOMINIS) SCHLIESST SICH UNTERHALB DES BRUSTRAUMS AN UND REICHT VOM ZWERCHFELL, DER GRENZE ZUM BRUSTRAUM, BIS ZUM BECKENBODEN. MEIST UNTERSCHEIDET MAN BEI DER BESCHREIBUNG ZWISCHEN DEM ABDOMEN IM ENGEREN SINN, DAS HIER BESCHRIEBEN WIRD, UND DEM BECKEN, DAS AUF SEITE 240 F. BEHANDELT WIRD.

DIE BAUCHWAND

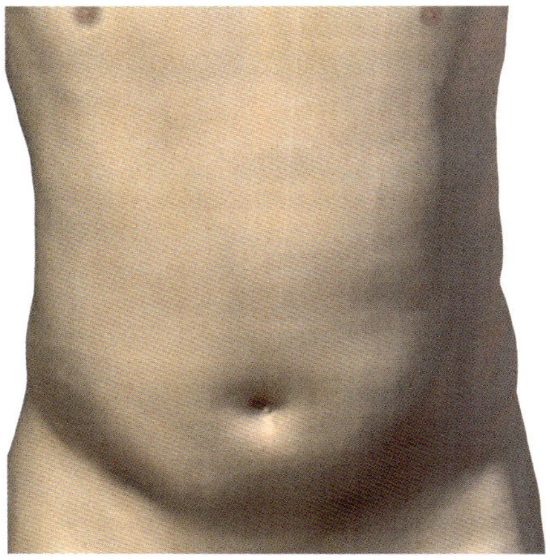

Oberflächenrelief der vorderen Bauchwand. Im Inneren bildet das Zwerchfell die Scheidewand zwischen dem Bauchraum und dem Brustraum.

Die Bauchwand wird zum Großteil von Muskeln gebildet – im Gegensatz zum Rippenkäfig der Brustwand. Die Bauchmuskeln schützen die Organe in der Bauchhöhle und halten sie in ihrer Lage fest; außerdem beugen und stützen sie den Rumpf. Die vordere Bauchwand bilden der gerade Bauchmuskel (M. rectus abdominis), der vertikal in der Mitte verläuft; außerdem drei übereinander liegende Muskelpaare, die die seitliche Bauchwand aufbauen. Von außen nach innen sind dies: der äußere schräge Bauchmuskel (M. obliquus externus abdominis), der von hinten oben nach vorn unten verläuft; der innere schräge Bauchmuskel (M. obliquus internus abdominis; im 90-Grad-Winkel zum Externus); und der quere Bauchmuskel (M. transversus abdominis; horizontal). Wenn diese Bauchmuskeln straff genug gespannt sind, fixieren sie die Baucheingeweide in ihrer Lage; wenn nicht, wölben sie sich als »Schmerbauch« nach vorn. Die hintere Bauchwand wird von der Lendenwirbelsäule und den paarigen quadratischen Lendenmuskeln gebildet, die vom Becken zur Wirbelsäule ziehen und den Körper aufrecht halten.

Die Bauchhöhle ist vollgepackt mit Organen. Magen, Dünndarm und Dickdarm gehören zum Verdauungssystem (siehe S. 190, 196 ff.); die beiden Letzteren beanspruchen den meisten Platz in der Bauchhöhle. Leber und Bauchspeicheldrüse zählen zu den akzessorischen Verdauungsorganen, die auch noch weitere Funktionen haben (siehe S. 192 ff.). Die Milz ist für die Abwehr von Krankheiten zuständig (siehe S. 160). Die beiden Nieren entsorgen Abfallstoffe in Form von Urin und wirken an der Erhaltung des Gleichgewichts im Wasser-Elektrolyt-Haushalt mit (siehe S. 204 ff.). Weil sich das Zwerchfell nach oben wölbt, werden Leber und Magen teilweise von den untersten Rippen umschlossen und geschützt.

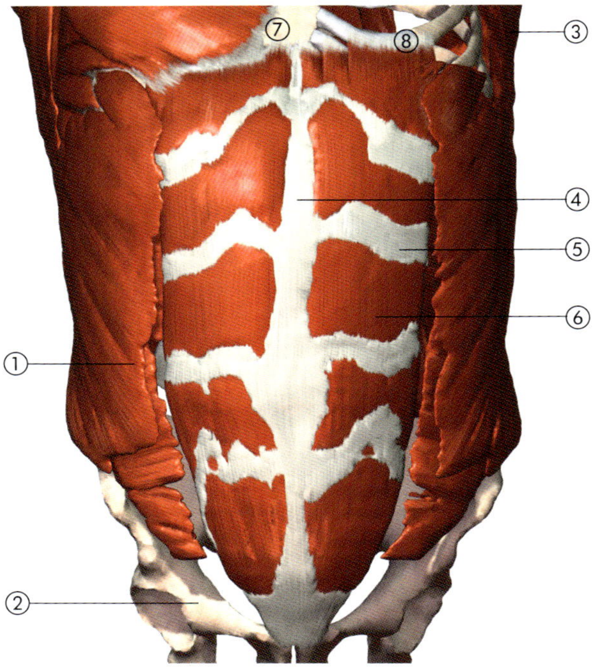

Bauchmuskeln; Ansicht von ventral. Da der Bauch vorne und seitlich kein Knochengerüst hat, schützen hier paarige Muskeln die inneren Organe und halten sie in ihrer Lage fest. Sie beugen und drehen außerdem den Rumpf.

① M. obliquus externus abdominis
② Pelvis (knöchernes Becken)
③ M. latissimus dorsi
④ Linea alba
⑤ Intersectio tendinea (Zwischensehne)
⑥ M. rectus abdominis
⑦ Sternum (Brustbein)

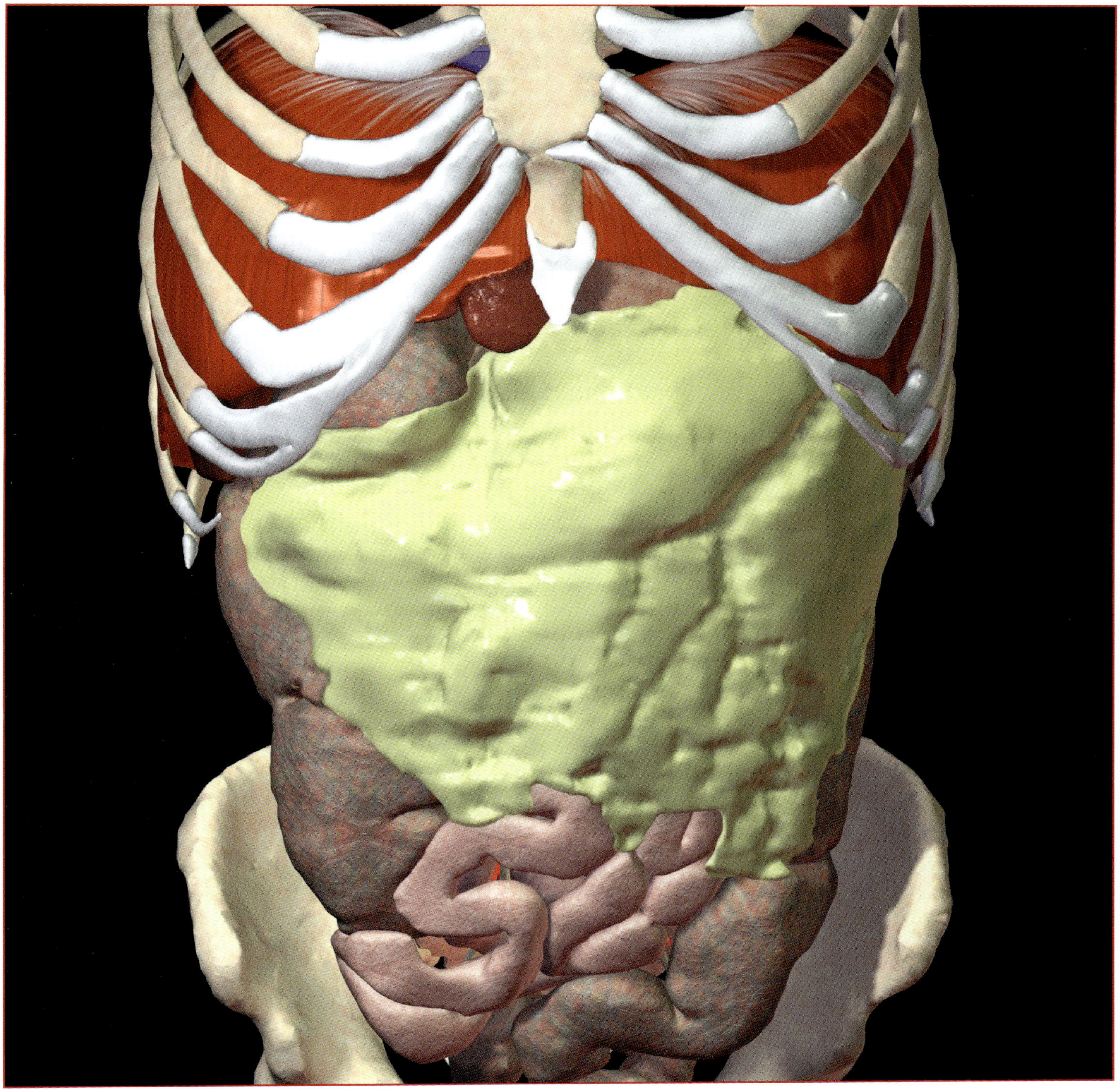

Bauch, Ansicht von ventral. Die Bauchmuskeln sind entfernt. Zu sehen ist das große Netz (Omentum majus; Teil des Gekröses), das den Darm teilweise bedeckt. Es sieht wie eine Schürze aus, speichert Fett und enthält Zellen des Abwehrsystems, die eingedrungene Krankheitserreger vernichten.

① Zwerchfell (Diaphragma)
② Aufsteigender Dickdarm (Colon ascendens)
③ Knöchernes Becken (Pelvis)
④ Krummdarm (Ileum)
⑤ Brustbein (Sternum)
⑥ 6. Rippe (Costa VI)
⑦ Rippenknorpel (Cartilago costalis)
⑧ Großes Netz (Omentum majus)
⑨ Absteigender Dickdarm (Colon descendens)
⑩ Mastdarm (Rektum)

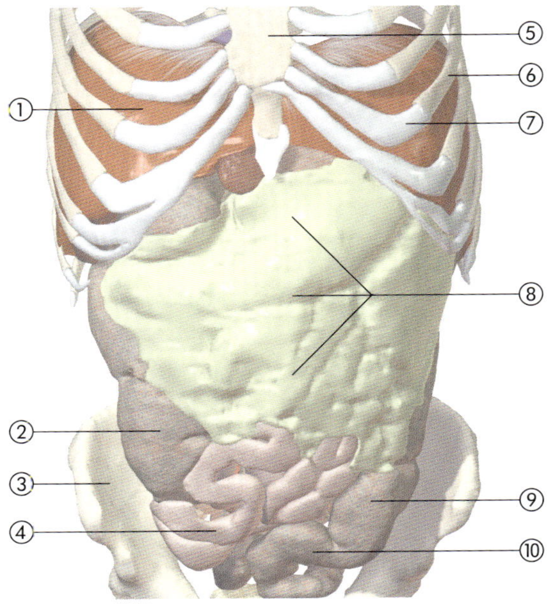

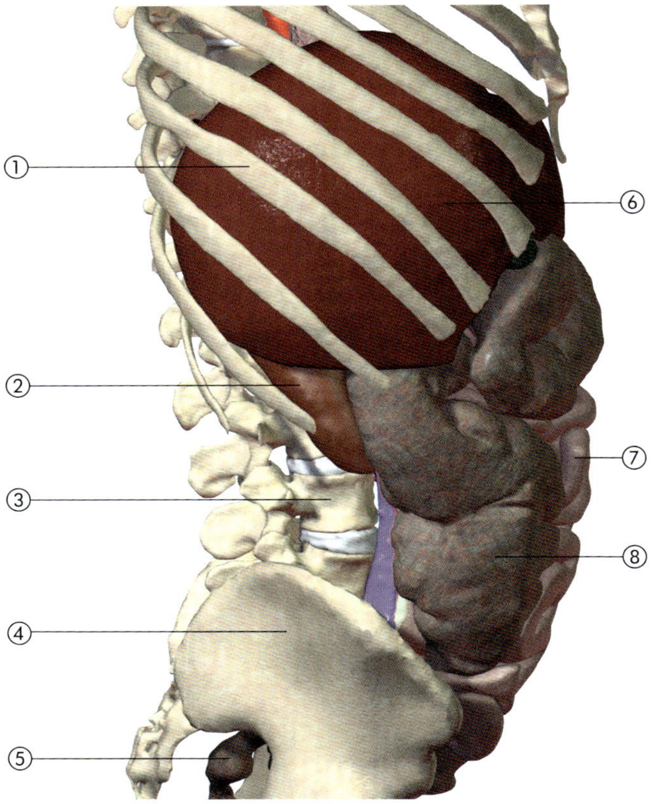

Bauchsitus mit Leber, Dünndarm und Mastdarm; Ansicht von lateral

① 9. Rippe (Costa IX)
② Rechte Niere (Ren dexter)
③ Wirbelsäule (Columna vertebralis)
④ Becken (Pelvis)
⑤ Mastdarm (Rektum)
⑥ Leber (Hepar)
⑦ Dünndarm (Intestinum tenue)
⑧ Aufsteigender Dickdarm (Colon ascendens)

DIE BAUCHHÖHLE

IM UNTEREN RUMPFABSCHNITT BEFINDET SICH DIE BAUCHHÖHLE, DEREN OBERE BEGRENZUNG DAS ZWERCHFELL UND DEREN UNTERE GRENZE DIE BECKENBODENMUSKELN BILDEN. SIE WIRD UNTERTEILT IN EINEN OBEREN TEIL, IN DEM DIE VERDAUUNGSORGANE, DIE MILZ, DIE NIEREN UND ANDERE ORGANE LIEGEN, UND DIE BECKENHÖHLE MIT DEN FORTPFLANZUNGSORGANEN UND DER HARNBLASE.

Wie der Brustraum, so ist auch die Wand der Bauchhöhle ausgekleidet mit einer serösen Haut, die auch die Oberfläche ihrer Organe überzieht – dem Bauchfell (Peritoneum). Eine vom Bauchfell abgesonderte Flüssigkeit macht die Oberflächen gleitfähig, sodass die Verdauungsorgane bei ihren Bewegungen übereinander gleiten können, ohne Schmerzen zu verursachen. Einige dieser Organe, wie die Nieren und die Bauchspeicheldrüse, liegen zwischen dem Bauchfell und der hinteren Bauchwand und werden daher als retroperitoneale Organe bezeichnet.

Das Bauchfell bildet in der Bauchhöhle große Falten; diese halten die Organe in ihrer Position und geben ihnen etwas Spielraum. Außerdem enthalten sie Blut- und Lymphgefäße sowie die Nerven, die die Bauchorgane versorgen, und speichern Fett. Zu diesen Falten zählen das Mesenterium, Mesocolon (Dünndarm- und Dickdarmgekröse) sowie die beiden Omenta (kleines und großes Netz).

Das Verdauungssystem des Fötus

Erste Anzeichen des Verdauungssystems erscheinen knapp zwei Wochen nach der Befruchtung. Eine Tasche, der primitive Darmkanal, entsteht und differenziert sich später zu Vorder-, Mittel- und Hinterdarm. Bis zur 8. Woche hat sich bereits ein durchgehender Verdauungsschlauch mit Mund- und Afteröffnung entwickelt. Aus dem Vorderdarm bilden sich Kehlkopf, Speiseröhre, Magen und ein Teil des Zwölffingerdarms heraus, aus dem Mitteldarm der übrige Dünndarm sowie ein Teil des Dickdarms, aus dem Hinterdarm der Rest des Dickdarms. Durch Abfaltung im Vorderdarm entstehen die akzessorischen Verdauungsorgane: Speicheldrüsen, Leber, Gallenblase und Bauchspeicheldrüse. Im Uterus erhält der Fötus über die Plazenta und die Nabelschnur alle Nährstoffe von der Mutter. Der Verdauungsschlauch nimmt jedoch seine Arbeit auf, sobald der Fötus etwas von dem ihn umgebenden Fruchtwasser schluckt. Das Fruchtwasser enthält Substanzen, die die Reifung des Verdauungskanals anregen, sodass dieser nach der Geburt bereit ist für die Nahrungsaufnahme.

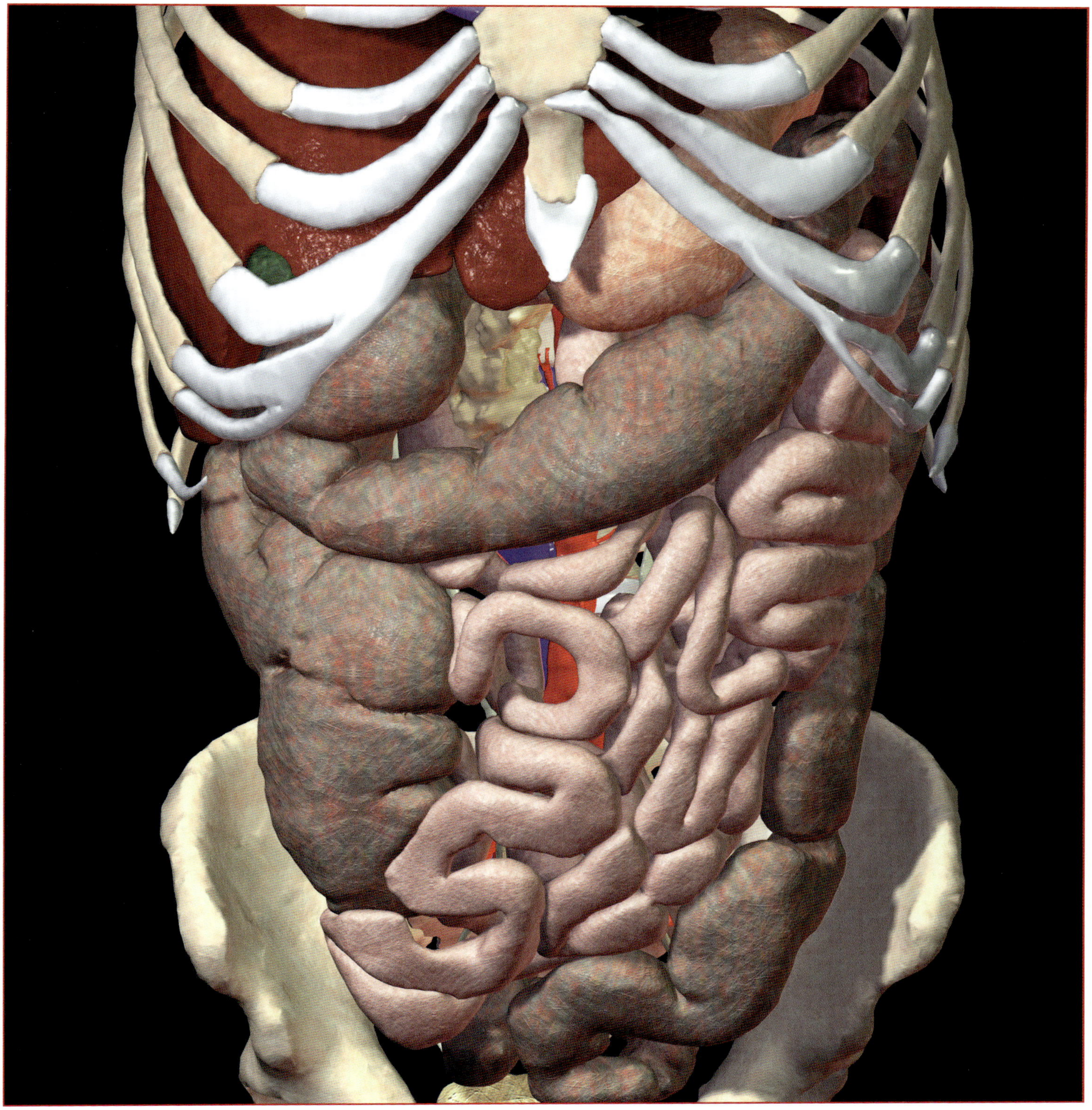

Bauchsitus, Ansicht von ventral. Das große Netz ist entfernt, sodass der gesamte Inhalt der Bauchhöhle zu sehen ist.

① Leber (Hepar)
② Rippe (Costa)
③ Rippenknorpel (Cartilago costalis)
④ Quer verlaufender Dickdarm (Colon transversum)
⑤ Krummdarm (Ileum)
⑥ Beckenring/Darmbein (Pelvis/Os ilii)
⑦ Magen (Gaster)
⑧ Bauchspeicheldrüse (Pankreas)
⑨ Absteigender Dickdarm (Colon descendens)
⑩ Sigmadarm (Colon sigmoideum)
⑪ Mastdarm (Rektum)

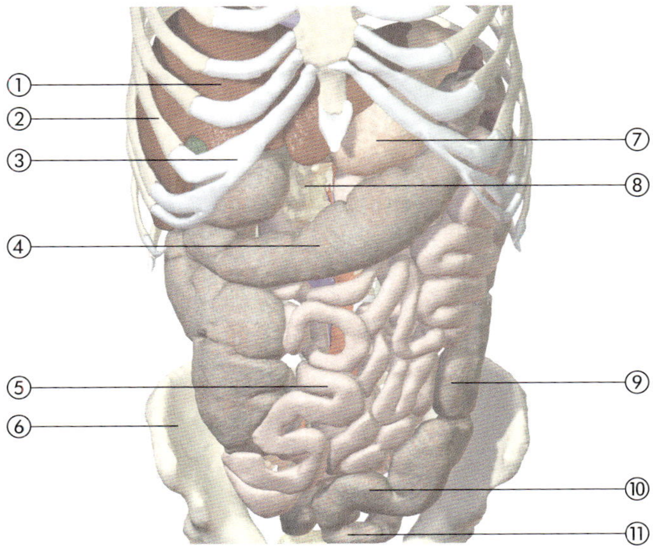

Das Becken oder die Beckenregion ist der unterste Abschnitt des Rumpfes und verbindet ihn mit den unteren Gliedmassen. Seitlich und vorn wird das knöcherne Stützgerüst durch die Hüftbeine (Ossa coxae) gebildet, dorsal durch das Kreuzbein (Os sacrum) und das Steissbein (Os coccygis), den untersten Abschnitten der Wirbelsäule. Die den Beckengürtel bildenden Hüftbeine sowie das Kreuzbein und Steissbein werden gemeinsam als Becken bezeichnet.

DAS BECKEN

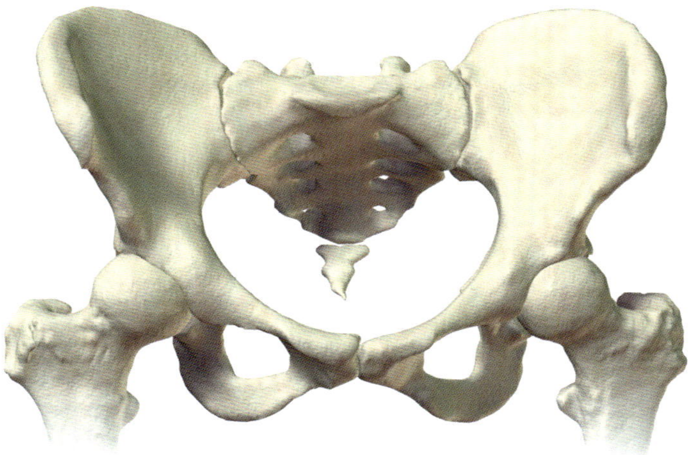

Ansicht von ventral (vorn)

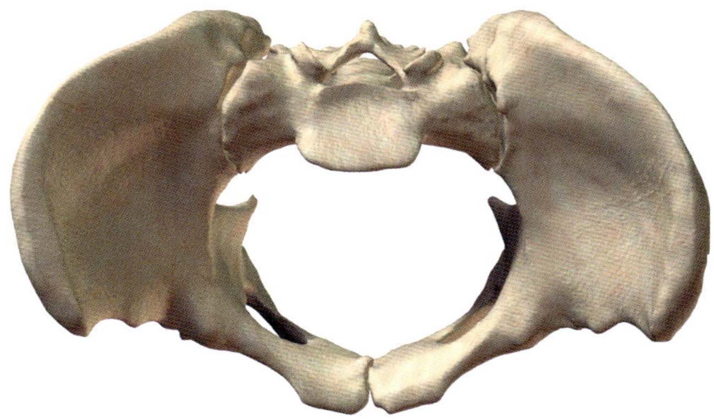

Ansicht von kranial (oben)

Das knöcherne Becken umschließt die Beckenhöhle, den trichterförmigen unteren Teil der Bauchfellhöhle, und schützt die Unterbauchorgane: Sigmadarm, Mastdarm und Analkanal (Canalis analis), die Endabschnitte des Verdauungskanals (siehe S. 198), die Harnblase, die unteren Abschnitte der Harnleiter und die Harnröhre (siehe S. 202) sowie die inneren Fortpflanzungsorgane (siehe S. 212 ff.). Wie in der Bauchhöhle, bildet auch in der Beckenhöhle das Bauchfell die Auskleidung bzw. einen Überzug über einige Beckenorgane; andere Organe, z.B. die Harnblase, liegen extraperitoneal.

Im Gegensatz zu anderen Körperteilen ist das Becken bei Frau und Mann unterschiedlich gebaut. Der Unterschied ergibt sich nicht nur aus der jeweils anderen Form und Größe, sondern auch aus den verschieden ausgebildeten Geschlechtsorganen. Der Beckenausgang wird von den Beckenbodenmuskeln (»Becken-Zwerchfell«) verschlossen. Diese Muskeln tragen die Organe der Beckenhöhle und verhindern, dass die darüberliegenden Bauchorgane sie nach unten drücken.

Das knöcherne Becken bietet außerdem große Anheftungsflächen für die Rumpf- und Beinmuskeln. Muskeln, die vom Becken zum Bein ziehen, sind u.a. der M. iliacus, der Hauptmuskel der Flexion im Hüftgelenk; die Adduktoren, die für die Adduktion und Außenrotation im Hüftgelenk zuständig sind; der M. quadriceps femoris, der die Extension im Kniegelenk und die Flexion im Hüftgelenk bewirkt; die Gesäßmuskeln für die Extension im Hüftgelenk; und die Flexorengruppe der Oberschenkelmuskeln für die Extension im Hüftgelenk und die Flexion im Kniegelenk. Zu den Muskeln, die vom Becken zum Rumpf ziehen, zählen die Muskeln der vorderen und seitlichen Bauchwand, die die Unterbauchorgane in ihrer Lage halten sowie die Rumpfbeugung und -rotation bewirken, und die unteren Rückenmuskeln, die den Rumpf strecken und stützen.

Die großen Knochenflächen des Beckenrings umgeben schützend die empfindlichen Organe der Beckenhöhle. Sie bieten auch große Ursprungsflächen für zahlreiche Muskeln.

Alle Abbildungen dieses Kapitels stellen das weibliche Becken dar.

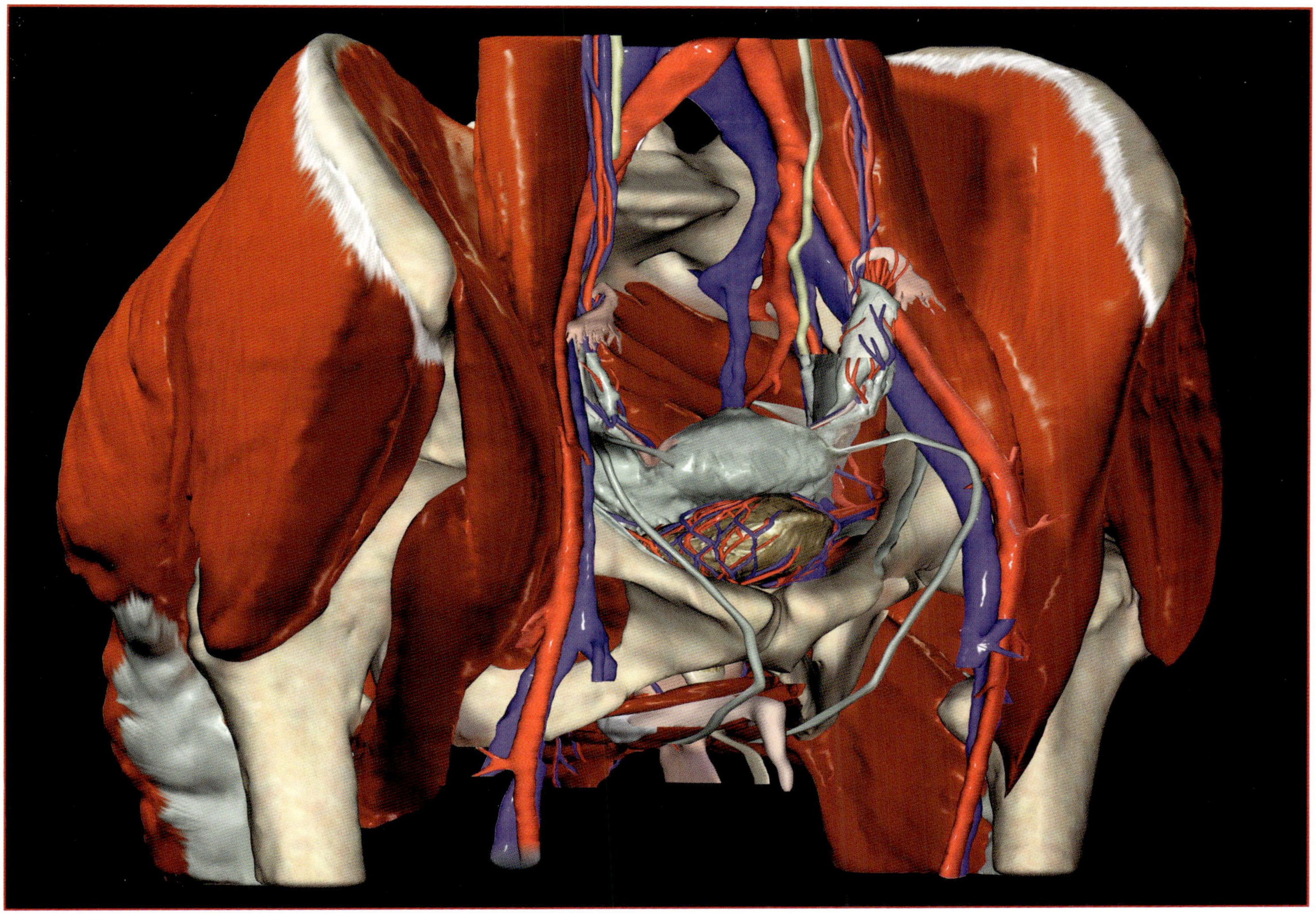

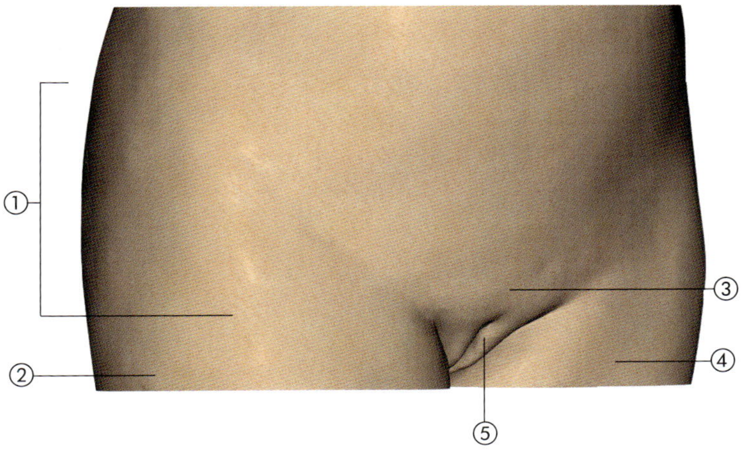

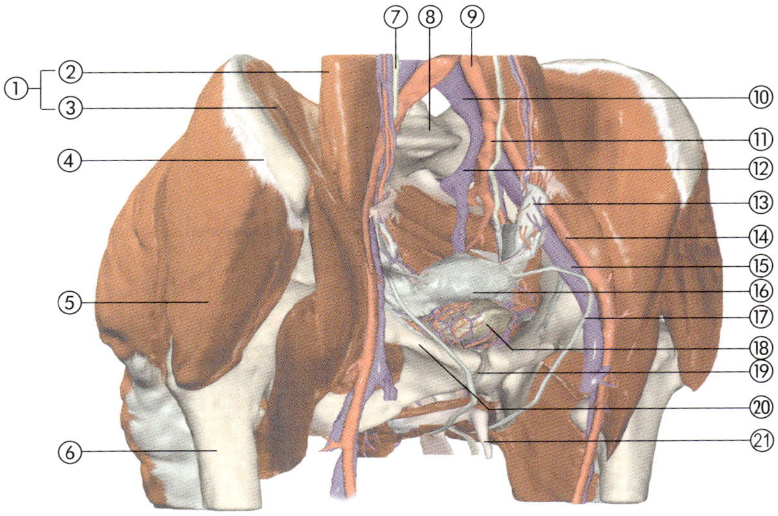

Oberflächenrelief des weiblichen Beckens; Ansicht von ventrolateral (rechts). Die großen Schamlippen bilden Hautwülste seitlich der Schamspalte (Vulva) und umgeben die Mündungsöffnungen der Harnröhre und der Scheide.

① Becken (Pelvis)
② Rechtes Bein
③ Venushügel (Mons pubis)
④ Linkes Bein
⑤ Große Schamlippe (Labium majus)

Weibliches Becken; Ansicht von ventrolateral. Haut und oberflächliche Muskeln sind entfernt.

① Darmbein-Lenden-Muskel (M. iliopsoas)
② Großer Lendenmuskel (M. psoas major)
③ Darmbeinmuskel (M. iliacus)
④ Crista iliaca
⑤ Schenkelbindenspanner (M. tensor fasciae latae)
⑥ Oberschenkelknochen (Femur)
⑦ Rechter Harnleiter (Ureter dexter)
⑧ Kreuzbein (Os sacrum)
⑨ A. iliaca communis
⑩ V. iliaca communis
⑪ A. iliaca interna
⑫ V. iliaca interna
⑬ Eierstock (Ovarium)
⑭ A. iliaca externa
⑮ V. iliaca externa
⑯ Gebärmutter (Uterus)
⑰ Rundes Mutterband (Ligamentum teres uteri)
⑱ Harnblase (Vesica urinaria)
⑲ Schambeinfuge (Symphysis pubica)
⑳ Schambein (Os pubis)
㉑ Kitzler (Clitoris)

OBERARM & ELLBOGEN

Für eine grosse Vielfalt von Bewegungen einsetzbar ist die obere Extremität. Ihr Skelett besteht aus dem Oberarmknochen (Humerus), Elle und Speiche (Unterarmknochen) sowie den Handwurzel- (Carpalia), den Mittelhand- (Metacarpalia) und den Fingerknochen (Phalangen). Proximal artikuliert der Humerus mit dem Schulterblatt in einem Kugelgelenk, das in allen Ebenen beweglich ist. Distal artikuliert der Humerus mit Elle und Speiche im Ellbogen, der ein Scharniergelenk (zwischen Humerus, Elle und Speiche; nur Flexion und Extension) und ein Zapfengelenk (zwischen den Köpfen von Elle und Speiche; Rotation des Unterarms) umfasst. Die kombinierte Wirkung der Gelenke demonstriert der Aufschlag eines Tennisspielers: Das Schultergelenk ermöglicht dem Arm das Ausholen im weiten Bogen, der Ellbogen das Beugen und Durchstrecken beim Aufschlag, während die Finger den Schläger umgreifen.

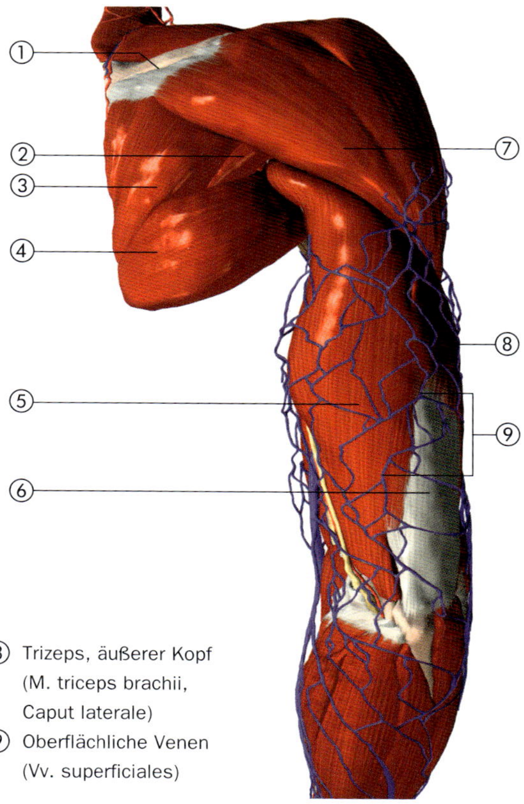

① Schultergräte (Spina scapulae)
② Kleiner Rundmuskel (M. teres minor)
③ Untergrätenmuskel (M. infraspinatus)
④ Großer Rundmuskel (M. teres major)
⑤ Dreiköpfiger Oberarmmuskel, langer Kopf (M. triceps brachii, Caput longum)
⑥ Sehne des M. triceps brachii
⑦ Deltamuskel (M. deltoideus)
⑧ Trizeps, äußerer Kopf (M. triceps brachii, Caput laterale)
⑨ Oberflächliche Venen (Vv. superficiales)

Neun Schultermuskeln überqueren das Schultergelenk und setzen am Humerus an: Der große Brustmuskel, der breite Rückenmuskel und der Deltamuskel sind die Agonisten der Armbewegung; unterstützt werden sie vom großen Rundmuskel und dem Rabenschnabelfortsatz-Oberarmmuskel; die vier Muskeln der Rotatorenmanschette (M. supraspinatus, infraspinatus, teres minor und subscapularis) sichern das bewegliche, aber instabile Schultergelenk.

Die Muskeln einer zweiten Gruppe überspannen das Ellbogengelenk. Der Bizeps, der Oberarm- und der Oberarm-Speichen-Muskel an der Armvorderseite sind für die Flexion, der Trizeps und der Knorrenmuskel an der Rückseite des Arms für die Extension im Ellbogen zuständig.

Der Muskel-Haut-Nerv versorgt alle Flexoren des Oberarms. Der Achselnerv innerviert den Deltamuskel und den kleinen Rundmuskel. Mittelarm-, Ellen- und Speichennerv (versorgt auch den Trizeps) ziehen vom Ober- zum Unterarm.

Mit sauerstoffreichem Blut versorgt wird der Arm von der Achselschlagader, die sich ab der Achselfalte in der Oberarmschlagader fortsetzt. Letztere versorgt die Muskeln an der Vorderseite des Unterarms, ihr tiefer Ast hingegen, die A. profunda brachii, den Trizeps an der Rückseite. In der Ellenbeuge teilt sich die Oberarmschlagader in die Ellen- und die Speichenschlagader. Das venöse Blut fließt aus dem Oberarm durch die Vv. brachiales, cephalica und basilica ab, die sich in der Achsel zur Achselvene vereinigen.

Rechter Arm; Ansicht von dorsal. Dargestellt sind die Schulter- und Oberarmmuskeln sowie einige oberflächliche Schlagadern und Venen.

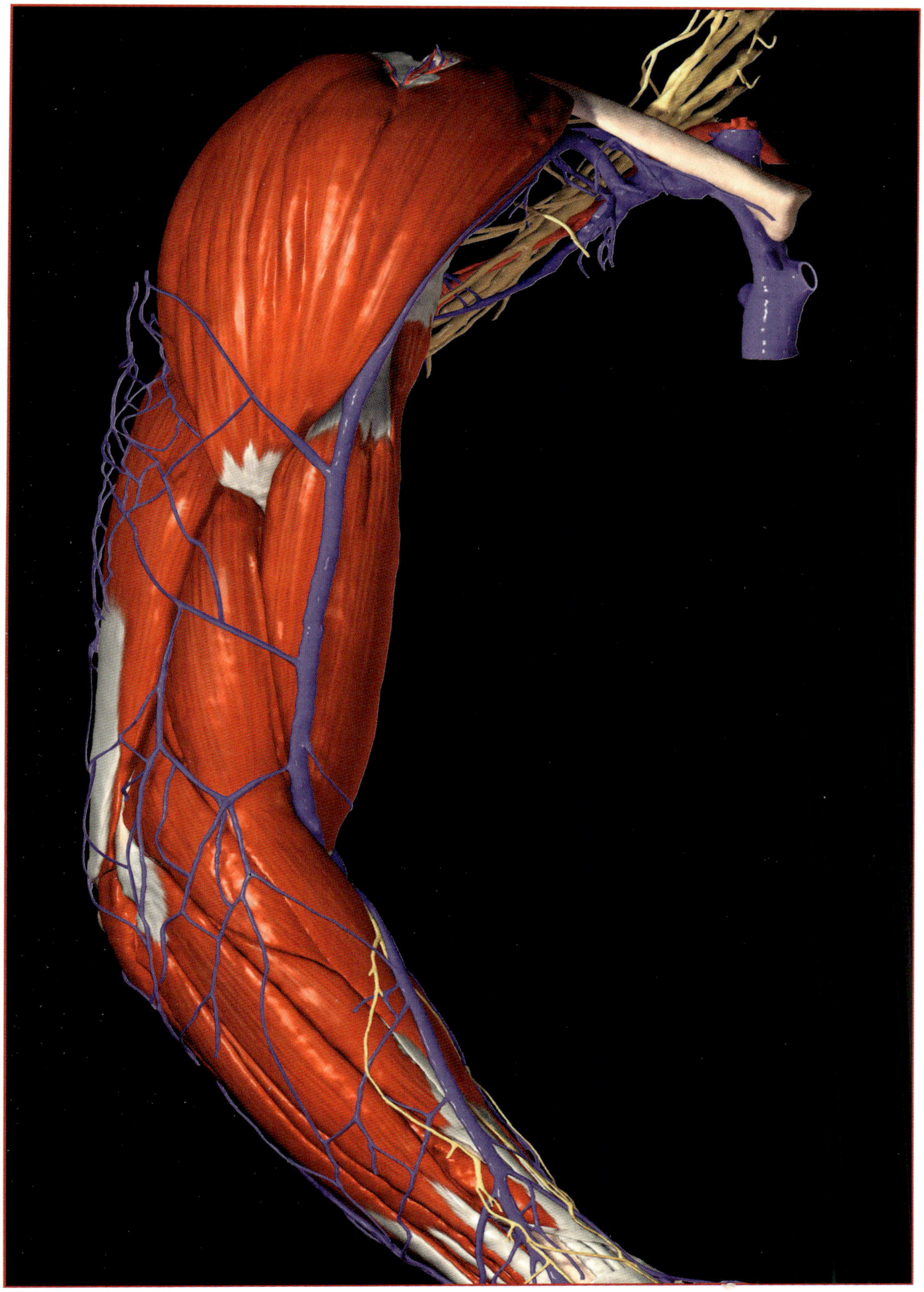

Rechter Arm; Ansicht von lateral. Zu sehen sind die Schulter-, Oberarm- und – zum Teil – Unterarmmuskeln sowie die größeren Venen.

① Deltamuskel (M. deltoideus)
② Armhautvene (V. cephalica)
③ M. triceps brachii, Caput mediale
④ Fingerstrecker (M. extensor digitorum)
⑤ Schlüsselbein (Clavicula)
⑥ Unterschlüsselbeinvene (V. subclavia)
⑦ Obere Hohlvene (V. cava superior)
⑧ Achselvene (V. axillaris)
⑨ Achselarterie (A. axillaris)
⑩ Oberarmmuskel (M. brachialis)
⑪ Bizeps (M. biceps brachii)
⑫ Oberarm-Speichen-Muskel (M. brachioradialis)
⑬ Radialer Handstrecker (M. extensor carpi radialis)
⑭ Kurzer radialer Handstrecker (M. extensor carpi radialis brevis)

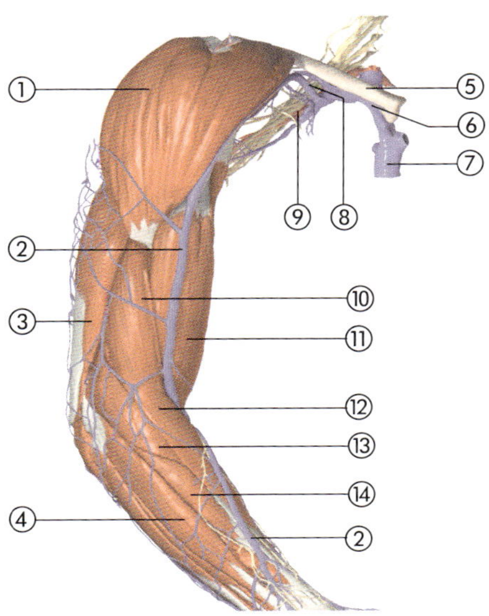

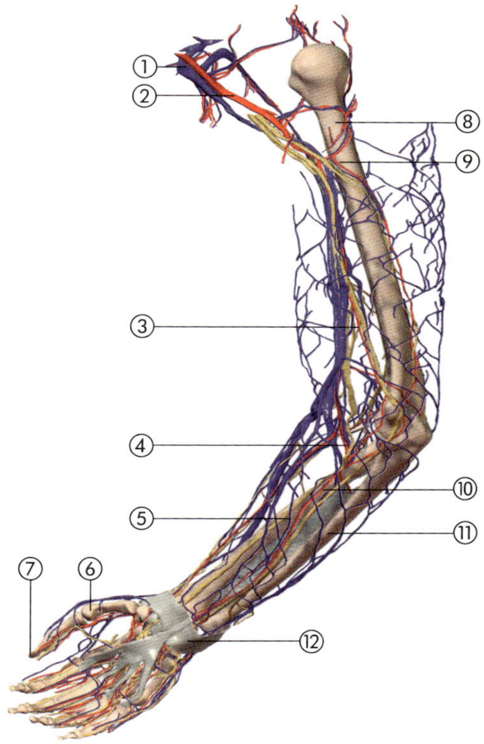

Rechter Arm; Ansicht von dorsal. Dargestellt sind das Armskelett sowie die größeren Blutgefäße.

① Armhautvene (V. cephalica)
② Achselschlagader (A. axillaris)
③ Oberarmschlagader (A. brachialis)
④ Speichenschlagader (A. radialis)
⑤ Speiche (Radius)
⑥ Mittelhandknochen des Daumens (Os metacarpi I)
⑦ Daumenendglied (Phalanx distalis pollicis)
⑧ Oberarmknochen (Humerus)
⑨ Tiefe Oberarmschlagader (A. profunda brachii)
⑩ Ellenschlagader (A. ulnaris)
⑪ Elle (Ulna)
⑫ Halteband der Streckersehnen (Retinaculum extensorum)

Ein komplexes Gefüge aus Knochen, Muskeln, Nerven und Blutgefässen macht den Unterarm und die Hand zum leistungsfähigsten und vielseitigsten Greifmechanismus, der bei Lebewesen überhaupt zu finden ist. Das Stützgerüst bilden 29 Knochen. Die beiden Unterarmknochen, Elle und Speiche, haben Zapfengelenke an ihren proximalen und distalen Enden, sodass die Handfläche nach oben oder nach unten gedreht werden kann. Die Hand besteht aus insgesamt 27 Knochen (Handwurzelknochen, Mittelhandknochen und Fingerknochen; siehe S. 46). Die Speiche artikuliert mit den Handwurzelknochen in einem zusammengesetzten Gelenk mit dem Spielraum eines Eigelenks.

UNTERARM & HAND

① Speiche (Radius)
② Speichenschlagader (A. radialis)
③ Hohlhandseitige Fingerarterien (Aa. digitales palmares)
④ Elle (Ulna)
⑤ Zwischenknochenhaut der Unterarmknochen (Membrana interossea antebrachii)
⑥ Ellenschlagader (A. ulnaris)
⑦ Halteband der Streckersehnen (Retinaculum extensorum)
⑧ Sehnenplatte der Hohlhand (Aponeurosis palmaris)

Rechter Unterarm und Hand; Ansicht von ventral. Zu sehen sind die großen Schlagadern sowie die Zwischenknochenmembran zwischen Elle und Speiche.

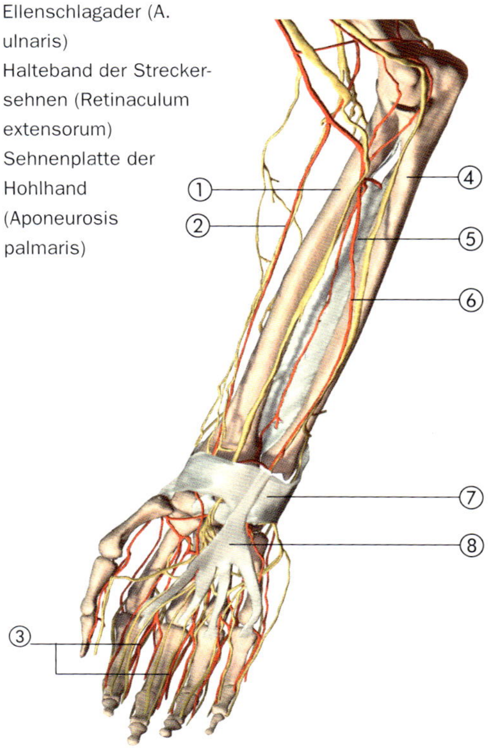

Das Handgelenk und die Finger werden vor allem von den Unterarmmuskeln (siehe S. 82) bewegt. Diese Muskeln laufen in langen Sehnen aus, die an den Handknochen ansetzen. An der Armvorderseite befinden sich hauptsächlich Flexoren: Handbeuger (wie der radiale Handbeuger) und Fingerbeuger (wie der oberflächliche Fingerbeuger). Die Muskeln an der Rückseite des Unterarms sind überwiegend Extensoren: Handstrecker (wie der ulnare Handstrecker) und Fingerstrecker (wie der Kleinfingerstrecker).

Die wichtigsten Unterarmnerven sind der Ellennerv, der, dem Verlauf der Elle folgend, an der Innenseite bis in die Hand zieht, der Speichennerv (an der Außenseite des Unterarms) und der Mittelarmnerv zwischen diesen beiden.

Die meisten Flexoren des Unterarms innerviert der Mittelarmnerv, den ulnaren Handbeuger jedoch der Ellennerv. Der Speichennerv ist zuständig für die Extensoren im Unterarm.

Blut zugeführt wird dem Unterarm von der Oberarmschlagader und ihren Ästen: Die Speichenschlagader versorgt die lateralen Muskeln, die Ellenschlagader die medialen Muskeln des Unterarms. Venöses Blut aus dem Unterarm fließt über die drei oberflächlichen Armvenen – V. cephalica (lateral), V. basilica (medial) und V. mediana cubiti (zwischen den beiden anderen; mit einer davon vereinigt sie sich im Ellbogen) – und zwei tiefe Venen – die Ellen- und die Speichenvene, die an den gleichnamigen Knochen entlangziehen – ab.

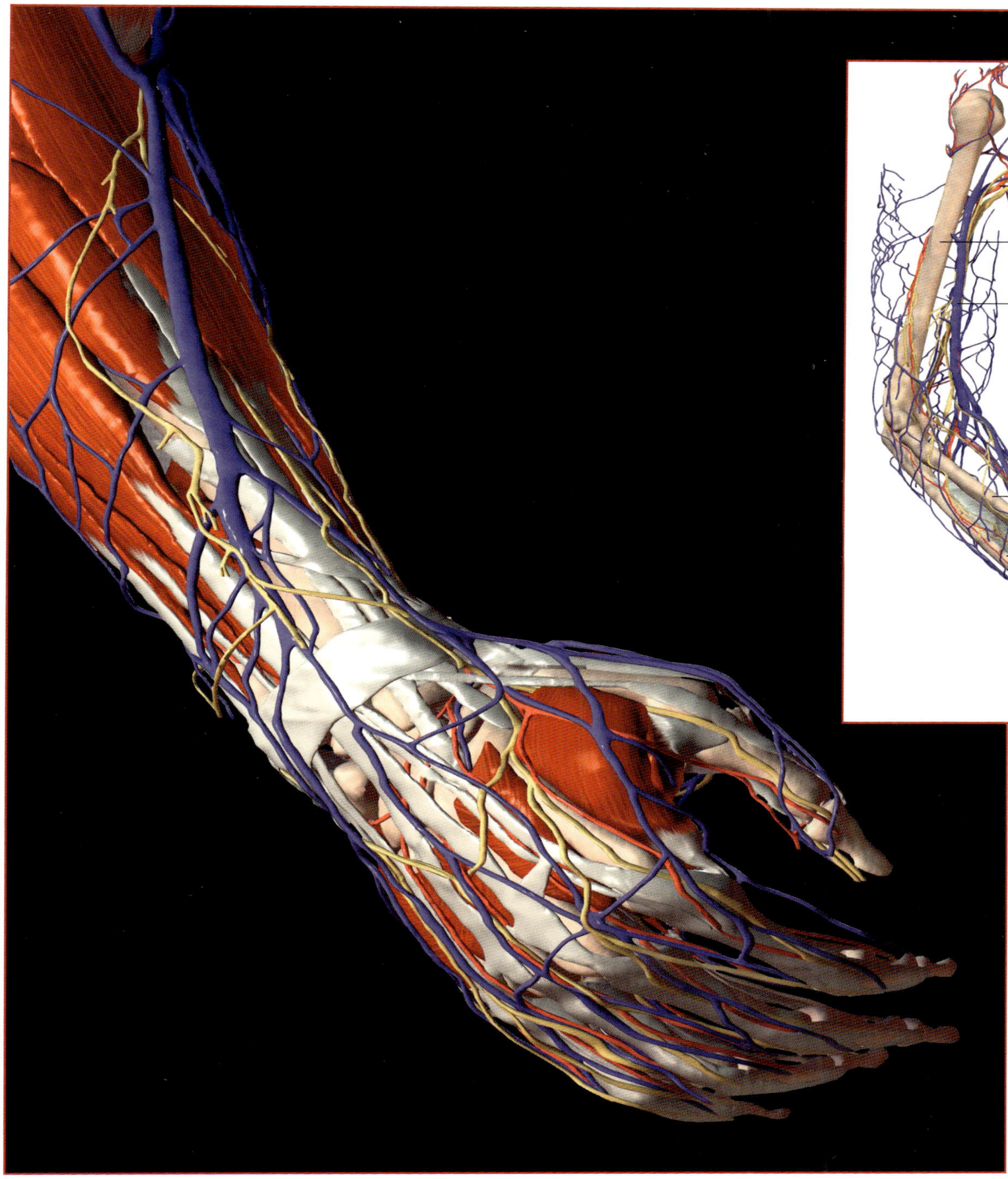

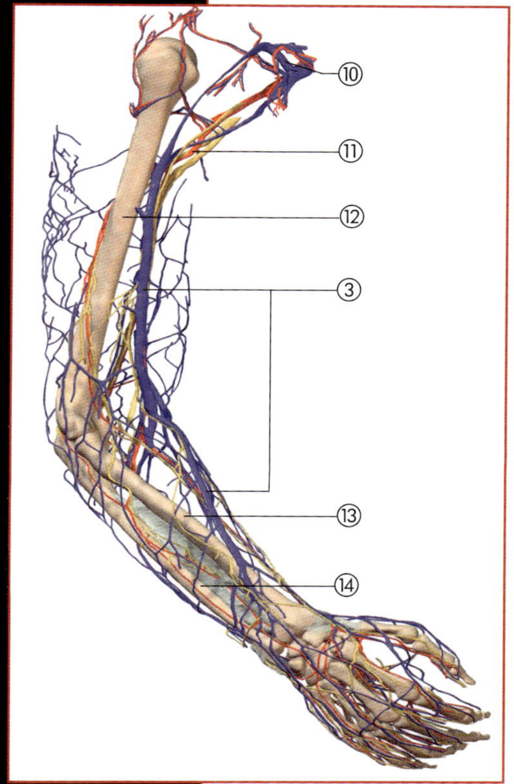

Oben: Skelett und Blutgefäße des rechten Arms; Ansicht von dorsal-lateral

Unten: Skelett und Schlagadern der rechten Hand; Ansicht von dorsal

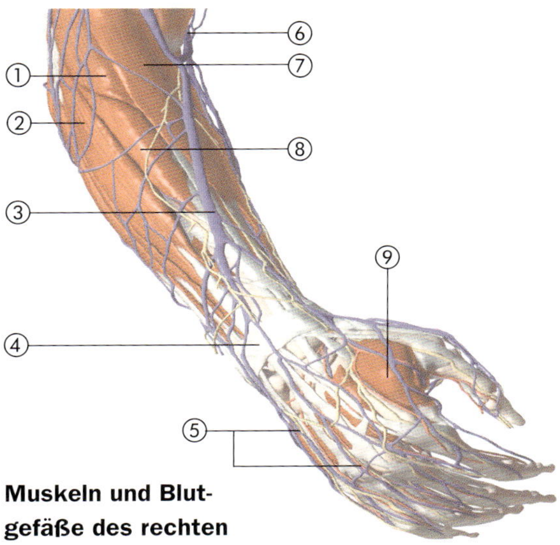

Muskeln und Blutgefäße des rechten Unterarms und der rechten Hand; Ansicht von dorsal-lateral

① Langer radialer Handstrecker (M. extensor carpi radialis longus)
② Fingerstrecker (M. extensor digitorum)
③ Armhautvene (V. cephalica)
④ Halteband der Strecker-sehnen (Retinaculum extensorum)
⑤ Hautvenennetz des Handrückens (Rete venosum dorsale manus)
⑥ V. mediana cubiti
⑦ Oberarm-Speichen-Muskel (M. brachioradialis)
⑧ M. extensor carpi radialis brevis
⑨ 1. rückseitiger Zwischen-knochenmuskel (M. interosseus dorsalis)
⑩ Achselvene (V. axillaris)
⑪ A. brachialis
⑫ Oberarmknochen (Humerus)
⑬ Speiche (Radius)
⑭ Elle (Ulna)
⑮ Fingerschlagadern der Hohlhand (Aa. digitales palmares)

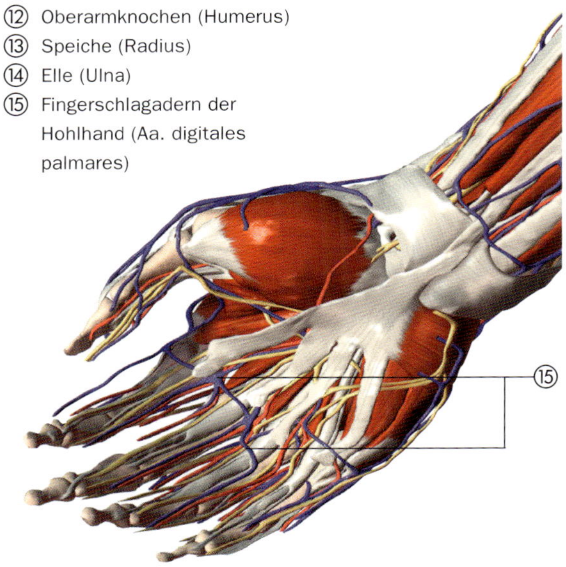

Vom Einfädeln einer Nadel bis zum Heben einer Hantel kann die Hand eine Vielfalt von Greifbewegungen ausführen, die ganz unterschiedliche Kraftanstrengung und Feinarbeit erfordern. Finger und Handflächen sind so reich ausgestattet mit Sinnesrezeptoren, dass die Hände zu den empfindlichsten Körperpartien zählen.

DIE HAND

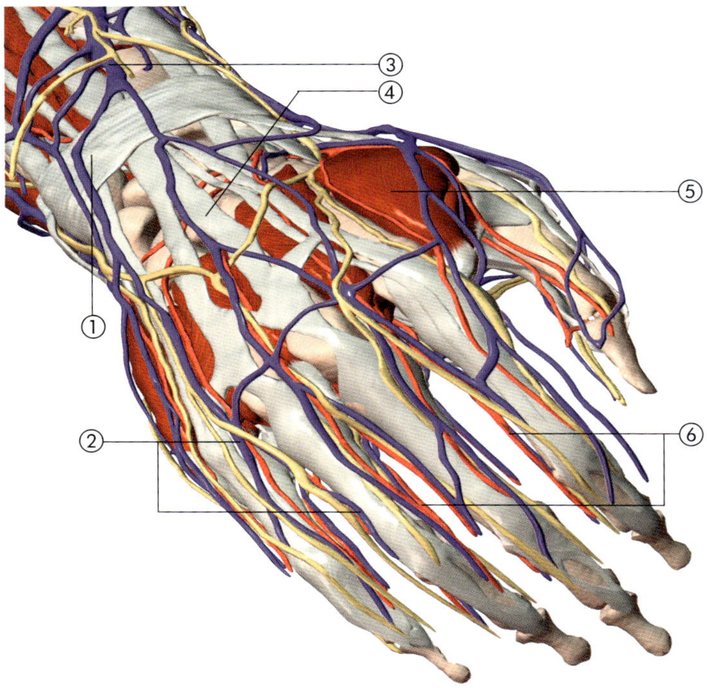

Hand; Ansicht von dorsal. Dargestellt sind die Muskeln und oberflächlichen Blutgefäße.

① Halteband der Streckersehnen (Retinaculum extensorum)
② Dorsale Fingervenen (Vv. digitales dorsales)
③ Armhautvene (V. cephalica)
④ Sehne des Fingerstreckers (M. extensor digitorum)
⑤ M. interosseus dorsalis I
⑥ Dorsale Fingerarterien (Aa. digitales dorsales)

Ihre vielseitige Beweglichkeit und Greiffähigkeit verdankt die Hand ihrem Knochengerüst aus 27 Einzelknochen: acht Handwurzel-, fünf Mittelhand- und 14 Fingerknochen. Flache Gelenke zwischen den Handwurzelknochen sowie zwischen den Handwurzel- und Mittelhandknochen der Finger I bis V (der Daumen ist Finger I) gestatten zwar nur geringfügige Gleitbewegungen, bilden aber gemeinsam eine bewegliche Brücke zwischen Handgelenk und Fingern. Die Knöchelgelenke zwischen den Mittelhandknochen und den Fingern II bis V sind Gelenke mit zwei Freiheitsgraden, die Fingermittel- und -endgelenke Scharniergelenke mit nur einem Freiheitsgrad. Das Daumensattelgelenk (zwischen Handwurzel und Mittelhandknochen) gestattet die Flexion und Extension, Abduktion und Adduktion sowie die Opposition und Reposition. Das letzte Begriffspaar bedeutet, dass die Daumenspitze die Spitze aller Finger berühren kann, was von entscheidender Bedeutung für die Feinmotorik der Hand ist.

Die Agonisten der Handbewegung, die Flexoren und Extensoren des Unterarms (siehe S. 82), werden von den tiefen Hohlhandmuskeln unterstützt. Die fünf Regenwurmmuskeln und sieben hohlhandseitigen Zwischenknochenmuskeln (vier dorsale und drei palmare) beugen die Finger in den Fingergrundgelenken, strecken sie aber in den Fingermittel- und endgelenken. Die rückseitigen Zwischenknochenmuskeln spreizen außerdem die Finger ab, die hohlhandseitigen ziehen sie an. Am Daumenballen (Thenar) sind vier Muskeln an den Bewegungen beteiligt: der kurze Daumenabspreizer (M. abductor pollicis brevis; Abduktion), der kurze Daumenbeuger (M. flexor pollicis brevis; Flexion), der Daumenanzieher (M. adductor pollicis; Adduktion) und der Daumengegenübersteller (M. opponens pollicis; Adduktion; Opposition).

Der Mittelarmnerv und der Ellennerv setzen sich vom Unterarm bis in die Hand fort; Ersterer innerviert die inneren Muskeln und die Haut an der Außenseite der Hand, Letzterer die übrigen Muskeln und die Haut an der Innenseite der Hand.

In der Hohlhand (Palma manus) bilden Äste der Speichen- und Ellenschlagader zwei Anastomosen, den tiefen und den oberflächlichen Hohlhandbogen. Die Mittelhand- und Fingerschlagadern entspringen aus den Hohlhandbogen. Aus dem tiefen und oberflächlichen Venenbogen fließt sauerstoffarmes Blut in die Ellen- und Speichenvene ab.

Aus dem Handrücken (Dorsum manus) hingegen gibt der dorsale Venenbogen das Blut in die Hautvenen des Unterarms (Vv. cephalica, mediana und basilica) ab.

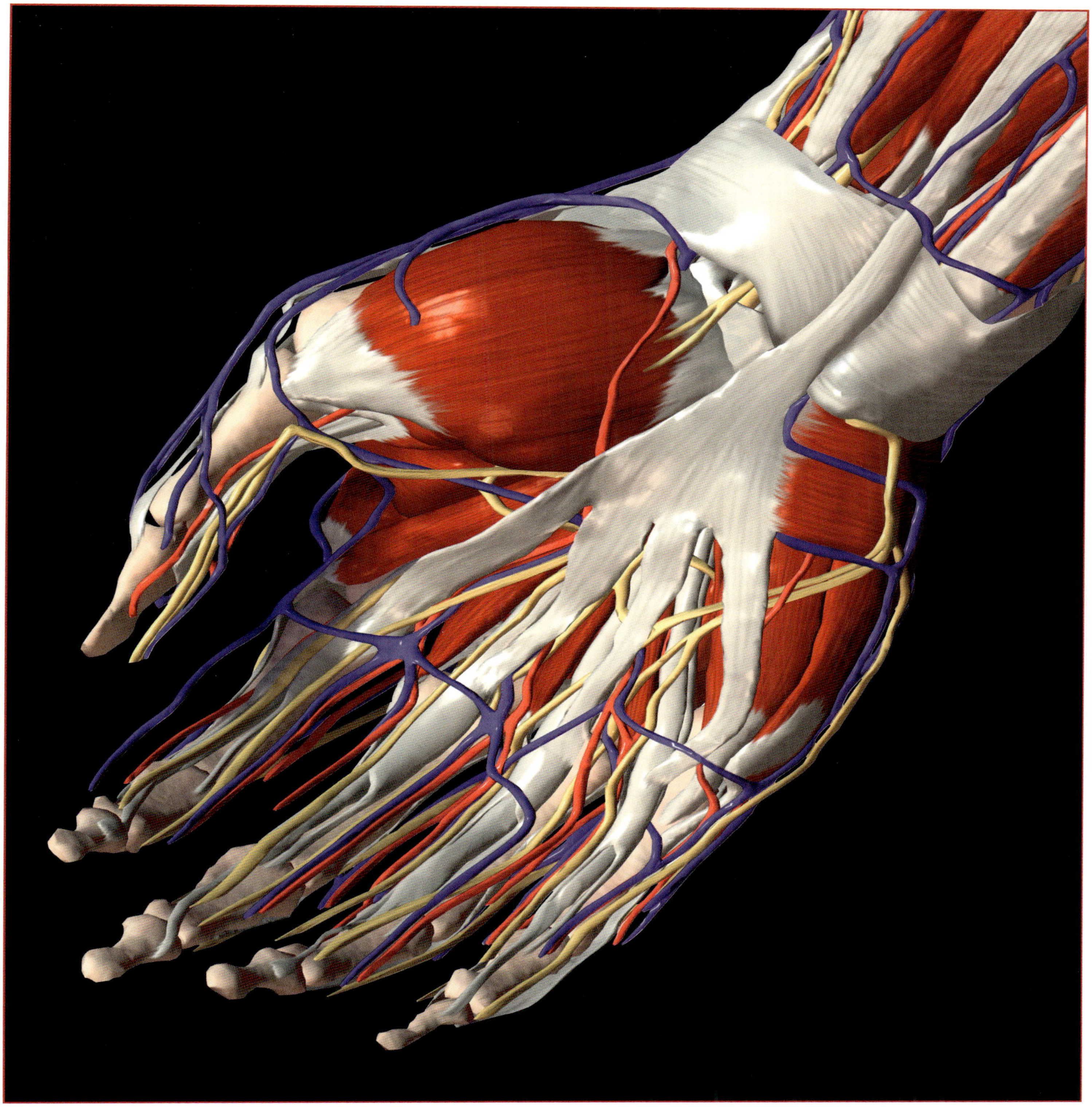

Hand; Ansicht von palmar. Die Muskeln, Arterien und Venen sind hier gut zu erkennen.

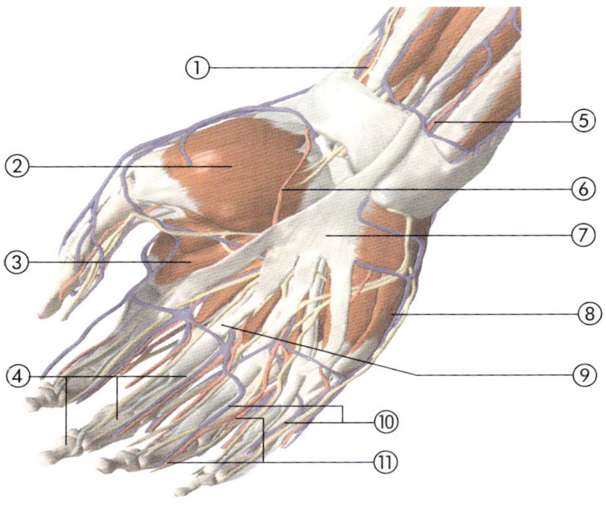

① Speichenschlagader (A. radialis)
② Kurzer Daumenabspreizer (M. abductor pollicis brevis)
③ Regenwurmmuskel (M. lumbricalis)
④ Glieder des Mittelfingers (Phalanges digiti III)
⑤ Ellenarterie (A. ulnaris)
⑥ Oberflächlicher Hohlhandbogen (Arcus palmaris superficialis)
⑦ Palmaraponeurose (Aponeurosis palmaris)
⑧ Kleinfingerabspreizer (M. abductor digiti minimi)
⑨ Mittleres Glied des dritten Fingers
⑩ Palmare Fingervenen (Vv. digitales palmares)
⑪ Palmare Fingerschlagadern (Aa. digitales palmares)

DIE UNTEREN GLIEDMASSEN, DIE BEINE, TRAGEN DEN KÖRPER, BEWEGEN IHN UND MÜSSEN BEI DER FORTBEWEGUNG BETRÄCHTLICHEN KRAFTEINWIRKUNGEN STANDHALTEN. DIESE AUFGABEN SIND AUS DEM BAU DER UNTEREN EXTREMITÄT ERKENNBAR. IM VERGLEICH ZU DEN ARMEN SIND DIE KNOCHEN DER BEINE DICKER, IHRE MUSKELN BREITER UND KRÄFTIGER. JEDES BEIN BESTEHT AUS DREI ABSCHNITTEN: DEM OBERSCHENKEL (VOM BECKEN BIS ZUM KNIE), DEM UNTERSCHENKEL (VOM KNIE BIS ZUM FUSSGELENK) UND DEM FUSS.

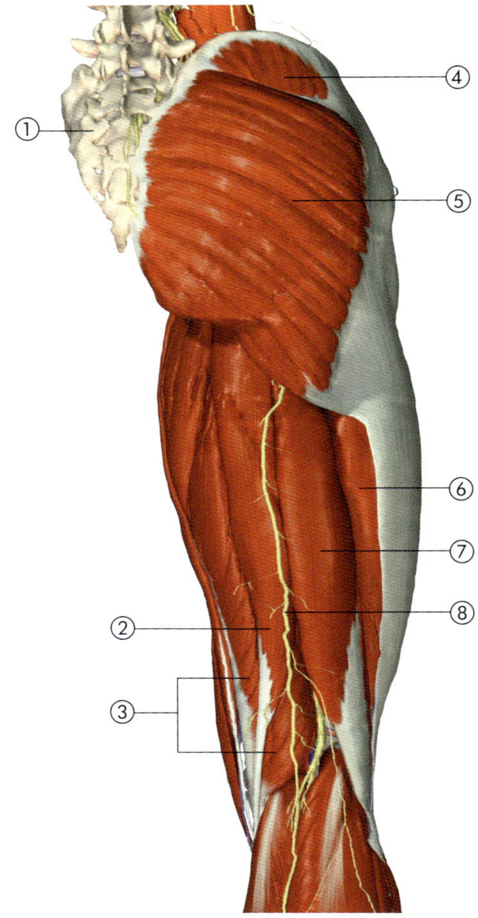

OBERSCHENKEL & KNIE

Das Femur ist mit dem Becken durch das Hüftgelenk verbunden, ein Kugelgelenk, das zwar nicht so beweglich ist wie das Schultergelenk, dafür aber stabiler. Im Knie artikuliert das Femur mit dem Schienbein in einem Dreh-Scharnier-Gelenk, das die Flexion und Extension gestattet. Das Kniegelenk wird durch kräftige Bänder verstärkt und vorn durch die Kniescheibe (siehe S. 56) geschützt.

Die Muskeln, die das Bein bewegen, entspringen am Becken. Sie überqueren entweder das Hüftgelenk und setzen am Femur an oder überkreuzen das Hüft- und Kniegelenk und setzen am Schienbein an (siehe S. 86 ff.). Die Muskeln an der Vorderseite, vor allem der vierköpfige Oberschenkelmuskel, sind für die Flexion im Hüftgelenk und für die Extension im Kniegelenk zuständig und lassen das Spielbein beim Gehen vorwärts schwingen. Die medial verlaufenden Muskeln sind Adduktoren. Die rückseitigen Schenkelmuskeln sind vor allem für die Extension im Hüftgelenk und die Flexion im Kniegelenk (Rückwärtsschwingen des Spielbeins beim Gehen) zuständig. Die Gesäßmuskeln sind Extensoren, die das Bein kräftig strecken.

Vom Lendennervengeflecht (Plexus lumbalis) ausgehend innerviert der Oberschenkelnerv die Muskeln und die Haut an der Vorderseite des Oberschenkels; der Hüftlochnerv die Adduktoren und die Haut an der Innenseite; und der seitliche Oberschenkel-Hautnerv die Haut an der Außenseite des Schenkels. Der vom Kreuzbeinnervengeflecht ausgehende Ischiasnerv versorgt die Flexoren an der Schenkelrückseite; der obere und untere Gesäßnerv die Gesäßmuskeln; und der hintere Oberschenkel-Hautnerv die Haut des Gesäßes und der Oberschenkelrückseite.

Mit arteriellem Blut versorgt werden die Oberschenkelmuskeln von der äußeren Beckenschlagader, die ab dem Leistenband Oberschenkelschlagader heißt und am Oberrand der Kniekehle in die Kniekehlenschlagader übergeht; die Gesäßmuskeln und die Adduktoren des Oberschenkels versorgt die innere Beckenschlagader. Das venöse Blut aus dem Oberschenkel fließt über die Oberschenkelvene, die beim Eintritt ins Becken zur äußeren Beckenvene wird. Oberflächlich fließt das Blut über die große Rosenvene (V. saphena magna) ab.

Gesäß- und Oberschenkelmuskeln; Ansicht von dorsal

① Kreuzbein (Os sacrum)
② Halbsehniger Muskel (M. semitendinosus)
③ Halbmembranöser Muskel (M. semimembranosus)
④ Mittlerer Gesäßmuskel (M. gluteus medius)
⑤ Großer Gesäßmuskel (M. gluteus maximus)
⑥ Äußerer Oberschenkelmuskel (M. vastus lateralis)
⑦ Zweiköpfiger Oberschenkelmuskel (M. biceps femoris)
⑧ Hinterer Oberschenkelhautnerv (N. cutaneus femoris posterior)

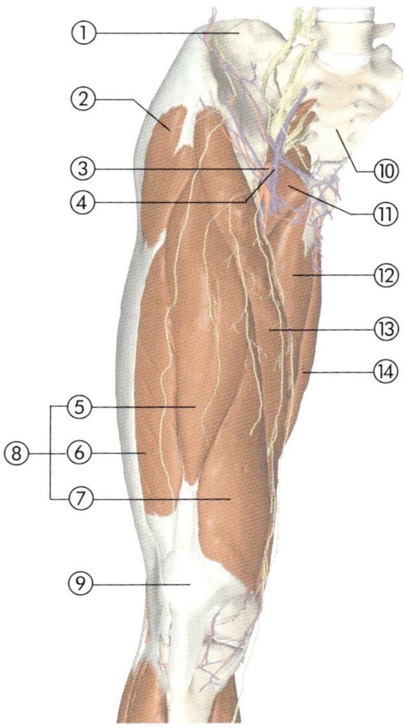

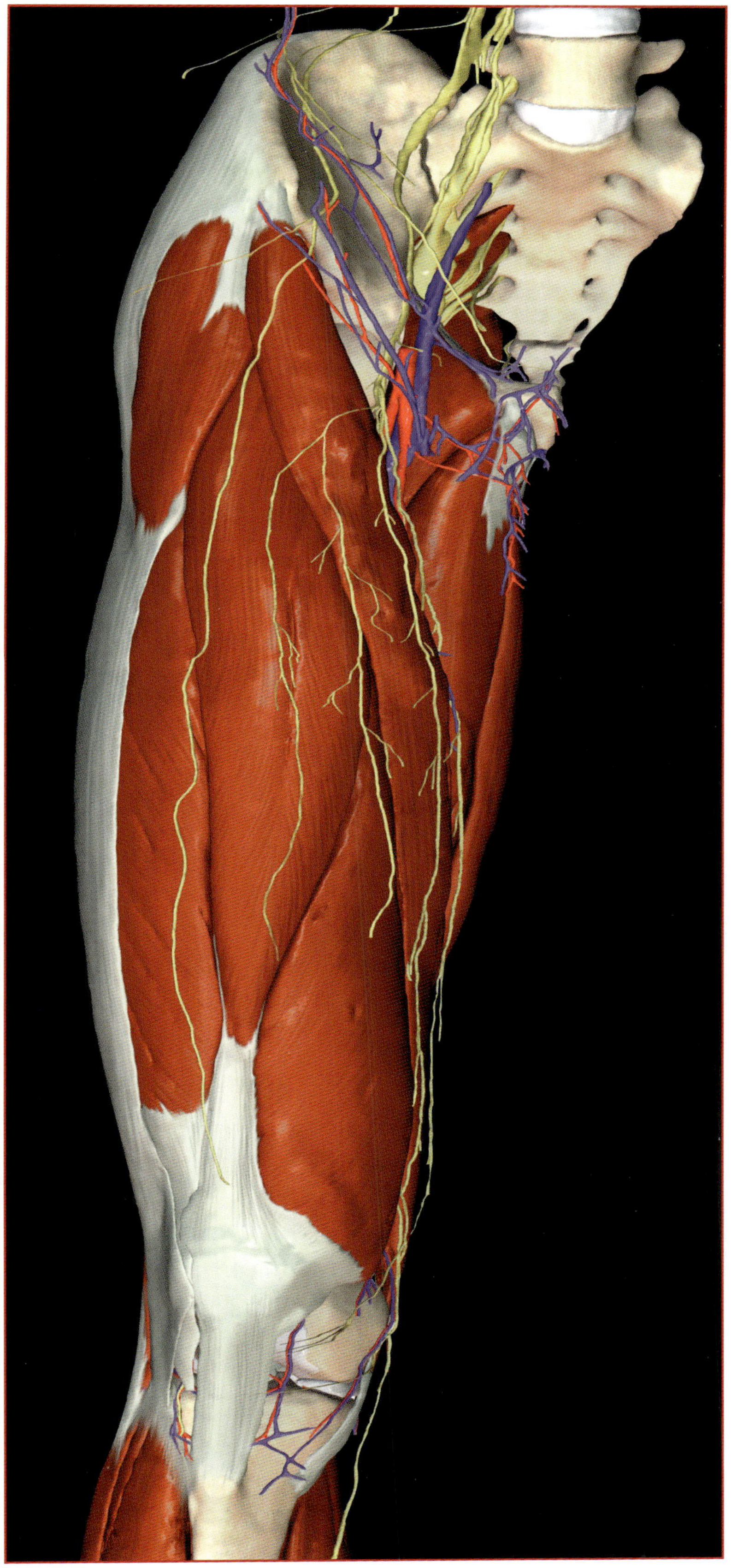

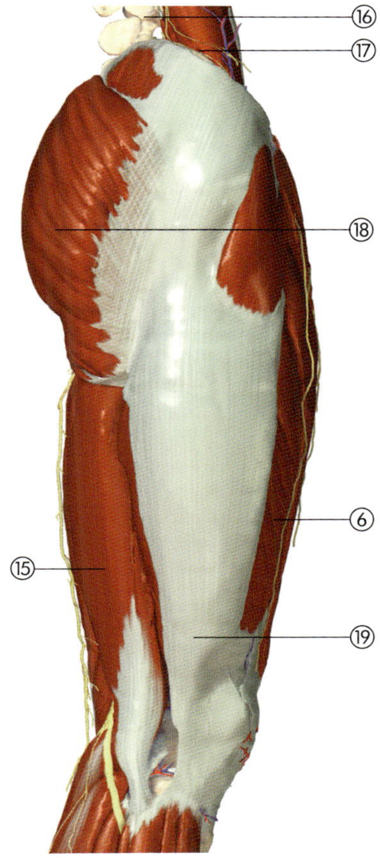

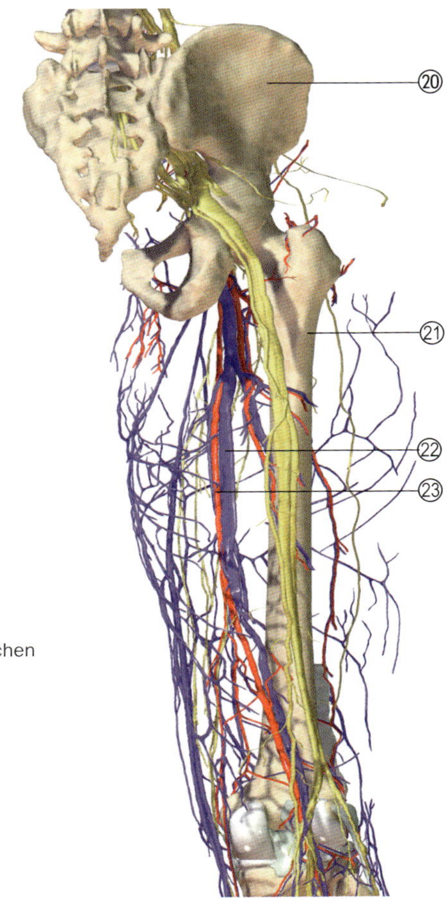

Oben und Mitte: Oberschenkel und Knie; Ansicht von ventral. Dargestellt sind die Muskeln und, wo diese abgetragen sind, die Blutgefäße der Hüfte.

Rechts außen, oben: Muskeln des rechten Beins; Ansicht von lateral

Rechts außen, unten: Knochen und Blutgefäße des rechten Beins; Ansicht von ventral

① Darmbein (Os ilii)
② M. tensor fasciae latae
③ A. femoralis
④ V. femoralis
⑤ Gerader Oberschenkelmuskel (M. rectus femoris)
⑥ M. vastus lateralis
⑦ M. vastus medialis
⑧ M. quadriceps femoris
⑨ Kniescheibe (Patella)
⑩ Os sacrum
⑪ Kammmuskel (M. pectineus)
⑫ Langer Anzieher (M. adductor longus)
⑬ Schneidermuskel (M. sartorius)
⑭ Schlanker Muskel (M. gracilis)
⑮ Zweiköpfiger Oberschenkelmuskel (M. biceps femoris)
⑯ Wirbelsäule (Columna vertebralis)
⑰ Darmbeinkamm (Crista iliaca)
⑱ Großer Gesäßmuskel (M. gluteus maximus)
⑲ Sehnenzug vom Darmbein zum Schienbein (Tractus iliotibialis)
⑳ Becken (Pelvis)
㉑ Ischiasnerv (N. ischiadicus)
㉒ Oberschenkelknochen (Femur)
㉓ V. femoralis

Das Unterschenkelskelett (siehe S. 50) besteht aus zwei parallelen Knochen, dem (dickeren) Schienbein (Tibia) und dem Wadenbein (Fibula). Das obere Schienbeinende bildet mit dem Femur das Kniegelenk, das untere mit dem Sprungbein das obere Sprunggelenk. Schienbein und Wadenbein sind durch eine Zwischenknochenhaut miteinander verbunden und bilden proximal und distal Gelenke, die jedoch – im Gegensatz zu den Gelenken zwischen Elle und Speiche im Unterarm – keine Bewegungen gestatten. Im Vergleich zum Unterarm ist der Unterschenkel nicht so beweglich, aber kräftiger und belastbarer. Der Fuss trägt den Körper und wirkt als Hebel, der den Körper bei der Fortbewegung nach vorn drückt.

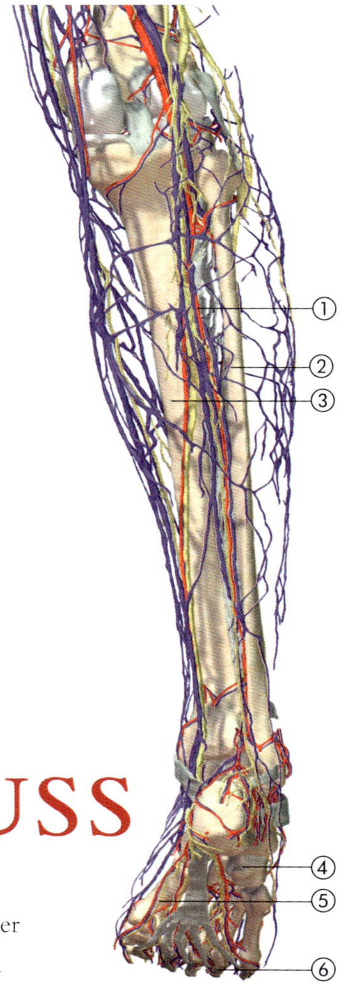

Rechter Unterschenkel und Fuß; Ansicht von dorsal. Dargestellt sind die Knochen und Blutgefäße.

① A. fibularis
② Wadenbein (Fibula)
③ Schienbein (Tibia)
④ Würfelbein; einer der Fußwurzelknochen (Os cuboideum)
⑤ Mittelfußknochen der Großzehe (Os metatarsi I)
⑥ Endglied der 2. Zehe (Phalanx distalis digiti pedis II)

UNTERSCHENKEL & FUSS

Die Unterschenkelmuskeln bewegen den Fuß in den Sprunggelenken und die Zehen. Die meisten von ihnen setzen am Unterschenkel an und laufen – wie die Unterarmmuskeln – in langen Sehnen aus, die den Knöchel überqueren und an Fußknochen ansetzen (siehe S. 88). Sie werden von einer Bindegewebsfaszie umhüllt, die ein zu starkes Anschwellen bei körperlicher Anstrengung verhindert, und durch Muskelscheidewände (Septen) in drei Kompartimente (Muskellogen) unterteilt: ein vorderes, hinteres und äußeres. Jedes dieser Kompartimente hat eigene Blutgefäße und Nerven. Die Muskeln an der Vorderseite sind für die Dorsalextension des Fußes zuständig, d.h., sie ziehen den Fuß nach oben und verhindern so, dass die Zehen beim Gehen am Boden schleifen; zwei Extensoren strecken auch die Zehen. Die kräftigeren Muskeln an der Rückseite des Unterschenkels bewirken die Plantarflexion (sie beugen den Fuß nach unten und liefern dadurch den Vorwärtsschub für die Fortbewegung); die Flexoren beugen auch die Zehen. Die Peroneusmuskeln an der Außenseite des Unterschenkels sind für die Plantarflexion und Eversion (Auswärtsdrehung) des Fußes zuständig.

Die Innervation des Unterschenkels erfolgt über den Ischiasnerv, der sich knapp oberhalb der Kniekehle in den Schienbeinnerv und den gemeinsamen Wadenbeinnerv teilt. Letzterer teilt sich in den tiefen Wadenbeinnerv (versorgt die vordere Muskelloge und die Haut) und den oberflächlichen Wadenbeinnerv (äußere Muskelloge und Haut). Der Schienbeinnerv innerviert die hintere Muskelloge und die Haut des Unterschenkels.

Arterielles Blut wird von der Kniekehlenschlagader zugeführt, die sich unterhalb des Knies in einen vorderen und einen hinteren Ast gabelt (siehe S. 145). Der hintere versorgt die Muskeln an der Rückseite des Unterschenkels und gibt einen Ast, die A. fibularis, zu den beiden Wadenbeinmuskeln an der Außenseite des Unterschenkels ab. Das venöse Blut aus dem Unterschenkel fließt über die vordere und hintere Schienbeinvene ab, die sich am Knie zur Kniekehlenvene vereinigen; außerdem über die Wadenbeinvene, die in die hintere Schienbeinvene mündet; und über die Hautvenen – die kleine Rosenvene, die in die Kniekehlenvene (V. poplitea) mündet, und die große Rosenvene (siehe S. 147).

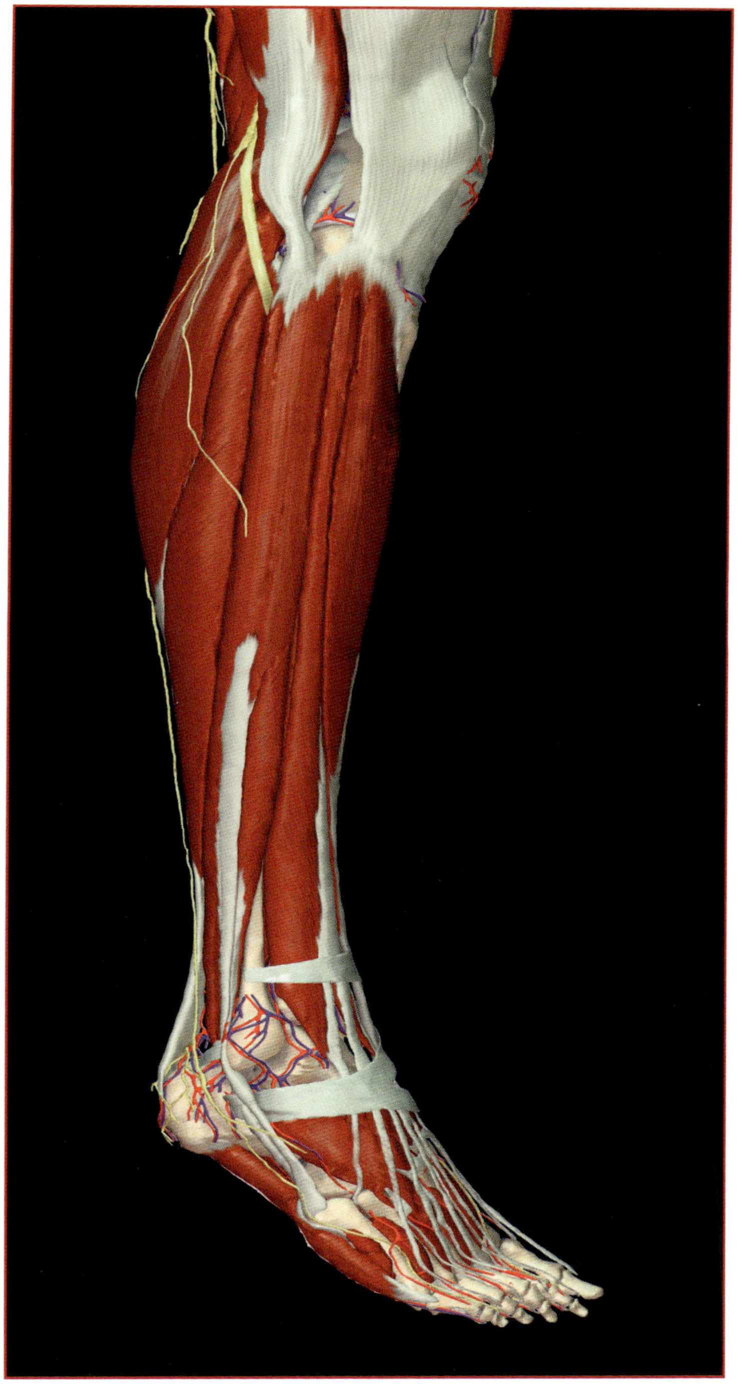

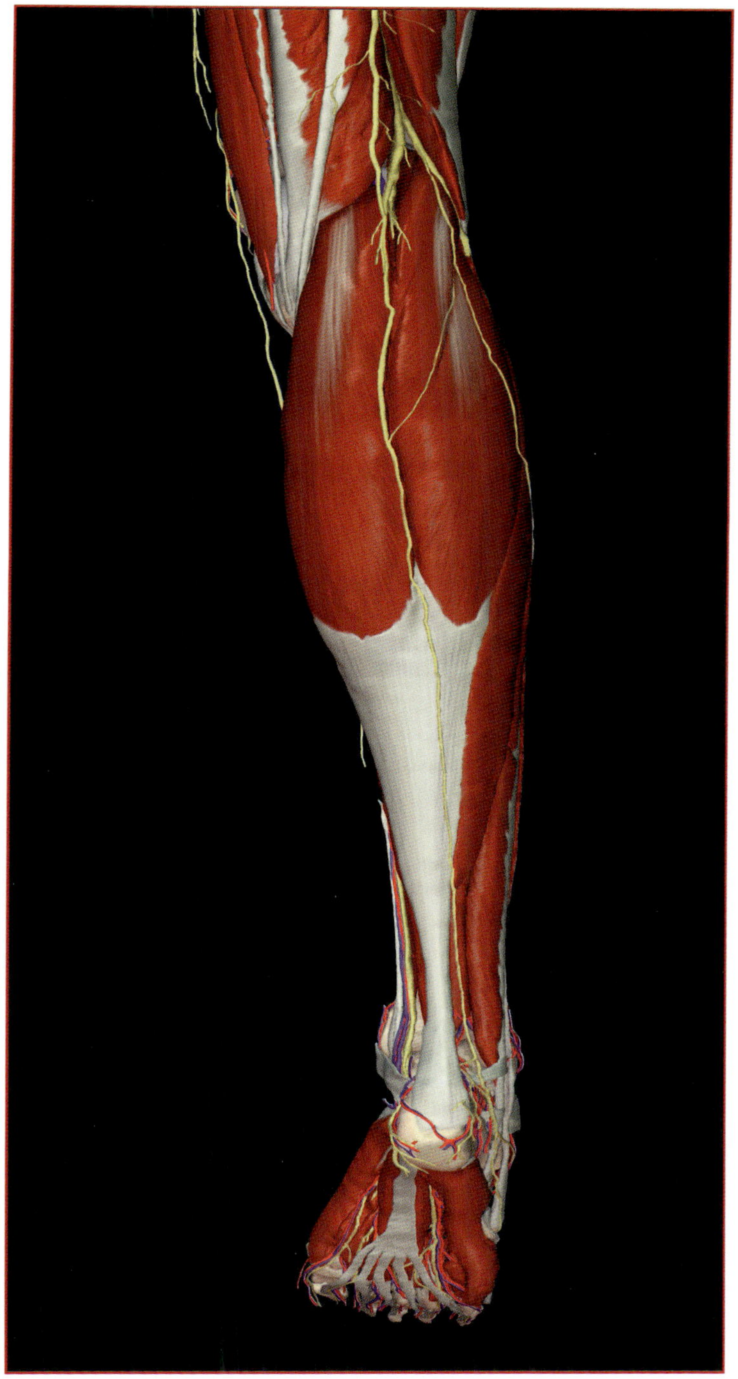

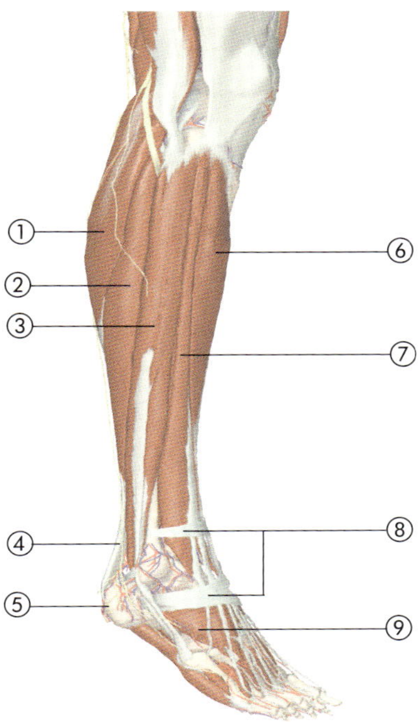

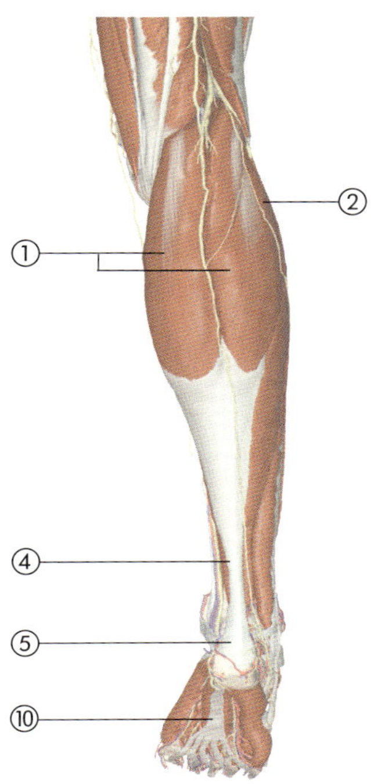

Rechter Unterschenkel und Fuß; Ansicht von lateral (links oben) und von dorsal (rechts oben).

① Wadenmuskel (M. gastrocnemius)
② Schollenmuskel (M. soleus)
③ Langer Wadenbeinmuskel (M. peroneus longus)
④ Achillessehne (Tendo calcaneus)
⑤ Fersenbein (Calcaneus)
⑥ Vorderer Schienbeinmuskel (M. tibialis anterior)
⑦ Langer Zehenstrecker (M. extensor digitorum longus)
⑧ Halteband der Streckersehnen (Retinaculum extensorum)
⑨ Kurzer Zehenstrecker (M. extensor digitorum brevis)
⑩ Palmaraponeurose (Aponeurosis palmaris)

OBWOHL DER FUSS ÄHNLICH GEBAUT IST WIE DIE HAND, IST SEINE FUNKTION EINE GANZ ANDERE. DIE FÜSSE TRAGEN DAS KÖRPERGEWICHT UND STÜTZEN ES AUF EBENEM UND UNEBENEM BODEN FEDERND AB; AUSSERDEM WIRKEN SIE ALS HEBEL, DIE DEN KÖRPER BEIM GEHEN ODER LAUFEN VOM BODEN ABHEBEN LASSEN UND IHN VORWÄRTS BEWEGEN.

DER FUSS

Fuß, Ansicht von plantar; zu sehen sind die Muskeln und die oberflächlichen Blutgefäße.

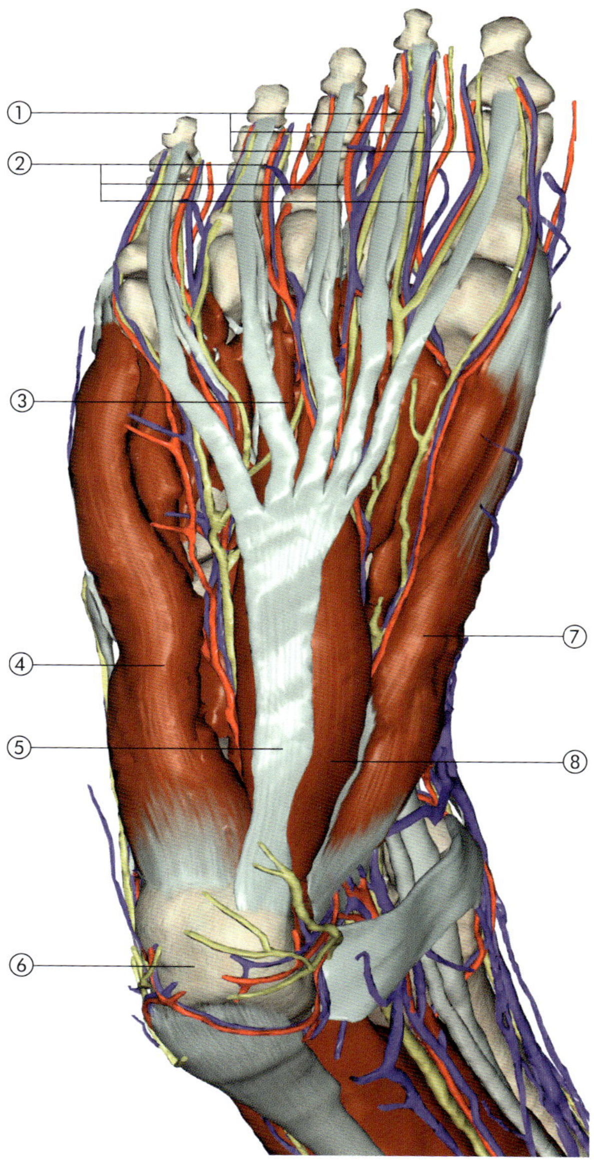

① Zehenvenen der Fußsohle (Vv. digitales plantares pedis)
② Zehenarterien der Fußsohle (Aa. digitales plantares pedis)
③ Regenwurmmuskel (M. lumbricalis)
④ Kleinzehenabspreizer (M. abductor digiti minimi)
⑤ Plantaraponeurose (Aponeurosis plantaris)
⑥ Fersenbein (Calcaneus)
⑦ Großzehenabspreizer (M. abductor hallucis)
⑧ Kurzer Zehenbeuger (M. flexor digitorum brevis)

Das Fußskelett besteht aus 26 Knochen (siehe S. 52): sieben Fußwurzelknochen (Ossa tarsi), fünf Mittelfußknochen (Ossa metatarsi) und 14 Zehenknochen (Phalangen). Zwischen den einzelnen Fußwurzelknochen sowie zwischen den Fußwurzel- und Mittelfußknochen befinden sich flache Gelenke, die geringe Gleitbewegungen gestatten und den Knochen der Fußgewölbe eingeschränkte Beweglichkeit geben. Gelenke zwischen den Zehengliedern sind den entsprechenden der Hand vergleichbar.

Die Hauptmuskeln der Fußbewegungen im Sprunggelenk sind die Unterschenkelmuskeln; unterstützt werden sie durch kleinere Fußmuskeln (siehe S. 88). Diese Muskeln tragen auch zur Stabilisierung des Fußes bei. Der kurze Zehenstrecker am Fußrücken streckt die Zehen. Die Muskeln der Fußsohle sind für die Flexion, Abduktion und Adduktion der Zehen zuständig. Den kurzen Zehenbeuger auf der Sohlenseite bedeckt die Plantaraponeurose, eine Sehnenplatte, die das Fersenbein mit den Zehen verbindet sowie die Muskeln und Sehnen schützt und fixiert.

Der Schienbeinnerv versorgt die Fußmuskeln sowie die Haut an der Fußsohle, der gemeinsame Wadenbeinnerv die Haut des Fußrückens.

Die vordere Schienbeinschlagader setzt sich nach dem Sprunggelenk in der Fußrückenschlagader und diese in einem bogenförmigen Gefäß (A. arcuata) fort, aus dem die Mittelfußarterien am Fußrücken hervorgehen. Die hintere Schienbeinschlagader teilt sich im Knöchelbereich in die innere und äußere Fußsohlenschlagader; Letztere bildet den tiefen Fußsohlenbogen, von dem die Zehenschlagadern ausgehen. Venöses Blut aus den Zehen wird von den Zehenvenen zum Fußsohlenbogen abgeleitet und von dort über die äußere und innere Fußsohlenvene in die hintere Schienbeinvene gepumpt. Die Fußrückenvene mündet in die vordere Schienbeinvene. Die Mittelfußvenen leiten venöses Blut über den Venenbogen in die große und die kleine Rosenvene.

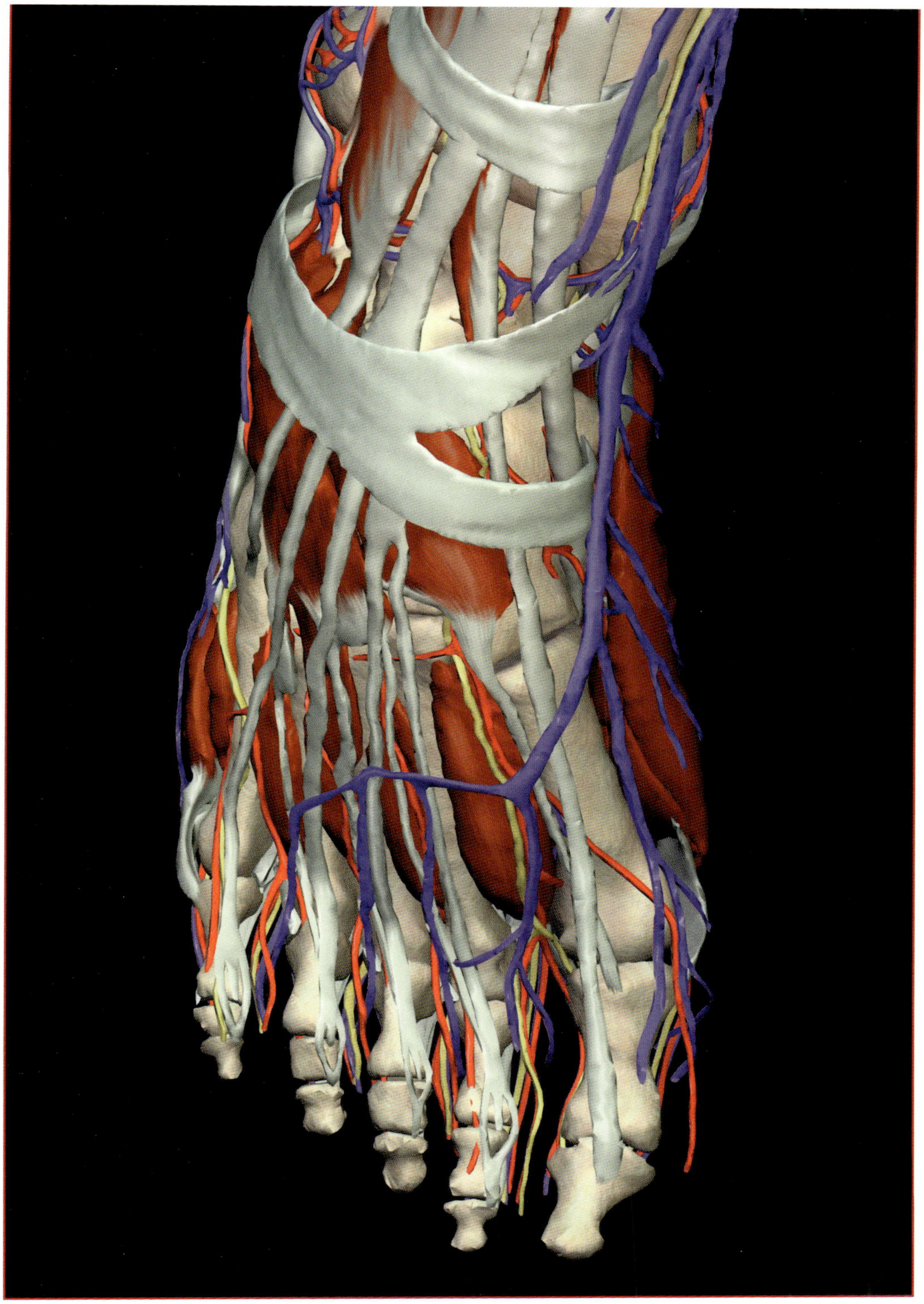

Unten: rechter Unterschenkel; Ansicht von ventral. Dargestellt sind die Knochen und Nerven.

① Oberschenkelknochen (Femur)
② Wadenbein (Fibula)
③ Gemeinsamer Wadenbeinnerv (N. fibularis communis)
④ Oberflächlicher Wadenbeinnerv (N. fibularis superficialis)
⑤ Tiefer Wadenbeinnerv (N. fibularis profundus)
⑥ Schienbein (Tibia)
⑦ Saphenusnerv; vorderer Unterschenkel-Hautnerv (N. saphenus)

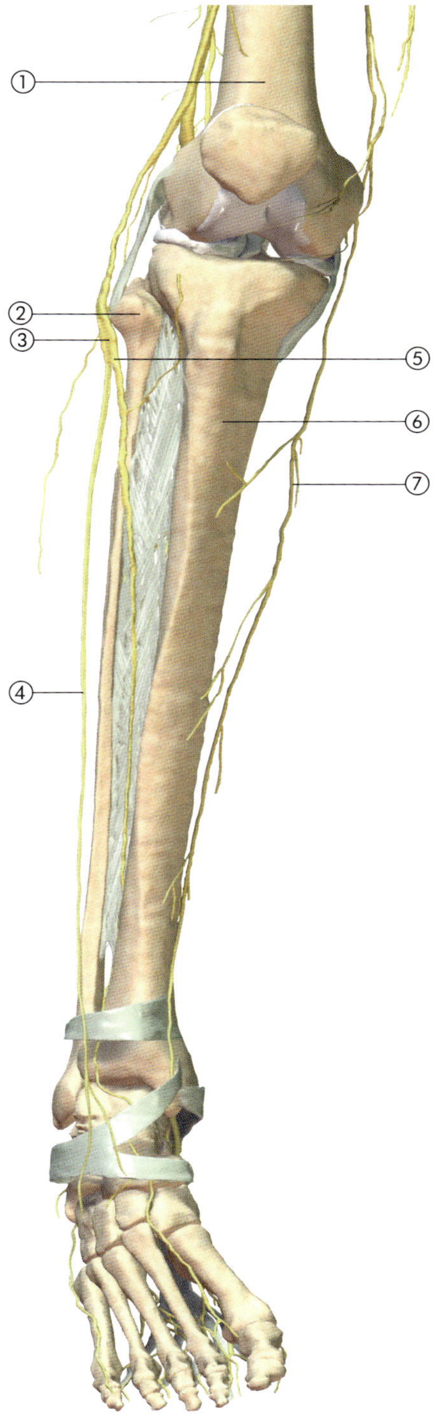

① 3. Wadenbeinmuskel (M. peroneus tertius)
② Kurzer Zehenstrecker (M. extensor digitorum brevis)
③ Sehnen des Zehenstreckers (M. extensor digitorum)
④ Rückseitige Zwischenknochenmuskeln (Mm. interosseus dorsalis)
⑤ Haltebänder der Streckersehnen (Retinacula extensorum)
⑥ Fußrückenschlagader (A. dorsalis pedis)
⑦ 1. Mittelfußknochen (Os metatarsi hallucis)

Oben: Rechter Fuß; Ansicht von dorsal (oben). Zu sehen sind die Muskeln und die oberflächlichen Blutgefäße.

⑧ Zehenarterien des Fußrückens (Aa. digitales dorsales)
⑨ Großzehengrund- und -endglied (Phalanges hallucis)

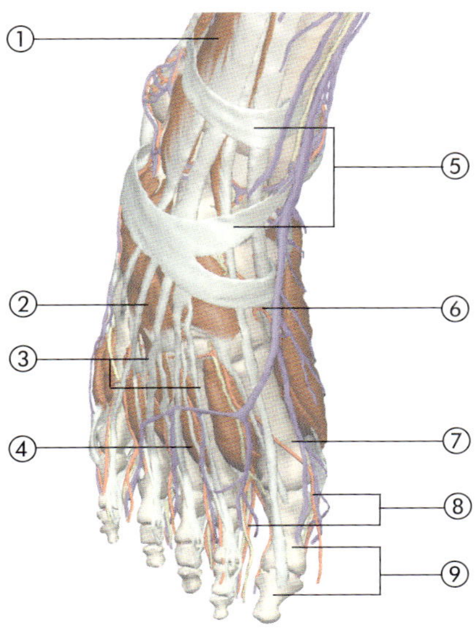

GLOSSAR

Abduktion Bewegung einer Gliedmaße von der Längsachse des Körpers bzw. eines Fingers von der Handachse weg (Abspreizen).

Absorption Aufnahme eines einfachen Nährstoffs in den Blutstrom.

Achselhaare In der Pubertät wachsende Behaarung der Achselhöhle.

Acini Traubenförmig angeordnete Zellen der Bauchspeicheldrüse; sie sondern den »Bauchspeichel« ab.

Adduktion Bewegung einer Gliedmaße oder eines Knochens zur Mittellinie (Anziehen; Gegenbewegung zur Abduktion).

Adipös Fett enthaltend.

Adrenalin Im Nebennierenmark gebildetes Hormon; seine Ausschüttung wird durch das vegetative Nervensystem gesteuert. Es beschleunigt die Stoffwechselfunktionen als Vorbereitung auf die Kampf-oder-Flucht-Reaktion. Siehe auch Epinephrin.

Adrenocorticotropes Hormon (ACTH) Im Hypophysenvorderlappen erzeugtes Hormon, das die Nebennierenrinde zur Ausschüttung verschiedener Kortikosteroidhormone veranlasst.

Afferent Adj., das zur Bezeichnung von Arterien, Venen oder Nerven verwendet wird, die zu einem Zentralorgan hinleiten; z.B. leiten afferente Nerven Impulse von Sinnesorganen zum Zentralnervensystem.

Agonist Hauptmuskel; ein Muskel, der die Hauptarbeit für eine Bewegung leistet.

Aktin Eines der beiden Proteine, aus denen die Muskelfasern bestehen. Siehe auch Myosin.

Aldosteron In der Nebennierenrinde erzeugtes Hormon, das die Natriumausscheidung in den Nieren hemmt.

Alphazellen Zellen in den Langerhans-Inseln der Bauchspeicheldrüse, die das Hormon Glukagon als Antwort auf niedrige Blutzuckerwerte ausschütten. Glukagon regt die Leber zur Umwandlung von Glykogen in Glukose an.

Ampulle Erweiterung eines Ausführungsgangs oder Gangs (z.B. Vater-Ampulle).

Amylase Enzym im Speichel, das Stärke zu Maltose abbaut.

Anastomose Verbindungsstelle zwischen Blutgefäßen.

Androgene Männliche Geschlechtshormone (Steroidhormone). Bei Säugetieren ist Testosteron das wichtigste Androgen.

Ansatz (Insertio) Dasjenige Muskelende, das am bewegten Knochen befestigt ist.

Antagonist Gegenspieler; Muskel, der dem Agonisten entgegenwirkt (z.B. ist der Trizeps, der Agonist der Armstreckung, der Antagonist des Bizeps, des Hauptmuskels der Armbeugung).

Anterior Syn. ventral; Lagebezeichnung mit der Bedeutung vorn, an der Vorderseite des Körpers, Körperteils oder Organs (Gegenteil: posterior).

Antidiuretisches Hormon (ADH) Hypophysenhinterlappenhormon, das in den Nieren die Ausscheidung von Wasser hemmt und dadurch eine erhöhte Harnkonzentration bewirkt.

Antikörper Bluteiweiß, das von Lymphozyten als Immunantwort auf Antigene (wie Toxine oder Bakterien) erzeugt wird und diese zerstört.

Aponeurose Dünne, breitflächige Sehnenplatte, die Muskeln entweder an einem Knochen oder an einem anderen Muskel befestigt.

Arterien Schlagadern; Blutgefäße, die Blut vom Herzen wegtransportieren.

Atemzentrum Bereich im Hirnstamm, der die Zahl und die Tiefe der Atemzüge reguliert.

Atrioventrikularklappen Segelklappen; Herzklappen zwischen den Vorhöfen (Atria) und Herzkammern (Ventrikeln); siehe Mitralklappe und Trikuspidalklappe.

Atrium Vorhof im Herzen.

Axon Fortsatz der Nervenzelle, der die elektrischen Impulse weiterleitet.

Bakterien Einzellige Mikroorganismen, die zusätzlich zur Zytoplasmamembran noch eine weitere Außenhülle (Zellwand) haben, jedoch keinen echten Zellkern oder Organellen innerhalb der Zellmembran.

Bandscheibe: Knorpeliges Zwischenstück zwischen zwei benachbarten Wirbelkörpern.

Bikonvex Adj., mit dem man Linsen bezeichnet, die an beiden Seiten nach außen gewölbt (konvex) sind.

Bipennatus Adj.; Bezeichnung für einen doppelt gefiederten Muskel.

Blätterpapillen (Papillae foliatae) Blattförmige Papillen am hinteren Zungenrand; enthalten Geschmacksknospen.

Blutplättchen (Thrombozyten) Blutbestandteile, die bei der Blutgerinnung eine wichtige Rolle spielen.

B-Lymphozyten Spezialisierte Form der weißen Blutkörperchen. Sie erzeugen Antikörper auf spezifische Antigene.

Breites Mutterband (Lig. latum) Bauchfellfalte; fixiert die Gebärmutter, die Eileiter und die Scheide in ihrer Lage.

Brustwarze Zylindrische oder kegelförmige Erhebung knapp unterhalb der Brustmitte; Mündungsstelle der Milchgänge.

Brustwirbel Die zwölf Wirbel, die den mittleren Abschnitt der Wirbelsäule (zwischen Hals- und Lendenwirbelsäule) bilden.

Bürstensaumenzyme An den Mikrozotten im Dünndarm haftende Enzyme.

Calcitonin, Thyreocalcitonin In der Schilddrüse gebildetes Hormon. Senkt den Kalziumspiegel, indem es die Freisetzung von Kalzium aus den Knochen hemmt.

Calices renales (Sing. calix) Nierenkelche. Kleine, kelchförmige Hohlräume, die durch die Verzweigung des Nierenbeckens gebildet werden; sie umgeben die Spitzen der Markpyramiden und fangen den aus den Nierenpapillen austretenden Harn auf.

Carboxypeptidase Enzym im Sekret der Bauchspeicheldrüse, das beim Eiweißabbau mitwirkt.

Cervix Hals; z.B. Cervix uteri (Gebärmutterhals); Adj.: cervicalis (z.B. Vertebrae cervicales = die Halswirbel).

Cholezystokinin In der Dünndarmschleimhaut gebildetes Hormon; bewirkt die Kontraktion der Gallenblase und die Ausschüttung von Galle in den Hauptgallengang, von wo sie in den Zwölffingerdarm abgegeben wird.

Chymotrypsin Eiweißspaltendes Enzym im Sekret der Bauchspeicheldrüse.

Chymus Speisebrei, der im Magen durch die Einwirkung des Magensafts und der zerkleinernden Bewegungen der Magenwand gebildet wird.

Concha nasalis Nasenmuschel; muschelförmiges Gebilde, das aus der Seitenwand der Nasenhöhle herausragt.

Corpus cavernosum penis Paariger Gliedschwellkörper im Penisschaft.

Corpus spongiosum penis Unpaarer Harnröhrenschwellkörper; endet distal in der Eichel und umgibt die Harnröhre.

Cortex (Kortex) Rinde; äußerer Bereich eines Organs (z.B. Cortex cerebri = Großhirnrinde).

Corti-Organ Sinnesepithel der Gehörschnecke; enthält die Rezeptoren des Gehörsinns.

Cortisol In der Nebennierenrinde gebildetes Glukokortikoidhormon; reguliert den Blutzuckerspiegel.

Cox- (Kox-) Wortbestandteil mit der Bedeutung »Hüft-« (z.B. Os coxae = Hüftbein).

Dendriten Verzweigte Nervenzellfortsätze, die Nervenimpulse zum Zellleib hinleiten.

Depression Abwärtsbewegung, Senkung; Gegenteil der Elevation, Hebung. Bewegung, die einen Körperteil flachdrückt oder senkt.

Diaphyse Knochenschaft; besteht aus Compacta.

Diastole Erweiterungsphase der Vorhöfe und der Kammern im Herzzyklus; bewirkt, dass sich die Vorhöfe mit Blut füllen.

Diffusion Passiver Transportmechanismus; Übertritt von Molekülen aus einem Bereich mit hoher Konzentration in einen mit niedrigerer Konzentration bis zum Ausgleich.

Distal Adj.; beschreibt die Lage eines Körperteils, der weiter von der Körpermitte entfernt ist als ein anderer (Gegenteil: proximal).

Dorsal Auf dem Rücken (Dorsum) bzw. an der Rückseite eines Organs gelegen. Siehe auch posterior.

Dorsalextension Bewegung, die z.B. den Fuß nach oben zieht.

Drehpunkt Punkt, um den sich ein Hebel bewegt.

Ductus arteriosus (Botalli) Im Fötus Verbindung zwischen der linken Lungenarterie und der Bauchaorta zur Umgehung der noch nicht funktionsfähigen Lunge.

Ductus deferens Paariger Samenleiter; transportiert die Spermien vom Nebenhoden zur Harnröhre.

Effektor Erfolgsorgan; Zielorgan, das auf einen Reiz oder Nervenimpuls anspricht.

Egestion Ausscheidung unverdaulicher Nahrungsbestandteile.

Eierstockband Band, das jeden der beiden Eierstöcke (Ovarien) medial an der Gebärmutter anheftet.

Ejakulation Samenerguss.

Elastin Eiweißstoff; Hauptbestandteil in elastischem Bindegewebe.

Elevation Hebung; Aufwärtsbewegung eines Körperteils.

Enchondral Adj.; bezeichnet Lage oder Vorgang im Knorpel.

Endokrin Adj., meist als Bezeichnung für Drüsen, die ein Sekret (z.B. ein Hormon) ins Körperinnere ausschütten.

Endothel Einschichtige Auskleidung der Blut- und Lymphgefäße (Intima); Schleimhautauskleidung der Gebärmutter.

Epinephrin Siehe Adrenalin.

Epineurium Bindegewebshülle um Nervenfaserbündel und deren Blutgefäße.

Epiphyse Endstücke der langen Röhrenknochen; bestehen aus schwammartiger Knochensubstanz (Spongiosa).

Erythropoietin In den Nieren gebildetes Hormon, das die Bildung roter Blutzellen stimuliert.

Eversion Auswärtsdrehung der Fußsohle; Gegenteil der Inversion.

Excavatio vesico-uterina Bauchfellnische zwischen Gebärmutterhals und Harnblase.

Exokrin Adj., meist als Bezeichnung für Drüsen, die ihr Sekret über einen Ausführungsgang auf eine Oberfläche ausschütten.

Extension Streckung; Vergrößerung des Gelenkwinkels (Gegenteil der Flexion).

Extrazellulär Außerhalb der Zellen.

Fadenpapillen Spitz endende Zungenpapillen. Sie machen die Zungenoberfläche rau und sind die zahlreichsten unter den Zungenpapillen.

Faeces Lat. Bezeichnung für Stuhl (Defäkation ist der medizinische Fachausdruck für Stuhlgang).

Fasciculus (Faszikel) Muskel- oder Nervenfaserbündel.

Fibrin Unlösliches, faserförmiges Eiweiß; Hauptbestandteil eines Blutgerinnsels.

Fibrinogen Inaktive Vorstufe eines Gerinnungseiweißes; wird bei der Blutgerinnung in das unlösliche Fibrin umgewandelt.

Fibular Zur Wadenbeinseite hin (Wadenbein = Fibula).

Flagellum Peitschenförmiger Schwanz bestimmter Zellen, meist für die Fortbewegung der Zelle in einem flüssigen Medium.

Flatus Blähung, Wind. Abgehende Darmgase, die durch anaerobe Bakterien im Dickdarm gebildet werden.

Flexion Beugung; Verringerung des Gelenkwinkels.

Follikel Kleiner Hohlraum im Körper (z.B. Haarfollikel; Follikel in den Eierstöcken).

Follikelstimulierendes Hormon (FSH) Hypophysenvorderlappenhormon; stimuliert die Eireifung und die Östrogenausschüttung in den Eierstöcken sowie die Bildung von Testosteron.

Foramen Natürliches Loch in einem Knochen (meist Durchtrittsöffnung für Gefäße oder Nerven.

Foramen ovale Ovale Öffnung der Vorhofscheidewand im Herzen des Fötus; leitet etwa ein Drittel der im rechten Vorhof ankommenden Blutmenge direkt in den linken Vorhof um.

Fötus Ungeborenes Kind ab der 10. Schwangerschaftswoche bis zur Geburt (vorher: Embryo).

Frontalebene Parallel zur Stirnfläche liegende Schnittebene, in der sich die Longitudinal- und die Transversalachsen kreuzen.

Fruchtwasser Flüssigkeit in der Fruchtblase, die den Fötus schützend umgibt und in der er sich frei bewegt.

Fundus gastricus Oberer Bereich des Magens (Magenkuppel).

Galle Gelbbraune, in der Leber gebildete Flüssigkeit, die in den Zwölffingerdarm ausgeschüttet wird; dort zerlegt sie Fette in feine Tröpfchen und erleichtert dadurch deren Abbau.

Ganglion Ansammlung von Nervenzellen (Nervenknoten) außerhalb des Zentralnervensystems.

Gebärmutter (Uterus) Muskulöses Hohlorgan hinter der Harnblase; umschließt, nährt und schützt den sich entwickelnden Embryo bzw. Fötus während der Schwangerschaft.

Gehirn-Rückenmark-Flüssigkeit Klare Flüssigkeit, die Gehirn und Rückenmark umgibt und die Hirnkammern füllt.

Gewebsflüssigkeit Syn. Körperflüssigkeit; Flüssigkeit zwischen den Zellen, die das umliegende Gewebe umspült und nährt.

Glans penis Eichel; distales Ende des Harnröhrenschwellkörpers an der Penisspitze.

Glomerulus Gefäßknäuel (Knäuel aus Kapillaren) innerhalb eines Nierenkörperchens (Nephron).

Glomeruluskapsel Tassenförmiges Ende des Nierenröhrchens.

Glukagon Hormon, das von der Bauchspeicheldrüse produziert wird und den Abbau von Glykogen zu Glukose fördert.

Glukokortikoide Hormone, die von der Nebennierenrinde gebildet werden und im Eiweiß- und Kohlenhydratstoffwechsel eine wichtige Rolle spielen.

Glukose Einfacher Zucker (Monosaccharid); wichtig für den Stoffwechsel und Hauptenergielieferant für das Gehirn.

Glykogen Polysaccharid, das von Glukagon zu Glukose abgebaut wird; wichtigste Kohlenhydrat-Speicherform.

Gonadotropine Im Hypophysenvorderlappen gebildete Hormone (Luteinisierungshormon, LH, und follikelstimulierendes Hormon, FSH); steuern die Entwicklung und regulieren die Funktionen der Keimdrüsen (Gonaden).

Granulozyt Spezialisiertes weißes Blutkörperchen, das Krankheitserreger identifiziert, verschlingt und verdaut.

Gyrus (Pl. Gyri) Hirnwindung in der Rinde der Großhirnhälften; abgegrenzt durch Sulci (Furchen).

Hämoglobin Eisenhaltiger Blutfarbstoff in den roten Blutkörperchen; seine Aufgabe ist der Transport von Sauerstoff und Kohlendioxid.

Harnröhre (Urethra) Endabschnitt der Harnwege, über den der Urin aus der Harnblase (und beim Mann auch das Sperma) nach außen gelangt.

Harnstoff (Urea) Endprodukt des Eiweißabbaus im Körper; stickstoffhaltiger Bestandteil des Harns, der mit dem Urin ausgeschieden wird.

Haustra (Sing. Haustrum) Aussackungen im Grimmdarm; hervorgerufen durch den ungleichmäßigen Zug der Tänien.

Hepatozyt Leberzelle.

Herzzyklus Herzschlag; geordneter Ablauf der einzelnen Phasen der Kontraktion (Systole) und Erschlaffung (Diastole) des Herzmuskels.

Hilum (auch: Hilus) Vertiefung in der Oberfläche eines Organs, wo Blutgefäße und Nerven ein- bzw. austreten.

Hinterdarm Kaudaler bzw. Endabschnitt des Verdauungskanals beim Embryo; daraus entwickeln sich der Dickdarm, der Mastdarm und der Analkanal.

Homöostase Aufrechterhaltung des sogenannten inneren Milieus bei gesunden Personen, unabhängig von Veränderungen innerhalb oder außerhalb des Körpers.

Hormone Wirkstoffe, die von endokrinen Organen gebildet und in die Blutbahn ausgeschüttet werden; sie wirken entweder lokal oder generell.

Hydrolyse Spaltung komplexer organischer Verbindungen unter Aufnahme von Wasser.

Ileozäkalklappe Syn. Bauhin-Klappe; Valva ileocaecalis; ventilartige Übergangsstelle vom Dünndarm in den Dickdarm.

Inferior Anatomische Lagebezeichnung für »darunter/weiter unten liegend«. Siehe auch kaudal.

Ingestion Aufnahme eines Nahrungsmittels (Speise, Getränk oder Medikament) durch den Mund in den Verdauungstrakt.

Insulin In der Bauchspeicheldrüse gebildetes Hormon, das den Blutzuckerspiegel reguliert; erleichtert die Umwandlung von Glukose in Glykogen.

Interstitielle Drüsen Siehe Leydig-Zwischenzellen.

Intrazellulär Innerhalb der Zelle.

Inversion Einwärtsdrehung des Fußes (Gegenteil der Eversion).

Isometrische Kontraktion Muskelkontraktion, bei der sich der Muskel anspannt und Zug ausübt, sich aufgrund entgegengesetzt wirkender Kräfte aber nicht verkürzt.

Isotonische Kontraktion Muskelkontraktion, bei der sich der Muskel verkürzt und dadurch eine Bewegung bewirkt.

Kammersystole Kontraktion der Herzkammern; bewirkt Auswurf des Blutes in den Lungen- und Körperkreislauf.

Kapillaren Syn. Haargefäße; feinste Blutgefäße, die das arterielle und das venöse Gefäßsystem miteinander verbinden.

Katalysator Substanz, die chemische Reaktionen beschleunigt, dabei aber unverändert bleibt.

Kaudal Adj.; beezeichnet eine Lage im unteren Bereich des Rumpfes.

Keratin Hornstoff; faseriges Protein, das in der äußersten Schicht der Haut, der Haare und der Nägel vorkommt.

Knochenmark Weiches Gewebe im Inneren bestimmter Knochen. Das rote, blutbildende Mark ist in den Rippen, Wirbeln, Becken- und Schädelknochen zu finden, das gelbe Mark (Fettmark) in den Markhöhlen der langen Röhrenknochen.

Knorpel (Cartilago) Spezialisiertes Bindegewebe; vor allem an Gelenken zu finden; stützt und erleichtert Bewegungen.

Kollagen Kräftiges Faserprotein; kommt in Knochen, Knorpeln und Bindegeweben vor.

Konkav Adj., das eine eingedellte oder eine Vertiefung aufweisende Fläche beschreibt.

Konvex Adj.; beschreibt eine nach außen gebogene oder gewölbte Oberfläche.

Koronar Wortbestandteil mit der Bedeutung »zu einem Kranz gehörig« (z.B. die Koronararterien = Herzkranzschlagadern).

Kortikosteroidhormone In der Nebennierenrinde gebildete Steroidhormone; man unterscheidet drei Gruppen: Glukokortikoide, Mineralokortikoide und Sexualhormone.

Kranial Syn. superior; anatomische Lagebezeichnung; »zum Kopf gehörig, kopfwärts«.

Kuppel (lat. Cupula) Bezeichnung für kuppelförmige Strukturen, z.B. die Schneckenkuppel (Cupula cochleae im Innenohr).

Laktase Enzym im Dünndarm, das Milchzucker (Laktose) in Glukose und Galaktose spaltet.

Langerhans-Inseln Winzige endokrine Zellhaufen in der Bauchspeicheldrüse. Man unterscheidet darin drei Zelltypen: Alphazellen sondern Glukagon ab, Betazellen Insulin, Deltazellen Somatostatin und PP-Zellen pankreatisches Polypeptid.

Lateral Anatomische Lagebezeichnung für »seitlich«; an der Seite (bilateral bedeutet beidseitig).

Leydig-Zwischenzellen Zellen im interstitiellen Bindegewebe des Hodens, die Testosteron bilden, wenn sie durch das Luteinisierungshormon (LH) dazu angeregt werden.

Ligamentum suspensorium Aufhängeband (z.B. Lig. suspensorium ovarii = Aufhängeband des Eierstocks).

Lipase Enzym im Bauchspeicheldrüsensekret, das Fette abbaut.

Liquor Siehe Gehirn-Rückenmark-Flüssigkeit.

Lumbal Wortteil mit der Bedeutung »die Lende betreffend« (z.B. Plexus lumbalis = Lendennervengeflecht).

Lumen Lichte Weite von röhrenförmigen Gebilden und Hohlorganen.

Lungenkreislauf Kreislauf, in dem sauerstoffarmes Blut von der rechten Herzseite über die Lungenarterie in die Lunge gepumpt wird und sauerstoffreiches Blut von dort über die Lungenvene zur linken Herzseite zurückkehrt.

Luteinisierungshormon (LH) Hypophysenvorderlappenhormon, das bei der Frau die Ovulation und die Gelbkörperbildung auslöst und beim Mann die Testosteronbildung anregt.

Lymphozyten Gruppe weißer Blutzellen, die u.a. in lymphatischen Organen gebildet werden und die wichtigsten Produzenten von Antikörpern sind.

Macula lutea Gelber Fleck in der Mitte der Netzhaut; enthält ausschließlich Zapfen.

Magengrübchen (Foveolae gastricae) Vertiefungen in der Magenschleimhaut, Mündungen der Magendrüsen.

Makrophagen Große mononukleäre (einkernige) Zellen, die zur Phagozytose befähigt sind; können als Monozyten im Körper wandern oder ortsständig geworden sein.

Maltase Bürstensaumenzym, das im Sekret der Bauchspeicheldrüse enthalten ist und Maltose zu Glukose abbaut.

Mamma Brustdrüse. Der Brustdrüsenkörper besteht aus mehreren einzelnen Brustdrüsen (Gll. mammariae).

Markpyramiden Kegelförmige Filtereinheiten im inneren Teil der Nieren.

Median In der Mittelebene des Körpers gelegen.

Medianebene Vertikal stehende Schnittebene von vorn nach hinten durch die Körpermitte.

Mediastinum Mittelfellraum; zwischen den beiden Pleurahöhlen gelegener Teil des Brustraums, in dem sich die Speiseröhre, die Luftröhre, Blut- und Lymphgefäße sowie die Perikardhöhle (Herzbeutelhöhle) befinden.

Meningen (Sg. Meninx) Hirnhäute; drei Membranen, die das Gehirn und das Rückenmark überziehen und schützen (Dura mater, Arachnoidea und Pia mater).

Menopause Zeitpunkt der letzten Menstruation. Fällt zeitlich in die Wechseljahre (Klimakterium).

Menstruationszyklus Zeitraum vom ersten Tag der Menstruation bis zum letzten Tag vor der nächsten Regelblutung. In diesem Zeitraum laufen regelmäßig wiederkehrende Ereignisse ab, die in der Gebärmutter Veränderungen im Hinblick auf eine mögliche Schwangerschaft bewirken. Wenn es nicht zur Empfängnis kommt, wird die Gebärmutterschleimhaut abgestoßen und die Menstruation setzt ein.

Mesenterium Gekröse; in Falten gelegtes Bauchfelldoppelblatt mit einer Zwischenschicht aus Bindegewebe, befestigt Unterbauchorgane an der Bauchwand.

Mesocolon Dickdarmgekröse; verbindet den Dickdarm mit der hinteren Bauchwand.

Mesometrium (Gebärmuttergekröse) Abschnitt des breiten Mutterbandes (Lig. latum); Bauchfelldoppelblatt mit Gefäßen, Nerven und Aufhängebändern beiderseits lateral der Gebärmutter; befestigt die Gebärmutter an der Seitenwand des kleinen Beckens.

Metabolismus Stoffwechsel; Oberbegriff für alle physikalischen und chemischen Vorgänge im Körper, die Stoffe ab- oder aufbauen.

Mikrovilli Mikrozotten; winzige, haarähnliche Schleimhautausstülpungen der Dünndarmwand.

Milchgang Lymphkapillare; kleinstes Lymphgefäß, durchzieht die Dünndarmzotten und bildet – wie die Blutkapillaren – ein verzweigtes Netzwerk.

Mineralokortikoide Steroidhormone, die in der Nebennierenrinde gebildet werden und den Natrium-Kalium-Spiegel im Blut regulieren.

Mitralklappe Linke Vorhof-Kammer-Klappe (Segelklappe) im Herzen mit zwei Klappensegeln (daher auch als Zweizipfelklappe bezeichnet).

Mitteldarm Mittlerer Abschnitt des Darmkanals (zwischen Vorder- und Hinterdarm) beim Embryo, aus dem sich der Dünndarm entwickelt.

Monochrom Einfarbig. Die Stäbchen der Netzhaut erzeugen einfarbige Bilder.

Monozyten Einkernige Phagozyten, die im Knochenmark gebildet werden und in die Gewebe wandern, wo sie sich zu Makrophagen entwickeln.

Motoneuron Motorisches Neuron; übermittelt Befehle vom ZNS an Muskeln und Drüsen.

Multipennatus Adj., Bezeichnung für einen Muskel, der aus vielen doppelt gefiederten Einzelmuskeln besteht (z.B. Deltamuskel).

Myofibrille Kontraktile, aus Myofilamenten zusammengesetzte Elemente der Muskelzellen.

Myoglobin Roter Muskelfarbstoff, dem Hämoglobin vergleichbar.

Myometrium Muskelschicht der Gebärmutterwand.

Myosin Muskeleiweiß, aus dem die dicken Myofilamente der Muskelfasern bestehen.

Nabelschnur Schnurartige Verbindung zwischen der Plazenta und dem Fötus, über die dieser mit Sauerstoff und Nährstoffen aus dem mütterlichen Kreislauf versorgt wird; in umgekehrter Richtung werden Kohlendioxid und stickstoffhaltige Abfallprodukte aus dem kindlichen Kreislauf in den Kreislauf der Mutter entsorgt.

Nephron Filtereinheit der Nieren; jede Niere enthält Millionen selbstständig arbeitender Nephrone, die das Blut filtern und den Harn bilden.

Nervenimpulse Elektrische Signale, die mit hoher Geschwindigkeit von einer Nervenendigung zur nächsten übertragen werden.

Neuron Nervenzelle.

Neurotransmitter Chemische Substanzen, die vom synaptischen Endknöpfchen eines Neurons freigesetzt werden, den Synapsenspalt überqueren und im Empfängerneuron einen Nervenimpuls erzeugen.

Nierenbucht (Sinus renalis) Erweiterung des Hilum renale (Ein- und Austrittsstelle der Blutgefäße und des Harnleiters) zur Tiefe hin; in der Nierenbucht liegt das Nierenbecken (Pelvis renalis).

Nierenfaszie (Fascia renalis) Äußerste der drei Nierenhüllen; verankert die Niere in der Bauchwand.

Nierenkapsel Innerste der drei Nierenhüllen; die bindegewebige Nierenkapsel verhindert die Ausbreitung von Infektionen in die Niere.

Noradrenalin Syn. Norepinephrin; im Nebennierenmark als Antwort auf Stimulierung durch das vegetative Nervensystem gebildetes Hormon.

Nucleus (Pl. Nuclei) Kern; in der Anatomie 1. Zellkern; Bestandteil der meisten Zellen, der den Hauptteil der DNA und RNA (Trägersubstanzen der genetischen Informationen) enthält; 2. Ansammlung von Nervenkernen im ZNS.

Nuklease Enzym, das Nukleinsäuren (wie DNA) spaltet und im Sekret der Bauchspeicheldrüse vorkommt.

Olfaktorisch Zum Geruchssinn gehörend (z.B. primäres und sekundäres olfaktorisches Zentrum)

Omentum (Pl. Omenta) Bauchnetz. Das Omentum majus, das große Netz, ist ein vom Bauchfell überzogenes Bindegewebsblatt, das von der großen Magenkrümmung und dem Querdickdarm schürzenartig vor dem Dünndarm herabhängt.

Oozyt Noch nicht ausgereifte Eizelle.

Opposition Gegenüberstellung des Daumens gegen die Spitze eines anderen Fingers.

Optisches Rindenfeld Assoziationsfeld in der Großhirnrinde (in der Umgebung der primären Sehrinde), das die im Gehirn ankommenden Informationen mit dem optischen Gedächtnis vergleicht und so das Erkennen vertrauter Gegenstände und Personen ermöglicht.

Os (Pl. Ossa) Knochen.

Ossicula auditus Die drei Gehörknöchelchen in der Paukenhöhle: Hammer (Malleus), Amboss (Incus) und Steigbügel (Stapes).

Ossifikation Knochenbildung; entweder über knorpelige Vorstufe (enchondrale Ossifikation) oder direkt aus dem Bindegewebe (endesmale Ossifikation).

Osteoblast Knochenbildner; Knochenzellen, die unverkalktes Knochengewebe bilden können; meist an der Anbauseite des Knochens.

Osteoklast Vielkernige Zelle, die Knochensubstanz abbaut.

Osteon Baueinheit des kompakten Knochengewebes; besteht aus konzentrisch angeordneten Lamellen verkalkter Knochensubstanz.

Osteozyt Knochenzelle im voll entwickelten Knochengewebe; wirkt an der Regulierung des Kalziumspiegels im Blut mit, indem sie Kalzium aus dem Knochen freisetzt.

Östrogene In den Eierstöcken gebildete Hormone. Sie bewirken die Ausreifung der weiblichen Fortpflanzungsorgane und erhalten sie funktionsfähig, sind auch für die Ausprägung der sekundären Geschlechtsmerkmale zuständig und bereiten den Körper auf die Schwangerschaft vor.

Ovarialzyklus Im Eierstock ablaufender Prozess der Follikelreifung, der zur Freisetzung einer ausgereiften Eizelle (Ovulation) führt.

Ovarium Eierstock.

Ovulation Eisprung. Monatlich wiederkehrendes Ereignis, bei dem eine ausgereifte Eizelle (Ovum) aus dem Eierstock freigesetzt wird, um befruchtet zu werden.

Ovum Ei; Eizelle. Weibliche Keimzelle.

Oxytocin Hypophysenhormon; stimuliert die Gebärmutterkontraktion (Wehen) und die Freisetzung von Milch (Laktation) aus den Brustdrüsen beim Stillen.

Pankreas Siehe Bauchspeicheldrüse.

Papille Kleine, warzenförmige Erhebung auf der Oberfläche eines Gewebes; siehe Zungenpapillen (Papillae linguales).

Parathormon In den Nebenschilddrüsen gebildetes Hormon, das den Kalkziumhaushalt reguliert.

Parietal 1. Wand einer Körperhöhle, eines Organs oder eines Gefäßes betreffend oder dort gelegen (z.B. parietales Peritoneum; Membran, die die Wände der Bauchhöhle bedeckt); 2. zu einem der Scheitelbeine (Os parietale) oder zu den Scheitellappen des Gehirns (Lobus parietalis) gehörend.

Pathogen Krankheitserregend; z.B. pathogene Mikroorganismen (Bakterien, Viren usw.).

Pennatus Gefiedert. Bezeichnung für einen Muskel, dessen Faserbündel schräg an einer langen Sehne ansetzen.

Peptidase Bürstensaumenzym; spaltet Peptide in Aminosäuren.

Perikardhöhle Flüssigkeitsgefüllter Hohlraum zwischen den beiden Schichten des Herzbeutels, den serösen Häuten, die das Herz überziehen und die Brusthöhle auskleiden; ermöglicht, dass das Herz ohne Reibung kontrahieren kann.

Perimetrium Bauchfellüberzug der Gebärmutter.

Perimysium Bindegewebshülle um ein einzelnes Muskelfaserbündel.

Perineurium Bindegewebshülle um ein einzelnes Nervenfaserbündel.

Periost Knochenhaut.

Peripheres Sehen Sehen im Randbereich des Gesichtsfelds.

Peristaltik Wellenförmig fortschreitende Bewegung aufgrund von Muskelkontraktionen und -erschlaffung, die Stoffe durch Röhrensysteme des Körpers fortbewegt (z.B. Nahrung durch die Speiseröhre und den Darm; Harn durch den Harnleiter).

Peritoneum parietale Seröse Haut, die die Wand der Bauch- und Beckenhöhle auskleidet.

Peritoneum viscerale Seröse Haut, die die Bauch- und Beckenorgane überzieht.

Phagozyt Fresszelle, die in den Körper eingedrungene Mikroorganismen, Zelltrümmer oder Fremdkörper einschließen, fressen und verdauen kann.

Phagozytose Aufnahme fester Partikel (Gewebstrümmer, Mikroorganismen, Fremdkörper) in das Zellinnere mit anschließendem Abbau.

Photorezeptoren Lichtempfindliche Sinnesrezeptoren (Stäbchen und Zapfen) in der Netzhaut.

pH-Wert Messwert für den Säure- oder Basengehalt einer Lösung.

Pilzpapillen Pilzförmige Papillen, die über die Zungenoberfläche verstreut liegen und Geschmacksknospen enthalten.

Plantarflexion Beugung in Richtung Fußsohle.

Plazenta Mutterkuchen; schwammartiges Gewebe in der Gebärmutterwand, das sich in der Schwangerschaft bildet und vom kindlichen sowie vom mütterlichen Blut durchströmt wird; über die Nabelschnur versorgt sie den Fötus mit Nährstoffen und sammelt die Abfallstoffe des fötalen Stoffwechsels ein, um sie in das mütterliche Blut abzugeben.

Pleura (Pl. Pleurae) Rippen- und Lungenfell; seröse Haut, die die Lungen überzieht und die Innenwand der Pleurahöhle auskleidet.

Plexus Geflecht; im engeren Sinne Nervengeflecht; Netzwerk miteinander verwobener Nervenfasern (z.B. Plexus lumbalis = Lendengeflecht).

Plicae circulares Syn. Kerckring-Falten; Ringfalten im Dünndarm.

Plicae transversales recti Drei Querfalten im Mastdarm (Rectum), die die Darmgase vom Stuhl abteilen, sodass sie als Winde (Flatus) entweichen können, ohne dass gleichzeitig eine Stuhlentleerung stattfindet.

Porta hepatis Leberpforte; Ein- bzw. Austrittsstelle der großen Blutgefäße und Gallengänge an der Unterseite der Leber.

Posterior Hinten; an der Hinterseite gelegen. Gegenteil von anterior.

Postganglionär Zweites bzw. Empfängerneuron in einer Zwei-Neuronen-Kette des vegetativen Nervensystems.

Präganglionär Erstes Neuron in einer Zwei-Neuronen-Kette des vegetativen Nervensystems.

Primäre optische Großhirnrinde Area 17 der Großhirnrinde (Area striata).

Prolaktin Hormon aus der Hypophyse; stimuliert das Wachstum des Brustdrüsengewebes und die Milchproduktion.

Pronation Einwärtsdrehung der Hand, sodass die Handfläche nach hinten zeigt, bzw. entsprechende Bewegung des Fußes; Gegenbewegung zur Supination.

Prostata Vorsteherdrüse; Drüse, die den ersten Abschnitt der männlichen Harnröhre unterhalb der Harnblase umgibt. Ihre Sekrete neutralisieren das – sonst saure – Scheidenmilieu und erhöhen dadurch die Beweglichkeit der Spermien.

Proximal Adj., mit dem ein Körperteil bezeichnet wird, der näher zur Körpermitte gelegen ist. Gegenteil von distal.

Pubertät Alter, in dem die Geschlechtsreife erreicht wird, d.h. ein junger Mensch zur Fortpflanzung fähig wird.

Pulmonal Zur Lunge (Pulmo) gehörend.

Pylorus Magenpförtner; Magenausgang zum Zwölffingerdarm.

Querfalten des Mastdarms Siehe Plicae transversales recti.

Radial Zur Speichenseite hin (Speiche = Radius).

Räumliches Sehen Dreidimensionales Sehen; wird ermöglicht durch die beiden leicht verschiedenen Bilder, die die Augen sehen und die im Gehirn zu dreidimensionalen Bildern zusammengeschaltet werden.

Refraktion Brechung der Lichtstrahlen beim Übergang von einem Medium in ein anderes mit unterschiedlicher Dichte.

Releasing-Faktor Hormon, das vom Hypothalamus abgegeben wird und die Hypophyse zur Ausschüttung ihrer Hormone veranlasst.

Reposition Rückstellung des Daumens, Adduktion; Gegenbewegung der Opposition.

Retinaculum (Pl. Retinacula) Halteband, das Sehnen in ihrer Lage fixiert.

Retroperitoneal Außerhalb bzw. hinter dem Bauchfell (Peritoneum) gelegen.

Rostral Zum vorderen Körperende hin gelegen.

Rotation Drehbewegung eines Körperteils bzw. eines Knochens um seine Längsachse.

Rotatorenmanschette Sammelbegriff für die vier vom Schulterblatt zum Oberarmknochen ziehenden Muskeln (Mn. supraspinatus, infraspinatus, teres minor und subscapularis), die das Schultergelenk sichern.

Rückkopplung (Feedback) Selbstregulationsmechanismus, der – meist als negative Rückkopplung – in einem geschlossenen Regelkreis das auslösende Signal durch die Antwort des Signalempfängers wieder verringert.

Rugae Falten in der Schleimhautauskleidung von Organen (z.B. Magen oder Scheide).

Saccharase Enzym, das als Katalysator an der Hydrolyse von Saccharose in Glukose und Fruktose mitwirkt.

Sacculus Säckchen, kleine Tasche. Kleineres der beiden Vorhofsäckchen im Labyrinth des Innenohrs, die Rezeptoren des Gleichgewichtsorgans enthalten.

Sagittalebene Vertikal stehende Schnittebene von vorn nach hinten durch den Körper; in der Sagittalebene kreuzen sich die Longitudinal- und die Sagittalachsen. Die Sagittalebene durch die Körpermitte heißt Medianebene.

Sarkomer Grundeinheit der Muskelkontraktion; besteht aus parallel angeordneten kontraktilen Aktin- und Myosinfilamenten; zu Ketten aneinandergefügte Sarkomere bilden die Myofibrillen.

Schilddrüsenhormon In der Schilddrüse gebildete Kombination aus Trijodthyronin und Thyroxin, die als »Gaspedal« auf den Stoffwechsel wirkt; fördert das Wachstum und reguliert die normale Funktion des Herzens und des Nervensystems.

Sebum Talg; öliges Sekret der Talgdrüsen an den Haarfollikeln.

Semen Samenflüssigkeit; siehe Sperma.

Sensibles Neuron Leitet Empfindungsimpulse von Sinnesrezeptoren zum ZNS.

Sharpey-Fasern Verlängerungen der Kollagenfasern, die eine Sehne an ihrem Knochen befestigen.

Sichelband Sichelförmiges Leberband; Bauchfellfalte, die sich vom Zwerchfell bis zur Leber erstreckt und diese in der vorderen Bauchwand verankert.

Sinusknoten Schrittmacher des Herzens; Anhäufung spezifischer Zellen in der Wand des rechten Herzvorhofs, von der die normalen Kontraktionsreize des Herzens ausgehen.

Sinusoid Weite Blutkapillaren in bestimmten Organen (Leber, Milz, rotes Knochenmark).

Sperma Samenflüssigkeit; alle Bestandteile des Ejakulats des Mannes (Spermien und andere Sekrete von Nebenhoden, Samenbläschen, Vorsteherdrüse und Cowper-Drüse).

Sphinkter Ringförmiger Schließmuskel mit konzentrisch angeordneten Faserbündeln, der als Ventil fungiert.

Stäbchen Photorezeptoren in der Netzhaut; sie sind sehr lichtempfindlich, aber nicht farbempfindlich.

Stratum (Pl. Strata) Schicht eines Gewebes, z.B. der Haut oder der Netzhaut.

Substrat Substanz, die von einem Enzym angelagert und umgesetzt (abgebaut, umgebaut oder sonst verändert) wird.

Sulcus Furche in der Oberfläche der Großhirnhälften; verläuft zwischen den Windungen (Gyri).

Superficialis Oberflächlich.

Superior Weiter oben gelegen; in anatomischen Bezeichnungen zunehmend durch kranial ersetzt.

Supination Bewegung des Unterarms, die die Handfläche nach oben dreht; Gegenbewegung zur Pronation.

Sutura (Pl. Suturae) Naht; unbewegliche Knochenverbindung.

Sympathisches Nervensystem Teil des vegetativen Nervensystems.

Synapse Verbindungsstelle zwischen zwei Neuronen.

Synergist Mitspieler; Muskel, der die Aktivität eines Agonisten gleichsinnig unterstützt.

Synovia Gelenkschmiere; Flüssigkeit, die die Knorpelflächen an den Knochenenden ohne Reibung aneinandergleiten lässt.

Tänien (Taeniae coli) In drei Streifen angeordnete Längsmuskelschicht des Kolons (Grimmdarms), deren Zug zu Ausbuchtungen (Haustren) in der Dickdarmwand führt.

Testosteron Von den interstitiellen Zellen (Leydig-Zellen) in den Hoden (bzw. in den Nebennieren bei der Frau) gebildetes männliches Geschlechtshormon; fördert die Produktion von Samenzellen und ist ausschlaggebend für die Entwicklung der männlichen Fortpflanzungsorgane und sekundären Geschlechtsmerkmale.

Thorax Brustkorb; bestehend aus den zwölf Brustwirbeln, den zwölf Rippenpaaren und dem Brustbein; umschließt die Brusthöhle (Cavitas thoracis), die in kleinere Höhlen unterteilt ist und die Hauptorgane des Kreislauf- und Atmungssystems enthält.

Thyreokalzitonin Siehe Kalzitonin.

Thyroideastimulierendes Hormon (TSH) Syn. Thyreotropin; Hypophysenvorderlappenhormon, das die Bildung des Schilddrüsenhormons in der Schilddrüse fördert.

Tibial Zur Schienbeinseite hin (Schienbein = Tibia).

Trabeculae osseae Knochenbälkchen im schwammartigen Knochengewebe (Spongiosa).

Transversalebene Querschnittsebene, in der sich die Horizontal- und die Transversalachse kreuzen.

Trijodthyronin In der Schilddrüse gebildetes Hormon; fördert den Stoffwechsel.

Trikuspidalklappe Rechte Vorhof-Kammer-Klappe (Valva atrioventricularis dextra).

Trypsin Eiweißspaltendes Enzym im Sekret der Bauchspeicheldrüse.

Tubulus renalis Nierenkanälchen; verläuft gewunden zwischen Nierenrinde und -mark und mündet über ein Sammelrohr in das Nierenbecken.

Tubulus seminifer contortus Geknäueltes Samenkanälchen; Bildungsort der Samenzellen in den Hoden.

Tunica adventitia Gefäßaußenhaut: äußerste Wandschicht einer Schlagader; besteht hauptsächlich aus kräftigen Kollagenfasern und elastischem Gewebe.

Tunica interna Syn. intima; Gefäßinnenhaut; innerste Wandschicht einer Schlagader.

Tunica intima Siehe Tunica interna.

Tunica media Mittlere und dickste Wandschicht einer Schlagader; besteht aus glatten Muskelzellen und elastischem Gewebe.

Ulnar Zur Ellenseite hin (Elle = Ulna).

Unipennatus Gefiederter Muskel, bei dem die Faserbündel nur an einer Seite der Sehne ansetzen (z.B. beim M. extensor digitorum longus, dem langen Fingerstrecker).

Urethra Siehe Harnröhre.

Urin Von den Nieren produzierte gelbliche Flüssigkeit, deren Hauptbestandteile Wasser, Harnstoff, Salze, Phosphate, Sulfate, Kreatinin und Harnsäure sind; mit dem Urin werden Abfallprodukte des Stoffwechsels aus dem Körper ausgeschieden.

Ursprung Anatomische Bezeichnung des Muskelendes, das am unbewegten Knochen befestigt ist.

Uterus Siehe Gebärmutter.

Utriculus Größerer der beiden Vorhofsäckchen im Innenohr; enthält Gleichgewichtsrezeptoren.

Valvae semilunares Taschenklappen. Bezeichnung für zwei Herzklappen: Die Aortenklappe (Valva aortae) verhindert den Rückfluss von Blut aus der Aorta in die linke Herzkammer, die Pulmonalklappe (Valva trunci pulmonalis) den Rückfluss aus dem Truncus pulmonalis in die rechte Herzkammer.

Vas deferens Siehe Ductus deferens.

Vegetatives Nervensystem Syn. autonomes Nervensystem; umfasst den sympathischen und den parasympathischen Teil des Nervensystems, der »automatisch«, also unbewusst, Reaktionen des Körpers steuert.

Vene Blutgefäß, das sauerstoffarmes Blut zum Herzen zurücktransportiert (Ausnahme: Lungenvene, die sauerstoffreiches Blut aus der Lunge führt).

Ventral Bauchseitig; an der Vorderseite des Körpers. Siehe auch anterior.

Verdauung Aufspaltung der Nahrungsmittel in einfache Nährstoffmoleküle.

Vestibulum Im Innenohr gelegener gemeinsamer Vorhof für Schnecke und Bogengänge; in ihm liegen die beiden Vorhofsäckchen (Utriculus und Sacculus).

Villi Zotten; winzige fingerähnliche Schleimhautausstülpungen im Dünndarm zur Oberflächenvergrößerung.

Viren (Sing. Virus) Gruppe von Mikroorganismen, die jeweils spezifisch eine Infektionskrankheit auf einen Organismus übertragen; sie bestehen aus einem Proteinmantel, der eine Nukleinsäuresequenz (RNA oder DNA) umgibt.

Viscera Eingeweide; innere Organe.

Vorderdarm Kranialer (oberer) Abschnitt des primitiven Darmkanals beim Embryo; daraus entwickeln sich die Speiseröhre, der Magen, der Zwölffingerdarm, die Leber und die Bauchspeicheldrüse.

Vorhofsystole Kontraktion der Vorhöfe, durch die Blut in die Herzkammern gedrückt wird.

Wachstumshormon (HGH) Hypophysenvorderlappenhormon; stimuliert das Wachstum in der Kindheit und Jugend und wandelt Glykogen in Glukose um.

Wallpapillen Papillen mit rundem Wall und ringförmigem Graben auf der Zunge vor der Grenzrinne; enthalten Geschmacksrezeptoren.

Weiße Pulpa In der Milz der Gewebeanteil, der als Abwehrorgan fungiert; reich an weißen Blutkörperchen, die antikörperbildende Lymphozyten produzieren.

Zapfen Farbempfindliche, aber nicht helligkeitsempfindliche Photorezeptoren der Netzhaut.

Zellulose Polysaccharid; wichtigster Nährstoffbestandteil in Gras, Heu und Blättern; bildet die Hauptenergiequelle für die Pflanzenfresser unter den Säugetieren.

Zentralnervensystem (ZNS) Anatomischer Begriff für Gehirn und Rückenmark.

Zilien Mikroskopisch kleine Flimmerhärchen, die rhythmische Paddelbewegungen ausführen und aus der Oberfläche vieler Zellarten emporragen. Siehe auch Flagellum.

Zungenpapillen (Papillae linguales) Kleine Erhebungen auf der Zunge mit Geschmacks- oder Gefühlsrezeptoren; siehe auch Blätterpapillen, Fadenpapillen, Pilzpapillen, Wallpapillen.

Zwischenwirbelscheibe Siehe Bandscheibe.

LITERATUR

Agur, Anne M. R.: Grants Anatomie, Atlas und Textbuch. F. Enke (12. Aufl.) 2008.

Benninghoff, Alfred: Makroskopische Anatomie, Embryologie und Histologie des Menschen (2 Bde.); Hrsg. v. Zenker, W. / Drenckhahn, D.. Urban & Fischer (16. Aufl.) 2004.

Carr, David: Kunst des Malens. Der Akt. Anatomie, Form, Komposition, Tönung, Struktur, Farbe. Könemann 1996.

Kahle / Leonhardt / Platzer: Taschenatlas der Anatomie (3 Bde.; 6. bzw. 7. Aufl.). Thieme 1999.

Lippert, Herbert: Anatomie. Text und Atlas. Deutsche und lateinische Bezeichnungen (9. Aufl.). Urban & Fischer 2010.

Lippert, Herbert.: Lehrbuch Anatomie (8. Aufl.). Urban & Fischer 2011.

Lütjen-Drekoll, Elke: Atlas der Anatomie. Die funktionellen Systeme des Menschen. Schattauer 2000.

Netter, Frank H.: Atlas der Anatomie des Menschen (2. Aufl.). Thieme, Stuttgart 2000.

Pernkopf, Eduard.: Atlas der topographischen und angewandten Anatomie des Menschen (2 Bde.; 3. Aufl.); Hrsg. v. Leonhardt, Helmut / Tillmann, Bernhard / Töndury, Gian / Zilles, Karl. Urban & Fischer 1996.

Rauber, A. / Kopsch, F.: Lehrbuch und Atlas der Anatomie des Menschen, Lehrbuch und Atlas (4 Bde.). Thieme 1987.

Rohen, Johannes W. / Yokochi, Chihiro / Lütjen-Drecoll, Elke: Anatomie des Menschen. (7. Aufl.). Schattauer 2010.

Rohen, Johannes W.: Topographische Anatomie (10. Aufl.). Schattauer 2007.

Rubins, David K.: Anatomie für Künstler. (17. Aufl.). Urania 2001.

Saunders, J. B., and O'Malley, C. D.: The Illustrations from the Works of Andreas Vesalius of Brussels. Dover Publications, New York 1973.

Snell, R. S.: Atlas of Clinical Anatomy for Medical Students. Lippincott Williams & Wilkins, Philadelphia (USA) 1995.

Sobotta, Johannes: Atlas der Anatomie des Menschen (2 Bde.; 21. Aufl.); Hrsg. v. Putz, R. / Pabst, R.. Urban & Fischer 2005.

Sobotta, Johannes: Atlas der Anatomie des Menschen. CD-ROM Version 2.0 (2. Aufl.); Hrsg. v. Putz, R. / Pabst, R. Urban & Fischer 1999.

Sobotta, Johannes / Hammersen, Frithjof: Farbatlas der Mikroskopischen Anatomie (5. Aufl.). Urban & Fischer 1997.

Spitzer, V. M., and Whitlock, D. G.; National Library of Medicine Atlas of the Visible Human Male: Reverse Engineering of the Human Body. Jones and Bartlett Publishers, Inc. London 1998.

Waldeyer, Anton / Mayet, Anton: Anatomie des Menschen... für Studierende und Ärzte (2 Bde.), 16. Aufl. De Gruyter 1993.

Williams, P. L.: Gray's Anatomy (38th Edition). Churchill Livingstone, Edinburgh (U.K.) 1995.

Wolf-Heidegger, G.: Wolf-Heidegger's Atlas of Human Anatomy /

Wolf Heideggers Atlas der Human-Anatomie (6. Aufl.); Hrsg. v. Köpf-Maier, Petra. S. Karger 2008.

Yokochi, Chihiro: Photographische Anatomie des Menschen (5. Aufl.); Hrsg. v. Rohen, Johannes W.. Schattauer 1992.

Allgemeine medizinische Lexika

Terminologica Anatomica – Anatomical Terminology (Buch und CD-ROM). Thieme 1998.

Pschyrembel Klinisches Wörterbuch, 263. Auflage. De Gruyter 2011.

Roche Lexikon Medizin (5. Aufl.; Buch und CD-ROM); Hrsg. in Zus.-Arb. mit Hoffmann-La-Roche. Urban & Fischer 2003.

REGISTER

I

J

K

L

M

T

U

V

W

DANKSAGUNG & BILDNACHWEIS

Wir danken der National Library of Medicine für die Weitsicht, das Visible Human Project™ ins Leben gerufen und finanziert zu haben. Alle Abbildungen in diesem Buch sind auf der Grundlage dieses Projekts entstanden. Danken möchten wir auch Dr. David Whitlock und Dr. Vic Spitzer vom Center for Human Simulation, University of Colorado Health Sciences Center, für die mühevolle Erhebung der medizinischen Daten.

Besonderer Dank gilt den Mitarbeitern von Visible Productions, die an der Erstellung der außergewöhnlichen Abbildungen in diesem Buch beteiligt waren:
Dottye A. Baker: Assistentin des Herausgebers
Phillip Guzy: Leiter der 3D-Modellproduktion, leitender Zeichner, Medizinillustrator
Sean McCracken: 3D-Modellproduktionsassistent
Gale Mueller: Medizinillustratorin
Sherra Cook: Medizinillustratorin
Conery Calhoon: Medizinillustrator

Verlag und Anatographica LLC möchten sich außerdem bei all jenen bedanken, die Illustrationen für dieses Buch zur Verfügung gestellt haben.

Die Abbildungen aus dem Visible Human Project™ S. 12 stellte uns Dr. Vic Spitzer zur Verfügung.

Bildnachweis
o = oben; ol = oben links; oM = oben Mitte; M = Mitte; Ml = Mitte links, Mr = Mitte rechts; u = unten; ul = unten links; ur = unten rechts
Agile Rabbit Editions: 11ul; Corbis: 174-175; 180, Hintergrund; 186-187, Hintergrund; iStokphoto images © iStockPhoto/contributor: Nachsatz/Eraxion; 4-5/riccardocova; 16-17 Hintergrund/theasis; 17o/Raycat; 18/Eraxion; 20-21/fotostorm; 23/Raycat; 26-27/riccardocova; 90-91/Eraxion; 124-25/theasis; 140-141/ Eraxion; 157Mr/Eraxion; 162-163/ShaneKato; 177-178 Hintergrund/PeJo29; 200-201/Irochka_T; 209ul/ beerkoff; 210-211/dondesigns; 223u/Raycat; LifeART images © Lippincot, Williams & Wilkins: 66ol, oM (3 Bilder); 157ur; 172or (2 Bilder); Peter Bull Art Studio: 33u; 94; Photodisk: 25ur; 55, Hintergrund; 58-59; 66or; 67 u; 114ol; 154o; 155o; 157Ml; 172, Hintergrund; Photospin: 113, Hintergrund

Verwendete Abkürzungen
A. = Arteria; Aa. = Arteriae;
M. = Musculus; Mm. = Musculi;
N. = Nervus; Nn. = Nervi;
V. = Vena; Vv. = Venae

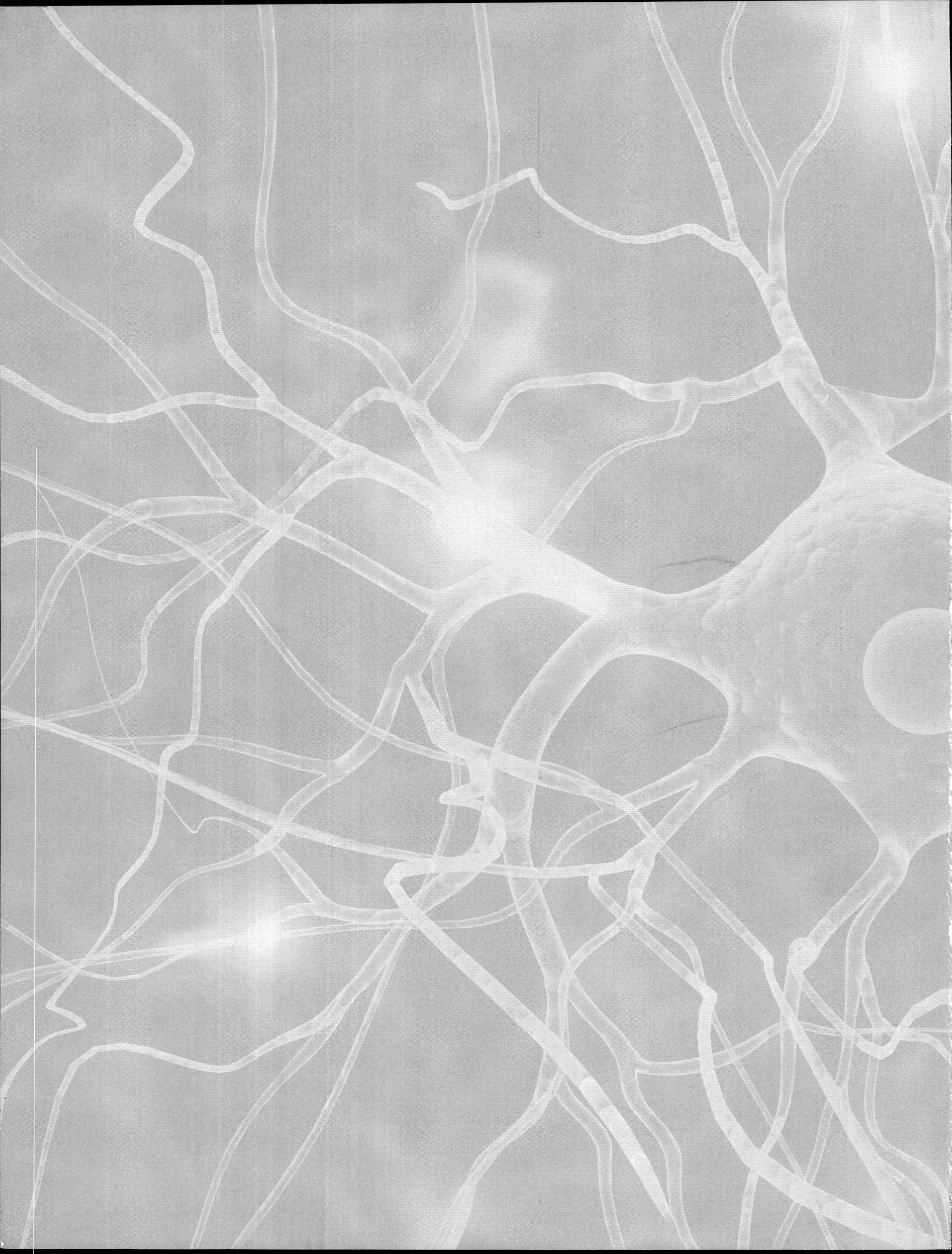